药学（师）
资格考试同步题库

卫生专业技术资格考试研究专家组　编写

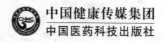
中国健康传媒集团
中国医药科技出版社

内 容 提 要

　　本书由有丰富教学和考前辅导经验的专家教授在深入分析了药学（师）资格考试的考纲考点、细致研究了历年真题的命题规律基础上精心编写而成。全书分学科按章节顺序设置题目，遴选了与最新版《药学（师）考试大纲》要求高度吻合的历年真题，精心组编了新考点的相关模拟试题，并附答案与精选试题解析，方便考生研析真题，熟悉命题方式，快速掌握考试重点。

图书在版编目（CIP）数据

　　药学（师）资格考试同步题库/卫生专业技术资格考试研究专家组编写 . —北京：中国医药科技出版社，2017.8

　　ISBN 978 - 7 - 5067 - 9545 - 6

　　Ⅰ. ①药… 　 Ⅱ. ①卫… 　 Ⅲ. ①药物学 – 资格考试 – 习题集 　 Ⅳ. ①R9 – 44

　　中国版本图书馆 CIP 数据核字（2017）第 206962 号

美术编辑　　陈君杞
版式设计　　张　璐

出版　**中国健康传媒集团** ｜ 中国医药科技出版社
地址　北京市海淀区文慧园北路甲 22 号
邮编　100082
电话　发行：010 - 62227427　邮购：010 - 62236938
网址　www.cmstp.com
规格　787×1092mm $\frac{1}{16}$
印张　21 $\frac{3}{4}$
字数　412 千字
版次　2017 年 8 月第 1 版
印次　2018 年 11 月第 2 次印刷
印刷　三河市国英印务有限公司
经销　全国各地新华书店
书号　ISBN 978 - 7 - 5067 - 9545 - 6
定价　**55.00 元**

前言 PREFACE

为适应我国人事制度的改革，做好卫生专业人才评价与资格评定，按照原人事部和原卫生部相关文件的指示精神，自 2001 年全国卫生专业初、中级技术资格以考代评工作正式实施。通过考试取得的资格代表了相应级别技术职务所要求的水平与能力，作为单位聘任相应技术职务的必要依据。

药学职称考试设置"基础知识""相关专业知识""专业知识""专业实践能力"等 4 个科目。考试时间一般在每年的 5 月份。各科目以 100 分为满分计算，每科目成绩达到 60 分为合格，考试成绩有效期为 2 年。

为了更好地适应全国卫生专业技术资格考试，提高应试者的考试成绩，我们严格遵照最新版《药学（师）考试大纲》要求，分析历年考试内容，总结命题规律，精心编写了本书。

目前药学专业人才需求量大，资格证书的含金量也相应增大，但考试难度增加，内容繁琐，知识点范围广，且知识点的考核更趋向专业性和灵活性，要求更高，导致通过率始终处于很低的水平。

本书按照考试"四科目"排列内容，包含四篇 15 章内容，覆盖重点难点内容，并配有解析，可以详细了解试题的出题点与解题思路，每一道试题都力求给你最精准的考点，使复习达到事半功倍的效果。

告别盲目备考，跟着本书系统复习，是为没有时间和没有精力书山题海备考的考生精心准备的。本书力求让大家用最短的时间，掌握最多的考点，选择本书一定是你最佳的选择，不仅检测以前的复习成果，还可以查漏补缺，完善复习内容，从而让自己更好地进入考试状态。让你一年过 4 科不再是想象，绝对靠谱！

最后祝大家顺利通过考试！

目录 CONTENTS

同步精选试题

试题答案与分析

同步精选试题

基础知识

第一章 生理学
第一节 细胞的基本功能

一、单选题

1. 物质逆电化学梯度通过细胞膜属于
   A. 被动转运　　　　　B. 主动转运
   C. 单纯扩散　　　　　D. 易化扩散
   E. 吞噬作用

2. 下列离子内流可诱发突触前神经元轴突末梢释放神经递质的是
   A. Ca^{2+}　　　　　　B. Na^+
   C. Mg^{2+}　　　　　D. K^+
   E. Fe^{2+}

3. 静息电位的大小接近于
   A. K^+平衡电位
   B. Na^+平衡电位
   C. Ca^{2+}平衡电位
   D. Na^+平衡电位与K^+平衡电位之差
   E. Na^+平衡电位与K^+平衡电位之和

4. 体内 O_2、CO_2、N_2、尿素、乙醇进出细胞膜是通过
   A. 单纯扩散　　　　　B. 易化扩散
   C. 主动运转　　　　　D. 渗透
   E. 受体介导式入胞

5. 有关神经纤维静息电位的叙述，错误的是
   A. 安静时膜内、外两侧的电位差
   B. 其大小接近于K^+的平衡电位
   C. 在不同细胞，其大小可以不同
   D. 它是个稳定的电位
   E. 其大小接近于Na^+的平衡电位

6. 细胞的跨膜信号转导不包括
   A. 酶耦联受体介导的信号转导途径
   B. 离子受体介导的信号转导途径
   C. 膜受体 – G 蛋白 – Ac 介导的信号转导途径
   D. 膜受体 – G 蛋白 – PLC 介导的信号转导途径
   E. 膜糖链介导的信号转导途径

7. 单纯扩散和经载体易化扩散的共同特点是
   A. 要消耗能量
   B. 顺浓度梯度
   C. 需要膜蛋白介导
   D. 只转运脂溶性物质
   E. 顺电位梯度

8. 安静时细胞膜两侧保持内负外正的电位分布称为
   A. 静息电位　　　B. 去极化电位
   C. 超极化电位　　D. 复极化电位
   E. 反极化电位

9. 下面关于细胞膜的叙述，不正确的是
   A. 膜的基架为脂质双分子层，其间镶嵌不同结构和功能的蛋白质
   B. 其功能很大程度上取决于膜上的蛋白质
   C. 水溶性高的物质可自由通过
   D. 脂溶性物质可以自由通过
   E. 膜上脂质分子的亲水端朝向膜的内外表面

10. 葡萄糖进入细胞属于
   A. 单纯扩散
   B. 主动运转
   C. 离子通道介导的易化扩散
   D. 载体介导的易化扩散
   E. 胞吞作用

11. 静息状态下细胞膜主要对哪种离子有通透性

A. K^+ B. Na^+

C. Cl^- D. Ca^{2+}

E. Mg^{2+}

12. 易化扩散是

A. 一种简单的物理扩散过程

B. 经载体介导的跨膜转运过程

C. 经离子泵介导的耗能转运过程

D. 经转运体膜蛋白介导的耗能转运过程

E. 一种继发性主动转运过程

13. 经载体易化扩散和主动转运的共同特点是

A. 要消耗能量

B. 顺浓度梯度

C. 顺电位梯度

D. 只转运气体分子

E. 需要膜蛋白介导

14. 通过 G - 蛋白耦联受体信号转导途径的信号物质是

A. 甲状腺激素、气味分子、光子

B. 肾上腺素、组胺、醛固酮

C. 性激素、催产素、光子

D. 降钙素、组胺、醛固酮

E. 性激素、醛固酮、甲状腺激素

二、共用备选答案题

(15～16 题共用备选答案)

A. 单纯扩散

B. 易化扩散

C. 出胞作用

D. 原发性主动转运

E. 继发性主动转运

15. 水分子的跨膜转运属于

16. 氨基酸的跨膜转运属于

第二节 血 液

一、单选题

1. 红细胞不具有

A. 运输 O_2 和 CO_2 的能力

B. 较强的缓冲能力

C. 止血和凝血能力

D. 渗透脆性

E. 悬浮稳定性

2. 生理性止血过程，错误的是

A. 损伤性刺激反射性引起血管收缩

B. 血管壁损伤引起局部肌源性收缩

C. 红细胞凝集

D. 损伤处血小板释放 5 - 羟色胺、TXA_2 等缩血管物质

E. 血小板血栓形成和血液凝固

3. 能产生组织胺的白细胞是

A. 中性粒细胞   B. 淋巴细胞

C. 单核细胞   D. 嗜碱性粒细胞

E. 嗜酸性粒细胞

4. 血小板释放的物质不包括

A. ADP 和 ATP   B. 凝血酶原

C. 5 - 羟色胺   D. 内皮素

E. 血栓素 A_2

5. 人体主要的造血原料是

A. 维生素 B_{12}

B. 叶酸

C. 蛋白质和铁

D. 维生素 B_{12} 和铁

E. 叶酸和铁

6. 对血细胞生理功能的叙述，错误的是

A. 中性粒细胞具有吞噬病原微生物作用

B. 红细胞具有缓冲酸碱变化的作用

C. 嗜碱性粒细胞与速发性过敏反应有关

D. 巨噬细胞具有吞噬作用

E. 嗜酸性粒细胞加强嗜碱性粒细胞的功能

7. 成年女性红细胞的数量为

A. $(3.5～5.0)×10^{12}/L$

B. $(5.5～6.5)×10^{12}/L$

C. $(6.5～7.5)×10^{12}/L$

D. $(7.5 \sim 8.5) \times 10^{12}/L$

E. $(8.5 \sim 9.5) \times 10^{12}/L$

8. 在 0.4% NaCl 溶液中红细胞的形态变化是

A. 红细胞叠连

B. 红细胞皱缩

C. 红细胞沉降速率加快

D. 溶血现象

E. 无明显变化

9. 白细胞中具有免疫功能的细胞主要指

A. 单核细胞   B. 中性粒细胞

C. 淋巴细胞   D. 嗜酸性粒细胞

E. 嗜碱性粒细胞

10. 各种血细胞均起源于骨髓的

A. 髓系干细胞   B. 淋巴系干细胞

C. 基质细胞   D. 定向祖细胞

E. 造血干细胞

11. 正常成年男性红细胞的正常值是

A. $5.0 \times 10^6/L$ B. $5.0 \times 10^5/ml$

C. $5.0 \times 10^7/L$ D. $5.0 \times 10^{12}/L$

E. $5.0 \times 10^{10}/L$

12. 正常成年人血液中白细胞中，中性粒细胞占

A. $10\% \sim 20\%$ B. $20\% \sim 40\%$

C. $30\% \sim 50\%$ D. $50\% \sim 70\%$

E. $60\% \sim 70\%$

13. 肝素抗凝血的主要机制是

A. 抑制凝血酶原的激活

B. 增强抗凝血酶Ⅲ的活性

C. 抑制纤维蛋白原的激活

D. 促进纤维蛋白溶解

E. 去除血浆中的 Ca^{2+}

14. 正常成年人血液中血小板的正常范围是

A. $(10 \sim 50) \times 10^9/L$

B. $(50 \sim 100) \times 10^9/L$

C. $(100 \sim 300) \times 10^9/L$

D. $(300 \sim 500) \times 10^9/L$

E. $(10 \sim 50) \times 10^{12}/L$

15. 血浆中最重要的抗凝物质是

A. 尿激酶

B. 抗凝血酶和肝素

C. 激肽释放物

D. Ca^{2+}

E. 纤维蛋白

二、共用备选答案题

（16～17 题共用备选答案）

A. 纤溶过程

B. 过敏反应

C. 吞噬过程

D. 特异性免疫反应

E. 对蠕虫的免疫反应

16. 淋巴细胞主要参与

17. 嗜酸性粒细胞主要参与

第三节　循　环

一、单选题

1. 下列关于心室处于等容舒张期的叙述，正确的是

A. 大动脉压低于心室内压

B. 房内压高于室内压

C. 房室瓣处于开放状态

D. 房室瓣关闭，动脉瓣处于开放状态

E. 房室瓣和动脉瓣均处于关闭状态

2. 心室肌细胞动作电位持续时间较长的主要

原因是

A. 动作电位 0 期去极化的速度慢

B. 阈电位水平较高

C. 动作电位 2 期较长

D. 动作电位复极 4 期较长

E. Na^+，K^+-ATP 酶功能活动能力弱

3. 窦房结动作电位特征是

A. 最大复极电位是 $-90\ mV$

B. 4 期去极化速度快于浦肯野细胞

C. 有明显的复极 1、2、3 期

D. 其细胞存在 T 型 K^+ 通道

E. 去极化速度较快

4. 心室肌工作细胞动作电位平台期的形成机制是

A. Na^+ 内流，Cl^- 外流

B. Na^+ 内流，K^+ 外流

C. Na^+ 内流，Cl^- 内流

D. Ca^{2+} 内流，K^+ 外流

E. K^+ 内流，Ca^{2+} 外流

5. 心室肌细胞的动作电位，错误的是

A. 心室肌细胞的去极化过程叫做动作电位的 0 期

B. 心室肌细胞的复极化过程包括动作电位的 1 期、2 期和 3 期

C. 心室肌细胞去极化达到顶峰时，K^+ 通道关闭，开始复极化

D. 复极 4 期，也叫静息期

E. 心室肌细胞的复极化过程缓慢，历时 200 ~ 300 ms

6. 浦肯野细胞动作电位与心室肌细胞动作电位相比，最大不同之处是

A. 0 期形态和离子基础

B. 1 期形态和离子基础

C. 2 期形态和离子基础

D. 3 期形态和离子基础

E. 4 期形态和离子基础

7. 颈动脉窦压力感受器的传入冲动减少时，可引起

A. 心迷走神经紧张减弱

B. 心交感神经紧张减弱

C. 交感缩血管神经紧张减弱

D. 心率减慢

E. 动脉血压下降

8. 窦房结细胞作为正常起搏点是因为其

A. 复极 4 期不稳定

B. 能自动去极

C. 0 期去极化速度快

D. 自律性最高

E. 兴奋性最高

9. 关于颈动脉窦和主动脉弓压力感受性反射的叙述，错误的是

A. 在平时安静状态下不起作用

B. 对搏动性的血压改变更加敏感

C. 是一种负反馈调节机制

D. 使动脉血压保持相对稳定

E. 当动脉血压突然升高时，通过该反射可使血压回降

10. 有关心脏射血的描述，错误的是

A. 血液射入动脉依赖于心室收缩

B. 房室瓣关闭依赖于室内压高于房内压

C. 房室瓣开放依赖于心房收缩

D. 心室充盈主要依赖于心室舒张的抽吸作用

E. 左、右心室的每搏输出量基本相等

11. 心输出量是指

A. 一次心动周期一侧心室射出的血量

B. 一次心动周期两侧心室射出的血量

C. 每分钟由一侧心房流入心室的血量

D. 每分钟由一侧心室射出的血量

E. 每分钟由左、右心室射出的血量之和

12. 下列关于心输出量的叙述正确的是

A. 指两侧心室每分钟射出的血量

B. 指一次心跳两侧心室同时射出的血量

C. 常用作评定心脏泵血功能的指标

D. 剧烈运动时比平时稍有增加

E. 心率越快，心输出量越少

13. 心脏迷走神经的作用是

A. 减慢心率，减慢传导，减弱收缩力

B. 增加心率，加速传导，减弱收缩力

C. 减慢心率，减慢传导，增强收缩力

D. 增加心率，加速传导，增强收缩力

E. 减慢心率，加速传导，增强收缩力

14. 心动周期中，心室血液充盈主要是由于

A. 心房收缩的挤压作用

B. 心室舒张时室内压下降的抽吸作用

C. 胸内负压促进静脉血液回心

D. 骨骼肌收缩促进静脉血液回心
E. 心室舒张时房内压下降的增压作用

15. 主动脉瓣关闭发生在
A. 等容收缩期初
B. 快速射血期初
C. 减慢射血期初
D. 等容舒张期初
E. 快速充盈期初

16. 在一次心动周期中，室内压最高的时期发生在
A. 等容收缩期 B. 快速射血期
C. 缓慢射血期 D. 等容舒张期
E. 快速充盈期

17. 健康成年男性在安静的情况下，心输出量约为
A. 4.5~6.0 L/min
B. 3.5~5.5 L/min
C. 6.5~7.5 L/min

D. 2.5~5.5 L/min
E. 4 L/min

二、共用备选答案题
（18~19 题共用备选答案）
A. 每搏输出量 B. 心输出量
C. 心指数 D. 射血分数
E. 心力储备

18. 心率与每搏输出量的乘积为

19. 心输出量随机体代谢需要而增加的能力为

（20~21 题共用备选答案）
A. 等容收缩期初
B. 等容舒张期末
C. 快速射血期
D. 等容舒张期初
E. 等容收缩期末

20. 房室瓣关闭发生在

21. 动脉瓣关闭发生在

第四节　呼　　吸

一、单选题

1. 肺通气是指
A. 肺与血液的气体交换
B. 肺与外界环境之间的气体交换
C. 外界环境与气道之间的气体交换
D. 外界氧进入肺的过程
E. 肺内二氧化碳出肺的过程

2. 在检测某呼吸系统疾病患者肺通气量时发现，其用力肺活量（FVC）为 3500 ml，用力呼气量（FEV）为 2100 ml。这表明其第一秒钟末的时间肺活量相当于 FVC 的
A. 40% B. 50%
C. 60% D. 70%
E. 80%

3. 潮气量增加（其他条件不变）时，下列哪项将会增加
A. 无效腔气量 B. 功能余气量

C. 补吸气量 D. 肺泡通气量
E. 肺泡 CO_2 分压

4. 评价肺通气功能，最常用的是
A. 潮气量 B. 功能余气量
C. 肺活量 D. 补吸气量
E. 用力呼气量

5. 肺泡通气量是指
A. 每次吸入或呼出肺泡的气量
B. 每分钟吸入或呼出肺的气体总量
C. 每分钟吸入肺泡的新鲜气体量
D. 每分钟尽力吸入肺泡的气体量
E. 等于潮气量与呼吸频率的乘积

6. 决定肺泡气体交换方向的主要因素是
A. 气体的分压差
B. 气体的分子量
C. 气体的溶解度
D. 呼吸膜的厚度

E. 血液与肺组织的温度差

7. 评价肺通气功能较好的指标是

    A. 最大通气量   B. 肺活量

    C. 用力呼气量   D. 每分通气量

    E. 肺泡通气量

8. 肺通气的原动力是

    A. 气体分压差

    B. 肺内压的变化

    C. 胸膜腔内压的变化

    D. 肺本身的舒缩活动

    E. 呼吸肌的舒缩活动

9. 下列数值中，哪项不正确

    A. 正常成人潮气量一般为 500 ml

    B. 正常成年男性肺活量平均为 3500 ml

    C. 平静呼吸时每分钟呼吸频率为 12 ~ 18 次

    D. 正常成人每分通气量为 6 ~ 9 L

    E. 不参与气体交换的解剖无效腔气量约为 300 ml

10. 肺活量等于

    A. 潮气量 + 补呼气量

    B. 潮气量 + 补吸气量

    C. 潮气量 + 补吸气量 + 补呼气量

    D. 潮气量 + 余气量

    E. 肺容量 – 补吸气量

11. 正常人第 1 秒用力呼气量约为用力肺活量的

    A. 50%   B. 60%

    C. 70%   D. 80%

    E. 90%

二、共用备选答案题

（12 ~ 13 题共用备选答案）

    A. 肺活量   B. 时间肺活量

    C. 每分通气量   D. 肺总量

    E. 肺泡通气量

12. 潮气量与呼吸频率的乘积为

13. 评价肺通气功能较好的指标是

第五节 消 化

一、单选题

1. 关于胃液作用的描述，错误的是

    A. 胃蛋白酶原不能消化蛋白质

    B. 壁细胞大量减少会出现贫血

    C. 胃酸缺乏不会影响蛋白质消化

    D. 黏液有保护胃黏膜的作用

    E. 黏液 – 碳酸氢盐屏障不能完全阻止胃酸和胃蛋白酶对黏膜的侵蚀

2. 胃酸的主要作用，不正确的是

    A. 激活胃蛋白酶原

    B. 杀死随食物进入胃的细菌

    C. 与钙和铁结合，促进吸收

    D. 消化食物中的淀粉

    E. 进入小肠促进胰液和胆汁分泌

3. 消化作用最强大的消化液是

    A. 唾液   B. 胃液

    C. 胰液   D. 小肠液

    E. 胆汁

4. 胃内消化的叙述，错误的是

    A. 胃蛋白酶原在 pH < 5 的环境中被激活为胃蛋白酶，后者最适 pH 为 2 ~ 3

    B. 胃的蠕动始于胃的中部，有节律地向幽门方向推进

    C. 活化的胃蛋白酶水解食物中的蛋白质和淀粉，生成糊精和麦芽糖

    D. 内因子与食物中的维生素 B 结合吸收

    E. 胃酸进入小肠促进胰液和胆汁分泌

5. 关于肠上皮细胞从肠腔吸收葡萄糖的叙述，正确的是

    A. 属于单纯扩散

    B. 属于易化扩散

    C. 属于原发性主动转运

D. 与小肠上皮细胞主动吸收 Na^+ 有关

E. 与小肠上皮细胞主动吸收 Ca^{2+} 有关

6. 胆汁中有利胆作用的是

A. 胆固醇　　　　　B. 胆色素

C. 胆盐　　　　　　D. 胆绿素

E. 脂肪酸

7. 下列关于正常人胰液的叙述，错误的是

A. 胰液的 HCO_3^- 含量高

B. 每天分泌量超过 100 ml

C. 胰液是最重要的一种消化液

D. 胰液中的糜蛋白酶原被肠致活酶激活

E. 胰液中含有能分解三大营养物质的消化酶

8. 胃主细胞分泌

A. 胃蛋白酶原　　　B. 盐酸

C. 内因子　　　　　D. 黏液

E. HCO_3^-

9. 关于胃蠕动的叙述，不正确的是

A. 起始于胃中部

B. 每分钟约 5 次

C. 有利于对食物的机械性消化

D. 有利于对食物的化学性消化

E. 可促进食糜排入十二指肠

10. 胆盐可协助下列哪一种酶消化食物

A. 胰蛋白酶　　　　B. 糜蛋白酶

C. 胰脂肪酶　　　　D. 胰淀粉酶

E. 肠致活酶

11. 能使胰蛋白酶原激活的物质是

A. 肠致活酶　　　　B. 胰凝乳蛋白酶

C. 弹性蛋白酶　　　D. 羧肽酶

E. 胆汁酶

二、共用备选答案题

(12～13 题共用备选答案)

A. 扩大胃的储纳容量

B. 研磨、推进食物

C. 保持胃的形状及位置

D. 减慢胃排空

E. 促进胃的吸收

12. 胃蠕动的作用是

13. 胃容受性舒张的作用是

(14～15 题共用备选答案)

A. 肠致活酶　　　　B. 胰蛋白酶

C. 胆盐　　　　　　D. 糜蛋白酶

E. 盐酸

14. 对脂肪起乳化作用的物质是

15. 使胃蛋白酶原活化的最主要的物质是

第六节　体温及其调节

一、单选题

1. 机体在寒冷环境中，增加产热量主要依靠

A. 肌紧张

B. 肝脏代谢亢进

C. 全部内脏代谢增强

D. 寒战产热

E. 非寒战产热

2. 生理学所说的体温是

A. 机体表层的平均温度

B. 机体深部的平均温度

C. 口腔温度

D. 腋下温度

E. 直肠温度

3. 安静时主要的产热组织或器官是

A. 肝脏　　　　　　B. 皮肤

C. 脑　　　　　　　D. 心脏

E. 骨骼肌

4. 关于体温的生理变动，错误的是

A. 下午体温高于上午，变化范围不超过 1 ℃

B. 女性体温略高于同龄男性，排卵日体温最高

C. 幼童体温略高于成年人

D. 体力劳动时，体温可暂时升高

5. 体温调节的基本中枢位于

    A. 脊髓灰质侧角

    B. 脑干网状结构

    C. 中脑中央灰质

    D. 下丘脑

    E. 丘脑

6. 运动时机体的主要产热器官是

    A. 肝　　　　　B. 骨骼肌

    C. 脑　　　　　D. 心脏

E. 肾

(7~8题共用备选答案)

    A. 战栗　　　　　B. 代谢性产热

    C. 辐射散热　　　D. 对流散热

    E. 蒸发散热

7. 甲状腺激素调节产热的方式是

8. 环境温度接近或高于皮肤温度时的散热形式是

第七节　尿的生成和排出

一、单选题

1. 急性肾小球肾炎，导致患者少尿的原因最可能是

    A. 肾小球滤过率降低

    B. 远曲小管重吸收增加

    C. 集合管重吸收增加

    D. 尿渗透压增高

    E. 抗利尿激素增加

2. 滤过分数是指

    A. 肾血浆流量/肾小球滤过率

    B. 肾小球滤过率/肾血浆流量

    C. 肾血流量/肾小球滤过率

    D. 肾小球滤过率/肾血流量

    E. 单位时间超滤液生成量/肾小球有效滤过压

3. 可促进抗利尿激素释放的因素是

    A. 血浆胶体渗透压升高

    B. 血浆晶体渗透压升高

    C. 血浆胶体渗透压下降

    D. 血浆晶体渗透压下降

    E. 血浆白蛋白含量升高

4. 糖尿病患者尿量增多的原因是

    A. 肾小球滤过率增加

    B. 渗透性利尿

    C. 水利尿

    D. 抗利尿激素分泌减少

    E. 醛固酮分泌减少

5. 关于排尿的叙述，错误的是

    A. 排尿是一个反射过程

    B. 感受器存在于膀胱壁

    C. 排尿反射的初级中枢在脊髓腰段

    D. 排尿时逼尿肌收缩，尿道内、外括约肌舒张

    E. 成人大脑皮质对初级排尿中枢有控制作用

6. 下述哪种情况肾小球滤过率将升高

    A. 血压升至 18.6 kPa（140 mmHg）时

    B. 血压降至 10.6 kPa（80 mmHg）时

    C. 血压升至 26.5 kPa（200 mmHg）时

    D. 入球小动脉收缩时

    E. 肾血流量减少时

7. 腰骶脊髓损伤时，排尿反射主要障碍是

    A. 少尿　　　　　B. 尿失禁

    C. 尿潴留　　　　D. 多尿

    E. 尿频

8. 可使肾小球滤过率增加的是

    A. 血浆 NaCl 浓度降低

    B. 血浆尿素浓度降低

    C. 血浆蛋白质减少

    D. 血浆葡萄糖浓度降低

生　理　学 第一章

E. 血浆 KCl 浓度降低

9. 大量出汗后尿量减少的主要原因是

A. 血浆晶体渗透压升高，引起 ADH 分泌增多

B. 血浆胶体渗透压升高，引起有效滤过压减小

C. 血容量较少导致肾小球滤过率下降

D. 血容量减少引起醛固酮分泌增多

E. 交感神经兴奋引起肾上腺素分泌增多

10. 肾小球滤过的动力是

A. 入球动脉压

B. 出球动脉压

C. 有效滤过压

D. 血浆胶体渗透压

E. 肾小球毛细血管压

11. 肾脏可对葡萄糖进行重吸收的部位是

A. 近端小管　　　　B. 远端小管

C. 髓袢升支　　　　D. 髓袢降支

E. 集合管

12. 肾小球滤过率是指

A. 两侧肾每分钟生成的超滤液量

B. 一侧肾每分钟生成的超滤液量

C. 两侧肾每分钟生成的尿量

D. 一侧肾每分钟生成的尿量

E. 两侧肾每分钟生成的超滤液量与肾血浆流量之比

13. 某患者，因外伤急性失血，血压降至 60/40 mmHg，尿量明显减少，其尿量减少的原因主要是

A. 肾小球毛细血管血压下降

B. 肾小球滤过膜通透性增加

C. 近球小管对水的重吸收减少

D. 血浆晶体渗透压升高

E. 远曲小管和集合管对水的重吸收减少

第八节　神　经

一、单选题

1. 引起心交感神经活动减弱的情况是

A. 动脉血压降低时

B. 肌肉运动时

C. 血容量减少时

D. 情绪激动时

E. 由直立变为平卧时

2. 在下列器官中，缩血管神经纤维分布密度最大的是

A. 皮肤　　　　B. 骨骼肌

C. 心脏　　　　D. 脑

E. 肝脏

3. 兴奋性突触后电位产生时，突触后膜膜电位的变化为

A. 极化　　　　B. 超极化

C. 反极化　　　　D. 复极化

E. 去极化

4. 兴奋性突触后电位的形成主要是由于

A. Na^+ 和 Cl^- 内流

B. Ca^{2+} 内流和 K^+ 外流

C. Na^+ 和（或）Ca^{2+} 内流

D. K^+ 外流和 Cl^- 内流

E. Ca^{2+} 内流和 Cl^- 内流

第九节　内　分　泌

一、单选题

1. 不属于甲状腺激素生理作用的是

A. 增加组织耗氧量和产热量

B. 促进脑和长骨的生长发育

C. 抑制肌肉、肝和肾合成蛋白质

D. 促进脂肪的分解

E. 兴奋中枢神经系统

2. 生长激素的作用不包括

    A. 促进蛋白质合成

    B. 升高血糖

    C. 促进脂肪分解

    D. 促进脑细胞生长发育

    E. 间接促进软骨生长

3. 对于激素的描述，正确的是

    A. 由内分泌腺或内分泌细胞分泌

    B. 化学本质都是蛋白质

    C. 可直接为细胞活动提供能量

    D. 只通过血液循环作用于靶细胞

    E. 与神经调节是完全独立的两个调节系统

4. 激素的自分泌是指

    A. 激素经血液运输到远距离的靶细胞或组织发挥作用

    B. 激素经特定管道运输到靶细胞或组织发挥作用

    C. 激素经组织液扩散作用于邻近细胞

    D. 细胞分泌的激素在局部扩散后又返回作用于该内分泌细胞发挥作用

    E. 激素沿神经细胞轴突运送至末梢发挥作用

5. 关于激素到达靶细胞途径的叙述，不正确的是

    A. 由血液运输

    B. 由细胞外液运输

    C. 由神经末梢释放入血

    D. 在局部扩散，反馈作用于细胞本身

    E. 由特定管道运输

6. 下丘脑神经细胞产生的调节肽的作用是

通过

    A. 下丘脑 - 垂体束运送到腺垂体

    B. 下丘脑 - 垂体束运送到神经垂体

    C. 垂体门脉运送到腺垂体

    D. 垂体门脉运送到神经垂体

    E. 垂体门脉运送到视上核与室旁核

7. 幼年时生长激素分泌过多会导致

    A. 肢端肥大症   B. 侏儒症

    C. 巨人症   D. 黏液性水肿

    E. 向心性肥胖

8. 下列激素中化学性质属于类固醇的是

    A. 生长激素

    B. 甲状旁腺素

    C. 促甲状腺激素

    D. 肾上腺素

    E. 糖皮质激素

9. 下列激素中，属于蛋白质类激素的是

    A. 睾酮   B. 醛固酮

    C. 胃泌素   D. 生长激素

    E. 前列腺素

二、共用备选答案题

(10 ~ 11 题共用备选答案)

    A. 侏儒症

    B. 呆小症

    C. 肢端肥大症

    D. 地方性甲状腺肿

    E. 向心性肥胖

10. 幼年时甲状腺功能不足可引起

11. 幼年时生长激素分泌不足可引起

第二章 生物化学

第一节 蛋白质结构和功能

一、单选题

1. 维系蛋白质一级结构的主要化学键是

    A. 氢键   B. 二硫键

    C. 盐键   D. 离子键

E. 肽键

2. 具有四级结构的蛋白质特征是
   A. 分子中必定含有辅基
   B. 含有两条或多条肽链
   C. 依赖肽键维系四级结构的稳定性
   D. 每条多肽链都具有独立的生物学活性
   E. 由一条多肽链折叠而成

3. 蛋白质溶液的稳定因素是
   A. 蛋白质溶液的黏度大
   B. 蛋白质在溶液中有"布朗运动"
   C. 蛋白质分子表面带有水化膜和同种电荷
   D. 蛋白质溶液有分子扩散现象
   E. 蛋白质分子带有电荷

4. 各种蛋白质含氮量的平均百分数是
   A. 19%   B. 18%
   C. 17%   D. 16%
   E. 15%

5. 整条肽链中全部氨基酸残基的相对空间位置是
   A. 蛋白质一级结构
   B. 蛋白质二级结构
   C. 蛋白质三级结构
   D. 蛋白质四级结构
   E. 模序

6. 关于蛋白质分子三级结构的描述，正确的是
   A. 天然蛋白质分子均有这种结构
   B. 具有三级结构的多肽链都具有生物学活性
   C. 三级结构的稳定性主要由肽键维系
   D. 亲水基团多聚集在三级结构的内部
   E. 决定其空间结构的因素是辅基

7. 蛋白质的等电点是
   A. 蛋白质溶液的 pH 等于 7 时溶液的 pH
   B. 蛋白质溶液的 pH 等于 7.4 时溶液的 pH
   C. 蛋白质分子呈负离子状态时溶液的 pH
   D. 蛋白质分子呈正离子状态时溶液的 pH
   E. 蛋白质的正电荷与负电荷相等时溶液的 pH

8. 镰状细胞贫血的发生是由于血红蛋白的
   A. 一级结构发生改变
   B. 二级结构发生改变
   C. 三级结构发生改变
   D. 四级结构发生改变
   E. 血红辅基发生改变

9. 组成人体蛋白质的氨基酸结构，下面哪项正确
   A. 每个氨基酸仅含一个氨基
   B. 每个氨基酸仅含一个羧基
   C. 每个氨基酸都含两个氨基
   D. 每个氨基酸都含两个羧基
   E. 每个氨基酸的 α - 碳原子上都连接一个氨基和一个羧基

10. 蛋白质变性后的改变是
    A. 氨基酸排列顺序的改变
    B. 氨基酸组成的改变
    C. 肽键的断裂
    D. 蛋白质空间构象的破坏
    E. 蛋白质的水解

11. 测得某一蛋白质样品氮含量为 0.2 g，此样品蛋白质含量是
    A. 1.00 g   B. 1.25 g
    C. 1.50 g   D. 3.20 g
    E. 6.25 g

12. 稳定蛋白质分子二级结构的化学键是
    A. 氢键   B. 离子键
    C. 二硫键   D. 疏水键
    E. 肽键

13. 蛋白质的变性是由于
    A. 肽键断裂，一级结构遭到破坏
    B. 次级键断裂，天然构象破坏
    C. 蛋白质分子发生沉淀
    D. 蛋白质中的一些氨基酸残基受到修饰
    E. 多肽链的净电荷等于零

14. 蛋白质分离纯化的方法包括
    A. 盐析、杂交、超离心、电泳、离子交

换层析、分子筛

B. 盐析、透析、超离心、电泳、碱基配对、分子筛

C. 变性沉淀、透析、超离心、电泳、离子交换层析、分子筛

D. 盐析、透析、超离心、电泳、离子交换层析、分子筛

E. 盐析、透析、超离心、电泳、离子交换层析、加热溶解

二、共用备选答案题

（15～16 题共用备选答案）

A. α-螺旋   B. 亚基

C. 三股螺旋   D. 氨基酸序列

E. 肽键

15. 只存在于具有四级结构蛋白质中的是

16. 属于蛋白质二级结构的是

第二节 核酸的结构和功能

一、单选题

1. 组成核酸的基本单位是

A. 氨基酸   B. 单核苷酸

C. 多核苷酸   D. DNA

E. RNA

2. tRNA 的二级结构是

A. 双螺旋   B. 超螺旋

C. 线形   D. 三叶草形

E. 倒"L"形

3. 关于 DNA 的二级结构，正确的是

A. 为右手双螺旋结构，两链走向相同

B. 脱氧核糖和磷酸骨架位于螺旋外侧，碱基位于内侧

C. 脱氧核糖和磷酸骨架位于螺旋内侧，碱基位于外侧

D. 碱基平面与线性分子长轴平行

E. 核糖和磷酸骨架位于螺旋外侧，碱基位于内侧

4. 核酸对紫外线的最大吸收峰是在

A. 280 nm   B. 260 nm

C. 200 nm   D. 340 nm

E. 220 nm

5. 能携带氨基酸到蛋白质合成场所的核酸是

A. tRNA   B. mRNA

C. rRNA   D. hnRNA

E. DNA

6. DNA 受热变性后

A. 加入互补 RNA 探针，经复性，可形成 DNA-RNA 杂交分子

B. 260 nm 波长处的吸光度下降

C. 多核苷酸链裂解成单核苷酸

D. 碱基对间形成共价键

E. 肽键断裂形成单核苷酸

7. DNA 变性时，断开的键是

A. 磷酸二酯键   B. 疏水键

C. 糖苷键   D. 肽键

E. 氢键

8. 结构中具有反密码环的核酸是

A. DNA   B. mRNA

C. rRNA   D. tRNA

E. hnRNA

9. 比较 RNA 与 DNA 的组成，下列选项正确的是

A. 戊糖相同，部分碱基不同

B. 戊糖不同，碱基相同

C. 戊糖相同，碱基相同

D. 戊糖不同，部分碱基不同

E. DNA 中含有大量的 U（尿嘧啶），RNA 中含有大量的 T（胸腺嘧啶）

10. DNA 变性是指

A. 分子中磷酸二酯键断裂

B. 降解成氨基酸

C. DNA 分子由超螺旋→双链双螺旋

D. 互补碱基之间氢键断裂

E. DNA 分子中碱基丢失

E. 溶液黏度增加

11. 下列选项中，可产生高 T_m 值的碱基对是

A. G + C   B. A + T

C. A + C   D. A + G

E. T + C

12. Watson – Crick 的双螺旋模型是

A. 蛋白质二级结构模型

B. RNA 二级结构模型

C. DNA 二级结构模型

D. 蛋白质三级结构模型

E. DNA 三级结构模型

13. 核酸变性后，可发生的效应是

A. 分子量增大

B. 增色效应

C. 失去对紫外线的吸收能力

D. 最大吸收波长发生转移

二、共用备选答案题

（14～15 题共用备选答案）

A. 双螺旋模型

B. 核小体串珠结构

C. Z – DNA 结构

D. 茎环结构

E. 帽子结构

14. 半保留复制的结构基础是

15. DNA 超螺旋结构是

（16～17 题共用备选答案）

A. DNA   B. rRNA

C. mRNA   D. tRNA

E. hnRNA

16. 遗传信息的主要载体是

17. 蛋白质翻译的直接模板是

第三节　酶

一、单选题

1. 酶原激活是指

A. 辅助因子与酶蛋白结合的过程

B. 酶原的蛋白质与相应的维生素衍生物的结合过程

C. 酶蛋白与别构激活剂结合的过程

D. 酶蛋白与金属离子结合的过程

E. 酶的活性中心形成或暴露的过程

2. 酶调节的形式，错误的是

A. 酶原及其激活

B. 变构调节

C. 酶量的调节

D. 共价修饰调节

E. 辅酶和辅基的调节

3. 肝糖原可以补充血糖，因为肝含有的酶是

A. 果糖二磷酸酶

B. 葡萄糖激酶

C. 磷酸葡萄糖变位酶

D. 葡萄糖 – 6 – 磷酸酶

E. 磷酸己糖异构酶

4. 酶的活性中心是指

A. 整个酶分子的中心部位

B. 酶蛋白与辅酶的结合部位

C. 酶分子上有必需基团的部位

D. 酶分子表面有解离基团的部位

E. 能与底物结合并催化底物转变成产物的部位

5. 关于同工酶的概念，下面哪组正确

A. 催化相同的反应，酶分子的结构、理化性质、免疫学性质不同的一组酶

B. 催化不同的反应，酶分子的结构、理化性质、免疫学性质相同的一组酶

C. 催化相同的反应，酶分子的免疫学性质相同、理化性质不同的一组酶

D. 催化不同的反应，酶分子的结构相同、免疫学性质不同的一组酶

E. 催化相同的反应，酶分子的结构相同、

理化性质不同的一组酶

6. 酶的不可逆抑制剂

A. 与酶活性中心的必需基团以氢键结合

B. 与酶活性中心外的必需基团以氢键结合

C. 与酶活性中心的必需基团以共价键结合

D. 与酶活性中心的必需基团以氢键或者共价键结合

E. 与酶活性中心外的必需基团以共价键结合

7. 变构酶的动力学特点是

A. V 对 [S] 作图呈抛物线形

B. V 对 [S] 作图呈 S 形

C. V 对 [S] 作图呈钟形

D. 初速度对 [S] 的关系符合米氏方程

E. 不受调节物质的影响

8. 酶的共价修饰调节中最常见的修饰方式是

A. 磷酸化/脱磷酸化

B. 腺苷化/脱腺苷化

C. 甲基化/脱甲基化

D. 糖苷化/脱糖苷化

E. – SH/ – S – S –

9. K_m 的含义是

A. 饱和底物浓度时的反应速度

B. 最大反应速度时的底物浓度

C. 饱和底物浓度 50% 时的反应速度

D. 50% 最大反应速度时的底物浓度

E. 降低反应速度一半时的底物浓度

10. K_m 值与底物亲和力的关系是

A. K_m 值越小，亲和力越大

B. K_m 值越大，亲和力越大

C. K_m 值越小，亲和力越小

D. K_m 值大小与亲和力无关

E. 同一酶对不同底物的 K_m 值是相同的

11. 关于酶必需基团的正确叙述是

A. 所有的功能基团

B. 疏水基团

C. 亲水基团

D. 能结合底物、辅酶（基）的功能基团

E. 与酶活性有关的功能基团

12. 辅酶是

A. 酶和底物复合物

B. 小分子肽

C. 核酸分子

D. 酶催化活性所必需的小分子物质

E. 大分子物质

13. 底物浓度对酶促反应的影响错误的是

A. 底物浓度的变化对反应速度作图呈矩形双曲线

B. 底物浓度很低时，反应速度与底物浓度呈正比

C. 底物浓度增加，反应速度也增加，但不呈正比

D. 底物浓度再增加，反应速度达最大值

E. 底物浓度不断增加，反应速度始终呈增加趋势

二、共用备选答案题

（14~15 题共用备选答案）

A. 0 ℃以下   B. 4 ℃

C. 0 ℃ ~ 35 ℃   D. 30 ℃ ~ 40 ℃

E. 80 ℃以上

14. 酶促反应随温度升高而加快的温度是

15. 酶变性失活的温度是

第四节　糖　代　谢

一、单选题

1. 三羧酸循环最重要的生理意义是

A. 产生 CO_2 供机体生物合成需要

B. 产生 H_2O 供机体利用

C. 脂肪合成的主要途径

D. 消除乙酰辅酶 A，防止其在体内堆积

E. 糖、脂肪和蛋白质彻底氧化的共同途径

2. 三羧酸循环中有 1 次底物水平磷酸化生成

A. ATP   B. GDP

C. ADP   D. TDP

E. GTP

3. 糖原分解的调节酶是

A. 糖原分支酶   B. 糖原脱支酶

C. 糖原合酶   D. 糖原磷酸化酶

E. 磷酸葡萄糖异构酶

4. 丙酮酸生成乙酰辅酶 A 的过程是

A. 在线粒体中进行

B. 在胞液中进行

C. 由异柠檬酸脱氢酶复合体催化

D. 由乳酸脱氢酶催化

E. 由柠檬酸合酶催化

5. 磷酸戊糖途径生成的重要物质是

A. ATP   B. $NADH + H^+$

C. $FADH_2$ D. $NADPH + H^+$

E. GTP

6. 1,6 - 二磷酸果糖在细胞内的作用是

A. 作为糖有氧氧化过程限速酶的较强激活剂

B. 作为糖酵解过程限速酶的较强激活剂

C. 作为磷酸戊糖途径过程限速酶的较强激活剂

D. 作为糖原合成过程限速酶的较强激活剂

E. 作为糖异生过程限速酶的较强激活剂

7. 6 - 磷酸果糖激酶 - 1 的最强变构激活剂是

A. 6 - 磷酸果糖

B. ATP

C. 2,6 - 二磷酸果糖

D. GTP

E. 柠檬酸

8. 正常人清晨空腹时血糖浓度为

A. 2.5 ~ 3.5 mmol/L

B. 4.5 ~ 5.5 mmol/L

C. 6.5 ~ 7.5 mmol/L

D. 8.5 ~ 9.5 mmol/L

E. 10.5 ~ 11.5 mmol/L

9. 糖酵解途径的关键酶是

A. 己糖激酶

B. 醛缩酶

C. 磷酸甘油酸激酶

D. 磷酸甘油酸变位酶

E. 磷酸烯醇式丙酮酸羧激酶

10. 糖酵解指的是

A. 葡萄糖在有氧条件下转变成甘油并释放能量

B. 葡萄糖在缺氧条件下转变成乳酸并释放能量

C. 葡萄糖在有氧条件下转变成丙酮酸并释放能量

D. 葡萄糖在缺氧条件下转变成乙醇并释放能量

E. 葡萄糖在缺氧条件下转变成丙酮酸并释放能量

11. 肌糖原分解不能直接补充血糖的原因是

A. 肌肉组织是贮存糖原的器官

B. 肌肉组织缺乏葡萄糖 - 6 - 磷酸酶

C. 肌肉组织缺乏磷酸化酶、脱支酶

D. 肌糖原分解的产物是乳酸

E. 肌肉组织缺乏葡萄糖激酶

12. 糖原合成的调节酶是

A. 糖原分支酶

B. 糖原脱支酶

C. 糖原合酶

D. 糖原磷酸化酶

E. 磷酸葡萄糖异构酶

13. 调节三羧酸循环运转最主要的酶是

A. 丙酮酸脱氢酶

B. 柠檬酸缩合酶

C. 苹果酸脱氢酶

D. 延胡索酸酶

E. 异柠檬酸脱氢酶

14. 磷酸戊糖途径生成的核苷酸原料是

A. 磷酸核糖   B. 磷酸木糖

C. 磷酸果糖   D. 磷酸葡萄糖

E. 磷酸二羟丙酮

15. 在糖原合成过程中，活性葡萄糖的形式是

A. ADPG   B. GDPG

C. CDPG   D. TDPG

E. UDPG

16. 以下是糖异生关键酶的是

A. 丙酮酸羧化酶、己糖激酶、果糖双磷酸酶 – 1、葡萄糖 – 6 – 磷酸酶

B. 丙酮酸羧化酶、PEP 羧激酶、丙酮酸激酶、葡萄糖 – 6 – 磷酸酶

C. 丙酮酸羧化酶、PEP 羧激酶、果糖双磷酸酶 – 1、葡萄糖 – 6 – 磷酸酶

D. 6 – 磷酸果糖激酚 – 1、PEP 羧激酶、

果糖双磷酸酶 – 1、葡萄糖 – 6 – 磷酸酶

E. 丙酮酸羧化酶、PEP 羧激酶、果糖双磷酸酶 – 1、乙酰辅酶 A 羧化酶

二、共用备选答案题

（17 ~ 20 题共用备选答案）

A. 糖酵解   B. 糖异生

C. 三羧酸循环   D. 糖原分解

E. 磷酸戊糖途径

17. 生成 $NADPH + H^+$ 的代谢途径是

18. 产能最多的代谢途径是

19. 体内糖、脂肪、蛋白质分解代谢的最终共同途径是

20. 提供核酸合成原料的代谢途径是

第五节 脂类代谢

一、单选题

1. 载脂蛋白的主要功能，错误的是

A. 结合和转运脂质，稳定脂蛋白结构

B. 调节脂蛋白代谢关键酶的活性

C. 参与脂蛋白受体的识别

D. 参与脂蛋白脂质间的交换

E. 参与酮体生成

2. 胆固醇合成过程的限速酶是

A. HMG – CoA 合成酶

B. HMG – CoA 还原酶

C. HMG – CoA 裂解酶

D. 甲羟戊酸激酶

E. 乙酰辅酶 A 羧化酶

3. 脂肪动员的限速酶是

A. 组织细胞中的三酰甘油脂肪酶

B. 组织细胞中的甘油二酯脂肪酶

C. 组织细胞中的甘油一酯脂肪酶

D. 组织细胞中的激素敏感性三酰甘油脂肪酶

E. 脂蛋白脂肪酶

4. 有关脂类消化与吸收的描述，正确的是

A. 中、短链脂酸构成的三酰甘油直接吸收

B. 长链脂酸构成的三酰甘油直接吸收

C. 2 – 甘油一酯必须水解为游离脂酸和甘油才能吸收

D. 长链脂酸构成的三酰甘油必须水解为游离脂酸和甘油才能被吸收

E. 胆固醇不能被吸收

5. 能抑制三酰甘油分解的激素是

A. 甲状腺素   B. 去甲肾上腺素

C. 胰岛素   D. 肾上腺素

E. 生长激素

二、共用备选答案题

（6 ~ 7 题共用备选答案）

A. 脂酰 CoA   B. 丙酮酸

C. 乙酰乙酸   D. 肉碱

E. HMG – CoA

6. 酮体的成分是

7. 能裂解生成酮体的物质是

第六节　氨基酸代谢

一、单选题

1. 蛋白质的营养价值取决于食物蛋白质中

　　A. 氮的含量

　　B. 氨基酸的含量

　　C. 必需氨基酸的数量

　　D. 氨基酸的种类

　　E. 必需氨基酸的种类和数量

2. 生物体内氨基酸脱氨基的主要方式为

　　A. 氧化脱氨基　　　B. 还原脱氨基

　　C. 直接脱氨基　　　D. 转氨基

　　E. 联合脱氨基

3. 下列属于酸性氨基酸的一组是

　　A. 精氨酸，谷氨酸

　　B. 赖氨酸，天冬氨酸

　　C. 甘氨酸，色氨酸

　　D. 色氨酸，组氨酸

　　E. 谷氨酸，天冬氨酸

4. 完全是碱性氨基酸的是哪一组

　　A. 赖氨酸、组氨酸、精氨酸

　　B. 苯丙氨酸、色氨酸、酪氨酸

　　C. 谷氨酸、天冬氨酸、精氨酸

　　D. 谷氨酸、天冬氨酸、脯氨酸

　　E. 亮氨酸、异亮氨酸、丝氨酸

5. 氨基酸脱氨基可生成相应的 α - 酮酸，后者在体内参与

　　A. 合成必需脂酸

　　B. 合成非必需脂酸

　　C. 合成必需氨基酸

　　D. 合成非必需氨基酸

　　E. 合成维生素 A

二、共用备选答案题

（6～7 题共用备选答案）

　　A. 谷氨酰胺

　　B. 亮氨酸

　　C. 甘氨酸

　　D. 天冬氨酸

　　E. 脯氨酸

6. 属于营养必需氨基酸的是

7. 血液中氨的运输形式是

第七节　核苷酸的代谢

一、单选题

1. 核酸和核苷酸的叙述，错误的是

　　A. 体内的核苷酸主要是机体细胞自身合成

　　B. 核苷酸属于必需营养物质

　　C. 核酸在细胞内大多以核蛋白的形式存在

　　D. 核苷酸合成的部分原料来源于糖代谢中间产物

　　E. 核苷酸合成过程需一碳单位参与

2. 痛风症可用哪种药物治疗

　　A. 次黄嘌呤　　　B. 6 - 巯基嘌呤

　　C. 腺苷三磷酸　　　D. 鸟苷三磷酸

　　E. 别嘌呤醇

3. 从头合成嘧啶核苷酸的原料是

　　A. 亮氨酸　　　　B. 甘氨酸

　　C. 谷氨酰胺　　　D. 叶酸

　　E. 尿酸

4. 嘌呤核苷酸从头合成的原料是

　　A. 葡萄糖　　　　B. 天冬氨酸

　　C. 亮氨酸　　　　D. 必需脂肪酸

　　E. 尿素

5. 氮杂丝氨酸能干扰或阻断核苷酸合成是因为其化学结构类似于

A. 丝氨酸　　　B. 天冬酰胺

C. 谷氨酰胺　　D. 谷氨酸

E. 天冬氨酸

C. 别嘌呤醇

D. 5 – 氟尿嘧啶

E. 氮杂丝氨酸

6. 下列关于核苷酸的叙述正确的是

A. 主要功能是提供一碳单位

B. 不是人体营养必需物质

C. 能生成必需氨基酸

D. 由碱基、葡萄糖和磷酸组成

E. 代谢障碍可引起糖尿病

7. 能治疗痛风的物质是

8. 尿嘧啶体内分解产物是

（9 ~ 10 题共用备选答案）

A. 叶酸类似物

B. AMP 类似物

C. dUMP 类似物

D. 嘧啶类似物

E. 氨基酸类似物

二、共用备选答案题

（7 ~ 8 题共用备选答案）

A. β – 氨基异丁酸

B. β – 丙氨酸

9. 甲氨蝶呤是

10. 5 – Fu 是

第三章　病理生理学

第一节　总　　论

一、单选题

1. 休克 I 期微循环灌流特点是

A. 毛细血管前括约肌扩张

B. 少灌少流，灌少于流

C. 真毛细血管大量开放

D. 少灌少流，灌多于流

E. 微循环多灌多流

2. 高容量性低钠血症又被称为

A. 水中毒　　　B. 盐中毒

C. 钠中毒　　　D. 钾中毒

E. 铁中毒

3. 下列关于休克 II 期微循环的变化错误的是

A. 毛细血管前后阻力都降低

B. 微循环变化特征是瘀血

C. 微动脉和毛细血管前括约肌开始松弛

D. 微静脉也可能扩张

E. 有明显血液流变改变，加大毛细血管后阻力

4. 一氧化碳中毒造成缺氧的主要原因是

A. O_2 与脱氧 Hb 结合速度变慢

B. HbO_2 解离速率减慢

C. HbCO 无携带 O_2 能力

D. CO 使红细胞内 2，3 – DPG 减少

E. CO 抑制呼吸中枢

5. 病理生理学是研究

A. 正常人体生命活动规律的科学

B. 正常人体形态结构的科学

C. 患病机体生命活动规律的科学

D. 患病机体形态结构变化的科学

E. 疾病的表现及治疗的科学

6. 下列哪项不是因缺氧引起的循环系统代偿反应

A. 心率加快

B. 心肌收缩力增强

C. 肺血管扩张

D. 血液重新分布

E. 组织毛细血管增生

7. 下述哪种情况可引起低镁血症

A. 肾衰竭少尿期

B. 甲状腺功能减退

C. 醛固酮分泌减少

D. 糖尿病酮症酸中毒

E. 甲状旁腺功能亢进

8. 下列哪项因素不会引起代谢性碱中毒

A. 剧烈呕吐

B. 严重腹泻

C. 醛固酮增多症

D. 大量输注库存血

E. 低钾血症

9. 关于低磷血症的描述正确的是

A. 在血清磷 < 0.8 mmol/L 时就出现明显症状

B. 临床上很少见

C. 常伴低钙血症

D. 见于甲状旁腺功能减退使骨骼中钙磷释出减少

E. 急性严重患者可出现 ATP 生成不足、神经系统损害

10. 血浆中含量最多的阴离子是

A. HCO_3^- B. HPO_4^{2-}

C. SO_4^{2-} D. Cl^-

E. 蛋白质阴离子

11. 下列有关发热概念的叙述哪项是正确的

A. 体温超过正常值 1℃

B. 产热过程超过散热过程

C. 是临床上常见的一种疾病

D. 由体温调节中枢调定点上移引起

E. 由体温调节中枢调节功能障碍所致

12. 关于发热激活物，下列描述不正确的是

A. 是可激活产生内生致热原细胞的物质

B. 可以是外致热原也可以是体内产生的物质

C. 就是内生致热原

D. 可以是传染性也可以是非传染性的

E. 多通过内生致热原引起发热

13. 下列原因可引起低磷血症的是

A. 慢性肾功能不全

B. 甲状旁腺功能减退

C. 急性乙醇中毒

D. 维生素 D 中毒

E. 甲状腺功能亢进

14. 下列哪种情况引起的体温升高属于过热

A. 妇女月经前期

B. 大叶性肺炎

C. 剧烈运动

D. 中暑

E. 流行性感冒

15. 应激时消化系统的改变主要表现为

A. 胃肠血管舒张，血流量增加

B. 胃肠黏膜糜烂、溃疡、出血

C. 胃黏液蛋白分泌增加

D. 胃肠运动减弱

E. 胃酸分泌减少

16. 高排低阻型休克最常见于

A. 失血性休克   B. 烧伤性休克

C. 心源性休克   D. 感染性休克

E. 创伤性休克

17. 下列哪项不属于内生致热原

A. 白细胞介素 – 1

B. 5 – 羟色胺

C. 干扰素

D. 肿瘤坏死因子

E. 白细胞介素 – 6

18. 缺氧的概念是指

A. 吸入气氧含量减少

B. 血液中氧分压降低

C. 血液中氧含量降低

D. 血液中氧饱和度降低

E. 组织供氧不足或利用氧障碍

19. 一氧化碳中毒可引起

A. 低张性缺氧   B. 组织性缺氧

C. 血液性缺氧   D. 缺血性缺氧

E. 淤血性缺氧

20. 成人失钾最重要的途径是

A. 经胃失钾　　　　　B. 经小肠失钾

C. 经结肠失钾　　　　D. 经肾失钾

E. 经皮肤失钾

21. 水肿是指

A. 过多的水在体内积聚

B. 体液在细胞内积聚过多

C. 体液在血管内积聚过多

D. 体液在组织间隙积聚过多

E. 体液在淋巴管内积聚过多

22. 血液性缺氧的血氧指标变化是

A. 动脉血氧分压下降

B. 动脉血氧含量正常

C. 动脉血氧饱和度下降

D. 血氧容量降低

E. 动 – 静脉氧含量差增加

23. 严重的高血钾致死原因常为

A. 酸中毒　　　　　B. 心搏骤停

C. 急性肾衰竭　　　D. 周期性瘫痪

E. 颅内高压

24. 基本病理过程是指

A. 各种疾病中出现的病理生理学问题

B. 疾病中具有普遍规律性的问题

C. 多种疾病中出现的、共同的、成套的功能、代谢和结构的变化

D. 患病机体的功能、代谢的动态变化及其机制

E. 机体重要系统在不同疾病中出现的常见的、共同的病理生理变化

25. 下列哪项不是缺氧引起中枢系统功能障碍的机制

A. 神经递质合成减少

B. ATP 生成不足

C. 酸中毒

D. 脑细胞水肿

E. 脑血管收缩

26. 血浆中含量最多的阳离子是

A. K^+　　　　　　　B. Na^+

C. Ca^{2+}　　　　　　D. Mg^{2+}

E. Fe^{2+}

27. 下述原因不易引起代谢性酸中毒的是

A. 严重腹泻

B. 剧烈呕吐

C. 大量使用碳酸酐酶抑制剂

D. 肾衰竭

E. 高钾血症

28. 外呼吸功能障碍引起的缺氧，最具特征性的变化是

A. 动脉血氧分压降低

B. 血氧容量降低

C. 血氧含量降低

D. 血氧饱和度降低

E. 氧解离曲线右移

29. 应激时分泌减少的内分泌激素是

A. 儿茶酚胺

B. ACTH、糖皮质激素

C. 胰高血糖素

D. 胰岛素

E. 抗利尿激素、醛固酮

30. 休克是

A. 剧烈的震荡或打击引起的病理过程

B. 以血压急剧下降为主要特征的病理过程

C. 组织血液灌流不足导致重要生命器官功能代谢发生严重障碍的病理过程

D. 外周血管紧张性降低引起的病理过程

E. 机体应激反应能力降低引起的病理过程

31. 引起呼吸性碱中毒的原因是

A. 吸入 CO_2 过少

B. 呼吸道阻塞

C. 肺泡通气量减少

D. 呼吸肌麻痹

E. 呼吸中枢兴奋，肺通气量增大

32. 细胞内外渗透压的平衡主要靠哪一种物质的移动来维持

A. Na^+　　　　　　　B. K^+

C. 葡萄糖　　　　　D. 蛋白质

E. 水

33. 内环境是指

  A. 细胞外液　　　　B. 细胞内液

  C. 透细胞液　　　　D. 体液

  E. 血浆

34. 毛细血管有效流体静压是指

  A. 毛细血管血压减去组织间液流体静压

  B. 毛细血管动脉端流体静压减去毛细血管静脉端流体静压

  C. 毛细血管血压减去血浆胶体渗透压

  D. 毛细血管平均血压

  E. 毛细血管流体静压

35. 引起水钠潴留的基本机制是

  A. 钠、水摄入过多

  B. 抗利尿激素过多

  C. 心房利钠因子过少

  D. 肾小球滤过减少而肾小管重吸收增强

  E. 激肽、前列腺素系统抑制

36. 尿崩症患者易出现

  A. 高渗性脱水　　　B. 低渗性脱水

  C. 等渗性脱水　　　D. 水中毒

  E. 低钠血症

37. 血容量变化时首先通过什么调节水钠平衡

  A. 压力感受器　　　B. 醛固酮系统

  C. ADH　　　　　　D. PGE

  E. 口渴感

38. 引起弥散性血管内凝血最常见的疾病是

  A. 败血症　　　　　B. 胎盘早剥

  C. 大面积烧伤　　　D. 恶性肿瘤

  E. 器官移植

39. 引起 DIC 的直接原因不包括

  A. 血管内皮细胞受损

  B. 组织因子入血

  C. 血液高凝状态

  D. 红细胞大量破坏

  E. 大量促凝物质进入血液

40. 微血管壁受损引起水肿的主要机制是

A. 毛细血管流体静压升高

B. 淋巴回流障碍

C. 静脉端的液体静压下降

D. 组织间液的胶体渗透压增高

E. 血液浓缩

41. 下列哪项原因可引起高磷血症

  A. 维生素 D 缺乏

  B. 甲状旁腺功能低下

  C. 急性乙醇中毒

  D. 肾小管性酸中毒

  E. 大量应用胰岛素

42. 下列哪项不是引起低钾血症的原因

  A. 肾小管性酸中毒

  B. 代谢性酸中毒

  C. 禁食

  D. 醛固酮含量增高

  E. 呕吐、腹泻

43. 应激时泌尿系统的主要变化是

  A. 尿量增多，尿比重降低

  B. 尿量增多，尿比重升高

  C. 尿量减少，尿比重降低

  D. 尿量减少，尿比重升高

  E. 血尿、蛋白尿

44. 儿童发生高磷血症是指血清磷浓度大于

  A. 1.60 mmol/L　　　B. 1.70 mmol/L

  C. 1.80 mmol/L　　　D. 1.90 mmol/L

  E. 1.20 mmol/L

45. 下述哪种物质属于内源性致热原

  A. 革兰阳性菌产生的外毒素

  B. 革兰阴性菌产生的内毒素

  C. 体内的抗原 – 抗体复合物

  D. 类固醇的代谢产物本胆烷醇酮

  E. 淋巴细胞被激活后释放的致热物

46. 下列哪种情况的体温升高处于发热

  A. 妇女月经前期

  B. 妇女妊娠期

  C. 剧烈运动后

  D. 中暑

CMSTP

E. 流行性感冒

47. 有关疾病的概念，下列哪项叙述较确切
A. 疾病即指机体不舒服
B. 在病因作用下，因自稳调节紊乱而发生的异常生命活动
C. 疾病是不健康的生命活动过程
D. 疾病是机体对内环境的协调障碍
E. 疾病是细胞损伤的表现

48. 弥散性血管内凝血患者最初常表现为
A. 少尿　　　　B. 出血
C. 呼吸困难　　D. 贫血
E. 嗜睡

49. 低容量性高钠血症是指
A. 失水 > 失钠，血浆渗透压 >310 mOsm/L，血钠 >150 mmol/L
B. 失水 > 失钠，血浆渗透压 >280 mOsm/L，血钠 >130 mmol/L
C. 失钠 > 失水，血浆渗透压 <310 mOsm/L，血钠 <130 mmol/L
D. 失钠 > 失水，血浆渗透压 <280 mOsm/L，血钠 <130 mmol/L
E. 失钠 < 失水，血浆渗透压 =300 mOsm/L，血钠 =140 mmol/L

50. 缺氧引起反射性呼吸加深加快最明显和最常见于
A. 低张性缺氧　　B. 贫血性缺氧
C. CO 中毒　　　D. 氰化物中毒
E. 亚硝酸盐中毒

51. 某溺水窒息患者，经抢救其血气分析结果为：血浆 H_2CO_3 浓度明显升高。应诊断为
A. 代谢性酸中毒　　B. 代谢性碱中毒
C. 呼吸性酸中毒　　D. 呼吸性碱中毒
E. 混合性碱中毒

二、共用备选答案题

（52～55 题共用备选答案）
A. 心力衰竭
B. 高铁血红蛋白血症
C. 静脉血分流入动脉

D. 氮质血症
E. 线粒体损伤

52. 低张性缺氧可见于
53. 血液性缺氧可见于
54. 循环性缺氧可见于
55. 组织性缺氧可见于

（56～58 题共用备选答案）
A. 低容量性高钠血症
B. 低容量性低钠血症
C. 等容量性低钠血症
D. 高容量性低钠血症
E. 等容量性高钠血症

56. 急性肾衰竭患者少尿期输液过多可发生
57. 丢失大量消化液只补充葡萄糖液可发生
58. 极度衰弱患者自己不能饮水可发生

（59～61 题共用备选答案）
A. 血管内皮细胞损伤启动凝血系统
B. 组织因子释放入血启动凝血系统
C. 红细胞大量破坏
D. 血小板聚集增强
E. 促凝物质入血

59. 严重创伤引起 DIC 的主要机制是
60. 缺氧、酸中毒引起 DIC 的主要机制是
61. 异型输血引起 DIC 的主要机制是

（62～63 题共用备选答案）
A. K^+　　　　B. Mg^{2+}
C. Na^+　　　D. Fe^{2+}
E. Ca^{2+}

62. 决定细胞外液渗透压的主要阳离子是
63. 决定细胞内液渗透压的主要阳离子是

（64～66 题共用备选答案）
A. 水肿
B. 水中毒
C. 盐中毒
D. 低渗性脱水
E. 等渗性脱水

64. 低渗性血容量减少见于
65. 等渗性血容量减少见于

66. 低渗性血容量过多见于

（67~69 题共用备选答案）

    A. AG 增高型代谢性酸中毒

    B. 呼吸性酸中毒

    C. 代谢性碱中毒

    D. 呼吸性碱中毒

    E. AG 正常型代谢性酸中毒

67. 呼吸中枢抑制可导致

68. 人工呼吸机使用不当可导致

69. 低钾血症可导致

第二节　各　　论

一、单选题

1. 左心衰竭时呼吸困难的主要机制是

    A. 肺动脉高压

    B. 肺淤血水肿

    C. 平卧时肺活量降低

    D. 深睡眠时迷走神经紧张性增高

    E. 平卧时静脉回流加速

2. 心力衰竭发生的基本机制为

    A. 心肌收缩性下降的舒张功能异常

    B. 心肌能量代谢障碍

    C. 心肌顺应性下降

    D. 心室各部舒缩不协调

    E. 心肌兴奋收缩或耦联障碍

3. 全脑功能的永久性停止称为

    A. 植物人状态　　　B. 濒死状态

    C. 脑死亡　　　　　D. 生物学死亡

    E. 临床死亡

4. 关于肝性脑病的表现，下列错误的是

    A. 患者都有昏迷

    B. 可以是急性、亚急性和慢性

    C. 可表现为性格行为异常

    D. 可出现理解能力减退

    E. 可出现神经体征

5. 应激时交感－肾上腺髓质系统兴奋所产生的防御性反应，以下不正确的是

    A. 心率增快　　　　B. 肺通气增加

    C. 血糖升高　　　　D. 血液重分布

    E. 蛋白分解增加

6. 下列可肯定判断脑死亡的是

    A. 昏迷和大脑无反应性

    B. 血管造影证明脑血液循环停止

    C. 自主呼吸停止

    D. 脑神经反射消失

    E. 零电位脑电图

7. 充血性心力衰竭是指

    A. 心泵功能衰竭

    B. 急性心力衰竭

    C. 因前负荷增加引起的心力衰竭

    D. 以心脏充血为特征的心力衰竭

    E. 伴有血容量增多和静脉淤血、水肿的慢性心力衰竭

8. 脑死亡发生于

    A. 临终期　　　　　B. 濒死前期

    C. 濒死期　　　　　D. 临床死亡期

    E. 生物学死亡期

9. 肾衰竭是指

    A. 尿量减少出现少尿、无尿的病理过程

    B. 尿中出现血尿、蛋白尿等异常成分的病理过程

    C. 肾浓缩功能障碍出现低渗尿时

    D. 不可逆性肾功能障碍

    E. 肾功能发生严重障碍，出现生化内环境严重紊乱的病理过程

10. 死亡的标志是

    A. 瞳孔固定或散大

    B. 心跳停止

    C. 呼吸停止

    D. 脑死亡

E. 脑电波处于零电位

11. 慢性肾衰竭晚期钙磷代谢障碍表现为

A. 血磷降低，血钙升高

B. 血磷正常，血钙升高

C. 血磷升高，血钙降低

D. 血磷升高，血钙正常

E. 血磷降低，血钙降低

12. 死亡的概念是指

A. 呼吸、心跳停止，各种反射消失

B. 各组织器官的生命活动终止

C. 机体作为一个整体的功能永久性停止

D. 脑干以上中枢神经系统处于深度抑制状态

E. 重要生命器官发生不可逆损伤

二、共用备选答案题

（13 ~ 16 题共用备选答案）

A. 限制性通气不足

B. 阻塞性通气不足

C. 功能性分流

D. 解剖分流增加

E. 无效腔样通气

13. 支气管扩张可引起

14. 肺血管收缩可引起

15. 肺纤维化可引起

16. 支气管肿胀可引起

（17 ~ 18 题共用备选答案）

A. 过量麻醉药、镇静药使用

B. 胸腔积液

C. 气胸

D. 阻塞性肺病

E. 肺部炎症

17. 急性呼吸衰竭最常见的原因是

18. 慢性呼吸衰竭最常见的原因是

（19 ~ 21 题共用备选答案）

A. 心肌结构破坏

B. 心肌能量生成障碍

C. 心肌能量利用障碍

D. 心肌兴奋 - 收缩耦联障碍

E. 心室舒张功能障碍

19. 心肌纤维化可引起

20. 细胞外 Ca^{2+} 内流障碍可引起

21. 肌钙蛋白与 Ca^{2+} 结合障碍可引起

第四章　微 生 物 学

第一节　总　　论

一、单选题

1. 细菌细胞壁共有的成分是

A. 糖蛋白　　　　　B. 肽聚糖

C. 脂蛋白　　　　　D. 壁磷壁酸

E. 脂磷壁酸

2. 对外界抵抗力最强的细菌结构是

A. 核质　　　　　　B. 荚膜

C. 芽孢　　　　　　D. 细胞壁

E. 细胞膜

3. 结核分枝杆菌与抗吞噬有关的成分是

A. 磷脂　　　　　　B. 蜡质 D

C. 索状因子　　　　D. 分枝菌酸

E. 硫酸脑苷脂

4. 细菌细胞壁的化学组成较复杂，主要成分是

A. 肽聚糖　　　　　B. 葡萄糖

C. 乳糖　　　　　　D. 核糖

E. 氨基糖

5. 青霉素的抗菌作用机制是

A. 破坏细胞膜

B. 干扰细菌蛋白合成

C. 抑制细菌的酶活性

D. 抑制细菌的核酸代谢

E. 阻碍细胞壁中肽聚糖的形成

6. 非细胞型微生物的特点是

　　A. 无典型细胞结构，仅由核心和蛋白质衣壳组成，核心中只有一种核酸，只能在活细胞内生长繁殖

　　B. 有典型细胞结构，仅由核心和蛋白质衣壳组成，核心中只有一种核酸，不能在活细胞内生长繁殖

　　C. 无典型细胞结构，仅由核心组成，核心中只有一种核酸，只能在活细胞内生长繁殖

　　D. 有典型细胞结构，由蛋白质衣壳组成，不能在活细胞内生长繁殖

　　E. 无典型细胞结构，仅由核心和蛋白质衣壳组成，核心中有两种核酸，只能在活细胞内生长繁殖

7. 细菌合成代谢过程中所合成的特殊产物不包括

　　A. 热原质 　　　　　B. 毒素

　　C. 侵袭酶类 　　　　D. 抗生素

　　E. 合成肽

8. 细菌失去芽孢后便失去

　　A. 运动性 　　　　　B. 繁殖能力

　　C. 吞噬能力 　　　　D. 抗原性

　　E. 黏附能力

9. 与 I 型超敏反应发生有密切关系的 Ig 是

　　A. IgG 　　　　　　B. IgM

　　C. IgA 　　　　　　D. IgD

　　E. IgE

10. 与致病性相关的细菌结构是

　　A. 异染颗粒 　　　　B. 中介体

　　C. 细胞膜 　　　　　D. 芽孢

　　E. 荚膜

11. 真菌孢子的主要作用是

　　A. 抗吞噬

B. 进行繁殖

C. 引起炎症反应

D. 引起超敏反应

E. 抵抗不良环境的影响

12. 真核细胞型微生物的特点是

　　A. 细胞分化程度较低，有核膜、核仁，胞质内细胞器完整

　　B. 细胞分化程度较高，无核膜、核仁，胞质内细胞器完整

　　C. 细胞分化程度较高，有核膜、核仁，胞质内细胞器完整

　　D. 细胞分化程度较高，有核膜、核仁，胞质内细胞器不完整

　　E. 细胞分化程度较低，无核膜、核仁，胞质内细胞器不完整

13. 芽孢是细菌的

　　A. 繁殖体 　　　　　B. 染色体

　　C. 核糖体 　　　　　D. 休眠体

　　E. 吞噬体

14. HLA 抗原属于

　　A. 超抗原 　　　　　B. 同种抗原

　　C. 自身抗原 　　　　D. 异嗜性抗原

　　E. 同种异型抗原

15. 普通菌毛是黏附结构，与细菌的

　　A. 运动性有关 　　　B. 致病性有关

　　C. 代谢有关 　　　　D. 抗吞噬有关

　　E. 分型有关

16. 下列呈高度多形态性的微生物是

　　A. 真菌 　　　　　　B. 螺旋体

　　C. 支原体 　　　　　D. 衣原体

　　E. 立克次体

17. 观察钩端螺旋体的最好方法是

　　A. 悬滴法

　　B. 革兰染色法

　　C. 抗酸染色法

　　D. 暗视野显微镜法

　　E. 压片棉蓝染色法

18. 组织细胞对病毒的易感性取决于

A. 组织中易感细胞的数目

B. 病毒是否产生毒素

C. 宿主细胞表面受体

D. 病毒的特殊结构

E. 病毒的核酸类型

19. 一个细菌能形成

A. 一个芽孢 B. 二个芽孢

C. 三个芽孢 D. 四个芽孢

E. 多个芽孢

20. 当环境适宜时，芽孢有可能发育成细菌的

A. 繁殖体 B. 鞭毛

C. 核糖体 D. 荚膜

E. 休眠体

21. 鞭毛是细菌的

A. 运动器官 B. 代谢器官

C. 呼吸器官 D. 休眠体

E. 繁殖体

22. 根据细菌对氧气需要的不同可将细菌分为四类，不包括在这四类中的一项是

A. 需氧菌 B. 厌氧菌

C. 微需氧菌 D. 微厌氧菌

E. 兼性厌氧菌

23. 与结核结节形成和干酪样坏死有关的成分是

A. 磷脂 B. 蜡质 D

C. 索状因子 D. 结核菌素

E. 硫酸脑苷脂

24. 细胞壁的主要功能不包括

A. 维持细菌固有的外形

B. 保护细菌抵抗低渗环境

C. 参与菌体细胞内外物质交换

D. 细胞呼吸作用

E. 决定细菌的抗原性

25. 细胞膜的主要化学成分不包括

A. 脂类 B. 蛋白质

C. 多糖 D. 磷壁酸

E. 水

26. 食入未经消毒的羊奶，最有可能罹患的疾病是

A. 伤寒 B. 波浪热

C. 结核病 D. 破伤风

E. 肉毒中毒

27. 细菌生长繁殖的主要条件不包括

A. 营养物质 B. 酸碱度

C. 时间 D. 温度

E. 气体

28. 芽孢对外界抵抗力强，在自然界可存活

A. 几小时 B. 几天

C. 几个月 D. 几年或几十年

E. 几百年

29. 细胞质的基本成分不包括

A. 水 B. 肽聚糖

C. 无机盐 D. 蛋白质

E. 脂类

30. 与细菌耐药性有关的遗传物质是

A. 质粒 B. 性菌毛

C. 异染颗粒 D. 毒性噬菌体

E. 细菌的核蛋白体

31. 杀灭芽孢，不宜采用的方法是

A. 流通蒸汽灭菌法

B. 高压蒸汽灭菌法

C. 间歇灭菌法

D. 焚烧法

E. 干烤法

32. 革兰阴性菌细胞壁的肽聚糖外还有三层结构，由内向外依次为

A. 脂蛋白、脂质双层、脂多糖

B. 脂多糖、脂质双层、脂蛋白

C. 脂蛋白、脂多糖、脂质双层

D. 脂质双层、脂多糖、脂蛋白

E. 脂质双层、脂蛋白、脂多糖

33. 荚膜的化学组成主要是由

A. 无机盐组成 B. 水组成

C. 多糖组成 D. 蛋白质组成

E. 脂质组成

34. 下列描述微生物的特征中，不是所有微生物共同特征的是

　A. 个体微小　　　　B. 分布广泛

　C. 种类繁多　　　　D. 可无致病性

　E. 只能在活细胞内生长繁殖

35. 乙醇消毒最适宜的浓度是

　A. 20%　　　　　　B. 25%

　C. 50%　　　　　　D. 75%

　E. 90%

36. 根据鞭毛的数目及位置可将细菌分为四类，不属于这四类的是

　A. 单毛菌　　　　　B. 双毛菌

　C. 三毛菌　　　　　D. 丛毛菌

　E. 周毛菌

37. 大多数细菌繁殖一代的时间是

　A. 20～30 秒　　　 B. 2～3 分钟

　C. 20～30 分钟　　 D. 2～3 小时

　E. 2～3 天

38. 抗体对病毒的中和作用主要是

　A. 中和病毒毒素

　B. 诱导干扰素产生

　C. 抑制病毒生物合成

　D. 杀伤细胞内的病毒

　E. 阻止病毒与靶细胞相互作用

39. 不属于细菌基本形态的是

　A. 球形　　　　　　B. 菱形

　C. 杆形　　　　　　D. 螺形

　E. 弧形

40. 细菌细胞壁的平均厚度为

　A. 1～2 nm　　　　 B. 12～30 nm

　C. 30～40 nm　　　 D. 0～10 nm

　E. 40～50 nm

41. 细胞膜的主要功能不包括

　A. 渗透和运输作用

　B. 细胞呼吸作用

　C. 生物合成作用

　D. 参与细胞分裂

　E. 决定细菌的抗原性

42. 与动物细胞结构比较，细菌所特有的一种重要结构是

　A. 细胞壁　　　　　B. 线粒体

　C. 细胞膜　　　　　D. 核蛋白体

　E. 高尔基体

43. 细菌能量代谢的基本生化反应是生物氧化，以有机物为受氢体的代谢称为

　A. 发酵　　　　　　B. 呼吸

　C. 有氧呼吸　　　　D. 厌氧呼吸

　E. 氧化

44. 细菌的核质是细菌的遗传物质，也称为

　A. 细菌染色体　　　B. 细菌核糖体

　C. 细菌线粒体　　　D. 细菌繁殖体

　E. 细菌吞噬体

45. 巴氏消毒法消毒牛奶的目的是

　A. 防止和抑制微生物在牛奶中生长和繁殖

　B. 使牛奶中的蛋白质变性，易于吸收

　C. 杀灭牛奶中所有微生物

　D. 杀灭牛奶中的病原菌

　E. 使牛奶不含活菌

46. 病毒的刺突是

　A. 衣壳蛋白

　B. 核酸上的结构

　C. 获得的宿主细胞膜

　D. 获得的宿主细胞核膜

　E. 包膜上病毒基因编码的糖蛋白

47. 不属于细菌基本结构的成分是

　A. 细胞壁　　　　　B. 细胞膜

　C. 细胞质　　　　　D. 细胞核

　E. 核质

48. 细菌的核质是由

　A. 两条双股环状 DNA 分子组成

　B. 一条双股环状 DNA 分子组成

　C. 一条单股环状 DNA 分子组成

　D. 两条单股环状 DNA 分子组成

　E. 两条双股环状 RNA 分子组成

二、共用备选答案题

(49～50 题共用备选答案)

  A. 干烤法

  B. 巴氏消毒法

  C. 过滤除菌法

  D. 紫外线照射

  E. 高压蒸汽灭菌法

49. 玻璃器皿的灭菌常用

50. 药物制剂室空气消毒常用

(51～53 题共用备选答案)

  A. 二分裂   B. 复制

  C. 有丝分裂   D. 裂解

  E. 芽生

51. 真菌的繁殖方式是

52. 细菌的繁殖方式是

53. 病毒的繁殖方式是

(54～55 题共用备选答案)

  A. 细菌   B. 病毒

  C. 真菌   D. 螺旋体

  E. 立克次体

54. 只含有一种类型核酸的微生物是

55. 胞浆内有完整细胞器的微生物是

第二节 各 论

一、单选题

1. HSV－2 主要潜伏在

  A. 骶神经节   B. 口唇皮肤

  C. 三叉神经节   D. 颈上神经节

  E. 局部淋巴结

2. 疟疾发作的原因是疟原虫

  A. 配子体形成

  B. 环状体形成

  C. 迟发型子孢子存在

  D. 红细胞内期裂体增殖

  E. 红细胞外期裂体增殖

3. 可经垂直感染导致胎儿畸形的病毒是

  A. 麻疹病毒   B. 风疹病毒

  C. 流感病毒   D. 乙脑病毒

  E. 甲肝病毒

4. 关于 HBV，正确的是

  A. 携带者可传播   B. 不能垂直传播

  C. 消化道传播   D. 破损皮肤传播

  E. 呼吸道传播

5. 流感病毒最易发生变异的结构是

  A. 核蛋白

  B. M 蛋白

  C. RNA 多聚酶

  D. 甲型流感病毒的 HA

  E. 乙型流感病毒的 HA

6. 破伤风特异性治疗，可用

  A. 抗生素   B. 抗毒素

  C. 类毒素   D. 细菌素

  E. 破伤风菌苗

7. 下列属于生物源性蠕虫的是

  A. 钩虫、丝虫、蛔虫

  B. 钩虫、蛔虫、鞭虫

  C. 鞭虫、旋毛虫、姜片虫

  D. 鞭虫、血吸虫、旋毛虫

  E. 姜片虫、肝吸虫、猪带绦虫

8. 猪带绦虫对人体的危害主要是

  A. 毒性作用

  B. 孕节的脱落

  C. 吸取大量营养

  D. 小钩、吸盘的刺激

  E. 囊尾蚴寄生组织造成的损害

9. 不属于肠道病毒共同特点的是

  A. 为裸露的小核糖核酸病毒

  B. 核酸有感染性

  C. 可侵犯神经系统及其他组织

  D. 耐酸，耐乙醚

E. 只侵犯肠道

10. 溶组织阿米巴的致病阶段是

A. 包囊　　　　　　B. 虫卵

C. 配子体　　　　　D. 大滋养体

E. 小滋养体

11. 与慢性胃炎和消化性溃疡有密切关系的病原菌是

A. 空肠弯曲菌　　　B. 幽门螺杆菌

C. 胎儿弯曲菌　　　D. 副溶血弧菌

E. 鼠伤寒沙门菌

12. 下列哪项不符合伤寒沙门菌的特征

A. 可用免疫血清鉴定菌型

B. 外毒素是主要致病物质

C. 主要引起细胞免疫

D. 有 O、H、Vi 抗原

E. 有鞭毛

13. 破伤风杆菌的形态特点是

A. 有荚膜

B. 无鞭毛

C. 抗酸染色阳性

D. 菌体呈竹节状排列

E. 芽孢圆或椭圆形位于菌体顶端

14. 与结核分枝杆菌致病性无关的是

A. 磷脂　　　　　　B. 蜡质 D

C. 卵磷脂酶　　　　D. 硫酸脑苷脂

E. 结核分枝杆菌索状因子

二、共用备选答案题

（15～16 题共用备选答案）

A. 经口　　　　　　B. 经皮肤

C. 经呼吸道　　　　D. 经性接触感染

E. 经媒介昆虫叮咬

15. 疟原虫的感染途径主要是

16. 阴道毛滴虫的感染途径主要是

（17～18 题共用备选答案）

A. 肺炎链球菌

B. A 群链球菌

C. 流感嗜血杆菌

D. 金黄色葡萄球菌

E. 肠致病型大肠埃希菌

17. 可引起大叶性肺炎的是

18. 可引起儿童猩红热的是

第五章　天然药物化学

第一节　总　　论

一、单选题

1. 天然药物化学成分提取最常用的提取方法是

A. 水蒸气蒸馏法

B. 升华法

C. 超临界流体萃取法

D. 溶剂法

E. 吸附法

2. 采用液 – 液萃取法分离化合物的原则是

A. 两相溶剂互溶

B. 两相溶剂极性相同

C. 两相溶剂互不相溶

D. 两相溶剂极性不同

E. 两相溶剂亲脂性有差异

第二节 苷 类

一、单选题

1. 提取次生苷应用的是

A. 甲醇　　　　　　　B. 乙醇

C. 沸水　　　　　　　D. 80%丙酮

E. 35℃的水

2. Smith 裂解法属于

A. 缓和酸水解法　　　B. 强烈酸水解法

C. 碱水解法　　　　　D. 氧化开裂法

E. 盐酸 – 丙酮水解法

3. 提取药材中的原生苷，除了采用沸水提取外，还可以选用

A. 热乙醇　　　　　　B. 氯仿

C. 乙醚　　　　　　　D. 冷水

E. 酸水

4. 对苷溶解度较大的溶剂是

A. 氯仿　　　　　　　B. 丙酮

C. 水　　　　　　　　D. 正丁醇

E. 石油醚

5. 提取苷类成分时，为抑制或破坏酶，常加入一定量的

A. 硫酸　　　　　　　B. 酒石酸

C. 碳酸钙　　　　　　D. 氢氧化钠

E. 碳酸钠

二、共用备选答案题

（6~9 题共用备选答案）

A. 葡萄糖醛酸苷　　　B. 酚苷

C. 碳苷　　　　　　　D. 氮苷

E. 氰苷

6. 黄酮苷属于

7. 苦杏仁苷属于

8. 芦荟苷属于

9. 巴豆苷属于

第三节 苯 丙 素 类

一、单选题

1. 中药丹参中的水溶性成分丹酚酸 B 属于

A. 香豆素　　　　　　B. 木脂素

C. 苯丙酸　　　　　　D. 二萜

E. 生物碱

2. 补骨脂素属于

A. 木脂素　　　　　　B. 简单香豆素

C. 呋喃香豆素　　　　D. 吡喃香豆素

E. 苯丙酸

3. 异羟肟酸铁反应的现象是

A. 蓝色　　　　　　　B. 绿色

C. 灰色　　　　　　　D. 红色

E. 黑色

4. 中药补骨脂中的补骨脂内酯具有

A. 抗菌作用　　　　　B. 光敏作用

C. 解痉利胆作用　　　D. 抗维生素样作用

E. 镇咳作用

5. 香豆素的基本母核为

A. 苯骈 α – 吡喃酮

B. 对羟基桂皮酸

C. 反式邻羟基桂皮酸

D. 顺式邻羟基桂皮酸

E. 苯骈 γ – 吡喃酮

6. 七叶内酯的结构类型为

A. 简单香豆素　　　　B. 简单木脂素

C. 吡喃香豆素　　　　D. 异香豆素

E. 吡喃香豆素

二、共用备选答案题

（7~9 题共用备选答案）

A. 抗菌作用

B. 解痉利胆作用

C. 抗维生素 K 作用

D. 光敏作用

E. 损害肝而致癌变

7. 粮食发霉后产生黄曲霉素有

8. 双香豆素具有

9. 秦皮中七叶内酯具有

第四节　醌　　类

一、单选题

1. 下列蒽醌类化合物中，酸性最强的是

A. 1 – 羟基蒽醌

B. 2 – 羟基蒽醌

C. 1，2 – 二羟基蒽醌

D. 1，3 – 二羟基蒽醌

E. 2，3 – 二羟基蒽醌

2. 羟基蒽醌类化合物的酸性强弱顺序排列正确的是

A. 含 – COOH > 含两个 β – OH > 含一个 β – OH > 含两个 α – OH > 含一个 α – OH

B. 含 – COOH > 含两个 β – OH > 含两个 α – OH > 含一个 β – OH > 含一个 α – OH

C. 含 – COOH > 含两个 α – OH > 含一个 α – OH > 含两个 β – OH > 含一个 β – OH

D. 含 – COOH > 含一个 β – OH > 含一个 α – OH > 含两个 β – OH > 含两个 α – OH

E. 含 – COOH > 含两个 α – OH > 含一个 α – OH > 含两个 β – OH > 含一个 β – OH

3. 中药丹参中治疗冠心病的醌类成分属于

A. 苯醌类　　　　B. 萘醌类

C. 菲醌类　　　　D. 蒽醌类

E. 二蒽醌类

4. 能与碱液发生反应，生成红色化合物的是

A. 羟基蒽酮类　　B. 羟基蒽醌类

C. 蒽酮类　　　　D. 二蒽酮类

E. 羧基蒽酚类

5. 分离游离蒽醌与蒽醌苷，可选用的方法是

A. Al_2O_3柱色谱法

B. 离子交换色谱法

C. 水与丙酮萃取

D. 水与乙醚萃取

E. 丙酮与乙醚萃取

6. 大黄素型蒽醌母核上的羟基分布情况是

A. 一个苯环的 β 位

B. 苯环的 β 位

C. 在两个苯环的 α 或 β 位

D. 一个苯环的 α 或 β 位

E. 在醌环上

二、共用备选答案题

（7～10 题共用备选答案）

A. 紫草素　　　　B. 丹参醌

C. 大黄素　　　　D. 番泻苷

E. 芦荟苷

7. 属于蒽醌的是

8. 属于萘醌的是

9. 属于碳苷的是

10. 属于菲醌的是

第五节　黄　酮　类

一、单选题

1. 黄酮类化合物的基本母核是

A. 苯丙素

B. 色原酮

C. 2 – 苯基色原酮

D. 苯骈 α – 吡喃酮

E. 异戊二烯

2. 大豆素属于黄酮类化合物中的

A. 黄酮类

B. 黄酮醇类

C. 二氢黄酮（醇）类

D. 异黄酮类

E. 黄烷醇类

3. 酸性最强的化合物是

A. 7，4′ - 二羟基黄酮

B. 4′ - 羟基黄酮

C. 3 - 羟基黄酮

D. 6 - 羟基黄酮

E. 5 - 羟基黄酮

4. 三氯化铝是黄酮类化合物的常用显色剂，生成的络合物多为

A. 红色   B. 紫色

C. 黑色   D. 棕色

E. 黄色

5. 下列属于检识黄酮的首选试剂的是

A. 锆 - 柠檬酸反应

B. 三氯化铝反应

C. 盐酸镁粉反应

D. 二氯化锶反应

E. 四氢硼钠反应

6. 四氢硼钠反应显阳性的化合物类别是

A. 黄酮   B. 异黄酮

C. 查耳酮   D. 二氢黄酮

E. 黄烷醇

7. 二氢黄酮类化合物的颜色一般是

A. 红色   B. 淡红色

C. 黄色   D. 无色

E. 绿色

第六节　萜类与挥发油

一、单选题

1. 地黄中具有降血糖作用的有效成分之一是

A. 薄荷酮   B. 梓醇苷

C. 青蒿素   D. 甜菊苷

E. 龙脑

2. 三萜类化合物中异戊二烯单元的数目是

A. 2 个   B. 3 个

C. 4 个   D. 5 个

E. 6 个

3. 萜类化合物分为单萜、倍半萜、二萜等的分类是根据

A. 异戊二烯单元数目多少的不同

B. 生物合成途径的不同

C. 结构中环数目的不同

D. 化合物植物来源的不同

E. 化合物性质的不同

4. 薄荷醇属于

A. 二萜   B. 倍半萜

C. 单萜   D. 三萜

E. 四萜

5. 具有抗癌作用的萜类有效成分是

A. 穿心莲内酯

B. 紫杉醇

C. 甘草酸

D. 齐墩果酸

E. 甜菊苷

二、共用备选答案题

(6 ~ 7 题共用备选答案)

A. 甜菊苷

B. 紫杉醇

C. 银杏内酯

D. 穿心莲内酯

E. 甘草酸

6. 结构类型属于二萜类，临床上用于治疗癌症的化合物是

7. 结构类型属于三萜类化合物，临床上可用于抗肝炎的药物是

第七节　甾体及苷类

一、单选题

1. 甾体皂苷元的 C 侧链为

A. 羰甲基

B. 长链脂肪链

C. 五元不饱和内酯环

D. 六元不饱和内酯环

E. 螺缩酮连接的螺缩环

2. 甾体皂苷元由多少个碳原子组成

A. 27　　　　　　　B. 30

C. 25　　　　　　　D. 40

E. 15

第八节　生　物　碱

一、单选题

1. 属于莨菪烷类生物碱的是

A. 苦参碱　　　　　B. 秋水仙碱

C. 可待因　　　　　D. 麻黄碱

E. 阿托品

2. 具有止痛作用的生物碱是

A. 吗啡　　　　　　B. 秋水仙碱

C. 苦参碱　　　　　D. 麻黄碱

E. 黄连素

3. 利用高效液相色谱法分离生物碱时，通常使用的流动相为

A. 弱酸性　　　　　B. 弱碱性

C. 中性　　　　　　D. 强酸性

E. 强碱性

4. 生物碱沉淀反应呈橘红色的是

A. 碘化汞钾试剂

B. 碘化铋钾试剂

C. 饱和苦味酸试剂

D. 硅钨酸试剂

E. 碘 – 碘化钾试剂

5. 雷氏铵盐沉淀反应的介质是

A. 冷水　　　　　　B. 醇水

C. 酸水　　　　　　D. 沸水

E. 碱水

6. 具有颜色的生物碱是

A. 小檗碱　　　　　B. 莨菪碱

C. 乌头碱　　　　　D. 苦参碱

E. 麻黄碱

7. 属于异喹啉生物碱的是

A. 东莨菪碱　　　　B. 苦参碱

C. 乌头碱　　　　　D. 吗啡碱

E. 麻黄碱

8. 碱性不同生物碱混合物的分离可选用

A. 简单萃取法

B. 酸提取碱沉淀法

C. pH 梯度萃取法

D. 有机溶剂回流法

E. 分馏法

二、共用备选答案题

(9～12 题共用备选答案)

A. 乌头碱　　　　　B. 咖啡因

C. 东莨菪碱　　　　D. 防己诺啉碱

E. 喜树碱

9. 有酯键可被水解成醇胺型的是

10. 有升华性的是

11. 有隐性酚羟基的是

12. 有旋光性的是

(13～16 题共用备选答案)

A. 杂化方式　　　　B. 诱导效应

C. 共轭效应　　　　D. 空间效应

E. 分子内氢键

13. 东莨菪碱碱性比莨菪碱弱是由于

14. 麻黄碱碱性强于去甲麻黄碱是由于

15. 小檗碱碱性强的原因是由于

16. 伪麻黄碱碱性强于麻黄碱是由于

第九节 其他成分

一、单选题

1. 除去鞣质的方法是

    A. 明胶沉淀法

    B. 水醇沉淀法

    C. 溶剂沉淀法

    D. 酸碱沉淀法

    E. 盐析法

2. 鞣质是一类在植物界广泛分布的

    A. 甾类

    B. 黄烷醇类

    C. 酚类

    D. 复杂的多元酚类

    E. 糖苷类

3. 检查氨基酸最常用的显色剂是

    A. 氨水

    B. 吲哚醌试剂

    C. 茚三酮试剂

    D. 磷钼酸试剂

    E. 三氯化铁试剂

第六章 药物化学

第一节 绪 论

一、单选题

1. 化学药物的名称不包括

    A. 通用名   B. 化学名

    C. 专利名   D. 商品名

    E. 拉丁名

2. 药物化学结构与生物活性间关系的研究是

    A. 构性关系研究

    B. 构毒关系研究

    C. 构效关系研究

    D. 构代关系研究

    E. 构动关系研究

3. 中国药品通用名称是依据下列哪个名称翻译得到的

    A. 英文化学名

    B. 国际非专利药品名称

    C. 国际商品名

    D. 按英语发音

    E. 国际专利药品名称

第二节 麻 醉 药

一、单选题

1. 下列药物中具有酰胺结构的是

    A. 布他卡因   B. 普鲁卡因

    C. 利多卡因   D. 达克罗宁

    E. 可卡因

2. 根据局麻药的构效关系，与局麻作用的时间和强度有关的结构部分是

    A. 亲水部分

    B. 亲脂部分

    C. 中间连接链部分

D. 亲水部分和亲脂部分

E. 亲脂部分和中间连接链部分

3. 下列叙述与盐酸利多卡因不符的是

A. 为白色结晶性粉末

B. 对酸或碱较稳定，不易被水解

C. 水溶液显碱性

D. 具有重氮化 – 偶合反应

E. 具有抗心律失常作用

4. 下列药物中可用重氮化 – 偶合反应鉴别的是

A. 盐酸丁卡因

B. 盐酸普鲁卡因

C. 盐酸利多卡因

D. 盐酸布比卡因

E. 盐酸氯胺酮

5. 化学结构属于酰胺类的局部麻醉药是

A. 丁卡因   B. 布比卡因

C. 普鲁卡因   D. 氯胺酮

E. 丙泊酚

6. 具有如下结构的药物是

H_2N—〔苯环〕—C(=O)—O—CH_2CH_2—N(CH_2CH_3)(CH_2CH_3) · HCl

A. 盐酸丁卡因

B. 盐酸布比卡因

C. 盐酸普鲁卡因

D. 盐酸氯胺酮

E. 盐酸普鲁卡因胺

7. 下列哪项药物麻醉作用弱，但毒性小，用于诱导麻醉或维持麻醉

A. 氟烷

B. 盐酸利多卡因

C. 盐酸氯胺酮

D. 盐酸普鲁卡因

E. γ – 羟基丁酸钠

8. 氯胺酮主要在肝脏代谢为

A. 丁氯胺酮

B. 乙基氯胺酮

C. 双氯胺酮

D. 脱氧氯胺酮

E. 去甲氯胺酮

二、共用备选答案题

(9～12 题共用备选答案)

A. 具有吸湿性的白色结晶性粉末

B. 对酸、碱均较稳定，不易水解

C. 具有芳伯氨基，在空气中易氧化变色

D. 性质稳定，不易燃，但遇光、热和湿空气能缓缓分解，生成氢卤酸

E. 静脉麻醉药

9. 氟烷

10. 盐酸普鲁卡因

11. 盐酸利多卡因

12. 盐酸氯胺酮

(13～16 题共用备选答案)

A. 〔结构式：2,6-二甲基苯基-NH-C(=O)-CH₂-N(C₂H₅)₂〕 · HCl

B. 〔结构式：氯胺酮结构 含 Cl、C=O、NHCH₃〕 · HCl

C. H_2N—〔苯环〕—C(=O)—O—CH_2CH_2—N(C_2H_5)(C_2H_5) · HCl

D. $HOCH_2CH_2CH_2COONa$

E. $H_3C CH_2CH_2CH_2$—NH—〔苯环〕—C(=O)—O—CH_2CH_2—N(CH_3)(CH_3) · HCl

13. 盐酸氯胺酮的化学结构为

14. γ – 羟丁酸钠的化学结构为

15. 盐酸利多卡因的化学结构为

16. 盐酸丁卡因的化学结构为

第三节　镇静催眠药、抗癫痫药和抗精神失常药

一、单选题

1. 可与吡啶–硫酸酮试液作用显蓝色的药物是
   A. 苯巴比妥
   B. 苯妥英钠
   C. 硫喷妥钠
   D. 氯丙嗪
   E. 卡马西平

2. 盐酸氯丙嗪在空气中或日光下放置渐变为红色，是由于分子中含有
   A. 酚羟基
   B. 苯环
   C. 吩噻嗪环
   D. 哌嗪环
   E. 氨基

3. 不具有水解性的药物是
   A. 盐酸氯丙嗪
   B. 地西泮
   C. 苯巴比妥
   D. 硫喷妥钠
   E. 苯妥英钠

4. 根据作用时间硫喷妥钠属于
   A. 长时巴比妥类药
   B. 中时巴比妥类药
   C. 短时巴比妥类药
   D. 超短时巴比妥类药
   E. 超长时巴比妥类药

5. 盐酸氯丙嗪代谢过程不包括
   A. 硫原子氧化
   B. 苯环羟基化
   C. N – 去甲基
   D. 脱硫原子
   E. 侧链氧化

6. 如下结构的药物是

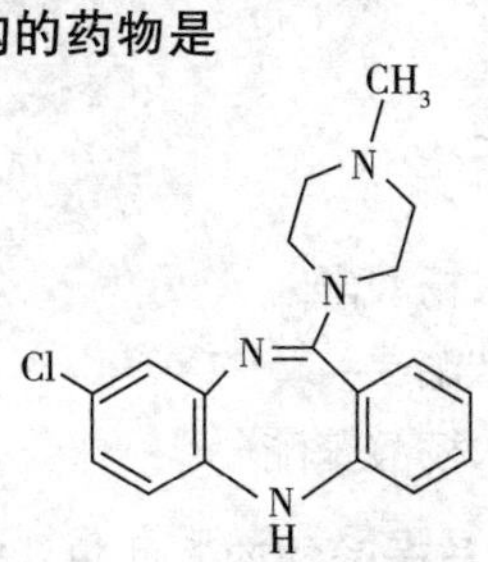

7. 巴比妥类药物为
   A. 两性化合物
   B. 中性化合物
   C. 弱酸性化合物
   D. 弱碱性化合物
   E. 强碱性化合物

8. 如下结构的药物是

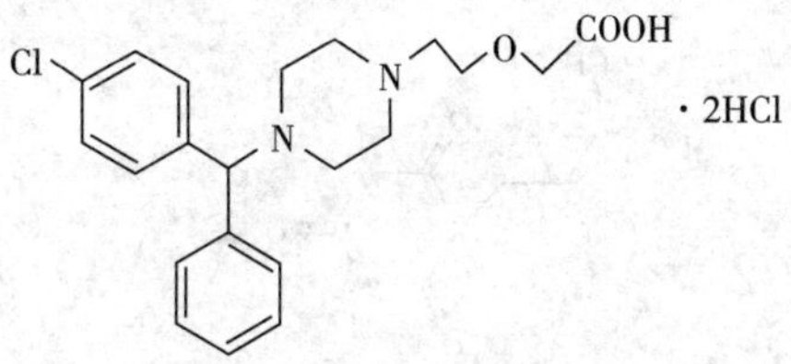

   A. 盐酸苯海拉明
   B. 马来酸氯苯那敏
   C. 富马酸酮替芬
   D. 盐酸西替利嗪
   E. 盐酸赛庚啶

9. 与氯氮平叙述不符的是
   A. 为二苯并氮䓬类
   B. 代谢途径主要为 N – 去甲基和 N – 氧化
   C. 硫醚代谢物具有毒性
   D. 为经典的抗精神病药
   E. 适用于急性与慢性精神分裂症

10. 在盐酸氯丙嗪注射液中加入维生素 C 的目的是
   A. 防止水解
   B. 防止氧化
   C. 调节酸碱度
   D. 增加溶解度
   E. 促进吸收

11. 化学结构如下的药物为

（选项在前）
   A. 氯丙嗪
   B. 氯氮平
   C. 奥氮平
   D. 奋乃静
   E. 卡马西平

A. 氟哌啶醇   B. 盐酸氯丙嗪

C. 盐酸阿米替林   D. 艾司唑仑

E. 卡马西平

12. 下列哪个是地西泮的结构式

A.

B.

C.

D.

E.

13. 以下哪个不是氯丙嗪的代谢过程

A. 苯环羟基化

B. 侧链去甲基

C. 侧链 N 氧化

D. 5 位硫氧化

E. 脱去 Cl 原子

二、共用备选答案题

(14～18 题共用备选答案)

A. 在碱性条件下水解，水解产物可发生重氮化－偶合反应

B. 与升汞试液反应生成白色沉淀，不溶于过量氨试液

C. 与三氯化铁反应显红色

D. 与吡啶－硫酸铜试液作用显绿色

E. 与吡啶－硫酸铜试液作用显紫色

14. 苯巴比妥

15. 氯丙嗪

16. 硫喷妥钠

17. 地西泮（安定）

18. 苯妥英钠

第四节 解热镇痛药、非甾类抗炎药和抗痛风药

一、单选题

1. 引起对乙酰氨基酚肝毒性反应的主要代谢产物是

A. 对乙酰氨基酚

B. 半胱氨酸

C. 醋酸

D. N－羟基乙酰氨基酚

E. N－乙酰亚胺醌

2. 阿司匹林的杂质中，可溶于碳酸钠溶液的杂质是

A. 水杨酸

B. 苯酚

C. 乙酰水杨酸酐

D. 醋酸苯酯

E. 乙酰水杨酸苯酯

3. 阿司匹林与碳酸钠溶液共热，放冷后用稀

硫酸酸化，析出的白色沉淀是

A. 乙酰水杨酸

B. 醋酸

C. 水杨酸

D. 水杨酸钠

E. 苯甲酸

4. 不含羧基且显酸性的非甾体抗炎药是

A. 对乙酰氨基酚

B. 美洛昔康

C. 萘普生

D. 双氯芬酸

E. 吲哚美辛

5. 能通过抑制青霉素的排泄而延长其药效的
药物是

A. 塞利昔布　　　　B. 丙磺舒

C. 布洛芬　　　　　D. 别嘌醇

E. 吡罗昔康

6. 与阿司匹林的理化性质不符的是

A. 显酸性

B. 与三氯化铁试液显紫堇色

C. 具有水解性

D. 可溶于碳酸钠溶液

E. 白色结晶性粉末，微溶于水

7. 没有抗炎作用的药物是

A. 布洛芬　　　　　B. 双氯芬酸钠

C. 阿司匹林　　　　D. 对乙酰氨基酚

E. 吲哚美辛

8. 与布洛芬叙述不符的是

A. 化学结构中含有异丁基

B. 化学结构中含有苯环

C. 为白色结晶性粉末，不溶于水

D. 临床用其右旋体

E. 为环氧合酶抑制剂

9. 以下药物中，以右旋体供药用的是

A. 萘普生

B. 布洛芬

C. 对乙酰氨基酚

D. 双氯芬酸钠

E. 吡罗昔康

10. 具有如下结构的药物是

A. 布洛芬　　　　　B. 萘普生

C. 吲哚美辛　　　　D. 双氯芬酸钠

E. 吡罗昔康

11. 结构中不含羧基的药物是

A. 萘普生　　　　　B. 布洛芬

C. 吲哚美辛　　　　D. 双氯芬酸钠

E. 美洛昔康

12. 对乙酰氨基酚具有重氮化 – 偶合反应，是
因其结构中具有

A. 酚羟基

B. 酰胺基

C. 潜在的芳香第一胺

D. 苯环

E. 乙酰氨基

13. 阿司匹林的哪个水解产物可与三氯化铁
反应显紫堇色

A. 苯甲酸　　　　　B. 苯乙酸

C. 甲酸　　　　　　D. 水杨酸

E. 乙酸

14. 下列哪项与吲哚美辛的性质不符

A. 有一个手性碳

B. 强碱条件下可引起水解

C. 对炎症性疼痛作用显著

D. 可氧化变色

E. 为芳基烷酸类

二、共用备选答案题

（15 ~ 16 题共用备选答案）

A. 阿司匹林　　　　B. 丙磺舒

C. 吲哚美辛　　　　D. 对乙酰氨基酚

E. 美洛昔康

15. 属于抗痛风药的是

16. 属于芳基烷酸类抗炎药的是

第五节 镇 痛 药

一、单选题

1. 吗啡易氧化变色是由于分子结构中含有以下哪种取代基
   A. 醇羟基　　　　　B. 哌啶环
   C. 酚羟基　　　　　D. 双键
   E. 醚键

2. 盐酸吗啡注射液放置过久，颜色会变深，是由于发生了
   A. 水解反应　　　　B. 还原反应
   C. 加成反应　　　　D. 氧化反应
   E. 聚合反应

3. 吗啡和各类全合成镇痛药都有相似的镇痛作用，这是因为它们
   A. 化学结构具很大相似性
   B. 具有相似的疏水性
   C. 具有相同的药效构象
   D. 具有相同的基本结构
   E. 具有相同的构型

4. 吗啡在酸性溶液中加热会脱水重排生成
   A. 阿朴吗啡　　　　B. N-氧化吗啡
   C. 双吗啡　　　　　D. 可待因
   E. 去甲吗啡

5. 镇痛药盐酸美沙酮的化学结构类型属于
   A. 生物碱类　　　　B. 吗啡喃类
   C. 哌啶类　　　　　D. 苯吗喃类
   E. 氨基酮类

6. 具有以下化学结构的药物与哪个药物的药理作用相似

   A. 卡马西平　　　　B. 吲哚美辛
   C. 美沙酮　　　　　D. 布洛芬

   E. 氯丙嗪

7. 镇痛药的分类不包括
   A. 天然生物碱类　　B. 半合成镇痛药
   C. 合成镇痛药　　　D. 内源性多肽类
   E. 苯基嘧啶类

8. 下列药物为非麻醉性镇痛药的是
   A. 哌替啶　　　　　B. 吗啡
   C. 喷他佐辛　　　　D. 芬太尼
   E. 美沙酮

9. 下列叙述中与盐酸吗啡不符的是
   A. 分子中有五个手性碳原子，具有旋光性
   B. 在光照下能被空气氧化而变质
   C. 在水中易溶，几乎不溶于乙醚
   D. 与甲醛硫酸试液反应显紫堇色
   E. 具有重氮化-偶合反应

10. 下列哪项药物的化学结构中 3 位有羟基，性质不稳定，需要加抗氧剂
    A. 美沙酮　　　　　B. 吗啡
    C. 哌替啶　　　　　D. 纳洛酮
    E. 脑啡肽

11. 美沙酮的化学结构中不含有哪个基团
    A. 酚羟基　　　　　B. 酮基
    C. 二甲氨基　　　　D. 甲基
    E. 苯基

12. 具如下化学结构的药物在临床上用于

    A. 解热镇痛　　　　B. 抗炎
    C. 降压　　　　　　D. 癌症化疗药
    E. 手术和癌症疼痛

13. 以下镇痛药中以其左旋体供药用，右旋体无效的是

A. 布桂嗪   B. 脑啡肽

C. 哌替啶   D. 可待因

E. 吗啡

二、共用备选答案题

(14~16题共用备选答案)

A. 生物碱类

B. 哌啶类合成镇痛药

C. 氨基酮类（芳基丙胺类）合成镇痛药

D. 半合成镇痛药

E. 内源性多肽

14. 盐酸吗啡属于

15. 美沙酮属于

16. 埃托啡属于

第六节 胆碱受体激动剂和拮抗剂

一、单选题

1. 与阿托品性质不符的是

A. 具有旋光性，药用左旋体

B. 具有水解性

C. 易发 Vitali 反应

D. 为莨菪醇与消旋莨菪酸所形成的酯

E. 为 M 胆碱受体拮抗剂

2. 以下药物中用作胆碱酯酶抑制药的是

A. 筒箭毒碱

B. 溴丙胺太林

C. 泮库溴铵

D. 加兰他敏

E. 山莨菪碱

3. 硫酸阿托品的临床应用不包括

A. 麻醉前给药（辅助麻醉）

B. 内脏绞痛

C. 心动过速

D. 感染中毒性休克

E. 有机磷中毒

4. 化学结构如下的药物，临床用于治疗

A. 各种感染中毒性休克和心动过缓

B. 心绞痛

C. 高血压

D. 重症肌无力

E. 青光眼

5. 泮库溴铵属于

A. 麻醉药   B. 肌松药

C. 解痉药   D. 胆碱受体激动药

E. 肾上腺素受体激动药

6. 阿托品的结构是由

A. 东莨菪醇与莨菪酸生成的酯

B. 莨菪醇与莨菪酸生成的酯

C. 莨菪醇与消旋莨菪酸生成的酯

D. 山莨菪醇与莨菪酸生成的酯

E. 东莨菪碱与樟柳酸生成的酯

7. 毛果芸香碱临床用做

A. 肌肉松弛药

B. 镇静催眠药

C. 老年痴呆症治疗药

D. 原发性青光眼治疗药

E. 抗菌药

二、共用备选答案题

(8~12题共用备选答案)

A. 氢溴酸山莨菪碱

B. 溴丙胺太林

C. 氯化琥珀胆碱

D. 氢溴酸东莨菪碱

E. 毒扁豆碱

8. 用于治疗胃肠绞痛的药物是

9. 用于外科小手术和气管插管的药物是

10. 用于预防和控制晕动症的药物是

11. 可用于治疗青光眼的药物是

12. 用于治疗胃肠道痉挛和胃及十二指肠溃疡的药物是

第七节　肾上腺素能药物

一、单选题

1. 属于苯异丙胺类肾上腺素能受体激动药物的是
   A. 麻黄碱　　　　　B. 去甲肾上腺素
   C. 多巴酚丁胺　　　D. 沙丁胺醇
   E. 异丙肾上腺素

2. 属于肾上腺素能 α 受体阻断剂的药物是
   A. 甲氧明　　　　　B. 哌唑嗪
   C. 普萘洛尔　　　　D. 克仑特罗
   E. 去甲肾上腺素

3. 肾上腺素水溶液加热时，效价降低，是因为发生了
   A. 水解反应　　　　B. 消旋化反应
   C. 还原反应　　　　D. 开环反应
   E. 氧化反应

4. 与肾上腺素的性质不符的是
   A. 具有酸碱两性
   B. 具有旋光性，药用左旋体
   C. 具有儿茶酚结构，易被氧化变色
   D. 与三氯化铁试液反应显紫红色
   E. 具有水解性

5. 以左旋体供药用的拟肾上腺素药物是
   A. 重酒石酸去甲肾上腺素
   B. 盐酸异丙肾上腺
   C. 盐酸多巴胺

D. 盐酸甲氧明

E. 盐酸克仑特罗

二、共用备选答案题

（6~9 题共用备选答案）

A. （结构式）

B. （结构式）

C. （结构式）

D. （结构式）

E. （结构式）

6. 盐酸肾上腺素的结构是

7. 盐酸异丙肾上腺素的结构是

8. 重酒石酸去甲肾上腺素的结构是

9. 盐酸麻黄碱的结构是

第八节　心血管系统药物

一、单选题

1. 下列不属于心血管系统药物的是
   A. 强心药
   B. 抗心绞痛药
   C. 抗贫血药

D. 抗心律失常药

E. 抗高血压药

2. 如下结构的药物是

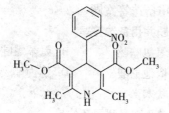

A. 硝苯地平　　　　B. 尼莫地平
C. 氯贝丁酯　　　　D. 非诺贝特
E. 普萘洛尔

3. 如下结构的药物是

A. 硝苯地平　　　　B. 尼群地平
C. 氯贝丁酯　　　　D. 非诺贝特
E. 普萘洛尔

4. 抗血压药络活喜的名称属于

A. 通用名　　　　　B. 商品名
C. 英文译音　　　　D. 俗名
E. 别名

5. 结构中含有巯基，可被氧化生成二硫化合物的抗高血压药是

A. 硝苯地平　　　　B. 卡托普利
C. 利血平　　　　　D. 硫酸胍乙啶

一、单选题

1. 根据化学结构分类，氢氯噻嗪属于

A. 噻嗪类　　　　　B. 噻吨类
C. 丁酰苯类　　　　D. 二苯并环庚烯
E. 苯酰胺类

2. 水解产物可发生重氮化－偶合反应的药物是

A. 氢氯噻嗪　　　　B. 茶碱
C. 尼可刹米　　　　D. 螺内酯
E. 咖啡因

3. 尼可刹米属于哪类中枢兴奋药

A. 黄嘌呤类　　　　B. 吡乙酰胺类
C. 酰胺类　　　　　D. 生物碱类

E. 氯贝丁酯

6. 下列药物中遇光极不稳定，分子内部易发生歧化反应的是

A. 尼群地平　　　　B. 卡托普利
C. 硝酸异山梨酯　　D. 维拉帕米
E. 桂利嗪

7. 下列关于硝酸异山梨酯的叙述，错误的是

A. 又名消心痛
B. 具有旋光性
C. 遇强热或撞击会发生爆炸
D. 在酸碱溶液中易水解
E. 在光的作用下可发生歧化反应

二、共用备选答案题

（8～9题共用备选答案）

A. 苯并硫氮杂草
B. ACEI
C. 有酰胺结构的局麻药
D. β受体阻断剂
E. 丙二酰脲衍生物

8. 卡托普利属于

9. 普萘洛尔属于

第九节　中枢兴奋药和利尿药

E. 其他类

4. 与硫酸反应，溶液显橙黄色，有强烈黄绿色荧光的是

A. 氢氯噻嗪　　　　B. 氨苯蝶啶
C. 咖啡因　　　　　D. 依他尼酸
E. 螺内酯

5. 具有下列结构是

A. 氢氯噻嗪

B. 茶碱

C. 咖啡因

D. 甘露醇

E. 尼可刹米

6. 下列主要用于治疗老年性痴呆的药物是

  A. 氢氯噻嗪   B. 吡拉西坦

  C. 咖啡因   D. 哌甲酯

  E. 尼可刹米

二、共用备选答案题

(7～10 题共用备选答案)

  A. 氢氯噻嗪   B. 氨苯蝶啶

  C. 依他尼酸   D. 螺内酯

  E. 呋塞米

7. 属于磺酰胺类利尿药的是

8. 属于苯并噻嗪类利尿药的是

9. 属于醛固酮拮抗剂类利尿药的是

10. 属于含氮杂环类利尿药的是

第十节　抗过敏药和抗溃疡药

一、单选题

1. 有关奥美拉唑的叙述不符的是

  A. 又名洛赛克

  B. 具有酸碱两性

  C. 为前药

  D. 为质子泵抑制剂

  E. 结构中含有苯并噻唑环

2. 关于盐酸西替利嗪的作用特点不包括

  A. H_1 受体拮抗药

  B. 哌嗪类抗组胺药

  C. 第二代非镇静性抗组胺药

  D. 过敏介质释放抑制药

  E. 易离子化，作用强，时效长

3. 法莫替丁的结构类型属于

  A. 咪唑类   B. 呋喃类

  C. 噻唑类   D. 吡啶类

  E. 哌啶类

4. 药物本身无活性前药，在体内转化为活性药物而发挥治疗作用的药物是

  A. 米索前列醇   B. 法莫替丁

  C. 奥美拉唑   D. 雷尼替丁

  E. 西咪替丁

5. 化学结构如下的药物为

  A. 马来酸氯苯那敏

  B. 法莫替丁

  C. 奥美拉唑

  D. 雷尼替丁

  E. 西咪替丁

6. 具有如下化学结构的药物是

  A. 兰索拉唑   B. 法莫替丁

  C. 奥美拉唑   D. 雷尼替丁

  E. 西咪替丁

7. 不属于 H_1 受体拮抗剂的结构类型是

  A. 氨基醚类   B. 三环类

  C. 丙胺类   D. 咪唑类

  E. 哌嗪类

8. 有关法莫替丁的叙述不正确的是

  A. 结构中含有磺酰氨基

  B. 结构中含有硝基

  C. 结构中含有胍基

  D. 为高选择性的 H_2 受体拮抗剂

  E. 用于治疗胃及十二指肠溃疡

9. 根据化学结构盐酸赛庚啶属于

  A. 氨基醚类   B. 三环类

  C. 丙胺类   D. 咪唑类

E. 哌嗪类

10. 化学结构如下的药物为

（化学结构式）

A. 法莫替丁　　　　B. 雷尼替丁

C. 奥美拉唑　　　　D. 富马酸酮替芬

E. 马来酸氯苯那敏

11. 抗过敏的分类不包括

A. H_1 受体拮抗剂

B. 前列腺素抑制剂

C. 过敏介质释放抑制剂

D. 白三烯拮抗剂

E. 缓激肽拮抗剂

12. 不属于抗组胺类的药物是

A. 雷尼替丁　　　　B. 法莫替丁

C. 奥美拉唑　　　　D. 盐酸西替利嗪

E. 马来酸氯苯那敏

第十一节　降血糖药

一、单选题

1. 与吡格列酮的叙述不相符的是

A. 结构属于噻唑烷二酮类

B. 为促胰岛素分泌药

C. 胰岛素增敏剂

D. 通过提高外周和肝脏对胰岛素敏感性而控制血糖水平

E. 用于 2 型糖尿病的治疗

2. 属于磺酰脲类降血糖药的是

A. 二甲双胍　　　　B. 米格列醇

C. 甲苯磺丁脲　　　D. 阿卡波糖

E. 胰岛素

3. 有关二甲双胍的叙述不正确的是

A. 结构属于双胍类

B. 为促胰岛素分泌药

C. 促进脂肪组织摄取葡萄糖

D. 几乎全部由尿排泄

E. 用于 2 型糖尿病的治疗

4. 口服降血糖药的结构类型不包括

A. 磺酰脲类　　　　B. 噻唑烷二酮类

C. 双胍类　　　　　D. 口服胰岛素类

E. 葡萄糖苷酶抑制剂类

5. 胰岛素属于

A. 多糖类药物　　　B. 多肽类药物

C. 聚合类药物　　　D. 药物前体

E. 软药

6. 胰岛素依赖型糖尿病（1 型糖尿病），应选用的治疗药物是

A. 阿卡波糖　　　　B. 吡格列酮

C. 甲苯磺丁脲　　　D. 二甲双胍

E. 胰岛素

7. 吡格列酮属于哪种类型的药物

A. 噻唑烷二酮类降糖药

B. 噻唑烷二酮类降血压药

C. 噻唑烷二酮类利尿药

D. 磺酰脲类降糖药

E. 磺酰脲类利尿药

8. 与人胰岛素的叙述不符的是

A. 含有 16 种 51 个氨基酸

B. 由两个肽链通过酰胺键联结而成

C. A 链由 30 个氨基酸组成

D. B 链由 21 个氨基酸组成

E. 用于治疗胰岛素依赖型糖尿病

二、共用备选答案题

（9~13 题共用备选答案）

A.

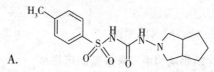

B.

C.

D.

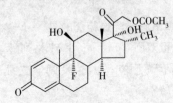

E.

9. 罗格列酮的结构是

10. 格列本脲的结构是

11. 格列齐特的结构是

12. 阿卡波糖的结构是

13. 吡格列酮的结构是

第十二节　甾体激素药物

一、单选题

1. 含有雌甾烷母核的药物是

　　A. 己烯雌酚　　　　B. 甲睾酮

　　C. 炔雌醇　　　　　D. 黄体酮

　　E. 雌二醇

2. 甾类激素的基本母核为

　　A. 环戊烷并菲　　　B. 环己烷并菲

　　C. 环戊烷并多氢菲　D. 环己烷并多氢菲

　　E. 环戊烷并多氢萘

3. 甾类激素根据化学结构分为

　　A. 性激素类和肾上腺皮质激素类

　　B. 雌激素类、雄激素类和皮质激素类

　　C. 雌甾烷类、雄甾烷类和孕甾烷类

　　D. 盐皮质激素类和糖皮质激素类

　　E. 雌激素类、雄激素类、孕激素类和皮质
　　　激素类

4. 下列药物中具有雄甾烷母核的药物是

　　A. 泮库溴铵　　　　B. 溴新斯的明

　　C. 溴丙胺太林　　　D. 硫酸阿托品

　　E. 苯磺酸阿曲库铵

5. 在药物结构中不含炔基的药物是

　　A. 炔雌醇　　　　　B. 米非司酮

　　C. 黄体酮　　　　　D. 炔诺孕酮

　　E. 炔诺酮

6. 具有下列化学结构的药物为

　　A. 醋酸氢化可的松

　　B. 醋酸泼尼松龙

　　C. 醋酸氟轻松

　　D. 醋酸地塞米松

　　E. 醋酸曲安奈德

7. 将糖皮质激素 C_{21} 位羟基酯化的目的是

　　A. 增加抗炎活性

　　B. 增加稳定性

　　C. 降低水钠潴留副作用

　　D. 增加水溶性

　　E. 增加脂溶性

8. 下列哪些叙述与醋酸地塞米松不相符

A. 含有 3 - 酮 - 4 - 烯结构

B. 结构类型属于孕甾烷类

C. 具有 α - 羟基酮的结构

D. 可与 Fehling 试剂产生氧化亚铜沉淀

E. 用于避孕

C. 苯丙酸诺龙　　D. 丙酸睾酮

E. 炔诺酮

12. 将睾酮 C_{19} 位甲基去除，其目的是

A. 增加雄激素活性

B. 可口服

C. 延长作用时间

D. 增强蛋白同化作用

E. 减少副作用

9. 醋酸氢化可的松的结构类型属于

A. 雌甾烷类　　　　B. 雄甾烷类

C. 孕甾烷类　　　　D. 胆甾烷类

E. 粪甾烷类

10. 雌二醇结构改造的主要目的是

A. 增加雌激素活性

B. 增加稳定性，可口服

C. 改善吸收

D. 增加孕激素活性

E. 减少副作用

二、共用备选答案题

（13~16 题共用备选答案）

A. 甲睾酮　　　　　B. 雌二醇

C. 醋酸地塞米松　　D. 诺乙雄龙

E. 黄体酮

13. 为雄激素药物的是

14. 为雌激素药物的是

15. 为孕激素药物的是

16. 为糖皮质激素药物的是

11. 属于蛋白同化激素的药物是

A. 甲睾酮　　　　　B. 米非司酮

第十三节　抗恶性肿瘤药物

一、单选题

1. 下列化合物中具有抗肿瘤作用的是

A. 薄荷醇　　　　　B. 龙脑

C. 青蒿素　　　　　D. 紫杉醇

E. 银杏内酯

2. 司莫司汀属于下列哪一类抗肿瘤药物

A. 亚硝基脲类烷化剂

B. 氮芥类烷化剂

C. 叶酸类抗代谢物

D. 嘧啶类抗代谢物

E. 嘌呤类抗代谢物

3. 环磷酰胺的毒性较小的原因是

A. 在正常组织中，经酶代谢生成无毒的代谢物

B. 在体内的代谢速度很快

C. 使用剂量小

D. 在肿瘤组织中的代谢速度快

E. 本身不良反应较少

4. 在酸性或碱性溶液中稳定性差，分解时放出氮气和二氧化碳的药物是

A. 博来霉素　　　　B. 氟尿嘧啶

C. 阿霉素　　　　　D. 紫杉醇

E. 卡莫司汀

5. 下列关于氟尿嘧啶的叙述，错误的是

A. 略溶于水，可溶于稀盐酸和氢氧化钠溶液

B. 在酸性溶液中稳定，在碱性溶液中易水解

C. 可使溴水褪色

D. 应在制剂中加入亚硫酸氢钠作为抗氧剂

E. 是治疗实体肿瘤的首选药物

6. 具有下列结构的药物是

A. 塞替派　　　　　　B. 氟尿嘧啶

C. 盐酸阿糖胞苷　　　D. 巯嘌呤

E. 卡莫司汀

7. 在碱性液中可水解，产生 α - 氨基酸的结构，与茚三酮盐酸液共热呈紫红色的药物是

A. 博来霉素　　　　　B. 氟尿嘧啶

C. 阿霉素　　　　　　D. 氮甲

E. 卡莫司汀

二、共用备选答案题

(8～12题共用备选答案)

A. 环磷酰胺　　　　　B. 硫酸长春新碱

C. 氟尿嘧啶　　　　　D. 巯嘌呤

E. 顺铂

8. 属于氮芥类烷化剂的是

9. 属于嘧啶类抗代谢药物是

10. 属于金属抗肿瘤药的是

11. 属于天然抗肿瘤药的是

12. 属于嘌呤拮抗物的是

第十四节　抗感染药

一、单选题

1. 阿昔洛韦临床上主要用于

A. 抗真菌感染

B. 抗革兰阴性菌感染

C. 抗病毒感染

D. 免疫调节

E. 抗幽门螺旋杆菌感染

2. 第一个用于治疗艾滋病的核苷类药物是

A. 阿昔洛韦　　　　　B. 奈韦拉平

C. 齐多夫定　　　　　D. 茚地那韦

E. 沙奎那韦

3. 化学结构如下的药物为

A. 磺胺嘧啶　　　　　B. 磺胺甲噁唑

C. 磺胺醋酰　　　　　D. 甲氧苄啶

E. 甲苯磺丁脲

4. 不属于抗艾滋病的药物是

A. 阿昔洛韦　　　　　B. 奈韦拉平

C. 齐多夫定　　　　　D. 茚地那韦

E. 沙奎那韦

5. 甲氧苄啶的作用机制为

A. 抑制二氢叶酸合成酶

B. 抗代谢作用

C. 抑制 β - 内酰胺酶

D. 抑制二氢叶酸还原酶

E. 掺入 DNA 的合成

6. 可通过血 - 脑屏障进入脑脊液的磺胺类药物是

A. 磺胺嘧啶　　　　　B. 磺胺甲噁唑

C. 磺胺醋酰　　　　　D. 甲氧苄啶

E. 磺胺

7. 磺胺类药物的基本结构为

A. 对氨基苯甲酸

B. 对氨基苯磺酸

C. 对氨基苯磺酰胺

D. 对羟基苯磺酰胺

E. 对羟基苯磺酸

8. 磺胺甲噁唑的作用机制为

A. 抑制二氢叶酸还原酶

B. 抑制二氢叶酸合成酶

C. 抑制四氢叶酸还原酶

D. 抑制四氢叶酸合成酶

E. 干扰细菌对叶酸的摄取

9. 异烟肼变质后毒性增大的原因是

A. 水解生成异烟酸，使毒性增大

B. 遇光氧化生成异烟酸，使毒性增大

C. 遇光氧化生成异烟酸胺，毒性增大

D. 水解生成异烟酸胺，使毒性增大

E. 水解生成游离肼，游离肼使毒性增大

10. 具有下列结构的药物是

A. 磺胺嘧啶　　　B. 诺氟沙星
C. 环丙沙星　　　D. 异烟肼
E. 利福喷丁

11. 下列哪种药物能吸收空气中二氧化碳，析出沉淀

A. 诺氟沙星　　　B. 氧氟沙星
C. 磺胺甲噁唑　　D. 甲氧苄啶
E. 异烟肼

12. 下列关于诺氟沙星的说法，错误的是

A. 在空气中能吸收水分
B. 遇光色渐变深
C. 微溶于水或乙醇、盐酸，易溶于氢氧化钠溶液

D. 具有酸碱两性
E. 主要用于治疗尿道、胃肠道及盆腔的感染等

13. 可抑制真菌细胞膜麦角甾醇的生物合成，使其生长受到抑制的药物是

A. 磺胺嘧啶
B. 酮康唑
C. 甲氧苄胺嘧啶
D. 呋喃妥因
E. 利福喷丁

二、共用备选答案题
（14～17题共用备选答案）

A. 磺胺甲噁唑
B. 甲氧苄啶
C. 对氨基水杨酸钠
D. 利福霉素
E. 氧氟沙星

14. 属于抗生素类抗结核病药的是
15. 属于合成抗结核病药的是
16. 属于含氟喹诺酮类抗菌药的是
17. 属于磺胺类增效剂的是

第十五节　维　生　素

一、单选题

1. 与维生素 C 性质不符的是

A. 显酸性
B. 具有旋光性，药用 L-（＋）-维生素 C
C. 具水解性
D. 具有较强的还原性
E. 制剂变色是由于贮存不当，产生去氢维

生素 C 的缘故

2. 本身不具生物活性，须经体内代谢活化后才具活性的维生素是

A. 维生素 C　　　B. 维生素 D_3
C. 维生素 A_1　　　D. 维生素 K_3
E. 维生素 E

第七章　药物分析

第一节　药品质量标准

一、单选题

1. 为全面控制药品的质量，在药物的研发过

程中，会研究活性成分的高通量，高通量的缩写为

A. HTS
B. HBS
C. HFS
D. HES
E. HTT

2. 现行版《中国药典》中复方制剂的含量测定多采用
   A. HPLC 法
   B. HPL 法
   C. HPC 法
   D. HPMLC 法
   E. MLC 法

3. 可用于区别青霉素钾及普鲁卡因青霉素的方法是
   A. 重氮化 – 偶合反应
   B. 羟肟酸铁反应
   C. 三氯化铁反应
   D. 三氯化锑反应
   E. 铜盐反应

4. 麻黄碱和伪麻黄碱的分离是利用
   A. 酸盐溶解度
   B. 草酸盐溶解度
   C. 硝酸盐溶解度
   D. 酒石酸盐溶解度
   E. 四苯硼钠沉淀

5. 《中国药典》（2015 年版）中常用的化学鉴别法为
   A. 红外光谱鉴别法
   B. 紫外光谱鉴别法
   C. 呈色反应鉴别法
   D. 生物学鉴别法
   E. 色谱鉴别法

6. 试验结果在运算的过程中，可比规定的有效数字多保留几位数
   A. 一位数
   B. 两位数
   C. 三位数
   D. 四位数
   E. 五位数

7. 气相色谱法常用的检测器为
   A. 氢火焰离子化检测器
   B. 紫外检测器
   C. 蒸发光散射检测器
   D. 荧光检测器
   E. 二极管阵列检测器

8. 荧光分光光度法测定的是
   A. 发射光的强度
   B. 激发光的强度
   C. 吸收光的强度
   D. 散射光的强度
   E. 紫外光光源的强度

9. 《中国药典》（2015 年版）的基本结构为
   A. 凡例、正文、附录、索引四部分
   B. 前言、正文、附录、含量测定四部分
   C. 凡例、制剂、附录、索引四部分
   D. 正文、附录、制剂、凡例四部分
   E. 正文、制剂、通则、附录、凡例五部分

10. 《中国药典》（2015 年版）的"精密称定"系指称取重量应准确至所取重量的
    A. ±10%
    B. 十分之一
    C. 百分之一
    D. 千分之一
    E. 万分之一

11. 下列哪项不是制定药品质量标准的基本原则
    A. 安全有效
    B. 技术先进
    C. 标准合理
    D. 方法规范
    E. 条件稳定

12. 在药品质量标准的规定中，对于原料药（化学药物）含量限度不订上限指标的，均指其上限不超过
    A. 101.0%
    B. 100.5%
    C. 99.0%
    D. 98.0%
    E. 98.5%

13. 可见分光光度法常用的波长范围为
    A. 100 ~ 200 nm
    B. 200 ~ 400 nm
    C. 400 ~ 760 nm
    D. 2.5 ~ 50 μm
    E. 50 ~ 100 μm

14. 比旋度符号为
    A. $[\alpha]_D^{20}$
    B. ε
    C. A
    D. pH
    E. $E_{1\,cm}^{1\%}$

15. 在 2015 年版《中国药典》中，首次将哪

一部分作为《中国药典》第四部

A. 检定方法   B. 标准物质

C. 试剂试药   D. 指导原则

E. 通则、用药辅料

16. 符号 R_f 表示

A. 旋光度   B. 折光率

C. 百分吸收系数   D. 密度

E. 比移值

17. 结构中有芳伯氨基或潜在芳伯氨基的药物，重氮化－偶合反应适宜的酸度条件是

A. 高氯酸酸性   B. 硫酸酸性

C. 硝酸酸性   D. 盐酸酸性

E. 醋酸酸性

18. 高效液相色谱法的英文缩写为

A. UV   B. GC

C. IR   D. HPLC

E. TLC

19.《中国药典》规定，温度高低对试验结果有显著影响者，除另有规定外，应为

A. 25℃±5℃   B. 25℃±2℃

C. 20℃±5℃   D. 20℃±2℃

E. 18℃±2℃

20. 三氯化铁呈色反应

A. 适用于具有芳胺及其酯类药物或酰胺类药物的鉴别

B. 适用于具有酚羟基或水解后产生酚羟基药物的鉴别

C. 适用于具有芳伯氨基或水解后产生芳伯氨基药物的鉴别

D. 适用于具有丙二酰脲结构药物的鉴别

E. 适用于托烷类生物碱药物的鉴别

21. 一般用相对标准差（RSD）表示

A. 检测限   B. 定量限

C. 准确度   D. 精密度

E. 最低定量限

22. 我国"全面控制药品质量"科学管理的法令性文件是

A. GAP   B. GBP

C. GSB   D. GLP

E. GPC

第二节 药品质量控制

一、单选题

1. 含量均匀度符合规定的制剂测定结果是

A. $A + 1.45S > 15.0$

B. $A + 1.80S > 15.0$

C. $A + 1.80S \leqslant 15.0$

D. $A + S < 15.0$

E. $A + S > 15.0$

2.《中国药典》（2015 年版）规定，凡检查融变时限的制剂不再进行

A. 不溶性微粒检查

B. 热原试验

C. 含量均匀度检查

D. 崩解时限检查

E. 重量差异检查

3. 药品检验程序一般为：①取样；②检查；③鉴别；④含量测定；⑤写出检验报告等内容，正确的顺序为

A. ①②③④⑤   B. ①②④③⑤

C. ①③②④⑤   D. ①④②③⑤

E. ①④③②⑤

4. 糖衣片的崩解介质为

A. 水   B. 盐酸溶液

C. 磷酸盐溶液   D. 氯化钠溶液

E. 硫酸溶液

5. 泡腾片的崩解时限检查的温度是

A. 0℃   B. 15℃~20℃

C. 15 ℃ ~ 25 ℃　　　　　D. 20 ℃ ~ 25 ℃

E. 25 ℃ ~ 35 ℃

6. 普通片崩解时限检查的限度规定为

A. 5 分钟　　　　　　　B. 15 分钟

C. 30 分钟　　　　　　　D. 60 分钟

E. 120 分钟

7. 用显微镜计数法，不溶性微粒可检出

A. 2 ~ 10 μm　　　　　B. 3 ~ 13 μm

C. 2 ~ 100 μm　　　　　D. 20 ~ 100 μm

E. 50 ~ 100 μm

8. 药品检测方法要求中规定溶出度的溶出量范围应为限度的

A. ±10%　　　　　　　B. ±20%

C. ±30%　　　　　　　D. ±40%

E. ±50%

9. 样品总件数为 X，$3 < X \leqslant 300$ 时，取样原则为

A. 按 $\sqrt{X} + 1$ 随机取样

B. 每件取样

C. 按 $\sqrt{X/2} + 1$ 随机取样

D. 按 $\sqrt{X}/2 + 1$ 随机取样

E. 按 $\sqrt{X+1}$ 随机取样

10. 《中国药典》（2015 年版）收载的溶出度检查方法中第一法为

A. 小杯法　　　　　　　B. 转篮法

C. 浆法　　　　　　　　D. 大杯法

E. 吊篮法

11. 炔诺酮与三硝基苯酚溶液反应显

A. 红色　　　　　　　　B. 蓝色

C. 棕黄色　　　　　　　D. 橙色

E. 绿色

12. 药品生产企业的某批原料共有包装 256 件，检验时随机取样量应为

A. 9　　　　　　　　　　B. 11

C. 13　　　　　　　　　　D. 15

E. 17

13. 片剂含量均匀度检查，除另有规定外，应取供试品

A. 5 片　　　　　　　　B. 6 片

C. 10 片　　　　　　　　D. 15 片

E. 20 片

14. 药品检验运用的方法不包括

A. 物理学　　　　　　　B. 化学

C. 物理化学　　　　　　D. 生物学

E. 毒理学

15. 应进行溶出度或释放度以及微生物检查的制剂是

A. 咀嚼片　　　　　　　B. 口腔粘贴片

C. 缓释片　　　　　　　D. 控释片

E. 阴道片

16. 在药品的鉴别过程中，每种药品一般选用几种方法进行鉴别试验

A. 1 种　　　　　　　　B. 1 ~ 2 种

C. 2 ~ 3 种　　　　　　D. 2 ~ 4 种

E. 2 ~ 5 种

17. 药品的性状是外观质量检查的重要内容，最经常检查的药品性状是

A. 颜色、味、嗅、溶解度等

B. 形态、味、嗅、溶解度等

C. 形态、颜色、嗅、溶解度等

D. 形态、颜色、味道、溶解度等

E. 形态、色、味、嗅、溶解度等

二、共用备选答案题

（18 ~ 19 题共用备选答案）

A. 溶出度　　　　　　　B. 含量均匀度

C. 重量差异　　　　　　D. 崩解时限

E. 融变时限

18. 药物从片剂或胶囊剂等固体制剂在规定溶剂中溶出的速度和程度是

19. 小剂量口服固体制剂、胶囊剂、膜剂或注射用无菌粉末中的每片（个）含量偏离标示量的程度是

第三节 药物中的杂质及其检查

一、单选题

1. 在自然界中分布较广泛，在多种药物的生产和贮藏过程中容易引入的杂质称为
   A. 特殊杂质　　　　B. 一般杂质
   C. 基本杂质　　　　D. 有关杂质
   E. 有关物质

2. 铁盐检查使用的试剂是
   A. 稀盐酸、氯化钡
   B. 硝酸、硝酸银
   C. 盐酸、硫氰酸铵
   D. 醋酸盐缓冲液（pH 3.5）、硫代乙酰胺
   E. 盐酸、锌粒、溴化汞试纸

3. 《中国药典》（2015年版）测定药品中的残留溶剂，采用的分析方法是
   A. 硫氰酸盐法　　　B. 气相色谱法
   C. 硫代乙酰胺法　　D. 高效液相色谱法
   E. 古蔡法

4. 测定干燥失重时，对于受热较稳定的药物应采用
   A. 加热干燥法　　　B. 减压干燥法
   C. 费休水分测定法　D. 常压恒温干燥法
   E. 干燥剂干燥法

5. 砷盐检查使用的试剂是
   A. 稀盐酸、氯化钡
   B. 硝酸、硝酸银
   C. 盐酸、硫氰酸铵
   D. 醋酸盐缓冲液（pH 3.5）、硫代乙酰胺
   E. 盐酸、锌粒、溴化汞试纸

6. 硝酸银试液用于
   A. 氯化物检查　　　B. 重金属检查
   C. 硫酸盐检查　　　D. 铁盐检查
   E. 砷盐检查

7. 维生素C检查的特殊杂质是
   A. 有关物质　　　　B. 金属杂质
   C. 游离肼　　　　　D. 游离水杨酸

E. 对氨基苯甲酸

8. 甾体激素原料药中检查的杂质是
   A. 酮体　　　　　　B. 羰基试剂
   C. 其他物质　　　　D. 游离肼
   E. 其他甾体

9. 氯化钡溶液用于
   A. 氯化物检查　　　B. 重金属检查
   C. 硫酸盐检查　　　D. 铁盐检查
   E. 砷盐检查

10. 阿司匹林检查的特殊杂质是
    A. 有关物质　　　　B. 金属杂质
    C. 游离肼　　　　　D. 游离水杨酸
    E. 对氨基苯甲酸

11. 利血平在存储过程中，光照易发生
    A. 氧化　　　　　　B. 缩合
    C. 还原　　　　　　D. 水解
    E. 脱羧

12. 砷盐检查法中，醋酸铅棉花的作用是
    A. 消除铅对检查的干扰
    B. 消除锑对检查的干扰
    C. 消除铁对检查的干扰
    D. 消除氯化氢气体对检查的干扰
    E. 消除硫化物对检查的干扰

13. 硫氰酸盐试液用于
    A. 氯化物检查　　　B. 重金属检查
    C. 硫酸盐检查　　　D. 铁盐检查
    E. 砷盐检查

14. 盐酸普鲁卡因检查的特殊杂质是
    A. 有关物质　　　　B. 金属杂质
    C. 游离肼　　　　　D. 游离水杨酸
    E. 对氨基苯甲酸

15. 下列不属于重金属的是
    A. 银　　　　　　　B. 铅
    C. 汞　　　　　　　D. 铜
    E. 铁

16. 属于药物中一般杂质的是
    A. 游离水杨酸
    B. 游离肼
    C. 重金属
    D. 青霉素聚合物
    E. 对氨基苯甲酸

17. 阿司匹林中能引起过敏反应的杂质是
    A. 醋酸苯酯
    B. 水杨酸
    C. 乙酰水杨酸酐
    D. 乙酰水杨酸苯酯
    E. 水杨酸苯酯

二、共用备选答案题

(18~19 题共用备选答案)
    A. 药物纯净程度
    B. 自然界中存在较广泛在药物的生产和贮藏过程中容易引入的杂质
    C. 在个别药物生产和贮存过程中引入的杂质
    D. 杂质本身一般无害，但其含量的多少可以反映出药物纯度水平
    E. 药物中所含杂质的最大允许量
18. 杂质限量是指
19. 信号杂质是指

第四节　药物分析方法的要求

一、单选题

1. 定量限常按一定信噪比（S/N）时相应的浓度或进样量来确定，该信噪比一般为
    A. 2:1　　　　　B. 3:1
    C. 5:1　　　　　D. 7:1
    E. 10:1

2. 药品检测方法的要求中，杂质测定时范围应根据初步实测的结果，拟订出规定限度的
    A. ±10%　　　　B. ±20%
    C. ±30%　　　　D. ±40%
    E. ±50%

3. 用于药物鉴别的分析方法验证需要考虑
    A. 精密度　　　　B. 定量限
    C. 检测限　　　　D. 专属性
    E. 准确度

4. 度量吸光度和溶液浓度间是否存在线性关系可以用
    A. 比例常数　　　B. 相关常数
    C. 相关系数　　　D. 回归方程
    E. 相关规律

5. 在确定的分析条件下，测得值与真实值的接近程度为

    A. 特异性　　　　B. 稳定性
    C. 精密度　　　　D. 准确度
    E. 回收率

6. 在其他组分可能存在的情况下，分析方法能准确地测出被测组分的能力为
    A. 检测限　　　　B. 定量限
    C. 耐用性　　　　D. 特异性
    E. 专属性

二、共用备选答案题

(7~8 题共用备选答案)
    A. 定量限　　　　B. 检测限
    C. 线性　　　　　D. 范围
    E. 相对标准差

7. 被测物能被定量测定的最低量，其测定结果具有一定的准确度和精密度，该最低量为分析方法的

8. 被测物能被定量测定的最低量，其测定结果不要求准确度和精密度，该最低量为分析方法的

(9~11 题共用备选答案)
    A. 定量限　　　　B. 精密度
    C. 检测限　　　　D. 准确度
    E. 专属性

9. 标准偏差（SD）或相对标准偏差（RSD）

表示

10. 表示某方法测量的重现性的是

11. 可定量测得某药物的最低水平参数是

第五节 典型药物的分析

一、单选题

1. 维生素 C 的鉴别反应是

A. 丙二酰脲反应　　B. 与硝酸银反应

C. 与硝酸反应　　　D. 铜吡啶反应

E. 与三氯化铁反应

2. 银量法测定苯巴比妥的含量,《中国药典》（2015 年版）指示终点的方法是

A. 生成二银盐的浑浊

B. 铁铵矾指示剂法

C. 吸附指示剂法

D. 电位法

E. 永停法

3. 非水溶液滴定法测定硫酸阿托品的含量时,可以用高氯酸直接滴定冰醋酸介质中的供试品,1 mol 高氯酸与几摩尔硫酸阿托品相当

A. 1　　　　　　　B. 2

C. 3　　　　　　　D. 4

E. 5

4. 甾体激素类药物含量测定最常用的方法是

A. 紫外分光光度法　B. 红外分光光度法

C. 气相色谱法　　　D. 高效液相色谱法

E. 薄层色谱法

5. 苯巴比妥银盐鉴别反应的沉淀颜色为

A. 白色　　　　　　B. 红色

C. 紫色　　　　　　D. 绿色

E. 棕色

6. Keller – Kiliani 反应鉴别的药物是

A. 地西泮　　　　　B. 地高辛

C. 硫酸阿托品　　　D. 氢化可的松

E. 青霉素

7. 检查特殊杂质为对氨基苯甲酸的药物是

A. 维生素 C　　　　B. 地高辛

C. 地西泮　　　　　D. 普鲁卡因

E. 阿司匹林

8. 取供试品约 50 mg,加稀盐酸 1 ml,必要时缓慢煮沸使溶解,放冷。加 0.1 mol/L 亚硝酸钠数滴,生成橙色或猩红色的沉淀。该反应鉴别的药物是

A. 盐酸普鲁卡因　　B. 维生素 C

C. 苯巴比妥　　　　D. 地高辛

E. 阿司匹林

二、共用备选答案题

（9~10 题共用备选答案）

A. 非水碱量法　　　B. 三点校正法

C. HPLC 法　　　　D. 酸碱滴定法

E. 碘量法

9. 甾体激素类药物测定含量应使用

10. 维生素 C 测定含量应使用

第六节 体内药物分析

一、单选题

1. 在确定的条件下,一定时间内分析物在给定介质中的化学稳定性为

A. 特异性　　　　　B. 样品稳定性

C. 精密度　　　　　D. 准确度

E. 提取回收率

2. 体内药物分析的对象主要是指

A. 人体　　　　　　B. 动物

C. 器官　　　　　　D. 组织

E. 机体

3. 生物样品测定方法不要求的指标是

A. 特异性

B. 专属性

C. 精密度与准确度

D. 标准曲线与线性范围

E. 提取回收率

4. 体内样品测定方法要求，建立标准曲线所用浓度至少应为

    A. 1个   B. 2个

    C. 3个   D. 4个

    E. 6个

5. 一般用回收率表示

    A. 检测限   B. 定量限

    C. 准确度   D. 精密度

    E. 最低定量限

二、共用备选答案题

（6~7题共用备选答案）

    A. 精密度   B. 线性范围

C. 稳定性   D. 提取回收率

E. 最低定量限

6. 在进行体内药物分析时，能反映生物样品预处理过程中组分丢失情况的项目是

7. 在确定分析条件下，反映相同介质中相同浓度样品一系列测量值分散程度的项目是

（8~10题共用备选答案）

    A. <15%   B. 85%~115%

    C. 80%~120%   D. <20%

    E. 100%

8. 在生物药品测定中，最低定量限其准确度在真实浓度的

9. 生物样品测定中的准确度用回收率表示，在最低定量限附近回收率应在

10. 生物样品测定方法要求，质控样品测定结果的偏差一般应

第八章 医疗机构从业人员行为规范与医学伦理学

第一节 医疗机构从业人员行为规范

一、单选题

1. 在我国，对医务人员行为有多种监督方式，以下方式中通过立法来监督医务人员的道德行为的是

    A. 他人监督   B. 群众监督

    C. 制度监督   D. 科室监督

    E. 人大监督

2. 药师职业道德公约要求药师"承认专业能力的局限性。只在能胜任的领域开展医疗实践工作，在必要的时候，委托他人完成医疗。"这句话的意思是

    A. 当您能力不足时，可委托他人完成医疗工作

    B. 当您能力不足时，应委托胜任的人开展医疗

    C. 为了提高业务能力，您应该尽量自己完成工作

    D. 即便您能力不足，也不应该委托他人完成工作

    E. 每个人的能力都是不足的

3. 《医疗机构从业人员行为规范》适用于哪些人员

    A. 医疗机构的医生、护士、药剂、医技人员

    B. 医疗机构的医护及后勤人员

    C. 医疗机构的管理、财务、后勤等人员

    D. 药学技术人员

    E. 医疗机构内所有从业人员

4. 对于一名刚被确诊为肝癌的患者，医生在治疗过程中妥当的做法为

    A. 对患者只字不提病情

    B. 向患者本人及家属宣布病情危重程度

    C. 征求家属意见，尊重患者意愿，向患者

家属如实交代病情

    D. 第一时间将病情告诉患者

    E. 将假诊断书交给患者，隐瞒病情

5. 关于"慎重的手术确定"医德规范中对医务人员的要求，下列叙述错误的是

    A. 对手术治疗与保守治疗之间进行权衡

    B. 对创伤代价与治疗效果之间进行权衡

    C. 介绍和解释手术的各种情况

    D. 用不着解释非手术的各种情况

    E. 认真签协议

6. 患者男，52 岁。就诊后医生开具的处方上有甲硝唑。药师调剂处方时告诉患者服药期间不能饮酒，这符合药学技术人员行为规范的哪一项

    A. 科学指导合理用药，保障用药安全、有效

    B. 认真履行处方调剂职责，坚持查对制度

    C. 严格履行处方合法性和用药适宜性审核职责

    D. 协同医师做好药物使用遴选

    E. 加强药品不良反应监测

第二节 医学伦理道德

一、单选题

1. 临床药品试验研究中的弱势人群指那些由于没有足够的权利、智能、教育、资源、力量或其他素质，相对或绝对能力保护自身利益的参与研究的非医方的人。弱势人群不包括

    A. 学生　　　　　B. 士兵

    C. 罪犯　　　　　D. 教师

    E. 晚期肿瘤患者

2. 医德义务一方面指医务人员对社会和他人所承担的责任，另一方面也指社会和他人对医务人员行为的要求。这里"他人"和"社会"指的是

    A. 物质与意识　　　B. 主观与客观

    C. 个体与公益　　　D. 自我与他人

    E. 全体与部分

3. 下列做法中不体现医患之间的契约关系的是

    A. 患者挂号接受诊疗

    B. 医生向患者作出应有承诺

    C. 患者先支付费用才接受检查处理

    D. 先签写手术协议然后实施手术

    E. 患者被迫送红包时保证不给医生宣扬

4. 下列选项均属于医患非技术关系，但不包括

    A. 诊治关系　　　　B. 社会关系

    C. 伦理关系　　　　D. 价值关系

    E. 利益关系

5. 患者女，30 岁。自诉左侧乳房有硬结，到某医院外科就诊，后经活体组织检查确诊为乳腺癌。经患者及其家属同意后，收住院行乳腺癌根治术。在术中右侧乳房也做了活体组织切片，检查结果为"乳腺瘤性肿瘤，伴有腺体增生"。因考虑到右侧乳房将来有癌变的可能性，医生自行决定将右侧乳房切除。术后患者及其家属认为，医生未经患者或其家属同意切除右侧乳房，要求追究医生的责任并要求赔偿。从伦理学的角度分析，下列说法正确的是

    A. 该医生未经患者及其家属同意，自行切除患者右侧乳房，损害了患者的知情同意权

    B. 该医生切除患者右侧乳房是为了防止其癌变，这样的做法是正确的

    C. 该医生未经患者及其家属同意，自行切除患者右侧乳房，是对患者的伤害，不符合无伤原则

    D. 患者及其家属的赔偿要求是无理的

    E. 医生虽未与患者家属沟通就做决定，但

出发点是好的，情有可原

6. 患者女，16 岁。因咳嗽伴大量黄脓痰，大咯血 8 年，在当地镇、县、市级医院就诊，均被诊断为右下支气管扩张，后到一所三甲医院住院行手术治疗，手术前需应用大量抗生素抗感染，并辅以支气管肺泡灌洗术（BAL）。在 BAL 术中，操作者出于对患者的高度负责，对镜下右下基底段支气管开口黏膜下隐约可见的可疑点进行小心的探查、分离、止血，终于诊断为支气管异物，并成功地取出已被支管黏膜覆盖的异物，使患者免除了开胸手术。该操作者和这所三甲医院均获得了患者亲属的好评，这种评价形式为

A. 社会舆论　　　　B. 内心信念
C. 传统习俗　　　　D. 宣传报道
E. 公开表彰

相关专业知识

第一章 药 剂 学

第一节 绪 论

一、单选题

1. 下列叙述错误的是
   A. 生物药剂学研究的是剂型因素、生物因素与药效之间的关系
   B. 药物的化学结构不是决定药效的唯一因素
   C. 生物药剂学的研究为新药开发和临床用药提供评价依据
   D. 药效指药物的临床疗效,不包括不良反应
   E. 生物药剂学的研究对控制药物制剂内在质量很有意义

2. 下列关于药物制剂设计基础的叙述错误的是
   A. 设计时要根据临床用药需要及药物理化性质,确定合适的给药途径和药物剂型
   B. 设计时,确定给药途径和药物剂型后,还应选择适当的辅料和制备工艺,筛选最佳处方和工艺条件,确定包装等;降低成本和简化工艺设计不需考虑
   C. 药物制剂设计的基本原则包括安全性、有效性、可控性、稳定性和顺应性等
   D. 设计时应充分考虑不同剂型对药物吸收的影响
   E. 药物制剂的设计贯穿于制剂研发的整个过程

3. 下列有关药物剂型重要性的表述不正确的是
   A. 剂型可改变药物的作用性质
   B. 剂型能改变药物的作用速度
   C. 改变剂型可降低(或消除)药物的毒

副作用
   D. 剂型决定药物的治疗作用
   E. 剂型可影响疗效

4. 药物制剂设计的基本原则不包括
   A. 安全性   B. 有效性
   C. 可控性   D. 顺应性
   E. 方便性

5. 药品生产、供应、检验及使用的主要依据是
   A. 药品管理法
   B. 《中国药典》
   C. 药品生产质量管理规范
   D. 药品经营质量管理规范
   E. 调剂和制剂知识

6. 有关剂型重要性的叙述错误的是
   A. 改变剂型可降低或消除药物的毒副作用
   B. 剂型可以改变药物作用的性质
   C. 剂型是药物的应用形式,能调节药物作用的速度
   D. 某些剂型有靶向作用
   E. 剂型不能影响药效

7. 下列有关药物剂型的重要性,错误的是
   A. 不同剂型可以改变药物的作用速度
   B. 剂型改造可使药物具有靶向性
   C. 剂型不能改变药物的毒副作用
   D. 有些剂型能够影响疗效
   E. 不同剂型可以改变药物的作用性质

8. 根据 Stokes 定律,混悬微粒沉降速度与下列哪一个因素成正比
   A. 混悬微粒的密度

B. 混悬微粒的粒度

C. 混悬微粒半径的平方

D. 混悬微粒的粉碎度

E. 混悬微粒的黏度

9. 液体中粒子的沉降速度符合 Stokes 定律时，下列叙述错误的是

    A. 粒子的沉降速度与粒子半径的平方成正比

    B. 粒子的沉降速度与粒子半径的立方成正比

    C. 粒子沉降速度与体系黏度有关

    D. 粒子沉降的加速度为一定的正值

    E. 粒子沉降速度与颗粒的密度和介质的密度有关

10. 关于药物微粒分散体系的叙述错误的是

    A. 微粒分散体系是多相体系

    B. 微粒分散体系是热力学不稳定体系

    C. 粒径更小的分散体系还具有明显的布朗运动、电泳等性质

    D. 不具有容易絮凝、聚结、沉降的趋势

    E. 由于高度分散而具有一些特殊的性能

11. 下列关于微粒分散体系稳定性的叙述错误的是

    A. 分散相与分散介质之间存在着相界面，但由于高度分散，因而没有表面现象出现

    B. 分子热运动产生布朗运动，是液体分子热运动撞击微粒的结果

    C. 絮凝状态是微粒体系物理稳定性下降的一种表现，但振摇可重新分散均匀

    D. 分散体系按分散相粒子的直径大小可分为小分子真溶液、胶体分散和粗分散体系

    E. 微粒分散体系由于高度分散而具有一些特殊的性能

12. 使微粒 ζ – 电位增加的电解质为

    A. 助悬剂   B. 稳定剂

    C. 润湿剂   D. 反絮凝剂

    E. 絮凝剂

13. 微粒在呼吸道沉积的影响因素不包括

    A. 重力沉降   B. 惯性嵌入

    C. 布朗运动   D. 温度

    E. 呼吸量

14. 微粒分散体系中微粒的动力学性质表现在

    A. 丁达尔效应

    B. 布朗运动

    C. 电泳

    D. 微粒的双电层结构

    E. 微粒的大小

15. 属于胶体分散体系的微粒给药系统不包括

    A. 纳米粒   B. 纳米囊

    C. 微球   D. 脂质体

    E. 微乳

16. 微粒分散体系中微粒的光学性质表现在

    A. 丁达尔效应

    B. 布朗运动

    C. 电泳

    D. 微粒的双电层结构

    E. 微粒的大小

17. 有关口服剂型设计时一般要求不正确的是

    A. 在胃肠道内吸收良好

    B. 避免胃肠道的刺激作用

    C. 克服首过效应

    D. 容量小剂量小

    E. 具有良好的外部特征

18. 药物剂型的分类不包括

    A. 按给药途径   B. 按分散系统

    C. 按制备方法   D. 按形态

    E. 按使用方法

19. 药剂中使用辅料的意义，错误的是

    A. 有利于制剂形态的形成

    B. 使制备过程顺利进行

    C. 辅料的加入降低主药的药效

    D. 提高药物的稳定性

E. 调节有效成分的作用和改善生理要求

20. 下列关于将同一药物制成不同剂型的叙述，**错误**的是
    A. 为了提高药物的生物利用度
    B. 为了产生靶向作用
    C. 为了改变药物的作用速度
    D. 为了改变药物的化学结构
    E. 为了降低毒副反应

21. 下列关于药物制剂的叙述错误的是
    A. 是各剂型中的具体药品
    B. 制剂的研制过程也称制剂
    C. 包括乡村医生自我配制的无质量标准的中药
    D. 包括中药制剂
    E. 应规定有适应证、用法和用量的物质

22. 影响药物吸收的剂型因素错误的是
    A. 药物的解离度
    B. 药物溶出速率
    C. 药物的溶出度
    D. 药物的粒径大小
    E. 胃蠕动速率

23. 关于处方药和非处方药的叙述正确的是
    A. 处方药不必凭执业医师处方购买
    B. 非处方药简称 R
    C. OTC 只是中国通用的非处方药的简称
    D. 非处方药的包装上必须印有国家指定的非处方药专有标识
    E. 非处方药是指药房自已调配的方剂

24. 药物透过生物膜主动转运的特点正确的是
    A. 需要消耗机体能量
    B. 顺浓度梯度
    C. 转运无饱和现象
    D. 不具有结构特异性
    E. 不具有部位特异性

25. 药物传递系统的缩写为
    A. DDS
    B. DSS
    C. SDD
    D. SSD
    E. SDS

26. 关于药物通过生物膜转运的机制错误的是
    A. 被动扩散不需要载体和能量，无饱和现象和竞争抑制现象
    B. 主动转运是逆浓度梯度转运，需要消耗能量
    C. 促进扩散需要载体帮助从高浓度一侧向低浓度一侧扩散
    D. 促进扩散不存在饱和现象和竞争抑制现象
    E. 胞饮作用是通过细胞膜的主动变形而将某些物质摄入细胞

27. 下列关于药物通过生物膜的转运机制中逆浓度梯度的是
    A. 被动扩散
    B. 主动转运
    C. 促进扩散
    D. 胞饮作用
    E. 吞噬作用

28. 下列药物通过生物膜的转运机制需要载体的是
    A. 被动扩散
    B. 主动转运
    C. 胞饮扩散
    D. 吞噬作用
    E. 膜孔转运

29. 药物透过生物膜的转运机制不包括
    A. 被动扩散
    B. 溶蚀作用
    C. 主动转运
    D. 促进扩散
    E. 胞饮作用

30. 不属于药物制剂开发设计基本原则的是
    A. 安全性
    B. 有效性
    C. 顺应性
    D. 高效性
    E. 可控性

31. 药物膜转运中需要载体而不需要机体提供能量的是
    A. 被动扩散
    B. 主动转运
    C. 促进扩散
    D. 胞饮作用
    E. 膜孔转运

32. 关于药物在胃肠道吸收特点的叙述错误的是
    A. 食物能减少也能加快药物的吸收
    B. 脂溶性非解离型药物吸收好

C. 药物的稳定型熵值高，熔点低，溶解度小，吸收较慢

D. 血流量会影响胃的吸收速度

E. 固体制剂的吸收慢于液体制剂

33. 以下关于药物在胃肠道的吸收叙述错误的是

A. 小肠（特别是十二指肠）是药物、食物吸收的主要部位

B. 吸收是药物从给药部位进入体循环的过程

C. 胃排空加快，药物达到小肠部位的时间缩短，吸收快，生物利用度高

D. 小肠的固有运动可促进药物的崩解，使之与肠液充分混合溶解，有利于药

物的吸收

E. 片剂通过包衣可减轻或避免首关效应

二、共用备选答案题

（34～37题共用备选答案）

A. 被动扩散　　　　B. 主动转运

C. 促进扩散　　　　D. 胞饮作用

E. 融合作用

34. 不需能量和载体，顺浓度梯度转运的是

35. 需要能量和载体，逆浓度梯度转运的是

36. 细胞膜主动变形而将药物摄入细胞的方式是

37. 不需能量，需要载体，顺浓度梯度转运的是

第二节　液体制剂

一、单选题

1. 单糖浆的制备方法是

A. 研磨法　　　　B. 配研法

C. 凝聚法　　　　D. 乳化法

E. 溶解法

2. 下列关于聚乙二醇（PEG）的叙述错误的是

A. 药剂中常用PEG的平均分子量在300～6000之间

B. 由于相对毒性较大，PEG不能用做注射用溶剂

C. PEG 4000和PEG 6000是固体

D. 滴丸剂、软膏剂和栓剂的水溶性基质都可使用PEG

E. PEG 700以下都是液体

3. PEG不能成为以下哪个制剂的辅料

A. 滴丸剂　　　　B. 片剂

C. 软膏剂　　　　D. 栓剂

E. 表面活性剂

4. 下述利用增溶原理来增加溶解度的例子是

A. 制备碘溶液时加入碘化钾

B. 生物碱加酸制成盐，可增加在水中的溶解度

C. 苯巴比妥在90%的乙醇液中具有最大溶解度

D. 维生素K_3不溶于水，制成维生素K亚硫酸氢钠溶解度提高

E. 用聚山梨酯80增加难溶性药物的溶解度

5. 关于泊洛沙姆的叙述错误的是

A. 分子量在1000～14000

B. HLB值为0.5～30

C. 随分子量增加，本品从液体变为固体

D. 随聚氧丙烯比例增加，亲水性增强；随聚氧乙烯比例增加，亲油性增强

E. 是一种水包油型乳化剂，可用于静脉乳剂

6. 关于增加药物溶解度的方法叙述错误的是

A. 难溶性药物分子中引入亲脂基团

B. 混合溶剂是指能与水以任意比例混合、与水能以氢键结合、能增加难溶性药物溶解度的那些溶剂

C. 药物溶解度在混合溶剂一定比例时达到最大值，称为潜溶

D. 潜溶剂能改变原溶剂的介电常数

E. 一个好的潜溶剂的介电常数一般是 25~80

7. 下列关于药物溶液形成理论的叙述错误的是

A. 花生油、玉米油属于非水溶剂

B. 晶型不同，药物的熔点、溶解度、溶解速度等也不同

C. 《中国药典》（2015 年版）中关于极易溶解、易溶、溶解、略溶、微溶、极微溶解、几乎不溶和不溶的概念非常准确地表示了药物的溶解性能

D. 对于一些查不到溶解度数据的药物，可通过实验测定

E. 一般向难溶性盐类饱和溶液中加入含有相同离子的化合物，其溶解度降低

8. 常用的潜溶剂不包括

A. 乙醇　　　　　B. 明胶

C. 丙二醇　　　　D. 甘油

E. 聚乙二醇

9. 关于药物溶解度和溶出速度的描述正确的是

A. 药物无定形粉末的溶解度和溶解速度较结晶型小

B. 对于可溶性药物，粒径大小对溶解度影响不大

C. 向难溶性盐类饱和溶液中，加入含有相同离子的易溶性化合物时，其溶解度增高

D. 温度升高，溶解度一定增大

E. 同一药物不同晶型的溶解度和溶解速度是一样的

10. 最大增溶浓度的正确表述是

A. CMC　　　　　B. MAC

C. CAC　　　　　D. HLB

E. IPC

11. 以下增加药物溶解度的方法错误的是

A. 加入助溶剂　　　B. 制成可溶性盐

C. 使用增溶剂　　　D. 用混合溶媒

E. 包衣

12. 常用的助溶剂不包括

A. 苯甲酸钠　　　　B. 水杨酸钠

C. 硬脂酸镁　　　　D. 乌拉坦

E. 尿素

13. 下列关于表面活性剂的叙述，错误的是

A. 要达到增溶效果，就必须形成胶束

B. 表面活性剂缔合形成胶束的最低浓度即为临界胶束浓度

C. 浊点（昙点）是一切表面活性剂的共通特点

D. Krafft 是离子表面活性剂的特征值

E. Krafft 是离子表面活性剂应用温度的下限

14. 下列哪项不是药物溶出速度的影响因素

A. 固体表面积

B. 温度

C. 溶出介质的体积

D. 扩散系数

E. 溶出介质与药物的密度差

15. 影响药物溶解度的因素不包括

A. 药物的分子结构

B. 多晶型的影响

C. 粒子大小的影响

D. 药物的黏度

E. 温度的影响

16. 下面哪种表面活性剂可作为消毒剂应用

A. 司盘 20

B. 吐温 80

C. 苯扎溴铵

D. 十二烷基硫酸钠

E. 泊洛沙姆

17. 关于 CMC 的描述错误的是

A. 表面活性剂分子缔合形成胶束的最低浓度为临界胶束浓度（CMC）

B. 具相同亲水基团的同系列表面活性剂，亲油基团越大，则 CMC 越小

C. CMC 时，溶液的表面张力基本达到最

大值

　　D. 在 CMC 到达后一定范围内，单位体积
　　　胶束数量和表面活性剂的总浓度几乎
　　　成正比

　　E. 不同表面活性剂的 CMC 不同

18. 最常用的极性溶剂是

　　A. 水　　　　　　　B. 乙醇

　　C. 丙二醇　　　　　D. 甘油

　　E. 丁醇

19. 下述关于药物溶出速度的因素叙述错误
　　的是

　　A. 溶出介质的体积小，溶液中药物浓度
　　　高，溶出速度快

　　B. 药物在溶出介质中的扩散系数越大，
　　　溶出速度越快

　　C. 扩散层的厚度越大，溶出速度越慢

　　D. 温度升高，药物溶解度增大，溶出速
　　　度增快

　　E. 增加溶出界面，溶出速度增加

20. 下列关于药物溶液的叙述错误的是

　　A. 药用溶剂通常可分为水和非水溶剂

　　B. 二甲亚砜能和水、乙醇混溶

　　C. 药物溶液的性质包括渗透压、pH、
　　　pKa、解离常数、表面张力等

　　D. 晶型对溶解度的影响取决于溶解过程
　　　是吸热还是放热

　　E. 渗透压对注射液、滴眼液、输液等剂
　　　型具有重要意义

21. 吐温类的作用不包括

　　A. 增溶剂　　　　　B. 抛射剂

　　C. 乳化剂　　　　　D. 分散剂

　　E. 润湿剂

22. 不属于阴离子表面活性剂的是

　　A. 十二烷基硫酸钠

　　B. 阿洛索 - OT

　　C. 苯扎氯铵

　　D. 鲸蜡醇硫酸钠

　　E. 钠皂

23. 能观察到丁达尔效应的是

　　A. 粗分散体系溶液

　　B. 真溶液

　　C. 混悬液

　　D. 乳剂

　　E. 纳米溶液

24. 配制碘液时加入碘化钾，其溶解机制
　　属于

　　A. 潜溶

　　B. 增溶

　　C. 助溶

　　D. 引入亲水基团

　　E. 成盐

25. 多数情况下，溶解度和溶出速度的排列
　　顺序是

　　A. 水合物 < 有机物 < 无机物

　　B. 水合物 < 无机物 < 有机物

　　C. 水合物 < 衍生物 < 有机物

　　D. 有机物 < 无机物 < 水合物

　　E. 无机物 < 有机物 < 水合物

26. 关于表面活性剂毒性、刺激性的叙述错
　　误的是

　　A. 一般来说，表面活性剂毒性：阳离子
　　　型 > 阴离子型 > 非离子型

　　B. 同类型表面活性剂的毒性：静脉注
　　　射 > 口服 > 外用

　　C. 泊洛沙姆是两性离子表面活性剂，可
　　　用于静脉注射

　　D. 泊洛沙姆是非离子表面活性剂，毒副
　　　作用很小，可用于静脉注射

　　E. 泊洛沙姆随分子量增加，从液态变为
　　　固态

27. 下列关于表面活性剂的叙述错误的是

　　A. 表面活性剂由非极性烃链和一个以上
　　　的极性基团组成

　　B. 表面活性剂的极性基团不可以是解离
　　　的离子

　　C. 离子表面活性剂又分为阳离子、阴离
　　　子和两性离子表面活性剂

D. 表面活性剂分子的聚集状态在稀溶液和浓溶液中不同

E. 如果表面活性剂的浓度越低，而降低表面张力越显著，则其表面活性越强

28. 可供口服和注射的表面活性剂是
A. 卵磷脂
B. 月桂醇硫酸钠
C. 钠皂
D. 十二烷基苯磺酸钠
E. 氯化苯甲烃铵

29. 影响增溶的因素不包括
A. 增溶剂的种类
B. 药物的性质
C. 增溶剂的用量
D. 加入顺序
E. 增溶剂的释放度

30. 表面活性剂的生物学性质包括几个方面，错误的是
A. 表面活性剂对药物吸收的影响
B. 表面活性剂不具有毒性和刺激性，可以安全地使用
C. 表面活性剂与蛋白质有相互作用
D. 一般而言，表面活性剂具有一定的毒性
E. 长期使用表面活性剂，可能出现对皮肤的刺激性

31. 表面活性剂的应用错误的是
A. 去污剂
B. 增溶剂
C. 杀菌剂
D. 渗透压调节剂
E. 起泡剂和消泡剂

32. 临界胶团浓度的英文缩写是
A. CMC
B. GMP
C. HLB
D. USP
E. JP

33. 不属于非离子表面活性剂的是
A. 司盘
B. 吐温
C. 苄泽
D. 泊洛沙姆
E. 卵磷脂

34. 下列属于两性离子型表面活性剂是
A. 肥皂类
B. 脂肪酸甘油酯
C. 季铵盐类
D. 卵磷脂
E. 吐温类

35. 聚氧乙烯脱水出梨醇单油酸酯的商品名称是
A. 吐温20
B. 吐温40
C. 吐温80
D. 司盘60
E. 司盘85

36. 表面活性剂的应用不包括
A. 乳化剂
B. 润湿剂
C. 增溶剂
D. 催化剂
E. 去污剂

37. 常用的水溶性抗氧剂是
A. 叔丁基对羟基茴香醚
B. 二丁甲苯酚
C. 生育酚
D. 焦亚硫酸钠
E. BHA

38. 关于芳香水剂的叙述不正确的是
A. 芳香水剂系指芳香挥发性药物的饱和或近饱和的水溶液
B. 芳香挥发性药物多数为挥发油
C. 芳香水剂应澄明
D. 芳香水剂制备方法有溶解法、稀释法和蒸馏法
E. 芳香水剂宜大量配制和久贮

39. 下列有关影响增溶的因素不正确的是
A. 增溶剂的种类
B. 增溶剂的用量
C. 增溶剂的加入顺序
D. 药物的性质
E. 溶剂化作用和水合作用

40. 下面表面活性剂易发生起昙现象的是
A. Tweens类
B. 氯化苯甲烃胺
C. 卵磷脂
D. 硬脂酸三乙醇胺

E. 十二烷基磺酸钠

41. 下列属于阳离子型表面活性剂的是

A. 卵磷脂

B. 苯扎溴铵

C. 吐温 80

D. 硬脂酸三乙醇胺

E. 泊洛沙姆

42. 下列常用于防腐剂的物质不包括

A. 尼泊金甲酯　　　B. 苯甲酸

C. 山梨酸　　　　　D. 苯扎溴铵

E. 吐温 80

43. 常用的油溶性抗氧剂为

A. 硫脲　　　　　　B. 胱氨酸

C. 二丁基甲苯酚　　D. 硫代甘油

E. 亚硫酸氢钠

44. 不适宜用作矫味剂的物质是

A. 糖精钠　　　　　B. 单糖浆

C. 薄荷水　　　　　D. 山梨酸

E. 泡腾剂

45. 下列关于溶液的等渗与等张的叙述错误的是

A. 等渗为物理化学概念

B. 等张为生物学概念，红细胞在其中保持正常大小的溶液为等张液

C. 等渗不一定等张，等张溶液也不一定等渗

D. 渗透压调节的方法有冰点降低数据法和氯化钠等渗当量法

E. 注入机体的液体不必要求一定等渗

46. 常用的药物中，弱酸性药物占

A. 45%　　　　　　B. 55%

C. 65%　　　　　　D. 75%

E. 85%

47. 尼泊金在液体药剂中常作为

A. 助悬剂　　　　　B. 润湿剂

C. 防腐剂　　　　　D. 增溶剂

E. 絮凝剂及反絮凝剂

48. 下列处方中吐温 20 的主要作用是

处方：煤焦油	2 g
硬脂酸	20 g
凡士林	20 g
丙二醇	15 g
吐温 20	20 g
水	34 g
全部	100 g

A. 防腐剂　　　　　B. 助溶剂

C. 乳化剂　　　　　D. 抗氧剂

E. 保湿剂

49. 已知司盘 80 的 HLB 值为 4.3，吐温 80 的 HLB 值是 15，两者等量混合后的 HLB 值为

A. 4.3　　　　　　B. 9.65

C. 15　　　　　　　D. 18

E. 19.3

50. 乳剂在稳定性方面发生的变化下述错误的是

A. 分层　　　　　　B. 成盐

C. 絮凝　　　　　　D. 转相

E. 合并与破裂

51. 普通乳的分散质点的一般大小为

A. 100 μm 以上　　B. 1～100 μm

C. 10～1000 nm　　D. 10 nm 以下

E. 1 nm 以下

52. 关于乳剂的叙述错误的是

A. 乳剂属于热力学稳定的非均相分散系统

B. 静脉注射乳剂后分布较快、药效高、具有靶向性

C. 按照乳剂乳滴的大小，可分为普通乳、亚微乳、纳米乳

D. 乳剂由水相、油相和乳化剂组成，三者缺一不可

E. 乳剂中乳滴具有很大分散度，表面自由能很高，属于热力学不稳定体系

53. 下列不是乳剂的制备设备的是

A. 乳钵　　　　　　B. 搅拌机

C. 乳匀机　　　　　D. 胶体磨

E. 压片机

54. 下列常用于防腐剂的物质是

A. 聚山梨酯　　　　B. 聚维酮

C. 山梨酸　　　　　D. 枸橼酸

E. 吐温 80

55. 药用溶剂中丙二醇为

A. 极性溶剂　　　　B. 非极性溶剂

C. 防腐剂　　　　　D. 矫味剂

E. 半极性溶剂

二、共用备选答案题

(56~58 题共用备选答案)

A. Zeta 电位降低

B. 分散相与连续相存在密度差

C. 微生物及光、热、空气等的作用

D. 乳化剂失去乳化作用

E. 乳化剂性质改变

乳化剂类型改变造成下列乳剂不稳定现象的原因是

56. 分层

57. 转相

58. 酸败

(59~60 题共用备选答案)

A. 搽剂　　　　　　B. 涂膜剂

C. 合剂　　　　　　D. 含漱剂

E. 洗剂

59. 专供涂抹、敷于皮肤的外用液体制剂是

60. 专供揉搓皮肤表面用的液体制剂是

(61~64 题共用备选答案)

A. 搽剂　　　　　　B. 含漱剂

C. 合剂　　　　　　D. 滴牙剂

E. 滴耳剂

61. 以水为溶剂，含有一种或一种以上药物成分的内服液体制剂是

62. 供滴入耳腔内的外用液体制剂是

63. 用于局部牙孔的液体制剂是

64. 用于咽喉、口腔清洗的液体制剂是

第三节　灭菌制剂与无菌制剂

一、单选题

1. 滤过灭菌法中常用的滤膜孔径是

A. 0.22 μm　　　　B. 0.25 μm

C. 0.8 μm　　　　　D. 0.22 mm

E. 0.5 mm

2. 与热压灭菌有关的数值是

A. F_0 值　　　　　B. E 值

C. D 值　　　　　　D. F 值

E. Z 值

3. 注射用的针筒或其他玻璃器皿除热原可采用

A. 高温法　　　　　B. 酸碱法

C. 吸附法　　　　　D. 离子交换法

E. 微孔滤膜过滤法

4. 对维生素 C 注射液的表述不正确是

A. 可采用亚硫酸氢钠作抗氧剂

B. 处方中加入碳酸氢钠调节 pH 成偏碱

性，避免肌注时疼痛

C. 可采用依地酸二钠络合金属离子，增加维生素 C 稳定性

D. 配制时使用的注射用水需用二氧化碳饱和

E. 采用 100 ℃流通蒸汽 15 min 灭菌

5. 热压灭菌法所用的蒸汽是

A. 流通蒸汽　　　　B. 饱和蒸汽

C. 含湿蒸汽　　　　D. 过热蒸汽

E. 115 ℃蒸汽

6. 注射剂的制备流程

A. 原辅料的准备→灭菌→配制→滤过→灌封→质量检查

B. 原辅料的准备→滤过→配制→灌封→灭菌→质量检查

C. 原辅料的准备→配制→滤过→灭菌→灌封→质量检查

D. 原辅料的准备→配制→滤过→灌封→

灭菌→质量检查

E. 原辅料的准备→配制→灭菌→滤过→灌封→质量检查

7. 注射剂的容器处理方法是

A. 检查→切割→圆口→安瓿的洗涤→干燥或灭菌

B. 检查→圆口→切割→安瓿的洗涤→干燥或灭菌

C. 检查→安瓿的洗涤→切割→圆口→干燥或灭菌

D. 检查→圆口→检查→安瓿的洗涤→干燥或灭菌

E. 检查→圆口→安瓿的洗涤→检查→干燥或灭菌

8. 以下处理维生素 C 注射剂的措施中，错误的做法是

A. 去除抗氧剂

B. 通惰性气体二氧化碳或氮气

C. 调节 pH 至 6.0 ~ 6.2

D. 采用 100 ℃，流通蒸汽 15 min 灭菌

E. 用垂熔玻璃漏斗或膜滤器过滤

9. 能破坏或去除注射剂中热原的方法是

A. 活性炭吸附

B. 加热使其挥发

C. 60 ℃加热 1 小时

D. 121 ℃热压灭菌 1 小时

E. 0.22 mm 孔径的微孔滤膜过滤

10. 维生素 C 注射液最适宜的灭菌方法是

A. 微波灭菌法

B. 干热灭菌

C. 环氧乙烷气体灭菌法

D. 热压灭菌法

E. 流通蒸汽灭菌法

11. 下列关于灭菌和无菌制剂的叙述正确的是

A. 眼用制剂的黏度增加不能改变药物的吸收

B. 用于眼部的药物，可以起局部治疗作用，也可以起全身治疗作用

C. 完全解离的药物易于通过角膜吸收

D. 眼部外伤或术后用的眼用制剂要求绝对无菌，可加入抑菌剂

E. 输液剂中如果需要可以加入一定的抑菌剂

12. 下列关于空气净化的叙述错误的是

A. 超净净化经过初级、中级过滤器即可满足要求

B. 洁净级别的 100 级比 10 万级含尘少

C. 洁净室的空气净化技术一般采用空气过滤法

D. 100 级的洁净度区域必须采用层流的气流方式

E. 高效空气净化系统采用初效、中效和高效三级过滤装置

13. 关于无菌操作法的叙述错误的是

A. 无菌操作的主要场所包括无菌操作室、层流洁净工作台、无菌操作柜

B. 小量无菌制剂的制备普遍采用层流洁净工作台进行无菌操作

C. 所有的无菌操作法制备的产品，都不需要再灭菌

D. 适用于一些不耐热的注射液、眼用制剂、皮试液、海绵剂、创伤制剂

E. 无菌操作室常采用紫外线、液体、气体灭菌法对环境进行灭菌

14. 洁净室对于人员、物件和内部结构的要求错误的是

A. 人员是洁净室粉尘和细菌的主要污染源

B. 操作人员进入洁净室之前，必须水洗，更换衣、鞋、帽，风淋

C. 头发和皮肤可以外露

D. 原料、仪器、设备等物料在进入洁净室前需洁净处理

E. 地面和墙面所用材料应防湿、防霉，不易块裂、燃烧，经济实用

15. 不属于射线灭菌法的是

A. 微波灭菌法

B. 紫外线灭菌法

C. 辐射灭菌法

D. γ 射线灭菌

E. 过氧乙酸蒸汽灭菌

16. 影响湿热灭菌的主要因素错误的是

 A. 微生物的数量与种类

 B. 蒸汽性质

 C. 药品性质和灭菌时间

 D. 介质 pH 对微生物的生长和活力的影响

 E. 操作技术

17. 盐酸普鲁卡因 5.0 g；氯化钠 5.0 g；0.1N 的盐酸适量；注射用水加至 1000 ml。下列关于盐酸普鲁卡因注射液叙述错误的是

 A. 氯化钠用于调节等渗

 B. 盐酸用于调节 pH

 C. 产品需作澄明度检查

 D. 本品可采用 115 ℃ 30 min 热压灭菌

 E. 产品需作热原检查

18. 关于药液灭菌法叙述错误的是

 A. 一般采用杀菌剂溶液进行灭菌

 B. 药液灭菌既能杀灭微生物繁殖体，也能杀灭芽孢

 C. 适用于皮肤、无菌器具的消毒

 D. 适用于设备的消毒

 E. 75% 乙醇、1% 聚维酮碘溶液都是药液灭菌制剂

19. 葡萄糖氯化钠注射液（规格 500 ml）最适宜的灭菌方法是

 A. 微波灭菌法

 B. 干热灭菌法

 C. 紫外线灭菌法

 D. 热压灭菌法

 E. 环氧乙烷气体灭菌法

20. 影响 F 的因素不包括

 A. 容器大小、形状

 B. 灭菌产品的溶液性质

 C. 容器在灭菌器的数量和分布

D. 容器热穿透性

E. 操作时间

21. 有关湿热灭菌法叙述正确的是

 A. 包括热压灭菌、流通蒸汽灭菌、低温间歇灭菌和煮沸灭菌等

 B. 灭菌效果可靠，灭菌效果与注射剂灭菌前微生物污染程度无关

 C. 湿热灭菌最好使用过热蒸汽

 D. 不仅适用于溶液型注射剂灭菌，也适用于注射用无菌粉末灭菌

 E. 注射剂灭菌时温度愈高且时间愈长，对注射剂质量和生产愈有利

22. 有关注射用水的叙述中错误的是

 A. 可用蒸馏法制备

 B. 为纯化水经蒸馏所得的蒸馏水

 C. 灭菌注射用水就是注射用水

 D. 又称重蒸馏水

 E. 多效蒸馏水器是制备注射用水的主要设备

23. 输液的质量检查不包括

 A. 澄明度和微粒检查

 B. 热原与无菌检查

 C. 含量检查

 D. 温度检查

 E. pH 及渗透压检查

24. 流通蒸汽灭菌法是指在常压下，采用何种温度流通蒸汽杀灭微生物

 A. 24 ℃   B. 37 ℃

 C. 80 ℃   D. 100 ℃

 E. 150 ℃

25. 下列关于注射用冻干制品的叙述错误的是

 A. 冷冻干燥技术利用的是升华原理

 B. 冷冻干燥由于干燥温度低，所以成品含水量比普通干燥高

 C. 预冻是一个恒压降温过程

 D. 添加填充剂并采用反复预冻法可改善产品外观

 E. 如果供热太快，受热不匀或者预冻不

完全，可能发生喷瓶

26. 有关生产区的洁净度要求的描述错误的是

A. 生产区无洁净度要求

B. 控制区的洁净度要求为 10 万级

C. 洁净区的洁净度要求为 1 万级

D. 无菌区的洁净度要求为 1000 级

E. 无菌区的洁净度要求为 100 级

27. 下述注射液常用的过滤装置错误的是

A. 玻璃漏斗

B. 布氏漏斗

C. 滤桶

D. 垂熔玻璃滤器

E. 砂滤棒

28. 注射剂的状态不可以是

A. 溶液型　　　　B. 难溶型

C. 乳剂型　　　　D. 混悬型

E. 注射用无菌粉末

29. 下列灭菌方法中，不属于湿热灭菌法的是

A. 热压灭菌法

B. 流通蒸汽灭菌法

C. 煮沸灭菌法

D. 低温间歇灭菌法

E. 火焰灭菌法

30. 以下注射剂的注射途径对其质量的要求错误的是

A. 供静脉注射者多为水溶液，一般油溶液和混悬液不宜静脉注射

B. 供脊椎腔注射时，一次剂量为 10 ml 以下的等渗水溶液

C. 皮内注射一次剂量在 2 ml 以下，常用于过敏试验或疾病诊断

D. 供肌内注射者一次剂量为 5 ml 以下的水溶液、油溶液、混悬液均可

E. 供皮下注射者注射剂量为一次 1～2 ml

31. 下述关于制药企业生产环境的叙述错误的是

A. 注射剂的生产区域分为一般生产区、洁净区和控制区及无菌区

B. 洁净区的洁净度要求为 1 万级

C. 控制区的洁净度要求为 10 万级

D. 注射用水的制备、注射液的配液和粗滤一般在生产区内进行

E. 注射剂的生产区域之间应设置缓冲区

32. 注射剂的质量要求不包括

A. 无菌　　　　　B. 无热原

C. 澄明度　　　　D. pH

E. 溶化性

33. 关于注射用溶剂及附加剂的叙述错误的是

A. 常用的注射用油有麻油、茶油、花生油等

B. 其他注射用非水溶剂有丙二醇、聚乙二醇等

C. 注射用油的化学检查项目有酸值、皂化值与碘值

D. 所谓注射剂常用附加剂就是指等渗调节剂和抑菌剂两种

E. 注射用非水溶剂应尽量选择刺激性、毒性和过敏性较小的品种

34. 影响空气过滤的主要因素错误的是

A. 粒径

B. 细菌种类

C. 过滤风速

D. 介质纤维直径和密实性

E. 附尘

35. 不能去除热原的是

A. 强氧化剂

B. 高锰酸钾

C. 活性炭

D. 二乙氨基乙基葡聚糖凝胶（分子筛）

E. 0.22 μm 的微孔滤膜滤过器

36. 下面哪种方法不能除去热原

A. 反渗透法

B. 加热法

C. 超滤装置过滤法

D. 离子交换法

E. 酸碱法

37. 关于注射剂的特点叙述错误的是

A. 药效迅速、作用可靠

B. 可用于不宜口服的药物

C. 可用于不宜口服给药的患者

D. 注射剂是最方便的给药形式

E. 制造过程复杂，生产费用高

38. 制备注射剂应加入的等渗调节剂是

A. 羧甲基纤维素

B. 氯化钠

C. 焦亚硫酸钠

D. 枸橼酸钠

E. 辛酸钠

39. 关于热原性质的叙述不正确的是

A. 可被高温破坏

B. 不溶于水

C. 不挥发性

D. 可被强酸，强碱破坏

E. 可被强氧化剂破坏

40. 制备注射剂应加入的抗氧剂是

A. 碳酸氢钠　　　　B. 氯化钠

C. 焦亚硫酸钠　　　D. 枸橼酸钠

E. 依地酸钠

41. 常用于过敏性试验的注射途径是

A. 皮下注射　　　　B. 皮内注射

C. 脊椎腔注射　　　D. 肌内注射

E. 静脉注射

42. SD 在水中溶解度为 1 : 13000，SD－Na 为 1 : 2，SD－Na 溶液在高温时易氧化变色。拟将 SD 制成 2 ml 含 0.4 g 的注射液，下述处方设计制备操作要点叙述中错误的是

A. 处方中直接加适量氢氧化钠使 SD 成盐，调 pH 并按注射剂的方法制得

B. 防止氧化可加抗氧剂 $Na_2S_2O_4$

C. 防止氧化可在配液、灌注时通入惰性气体 CO_2

D. 宜选用含钡或含锆的玻璃安瓿作容器

E. 注意灭菌操作，按照药典要求进行注射剂的制备

43. 在注射剂中附加剂的作用是

A. 减少生产费用

B. 增加药物的理化稳定性

C. 增加主药的溶解度

D. 抑制微生物生长

E. 减轻疼痛或对组织的刺激性

44. 洁净室空气净化标准正确的是

A. 单位体积空气中所含粉尘的个数（计数浓度）或千克量（重量浓度）

B. 净化方法可分两类：一般净化和超净净化

C. 一般净化可采用初效过滤器

D. 世界各国的净化度标准都是统一的

E. 超净净化只需经过初、中效过滤器即可满足要求

45. 热原不具有的性质是

A. 耐热性　　　　　B. 水不溶性

C. 不挥发性　　　　D. 滤过性

E. 可被吸附性

46. 下列关于空气净化的叙述正确的是

A. 局部净化是彻底消除人为污染，降低生产成本的有效方法

B. 按照要求一般将生产厂区划分为生产区、控制区、洁净区

C. 洁净级别从 100 到 10 万级，尘粒数逐渐减小

D. 净化度标准只考虑尘粒个数，不考虑尘粒大小

E. 只要进入的空气保证洁净，层流和紊流都可以达到超净目的

47. 下列有关热原性质叙述中错误的是

A. 水溶性　　　　　B. 耐热性

C. 滤过性　　　　　D. 挥发性

E. 强酸、强碱能破坏

48. 注射剂的附加剂不包括

A. pH 调节剂

B. 渗透压调节剂

C. 抑菌剂

D. 抗氧剂

E. 稀释剂

49. 药物从注射剂中的释放速率最快的是

A. O/W 乳剂　　　　B. 油混悬液

C. 水混悬液　　　　D. 水溶液

E. W/O 乳剂

50. 下列有关甘油的叙述错误的是

A. 甘油可单独作溶剂，也可与水形成潜溶剂

B. 在注射剂中，甘油可作为等渗调节剂

C. 注射剂中常加入甘油可作为抑菌剂

D. 片剂薄膜衣、胶囊剂、滴丸剂和膜剂使用甘油作为增塑剂

E. 在软膏剂和栓剂中，甘油可作保湿剂

51. 一般多晶型的药物在试制混悬型注射剂时应选用

A. 过渡态　　　　B. 晶型

C. 含结晶水　　　　D. 亚稳定态

E. 稳定态

二、共用备选答案题

（52～53 题共用备选答案）

A. 热原　　　　B. 内毒素

C. 脂多糖　　　　D. 磷脂

E. 蛋白质

52. 所有微生物的代谢产物是

53. 内毒素的主要成分是

（54～57 题共用备选答案）

A. 局部麻醉剂　　　　B. 抑菌剂

C. 填充剂　　　　D. 抗氧剂

E. 稳定剂

54. 注射剂中常用的亚硫酸钠属于

55. 注射剂中常用的肌酐属于

56. 注射剂中常用的乳糖属于

57. 注射剂中常用的苯甲醇属于

（58～61 题共用备选答案）

A. 高温法　　　　B. 吸附法

C. 反渗透法　　　　D. 超滤法

E. 凝胶过滤法

关于热原的去除方法分别是

58. 0.05%～0.5% 活性炭吸附为

59. 三醋酸纤维膜去除热原为

60. 二乙氨基乙基葡聚糖凝胶（分子筛）制备无热原去离子水为

61. 3～15 nm 超滤膜去除热原为

（62～65 题共用备选答案）

A. 10 万级　　　　B. 1 万级

C. 100 级　　　　D. 10 级

E. 无洁净度要求

62. 控制区的洁净度要求是

63. 一般生产区的洁净度要求是

64. 洁净区的洁净度要求是

65. 无菌区的洁净度要求是

第四节　固体制剂

一、单选题

1. 不宜制成软胶囊的药物是

A. 维生素 E 油液

B. 维生素 AD 乳状液

C. 牡荆油

D. 复合维生素油混悬液

E. 维生素 A 油液

2. 搅拌制粒时影响粒径大小和致密性的主要因素不包括

A. 黏合剂的种类、加入量、加入方式

B. 原料粉末的粒度

C. 搅拌速度

D. 药物溶解度

E. 搅拌器的形状与角度，切割刀的位置

3. 片重差异超限的主要原因不包括
   A. 颗粒流动性不好
   B. 颗粒内的细粉太多或者颗粒大小相差悬殊
   C. 加料斗内颗粒时多时少
   D. 药物浓度过高
   E. 冲头与模孔吻合性不好

4. 关于粉碎的叙述正确的是
   A. 粉碎的目的在于减小粒径、增加比表面积
   B. 流能磨粉碎不适用于对热敏感的药物的粉碎
   C. 球磨机不适用于贵重药物的粉碎
   D. 流能磨的粉碎原理为圆球的撞击与研磨作用
   E. 冲击式粉碎机冲击力太大，不适用于脆性、韧性物料的粉碎

5. 崩解剂的加入方法影响溶出的速度，溶出速度最快的加入方法是
   A. 内加法   B. 内外加法
   C. 外加法   D. 空白颗粒加入法
   E. 直接加入法

6. 影响混合的因素不包括
   A. 物料的粒子形态和表面状态
   B. 设备类型的影响
   C. 物料的充填量
   D. 物料的溶解度
   E. 装料方式

7. 下列关于散剂的叙述，正确的是
   A. 散剂是将多种药物混合制成的供内服使用的固体药剂
   B. 散剂外用时覆盖面积小，但作用强
   C. 混合有比重差异的散剂时，宜先加入质重的组分，然后加入质轻的组分，这样才易于混匀
   D. 混合组分比例量差异悬殊的散剂时，应采用配研法操作
   E. 散剂制备工艺复杂，剂量难于控制，批次之间的重现性不好

8. 下列关于混合的叙述，错误的是
   A. 各组分密度差异较大时，应避免密度小者浮于上面
   B. 应尽量形成低共熔混合物来促进混合
   C. 一般应将不易吸附的药粉或辅料垫底，易吸附者后加入
   D. 如处方中含液体组分，可用处方中其他固体组分或吸收剂吸收该液体至不润湿为止
   E. 比例相差过大时，可采用等量递加法进行混合

9. 下列有关滴丸剂特点的叙述，错误的是
   A. 用固体分散技术制备的滴丸疗效迅速、生物利用度高
   B. 工艺条件易控制，剂量准确
   C. 生产车间无粉尘，利于劳动保护
   D. 液体药物可制成滴丸剂
   E. 滴丸剂仅供外用

10. 以下有关滴丸剂的叙述，错误的是
    A. 滴丸剂主要供口服使用
    B. 易挥发的药物制成滴丸后，可增加其稳定性
    C. 滴丸剂和片剂一样，药物与辅料都形成固体分散体
    D. PEG是滴丸剂的常用基质之一
    E. 常用的冷凝液有液体石蜡、植物油等

11. 不是片剂增塑剂的是
    A. 氮酮   B. 甘油
    C. 丙二醇   D. 玉米油
    E. 液体石蜡

12. 下述按照加热方式分类的干燥方法不包括
    A. 热传导干燥   B. 对流干燥
    C. 蒸馏干燥   D. 辐射干燥
    E. 介电加热干燥

13. 关于筛与筛号的叙述中正确的是
    A. 《中国药典》对药筛的标准规定是筛的唯一标准
    B. 中国工业用标准筛常用"目"数表示

筛号

C. 《中国药典》规定了 1~9 号筛，号数愈大，其孔径愈粗

D. 《中国药典》规定了 1~9 号筛，号数与孔径无关

E. 全世界的筛号有统一标准

14. 下列哪项不是片剂质量检查的指标

A. 外观性状

B. 溶出度或释放度

C. 硬度和脆碎度

D. 流变学性能

E. 崩解度

15. 关于片剂赋形剂的叙述错误的是

A. 淀粉可作黏合剂、稀释剂

B. 稀释剂又叫填充剂，用来增加片剂的重量和体积

C. 稀释剂的加入还可减少主药成分的剂量偏差

D. 微晶纤维素用在片剂中可起稀释、黏合、润湿、崩解、润滑等所有辅料的作用

E. 崩解剂的加入方法有外加法、内加法和内外加法

16. 薄膜包衣材料不包括

A. 高分子包衣材料

B. 抑菌剂

C. 增塑剂

D. 释放速度调节剂

E. 固体物料及色料

17. 出现裂片的原因不包括

A. 压片温度过低

B. 物料中细粉太多

C. 易脆碎的物料塑性差

D. 压片太快

E. 易弹性变形的物料塑性差

18. 下列是片剂湿法制粒的工艺流程，正确的流程是

A. 原料→粉碎→混合→制软材→制粒→干燥→制品

B. 原料→混合→粉碎→制软材→制粒→

干燥→制品

C. 原料→粉碎→制软材→干燥→混合→制粒→制品

D. 原料→粉碎→干燥→混合→制软材→干燥→制粒

E. 原料→粉碎→干燥→混合→制软材→制粒→制品

19. 下述片剂成形的影响因素错误的是

A. 物料的压缩成形性

B. 压片时间

C. 药物的熔点及结晶形态

D. 压力

E. 水分

20. 《中国药典》（2015 年版）规定的片剂检查项目不包括

A. 水分　　　　　　B. 崩解度

C. 片重差异　　　　D. 溶出度

E. 含量均匀度

21. 下列关于片剂的叙述中正确的是

A. 所有剂型的制备，都必须经过制颗粒的过程

B. 制粒的主要目的在于改善粉体的理化性质，使之具有较好的流动性与可压性

C. 片剂处方中的挥发油或挥发性物质应该早点加入，以免挥发造成损失

D. 所有的片剂都必须作崩解时限检查

E. 若片剂超过了规定的崩解时限，即为崩解超速

22. 糖包衣的生产工艺主要步骤为

A. 粉衣层→隔离层→糖衣层→色衣层→打光→干燥

B. 隔离层→粉衣层→糖衣层→色衣层→打光→干燥

C. 糖衣层→粉衣层→隔离层→色衣层→打光→干燥

D. 隔离层→糖衣层→粉衣层→色衣层→打光→干燥

E. 粉衣层→糖衣层→隔离层→色衣层→

打光→干燥

23. 组成比例相差悬殊的粉末，粉碎和混合时最适宜的方法是
    A. 喷雾混合
    B. 万能粉碎机粉碎
    C. 等量递加法
    D. 球磨机粉碎
    E. 直接混合法

24. 下列不能作为润滑剂使用的是
    A. 聚乙二醇　　　　B. 甘油
    C. 微粉硅胶　　　　D. 硬脂酸镁
    E. 滑石粉

25. 片剂制备方法叙述错误的是
    A. 湿法制粒对于热敏性、湿敏性、极易溶性的物料适用
    B. 干法制粒常用于对热敏性、遇水易分解的物料
    C. 直接粉末压片适用于对湿热不稳定的药物
    D. 半干式颗粒压片适合于对湿热敏感不宜制粒的药物
    E. 微晶纤维素、可压性淀粉可用于直接粉末压片法

26. 片剂制备过程中不可能发生的问题是
    A. 裂片　　　　　　B. 松片
    C. 辅料超量　　　　D. 黏冲
    E. 崩解迟缓

27. 关于胶囊剂的特点错误的是
    A. 能掩盖药物的不良嗅味
    B. 适合油性液体药物
    C. 可定位释药
    D. 可延缓药物的释放
    E. 药物在体内起效慢

28. 空胶囊系由囊体和囊帽组成，其主要制备流程是
    A. 溶胶－蘸胶（制坯）－干燥－拔壳－切割－整理
    B. 溶胶－蘸胶（制坯）－拔壳－干燥－

切割－整理
    C. 溶胶－拔壳－切割－蘸胶（制坯）－干燥－整理
    D. 溶胶－拔壳－干燥－蘸胶（制坯）－切割－整理
    E. 溶胶－干燥－蘸胶（制坯）－拔壳－切割－整理

29. 下列关于流变学的叙述错误的是
    A. 流变学是研究物质的变形和流动的一门科学
    B. 牛顿流体不一定遵循牛顿流动法则
    C. 剪切应力与剪切速度是表征体系流变性质的两个基本参数
    D. 弹性变形是可逆性变形，塑性变形是非可逆性变形
    E. 乳剂、半固体、混悬剂制备中都可能会应用流变学性质

30. 制备软胶囊时影响软胶囊成形的主要因素错误的是
    A. 囊壁组成的影响
    B. 药物的性质
    C. 介质的性质
    D. 胶囊壳型号的选择
    E. 药物为混悬液时对胶囊大小的影响

31. 常用的片剂辅料叙述错误的是
    A. 稀释剂会增加主药的剂量偏差
    B. 常用的填充剂有淀粉、糊精、微晶纤维素等
    C. 甲基纤维素可用于缓、控释制剂的黏合剂
    D. PEG 是常用的润滑剂
    E. 常见的崩解剂有干淀粉、羧甲基淀粉钠等

32. 有关固体干燥的叙述错误的是
    A. 红外线干燥时物料表面和内部分子同时吸收红外线，受热均匀、干燥快、质量好
    B. 厢式干燥器适用于小批量生产物料的干燥

C. 喷雾干燥不适用于热敏物料及无菌操作的干燥

D. 流化床干燥的物料，其流态化类似于液体沸腾，因此生产上也叫沸腾干燥

E. 干燥方法按照操作压力分为常压式和真空式

33. 在制备硬胶囊时，药物处理方法错误的是

A. 定量药粉在填充时需要多准备几粒的分量

B. 填充的药物如果是麻醉、毒性药物，应先用适当的稀释剂稀释一定的倍数再填充

C. 流动性差的药物需加入一定的稀释剂、润滑剂后再填充

D. 即使是锁扣式胶囊，密闭性也不好，仍需封口

E. 纯药物的粒度如能满足填充要求，可直接填充

34. 下列关于片剂的叙述错误的是

A. 泡腾片遇水能迅速崩解，适合老人、儿童使用

B. 舌下片经黏膜直接且迅速吸收而发挥全身作用，可避免肝对药物的首过效应

C. 口含片是含在口腔内缓缓溶解而发挥局部或全身作用的片剂

D. 皮下注射用片无需无菌操作

E. 口腔粘贴片贴在口腔黏膜，可发挥全身作用

35. 下列关于片剂辅料的叙述错误的是

A. 填充剂的加入可能会增加主药成分的剂量偏差

B. 片剂的辅料应不与主药发生任何物理化学反应

C. 如处方中有液体主药组分，还应加入吸收液体的吸收剂

D. 加入润湿剂与黏合剂都是为了使物料具有黏性以利于制粒与压片的进行

E. 蒸馏水、乙醇和水醇的混合物都是常用的润湿剂

36. 关于胶囊剂叙述错误的是

A. 胶囊填充的药物可以是水溶液或稀乙醇溶液

B. 可掩盖药物的不良气味

C. 药物装入胶囊可以提高药物的稳定性

D. 可以弥补其他固体剂型的不足

E. 可延缓药物的释放和定位释药

37. 关于软胶囊的叙述错误的是

A. 软胶囊的囊壁具有弹性和可塑性

B. 液态药物的 pH 以 2.5～7.5 为宜

C. 基质吸附率是1 g 固体药物制成混悬液时所需液体基质的克数

D. 软胶囊不需要增塑剂

E. 可以通过计算基质吸附率来确定软胶囊的大小

38. 不属于固体干燥设备的是

A. 厢式干燥器　　　B. 流化床干燥器

C. 高压干燥器　　　D. 喷雾干燥器

E. 微波干燥器

39. 关于筛与筛分设备的叙述中正确的是

A. 我国对筛子孔径的要求全部依据工业标准

B. 筛分法是指借助筛网孔径大小将物料进行分离的方法

C. 《中国药典》（2015 年版）标准筛规定了 1～9 号筛，号数愈大，孔径愈粗

D. 筛分用的药筛只有冲眼筛

E. 医药工业的筛常用"孔"数表示筛号

40. 下列有关影响溶出速度的因素不正确的是

A. 固体的表面积　　B. 剂型

C. 温度　　　　　　D. 扩散系数

E. 扩散层的厚度

41. 从滴丸剂组成及制法看，它具有的特点不正确的是

A. 设备简单、操作方便、利于劳动保

护，工艺周期短、生产率高

B. 工艺条件不易控制

C. 基质容纳液态药物量大，故可使液态药物固化

D. 用固体分散技术制备的滴丸具有吸收迅速，生物利用度高的特点

E. 发展了耳、眼科用药新剂型

二、共用备选答案题

（42～44 题共用备选答案）

A. 口含片　　B. 舌下片

C. 多层片　　D. 肠溶片

E. 咀嚼片

42. 可避免复方制剂中不同药物配伍变化的片剂是

43. 在胃液中不溶，而在肠液中溶解的片剂是

44. 适合儿童和吞咽困难患者使用的片剂是

（45～49 题共用备选答案）

A. 稀释剂　　B. 润湿剂

C. 崩解剂　　D. 润滑剂

E. 增塑剂

45. 片剂中的滑石粉属于

46. 片剂中的 CMS－Na 属于

47. 片剂中的乳糖属于

48. 片剂中的水属于

49. 片剂中的甘油属于

（50～54 题共用备选答案）

A. 多层片　　B. 舌下片

C. 口腔粘贴片　　D. 溶液片

E. 皮下注射用片

50. 临用前加水溶解成溶液的片剂为

51. 贴在口腔颊膜，药物直接由黏膜吸收发挥全身治疗作用的片剂为

52. 由两层或多层构成的片剂为

53. 将片剂置于舌下，药物直接由黏膜吸收发挥全身治疗作用的片剂为

54. 经无菌操作制作的片剂为

（55～57 题共用备选答案）

A. 成囊材料　　B. 增塑剂

C. 增稠剂　　D. 遮光剂

E. 溶剂

55. 制备空胶囊时加入明胶的作用是

56. 制备空胶囊时加入山梨醇的作用是

57. 制备空胶囊时加入二氧化钛的作用是

第五节　半固体制剂

一、单选题

1. 软膏剂除了主药和基质外，还经常加入的是

A. pH 调节剂　　B. 助悬剂

C. 抗氧剂　　D. 缓、控释制剂

E. 沉淀剂

2. 下列药物剂型的处方中，哪一种是眼膏剂的处方

A. 氧化锌 100 g，凡士林 850 g，共制 1000 g

B. 氨茶碱 0.5 g，可可豆脂适量，共制 5 粒

C. 螺内酯 5 g，干淀粉 10 g，（PEG 6000）95 g，乙醇 95% 适量

D. 硫酸阿托品 0.25 g，液体石蜡 1 g，羊毛脂 1 g，凡士林 8 g，共制成 100 g

E. 硝酸毛果芸香碱 15 g，（PVA 05－88）28 g，甘油 2 g，蒸馏水 30 ml

3. 下列眼膏剂的检查项目错误的是

A. 装量　　B. 金属性异物

C. 颗粒细度　　D. 微生物限度

E. 溶解度

4. 关于眼膏剂的表述错误的是

A. 制备眼膏的基质应在 150 ℃ 干热灭菌 1～2 h，放冷备用

B. 用于眼部创伤的眼膏剂不应添加抑菌剂

C. 常用基质是凡士林与蜂蜡的混合物

D. 药物颗粒细度 ≤75 μm

E. 眼膏剂还应进行金属性异物的检查

5. 下列哪个不是油脂性软膏剂基质

A. 凡士林　　　　　B. 石蜡

C. 羊毛脂　　　　　D. PEG

E. 硅酮

6. 关于眼膏剂的制备叙述错误的是

A. 眼膏剂的制备方法与一般软膏剂基本相同

B. 配制用具经 70% 乙醇擦洗，或用水洗净后再用热压灭菌法灭菌处理

C. 眼膏剂的质量检查不需作装量检查

D. 包装软膏管，洗净后用 70% 乙醇或12% 苯酚溶液浸泡，用时用蒸馏水冲洗、烘干

E. 眼膏剂可在净化操作室或净化工作台上配制

7. 下列关于软膏基质的叙述不正确的是

A. 遇水不稳定的药物宜选择乳剂型基质制备软膏

B. 常用的软膏基质有油脂性、乳剂型和水溶性基质三种

C. 凡士林作为油脂性基质特别适用于遇水不稳定的药物

D. 凡士林不适用于有多量渗出液的患处

E. 凡士林中加入羊毛脂、胆固醇可提高其吸水性能

8. 下述常用的软膏剂的抑菌剂错误的是

A. 苯酚　　　　　B. 滑石粉

C. 肉桂酸　　　　D. 茴香醚

E. 苯扎溴铵

9. 关于软膏剂中油脂性基质的叙述错误的是

A. 凡士林有黄、白两种，白色为漂白而得

B. 凡士林仅能吸收 5% 的水，因而不适合有多量渗出液的患处

C. 凡士林不适合用于遇水不稳定的药物

D. 液体石蜡适宜用于调节凡士林基质的稠度

E. 二甲硅油的最大特点是在应用范围内

（40℃~150℃）黏度变化极小

10. 关于软膏剂叙述错误的是

A. 软膏剂属于半固体外用制剂

B. 软膏剂应易洗除，不污染衣物

C. 软膏剂具有吸水性，能吸收伤口分泌物

D. 软膏剂只用于产生全身作用

E. 软膏剂可起局部治疗作用

11. 关于软膏剂的质量要求叙述错误的是

A. 均匀细腻，涂于皮肤上无刺激性

B. 具有适宜的黏稠度，易于涂布

C. 乳剂型软膏应能油水分离，保证吸收

D. 无过敏性和其他不良反应

E. 眼用软膏的配制应在无菌条件下进行

12. 有关栓剂附加剂的叙述错误的是

A. 栓剂的附加剂包括硬化剂、增稠剂、乳化剂、抗氧剂等

B. 栓剂的外观应光滑、无裂缝、不起霜

C. 氢化蓖麻油为常用的增稠剂

D. 白蜡为常用的吸收促进剂，可促进药物被直肠黏膜吸收

E. 使用防腐剂时应注意验证其溶解度、有效剂量和配伍禁忌

13. 卡波姆作为水性凝胶基质的特点叙述错误的是

A. 可在水中溶胀，但不溶解

B. 在 pH 6.0~11.0 之间具有最大的黏度和稠度

C. 本品制成的基质具有油腻感，使用舒适润滑

D. 适宜用于脂溢性皮肤病

E. 按黏度不同常分为 934、940、941 等规格

14. 下列关于栓剂的叙述中正确的是

A. 直肠用栓剂中药物的吸收也要经过消化道，并经过肝代谢进入血液循环

B. 与口服药剂相比，栓剂的生物利用度高，因而所有药物的栓剂疗效均高于口服药剂

C. 为了使肛门栓剂的全身作用发挥得更
好，故在使用时宜塞得深些

D. 肛门栓剂的全身作用的发挥，与使用
时塞入的深度有关，如塞入太深，这
种作用反而降低，通常以塞入 2 cm
为宜

E. 栓剂不论用药部位与途径，形状都是
一样的

15. 有关栓剂的表述错误的是

A. 制成的栓剂在贮藏时或使用时过软，
可加入适量的硬化剂

B. 最常用的是肛门栓和阴道栓

C. 直肠吸收比口服吸收的干扰因素多

D. 栓剂给药可产生局部作用，也可产生
全身作用

E. 甘油栓为局部作用的栓剂

16. 软膏剂制备时对抑菌剂的要求错误的是

A. 和处方中的组成物没有配伍禁忌

B. 具有热稳定性

C. 贮藏和使用环境中稳定

D. 对于使用浓度没有特殊要求

E. 无刺激性、毒性和过敏性

17. 下列有关栓剂制备的叙述错误的是

A. 栓剂的制备方法有冷压法和热熔法

B. 热熔法应用广泛，一般采用机械自动
化即可完成

C. 栓孔内可涂一些润滑剂保证不粘模

D. 1 份软肥皂、1 份甘油、5 份 95% 乙醇
混合可用来作为制备油脂性基质栓剂
的润滑剂

E. 水溶性基质的栓剂，可选择水性物质
作为硬化

18. 栓剂中不含有的附加剂是

A. 抗氧剂　　　　　B. 防腐剂

C. 着色剂　　　　　D. 乳化剂

E. 崩解剂

19. 在栓剂制备时，药物的重要与同体积基
质的重量之比为

A. 酸价　　　　　　B. 皂化价

C. 置换价　　　　　D. 碘值

E. 水值

20. 关于鲸蜡和蜂蜡的叙述错误的是

A. 两者均含有少量游离高级脂肪醇

B. 具有一定的表面活性作用

C. 易酸败

D. 较弱的 W/O 型乳化剂

E. 也可在 O/W 型乳剂型基质中起稳定
作用

21. 下列哪个是软膏剂的制备方法

A. 缩合法　　　　　B. 共聚法

C. 凝聚法　　　　　D. 乳化法

E. 溶解法

22. 下列有关栓剂的质量要求错误的是

A. 药物与基质应混合均匀

B. 只能起到局部的治疗作用

C. 包装或贮藏时不变形

D. 具有适宜的硬度

E. 无刺激性

23. 下述软膏剂的油脂性基质不包括

A. 鲸蜡

B. 石蜡

C. 二甲硅油

D. 单硬脂酸甘油酯

E. 凡士林

24. 关于羊毛脂的叙述中错误的是

A. 羊毛脂的吸水性很差

B. 其主要特点是吸水性较强

C. 可以与凡士林混合，以改善凡士林的
吸水性

D. 含水 30% 水分的羊毛脂常用，称为含
水羊毛脂

E. 羊毛脂一般是指无水羊毛脂

25. 栓剂基质的表述错误的是

A. 具有润湿或乳化能力

B. 不因晶形影响栓剂的成型

C. 熔点和凝固点的间距不宜过大

D. 油脂性基质的酸价在 0.2 以下

E. 碘值高于7

26. 下列关于栓剂的叙述不正确的是

A. 栓剂系指药物与适宜基质制成的具有一定形状的供人体腔道给药的固体制剂

B. 栓剂在常温下为固体，塞入人体腔道后，在体温下能迅速软化、熔融或溶解于分泌液

C. 栓剂的形状因使用腔道不同而异

D. 使用腔道不同而有不同的名称

E. 目前，常用的栓剂有直肠栓和尿道栓

27. 下列是软膏油脂类基质的是

A. 甲基纤维素　　　　B. 卡波姆

C. 甘油明胶　　　　　D. 硅酮

E. 海藻酸钠

28. 下列是软膏剂类脂类基质的是

A. 羊毛脂　　　　　　B. 石蜡

C. 硅酮　　　　　　　D. 凡士林

E. 聚乙二醇

29. 加入后可改善凡士林吸水性的物质是

A. 植物油　　　　　　B. 鲸蜡

C. 液体石蜡　　　　　D. 羊毛脂

E. 聚乙二醇

30. 栓剂制备中，模型栓孔内涂软肥皂润滑剂，适用的基质是

A. 聚乙二醇类　　　　B. Poloxamer

C. S-40　　　　　　　D. 半合成棕榈油酯

E. 甘油明胶

31. 下列关于栓剂的基质的叙述不正确的是

A. 可可豆脂具有同质多晶的性质

B. 可可豆脂为天然产物，其化学组成为脂肪酸甘油酯

C. 半合成脂肪酸酯具有适宜的熔点，易酸败

D. 半合成脂肪酸酯为目前取代天然油脂的较理想的栓剂基质

E. 国内已投产的有半合成椰子油酯、半合成山苍子油酯、半合成棕榈油酯等

32. 下列属于栓剂水溶性基质的是

A. 可可豆脂

B. 甘油明胶

C. 硬脂酸丙二醇酯

D. 半合成脂肪酸甘油酯

E. 羊毛脂

33. 下列属于栓剂油脂性基质的是

A. 甘油明胶　　　　　B. 半合成棕榈油酯

C. 聚乙二醇类　　　　D. S-40

E. Poloxamer

34. 下列关于局部作用的栓剂叙述不正确的是

A. 痔疮栓是局部作用的栓剂

B. 局部作用的栓剂，药物通常不吸收，应选择融化或溶解、释药速度慢的栓剂基质

C. 水溶性基质制成的栓剂因腔道中的液体量有限，使其溶解速度受限，释放药物缓慢

D. 脂肪性基质较水溶性基质更有利于发挥局部药效

E. 甘油明胶基质常用于起局部杀虫、抗菌的阴道栓基质

35. 下列半固体制剂中，较新的是

A. 油膏剂　　　　　　B. 乳膏剂

C. 糊剂　　　　　　　D. 眼膏剂

E. 凝胶剂

36. 供制栓剂用的固体药物，除另有规定外应全部通过

A. 五号筛　　　　　　B. 六号筛

C. 七号筛　　　　　　D. 八号筛

E. 九号筛

37. 不作为栓剂质量检查的项目是

A. 融变时限测定

B. 重量差异检查

C. 刺激性试验

D. 药物溶出速度与吸收试验

E. 稠度检查

38. 可用于制备缓、控释制剂的亲水凝胶骨架材料是

A. 羟丙基甲基纤维素

B. 单硬脂酸甘油酯

C. 大豆磷脂

D. 无毒聚氯乙烯

E. 乙基纤维素

39. 下列不能作为凝胶基质使用的物质是

A. 西黄蓍胶   B. 淀粉

C. 卡波姆   D. 吐温类

E. 海藻酸钠

40. 常用于 O/W 型乳剂型基质乳化剂是

A. 硬脂酸三乙醇胺   B. 羊毛脂

C. 硬脂酸钙   D. 司盘类

E. 胆固醇

二、共用备选答案题

(41~43 题共用备选答案)

A. 可可豆脂

B. Poloxamer

C. 甘油明胶

D. 半合成脂肪酸甘油酯

E. 聚乙二醇类

41. 具有同质多晶的性质的是

42. 为目前取代天然油脂的较理想的栓剂基质的是

43. 多用作阴道栓剂基质的是

(44~48 题共用备选答案)

A. 硬化剂   B. 增稠剂

C. 乳化剂   D. 吸收促进剂

E. 抗氧剂

44. 栓剂中的吐温 20 属于

45. 栓剂中的月桂氮酮属于

46. 栓剂中的 BHT 属于

47. 栓剂中的鲸蜡醇属于

48. 栓剂中的氢化蓖麻油属于

第六节　气雾剂、喷雾剂与粉雾剂

一、单选题

1. 下列关于气雾剂叙述错误的是

A. 具有速效和定位作用

B. 使用方便，可避免药物的胃肠道破坏和肝首过作用

C. 其容器是该剂型的重要组成部分

D. 生产成本高

E. 药物的稳定性会有所降低

2. 关于气雾剂的叙述错误的是

A. 气雾剂可产生局部或全身作用

B. 气雾剂生产成本高

C. 气雾剂多次用于受伤皮肤可引起刺激

D. 气雾剂是心脏病患者的首选剂型

E. 气雾剂可以使用定量阀门准确控制剂量

3. 不能作为气雾剂抛射剂的是

A. 氟利昂   B. 氮气

C. 丙烷   D. 氧气

E. 一氧化氮

4. 气雾剂的雾滴一般应小于

A. 1 μm   B. 2 μm

C. 50 μm   D. 100 μm

E. 500 μm

5. 气雾剂的组成不包括

A. 抛射剂   B. 药物与附加剂

C. 硬化剂   D. 耐压系统

E. 阀门系统

6. 吸入气雾剂的微粒大小的最佳范围是

A. 0.005~0.01 μm   B. 0.5~5 μm

C. 10~100 μm   D. 500~1000 μm

E. 1000~5000 μm

7. 不能作为气雾剂的抛射剂的是

A. 二氧化碳   B. 氮气

C. 氟利昂   D. 正丁烷

E. 氩气

8. 气雾剂中的附加剂不包括
   A. 潜溶剂　　　　　　B. 润湿剂
   C. 渗透压活性物质　　D. 乳化剂
   E. 矫味剂

9. 溶液型气雾剂在制备的时候用来作潜溶剂的是
   A. 氮酮　　　　　　　B. 丙二醇
   C. 四氢呋喃　　　　　D. 司盘
   E. DMSO

10. 氟利昂在气雾剂中主要作为
    A. 乳化剂　　　　　　B. 防腐剂
    C. 抛射剂　　　　　　D. 抑菌剂
    E. 消泡剂

11. 溶液型气雾剂添加的抛射剂的量为
    A. 10% ~ 20%(g/g)
    B. 20% ~ 70%(g/g)
    C. 70% ~ 85%(g/g)
    D. 85% ~ 100%(g/g)
    E. 任意比例

12. 药物的性质对于气雾剂吸收的影响，叙述错误的是
    A. 小分子化合物吸收快
    B. 小分子化合物吸收慢
    C. 油/水分配系数大的药物吸收快
    D. 脂溶性药物吸收快
    E. 药物吸湿性小，吸收速度快

13. 关于气雾剂在肺部吸收的叙述错误的是
    A. 药物的肺部吸收速度很快，不亚于静

脉注射
    B. 药物的肺部吸收速度一般，远远小于静脉注射
    C. 肺部吸收迅速的主要原因是肺吸收面积巨大
    D. 肺由气管、支气管、细支气管、肺泡管、肺泡囊组成
    E. 肺泡囊是气体与血液进行快速扩散交换的部位

14. 气雾剂的质量评价不包括
    A. 安全、漏气检查
    B. 装量和异物检查
    C. 融变时限
    D. 喷射速度和喷出总量
    E. 有效部位药物沉积率

二、共用备选答案题
(15 ~ 17 题共用备选答案)
    A. 溶液型气雾剂
    B. 乳剂型气雾剂
    C. 喷雾剂
    D. 混悬型气雾剂
    E. 吸入粉雾剂

15. 二相气雾剂是

16. 借助于手动泵的压力将药液喷成雾状的制剂是

17. 采用特制的干粉吸入装置，由患者主动吸入雾化药物的制剂是

第七节　浸出制剂与中药制剂

一、单选题

1. 浸出的过程包括
   A. 溶剂的挥发、成分的解吸与溶解
   B. 溶剂的浸润与渗透、成分的解吸与溶解、浸出成分的扩散与置换
   C. 溶剂的浸润与渗透、浸出成分的扩散与置换

   D. 溶剂的浸润、浸出成分的解析
   E. 溶剂的浸润与渗透、成分的溶解扩散

2. 穿心莲注射液（穿心莲氯仿提取物 50 g，乙醇 100 ml，吐温 80 200 ml，注射用水加至 10000 ml）中乙醇的作用是
   A. 助溶　　　　　　　B. 潜溶
   C. 防腐　　　　　　　D. 增溶

E. 表面活性剂

E. 酊剂

3. 溶剂提取常用的提取方法不包括

A. 煎煮法

B. 大孔树脂吸附分离技术

C. 浸渍法

D. 热熔法

E. 渗漉法

4. 酊剂制备所采用的方法不包括

A. 稀释法　　　　B. 溶解法

C. 蒸馏法　　　　D. 浸渍法

E. 渗漉法

5. 流浸膏剂每 1 ml 相当于原药材

A. 1 g　　　　　B. 2 g

C. 5 g　　　　　D. 2 ~ 5 g

E. 10 g

6. 含脂肪油较多的药材采用的粉碎方法是

A. 串研法　　　　B. 串油法

C. 干法粉碎　　　D. 湿法粉碎

E. 混合粉碎

7. 当采用适宜的溶剂和方法，从药材（动、植物）中浸出其有效成分的工艺技术通常称为

A. 浸出技术　　　B. 精制技术

C. 溶出技术　　　D. 萃取技术

E. 分离技术

8. 以下影响药材的浸出因素不正确的是

A. 浸出溶剂　　　B. 药材的粉碎粒度

C. 浸出温度　　　D. 浓度梯度

E. 浸出容器的大小

9. 浸出制剂不包括

A. 汤剂　　　　　B. 搽剂

C. 流浸膏剂　　　D. 煎膏剂

10. 有效成分能溶于水，且对湿、热均较稳定的药材常采用的浸出方法是

A. 煎煮法

B. 浸渍法

C. 渗漉法

D. 超临界提取法

E. 乙醇连续回流法

11. 新鲜易膨胀的药材浸出时宜采用

A. 煎煮法　　　　B. 浸渍法

C. 渗漉法　　　　D. 回流法

E. 连续回流法

12. 药材的浸出过程不包括

A. 粉碎　　　　　B. 浸润渗透

C. 解析溶解　　　D. 扩散

E. 置换

13. 要使浸出液具有防腐作用，则浸出溶剂乙醇的含量在

A. 20% 以上　　　B. 30% 以上

C. 40% 以上　　　D. 50% 以上

E. 60% 以上

14. 提高浸出效率，常采取一些措施，下列哪一项措施是错误的

A. 选择适宜的溶剂

B. 恰当地升高温度

C. 加大浓度差

D. 将药材粉碎得越细越好

E. 加表面活性剂

15. 影响浸出的关键因素是

A. 药材含水量　　B. 浸泡时间

C. 浓度差　　　　D. 浸出温度

E. 浸出压力

第八节 制剂新技术

一、单选题

1. 下列可作为固体分散体载体的为

 A. CC – Na　　　　B. HPLC 试剂

 C. 酒石酸　　　　D. 硬脂酸锌

 E. 司盘类

2. 可作为固体分散体肠溶性载体材料的是

 A. PVP　　　　　B. EC

 C. HPMC　　　　D. PEG

 E. eudragit L100

3. 制备固体分散体常用的水不溶性载体材料是

 A. PVP　　　　　B. EC

 C. PEG　　　　　D. 泊洛沙姆 188

 E. 蔗糖

4. 制备固体分散体方法不包括

 A. 熔融法

 B. 双螺旋挤压法

 C. 研磨法

 D. 冷熔法

 E. 溶剂 – 喷雾干燥法

5. 下列关于固体分散体的描述正确的是

 A. 固体分散体既可速释又可缓释，速释与缓释取决于药物的分散状态

 B. 固体分散体的载体材料分为水溶性、难溶性、肠溶性和胃溶性四种

 C. 对热不稳定的药物可以用熔融法制备

 D. 枸橼酸、酒石酸可以作为对酸敏感药物固体分散体的载体材料

 E. CAP、HPMCP 是胃溶性的固体分散体的载体材料

6. 下列关于 β – CD 包合物优点的叙述错误的是

 A. 药物的溶解度增大

 B. 药物的稳定性提高

 C. 使液态药物粉末化

 D. 可以提高药物气味的穿透

 E. 防止挥发性成分挥发

7. 下列关于 β – CD 包合物优点叙述错误的是

 A. 增大药物溶解度

 B. 提高药物稳定性

 C. 调节释放速率

 D. 具有长循环特性

 E. 掩盖药物的不良气味

8. 以下关于环糊精的说法，错误的是

 A. 环糊精是由 6～12 个 D – 葡萄糖分子以 1，4 – 糖苷键连接的环状低聚糖

 B. 环糊精为中空圆筒形

 C. 孔穴的开口及外部呈疏水性，孔穴的内部呈亲水性

 D. 环糊精所形成的包合物通常都是单分子包合物

 E. 常用的环糊精有 α，β，γ 三种，其中最常用的是 β

9. 不属于被动靶向制剂的是

 A. 乳剂　　　　　B. 磁靶向微球

 C. 脂质体　　　　D. 纳米粒

 E. 微球

10. 下列关于靶向制剂的叙述错误的是

 A. 靶向制剂可提高药物的安全性、有效性、可靠性和患者的顺应性

 B. 不同粒径的微粒经静脉注射后可以被动靶向于不同组织器官

 C. 主动靶向制剂能将药物定向地运送到靶区浓集而发挥药效

 D. 磁性靶向制剂是典型的物理化学靶向制剂

 E. 微球、纳米粒和免疫脂质体等是典型的被动靶向制剂

11. 下述剂型不属于物理化学靶向制剂的是

 A. 磁性靶向制剂

B. pH 敏感型脂质体

C. 纳米粒

D. 热敏免疫脂质体

E. 栓塞靶向制剂

12. 下述剂型属于主动靶向制剂的是

A. 糖基修饰的脂质体

B. 栓塞靶向制剂

C. 热敏脂质体

D. pH 敏感型脂质体

E. 乳剂

13. 下列关于缓、控释制剂概念和特点的叙述正确的是

A. 国外对于缓释、控释制剂的名称没有严格区分，亦不统一

B. 缓、控释制剂将增加用药的总剂量，但减少了用药次数

C. 缓、控释制剂减少了用药次数，将降低药物治疗的稳定性

D. 缓、控释制剂可以减少服药次数，但疗效不稳定

E. 缓、控释制剂可灵活调节剂量，是其又一大优势

14. 下述缓、控释制剂的特点错误的是

A. 减少给药次数、避免夜间给药、增加患者用药的顺应性

B. 血药浓度在给药后最高

C. 增加药物治疗的稳定性

D. 可减少用药总剂量

E. 可用最小剂量达到最大药效

15. 下列关于缓、控释制剂的释药原理错误的是

A. 溶出原理

B. 扩散原理

C. 溶蚀与扩散、溶出结合

D. 渗透压原理

E. 吸附作用

16. 设计缓、控释制剂应考虑的与药理学有关的因素是

A. 昼夜节律　　　　B. 药物的吸收

C. 药物的代谢　　　　D. 生物半衰期

E. 药物剂量和治疗指数

17. 设计缓、控释制剂应考虑的与生理学有关的因素是

A. 昼夜节律　　　　B. 药物的吸收

C. 药物的代谢　　　　D. 生物半衰期

E. 药物稳定性

18. 下列关于口服缓、控释制剂处方与工艺的叙述错误的是

A. 海藻酸盐、甲基纤维素可作为亲水凝胶骨架片的骨架材料

B. 溶蚀性骨架片是指疏水性强的脂肪类或蜡类物质

C. 乙基纤维素、聚乙烯是不溶性骨架材料

D. 渗透泵片释药的动力就是药物溶液自身很高的渗透压

E. 渗透泵片按照结构特点可以分为单室和多室渗透泵片

19. 评价缓、控释制剂质量的体外释放方法和模型错误的是

A. 零级动力学方程

B. 一级动力学方程

C. Higuchi 方程

D. Weibull 方程

E. Stokes 方程

20. 有关缓、控释制剂的特点不正确的是

A. 减少给药次数

B. 避免峰 – 谷现象

C. 降低药物的毒副作用

D. 适用于半衰期很长的药物（$t_{1/2} > 24 \text{ h}$）

E. 减少用药总剂量

21. 利用扩散原理的制备缓、控释制剂的方法不包括

A. 包衣

B. 制成不溶性骨架片

C. 制成植入剂

D. 微囊化

E. 制成亲水性凝胶骨架片

22. 控制颗粒的大小其缓、控释制剂释药原理是
   A. 溶出原理
   B. 扩散原理
   C. 溶蚀与扩散相结合原理
   D. 渗透泵原理
   E. 离子交换作用原理

23. 下面影响口服缓、控释制剂设计的理化因素不正确的是
   A. 药物的溶解度　　B. 油水分配系数
   C. 生物半衰期　　　D. 剂量大小
   E. 药物的稳定性

24. 缓、控释制剂的体外释放度试验，其中水溶性药物制剂可选用的方法是
   A. 转篮法　　　　　B. 浆法
   C. 小杯法　　　　　D. 转瓶法
   E. 流室法

25. 经皮吸收制剂的类型中不包括
   A. 膜控释型　　　　B. 充填封闭型
   C. 骨架扩散型　　　D. 微贮库型
   E. 黏胶分散型

26. 测定缓、控释制剂的体外释放度时，至少应测
   A. 1 个取样点　　　B. 2 个取样点
   C. 3 个取样点　　　D. 4 个取样点
   E. 5 个取样点

27. 设计缓、控释制剂应考虑的与药物动力学有关的因素是
   A. 药物代谢　　　　B. 温度
   C. 稳定性　　　　　D. 溶解度
   E. 治疗指数

28. 关于缓、控释材料制备的载体材料和附加剂不包括
   A. 压敏胶　　　　　B. 阻滞剂
   C. 骨架材料　　　　D. 包衣材料
   E. 增稠剂

29. 设计缓、控释制剂应考虑的与理化性质有关的因素错误的是

   A. 药物溶解度　　　B. 药物稳定性
   C. 生物半衰期　　　D. 油/水分配系数
   E. 相对分子质量

30. 缓、控释制剂释放度的试验方法错误的是
   A. 转篮法　　　　　B. 溶出法
   C. 浆法　　　　　　D. 小杯法
   E. 转瓶法

31. TTS 的常用材料中，聚异丁烯是
   A. 控释膜材料　　　B. 骨架材料
   C. 压敏胶　　　　　D. 背衬材料
   E. 药库材料

32. 药物经皮吸收的途径有
   A. 真皮途径　　　　B. 表皮途径
   C. 膜孔途径　　　　D. 黏膜途径
   E. 脂质途径

33. 乙烯－醋酸乙烯共聚物在经皮给药系统中为
   A. 控释膜材料　　　B. 骨架材料
   C. 压敏胶　　　　　D. 背衬材料
   E. 药库材料

34. 固体分散体的概念被提出的年份是
   A. 1931 年　　　　　B. 1941 年
   C. 1951 年　　　　　D. 1961 年
   E. 1971 年

35. 铝箔在经皮给药系统中为
   A. 控释膜材料　　　B. 骨架材料
   C. 压敏胶　　　　　D. 背衬材料
   E. 药库材料

36. 下列不属于共沉淀物的常用载体材料的是
   A. 羟基化合物　　　B. 枸橼酸
   C. 蔗糖　　　　　　D. PVP
   E. LEO

37. 玻璃化转变温度的英文表示为
   A. T_e　　　　　　　B. T_f
   C. T_g　　　　　　　D. T_h
   E. T_i

38. 固体分散体具有速效作用是因为

A. 载体溶解度大

B. 药物溶解度大

C. 固体分散体溶解度大

D. 药物在载体中高度分散

E. 药物进入载体后改变了剂型

39. 大多数环糊精与药物可以达到摩尔比的包合比例是

A. 1∶1

B. 1∶2

C. 1∶3

D. 1∶4

E. 1∶5

40. 常用的包合材料不包括

A. 环糊精

B. 胆酸

C. 淀粉

D. 蛋白质

E. PEG

41. 包合物能提高药物稳定性，那是由于

A. 药物进入立体分子空间中

B. 主客体分子间发生化学反应

C. 立体分子很不稳定

D. 主体分子溶解度大

E. 主客体分子间相互作用

42. 可用于制备缓、控释制剂的溶蚀性骨架材料是

A. 甲基纤维素

B. 单硬脂酸甘油酯

C. 聚维酮

D. 无毒聚氯乙烯

E. 甲壳素

43. 下列属于天然高分子囊材的是

A. 明胶

B. 乙基纤维素

C. 聚乳酸

D. β – CD

E. 枸橼酸

44. 生物可降解性合成高分子囊材为

A. 明胶

B. 乙基纤维素

C. 聚乳酸

D. β – CD

E. 枸橼酸

二、共用备选答案题

(45~47 题共用备选答案)

A. 饱和水溶液法

B. 熔融法

C. 注入法

D. 复凝聚法

E. 热分析法

45. 制备环糊精包合物的方法是

46. 制备固体分散物的方法是

47. 制备微囊的方法是

第九节　生物技术药物制剂

一、单选题

1. 现代生物技术的核心是

A. 细胞工程

B. 发酵工程

C. 酶工程

D. 基因工程

E. 克隆技术

2. 关于蛋白质多肽类药物的理化性质错误的叙述是

A. 蛋白质大分子是一种两性电解质

B. 蛋白质大分子在水中表现出亲水胶体的性质

C. 蛋白质大分子具有旋光性

D. 蛋白质大分子具有紫外吸收

E. 保证蛋白质大分子生物活性的高级结构主要是由肽键来维持的

3. 蛋白质药物的冷冻干燥注射剂中最常用的填充剂是

A. 甘露醇

B. 氨基酸

C. 十二烷基硫酸钠

D. 氯化钠

E. 麦芽糖

4. 被 FDA 批准，可用于制备控释微球注射剂的生物降解材料是

A. PLGA

B. 壳聚糖

C. 淀粉

D. 乙基纤维素

E. HPMC

二、共用备选答案题

(5~7 题共用备选答案)

A. 多肽链中氨基酸的排列顺序

B. 决定蛋白质的空间结构

C. 多肽链的折叠方式

D. 螺旋或折叠的肽链的空间排列组合方式

E. 两个以上的亚基通过非共价键连接而形成的空间排列组合方式

5. 四级结构

6. 三级结构

7. 二级结构

（8~9题共用备选答案）

A. 鼻腔制剂　　　　B. 肺部制剂

C. 口服制剂　　　　D. 口腔制剂

E. 经皮制剂

8. MDI 装置

9. 超声波导入技术

（10~11题共用备选答案）

A. 鼻腔制剂

B. 肺部制剂

C. 静脉注射脂质体

D. 口腔制剂

E. 经皮制剂

10. 无吸收过程

11. 经嗅上皮细胞进入脑脊液

第十节　药物制剂稳定性

一、单选题

1. 下列关于药物稳定性试验方法的叙述错误的是

A. 影响因素试验包括强光照射、高温、高湿试验

B. 稳定性试验包括影响因素试验、加速试验与长期试验

C. 制剂不同于原料药，不需要进行稳定性试验

D. 加速试验是在超常的条件下进行的，这些条件与影响因素试验条件是不同的

E. 不同剂型药物的稳定性考察项目不完全相同

2. 下列关于制剂中药物稳定性的叙述错误的是

A. 水解和氧化是药物降解的两个主要途径

B. 发生光学异构化的药物，由于其化学结构没有变化，因而不影响药效的发挥

C. 除了水解和氧化外，聚合和脱羧等也会改变药物的化学性质

D. 同一药物的不同晶型，表现出不同的理化性质

E. 固体药物制剂中的药物晶型与稳定性有很大关系

3. 影响药物稳定性的环境因素错误的是

A. 温度、光线　　　　B. pH

C. 空气中的氧　　　　D. 湿度和水分

E. 包装材料

4. 下列有关药物稳定性正确的叙述是

A. 亚稳定型晶型属于热力学不稳定晶型，制剂中应避免使用

B. 乳剂的分层是不可逆现象

C. 为增加混悬液稳定性，加入的能降低ζ-电位，使粒子絮凝程度增加的电解质称絮凝剂

D. 乳剂破裂后，加以振摇，能重新分散、恢复成原来状态的乳剂

E. 凡受给出质子或接受质子的物质的催化反应称特殊酸碱催化反应

5. 下述剂型稳定性考察项目要检查沉降容积的是

A. 混悬剂　　　　B. 软膏剂

C. 喷雾剂　　　　D. 注射剂

E. 散剂

6. 下列防止药物制剂氧化变质的措施中错误的是

A. 减少与空气的接触

B. 提高温度

C. 加入协同剂

D. 通入惰性气体

E. 添加抗氧剂

7. 不影响药物制剂稳定性的是

A. pH 与温度

B. 赋形剂或附加剂的影响

C. 溶剂介电常数及离子强度

D. 水分、氧和光线

E. 药物的摩尔质量

8. 影响药物制剂稳定性的处方因素不包括

A. 温度　　　　　B. 溶剂

C. pH　　　　　　D. 表面活性剂

E. 辅料

9. 不能提高注射剂稳定性的方法是

A. 调 pH

B. 通入 CO_2 或 N_2

C. 用棕色玻璃容器

D. 加入金属离子络合剂

E. 加入等渗调节剂，如氯化钠

10. 有关制剂中药物降解易氧化的为

A. 环醚萜类　　　B. 酯类

C. 烯醇类　　　　D. 酰胺类

E. 巴比妥类

11. 关于药品稳定性的正确叙述是

A. 盐酸普鲁卡因溶液的稳定性受温度影

响，与 pH 无关

B. 固体药物的晶型不影响药物稳定性

C. 药物的降解速度与离子强度无关

D. 药物的降解速度与溶剂无关

E. 零级反应的反应速度与反应物浓度
无关

**12. 下列属于药物制剂化学稳定性发生变化
的是**

A. 混悬剂中药物颗粒结块

B. 乳剂分层

C. 胶体制剂老化

D. 药物含量发生变化

E. 片剂溶出速度发生改变

二、共用备选答案题

（13～15 题共用备选答案）

A. 高温试验　　　　B. 高湿度试验

C. 强光照射试验　　D. 加速试验

E. 长期试验

**13. 供试品要求三批，按市售包装，在温度
40 ℃ ± 2 ℃，相对湿度 75% ±5% 的条件
下放置六个月**

**14. 是在接近药品的实际贮存条件（25 ℃ ±
2 ℃，相对湿度 75% ±5%）下进行，其目
的是为了制订药物的有效期提供依据**

**15. 供试品开口置适宜的洁净容器中，在温
度 60 ℃的条件下放置 10 天**

第二章　医院药事管理

第一节　医院药事与医院药事管理

一、单选题

1. 下列不属于医院药事管理内容的是

A. 医院药事组织管理

B. 医院药事法规制度管理

C. 业务技术管理

D. 医院药品经济管理

E. 医院药品宣传管理

2. 医疗机构药学管理工作模式

A. 以病人为中心

B. 以疾病为中心

C. 以治疗为中心

D. 以效益为中心

E. 以预防为中心

3. 下列不属于医院药品经济管理内容的是

A. 预算   B. 供应

C. 库存控制   D. 药品采购

E. 业务技术

4. 下列哪项不是医院药事管理的常用方法

A. 调查研究方法

B. 目标管理法

C. PDCA 循环法

D. ABC 分类法

E. 正向监测法

第二节　医院药事的组织管理

一、单选题

1. 药师的职业道德准则不包括

A. 掌握最优专业知识和技术

B. 为药学职业带来信任和荣誉

C. 促进医药行业的发展

D. 把患者的健康和安全放在首位

E. 保证生产、销售、使用高质量有效的药品

2. 三级医院药学部门负责人应由具有

A. 药学专业中专以上学历并具有药师以上药学专业技术职务任职资格者担任

B. 药学专业或药学管理专业专科以上学历并具有本专业中级技术职务任职资格者担任

C. 药学专业或药学管理专业专科以上学历并具有本专业中级以上技术职务任职资格者担任

D. 药学专业或药学管理专业本科以上学历并具有本专业高级技术职务任职资格者担任

E. 药学专业或药学管理专业本科以上学历并具有本专业高级技术职务任职资格者担任

3. 负责静脉用药医嘱或处方适宜性审核的人员应当具有的资质是

A. 药学专业专科以上学历、3 年以上临床用药或调剂工作经验、药师以上资格

B. 药学专业本科以上学历、3 年以上临床

用药或调剂工作经验、药师以上资格

C. 药学专业专科以上学历、5 年以上临床用药或调剂工作经验、药师以上资格

D. 药学专业本科以上学历、5 年以上临床用药或调剂工作经验、药师以上资格

E. 药学专业本科以上学历、5 年以上临床用药或调剂工作经验、主管药师以上资格

4. 下列医院药学部门的工作中错误的是

A. 要建立以患者为中心的药学保健工作模式

B. 开展以合理用药为核心的临床药学工作

C. 开展以患者为中心的临床药学工作

D. 参与临床药物诊断、治疗

E. 提供药学技术服务，提高医疗质量

5. 日本的医院药学部门被称为

A. 药剂部   B. 药剂科

C. 药学部   D. 药材科

E. 药务处

6. 依照《医疗机构药事管理暂行规定》规定，在医院药事管理委员会中，药学部门负责人应当担任

A. 主任委员   B. 副主任委员

C. 委员   D. 秘书

E. 干事

7. 由主管院长、药学部门负责人、制剂室负责人、药检室负责人等成员组成的是

A. 药事管理委员会

B. 药剂科

C. 药检室

D. 质量管理组

E. 制剂室

8. 我国规定，二级医院设置的临床药师不得少于

A. 1 名　　　　　　　　B. 2 名

C. 3 名　　　　　　　　D. 4 名

E. 5 名

9. 动物实验室属于

A. 制剂部门

B. 药品检验部门

C. 临床药学部门

D. 药品保管部门

E. 药学教学科研部门

10. 药师的职责不包括

A. 在主任药师指导下进行工作

B. 在主管药师指导下进行工作

C. 担任进修人员、实习人员的带教

D. 拟定技术操作规程，研究解决技术上的疑难问题

E. 做好药剂科的管理工作

11. 医疗机构药事管理委员会主任委员

A. 由医疗机构主管负责人出任

B. 由药学部门负责人出任

C. 由医疗机构医疗业务主管负责人出任

D. 由药事管理委员会成员选举产生

E. 由医疗机构主管负责人指定

12. 应当成立药事管理委员会的医疗机构是

A. 二级以上医院

B. 三级以上医院

C. 三甲以上医院

D. 二甲以上医院

E. 所有医院

13. 医院药学的中心任务是

A. 保证药品价格低廉

B. 保证药品安全

C. 保证药品有效

D. 临床药学研究管理

E. 为临床服务，为患者服务

14. 可以不设药事管理组织和药学部门的是

A. 卫生所　　　　　　　B. 三甲医院

C. 三乙医院　　　　　　D. 二甲医院

E. 二乙医院

二、共用备选答案题

（15～16 题共用备选答案）

A. 初级以上技术职务任职资格

B. 中级技术职务任职资格

C. 中级以上技术职务任职资格

D. 高级技术职务任职资格

E. 高级以上技术职务任职资格

15. 二级医院药事管理委员会的成员应有

16. 三级医院药事管理委员会的成员应有

（17～19 题共用备选答案）

A. 执业药师或者其他依法经资格认定的药学技术人员

B. 从业药师或者其他依法经资格认定的药学技术人员

C. 主任药师或者其他依法经资格认定的药学技术人员

D. 主管药师或者其他依法经资格认定的药学技术人员

E. 依法经资格认定的药学技术人员

17. 经营处方药的药品零售企业应当依法配备

18. 经营甲类非处方药的药品零售企业应当配备

19. 医疗机构审核和调配处方的药剂人员必须是

（20～22 题共用备选答案）

A. 三级医院　　　　　　B. 二级医院

C. 一级医院　　　　　　D. 专科医院

E. 民营医院

20. 药学部门负责人具有药学专业或药学管理专业本科以上学历和本专业高级技术职务的医疗机构是

21. 药学部门负责人具有药学专业中专以上

学历和药师以上药学专业技术职务的医疗机构是

22. 药学部门负责人具有药学专业或药学管理专业专科以上学历和本专业中级以上技术职务的医疗机构是

第三节 调剂管理

一、单选题

1. 对处方药的描述错误的是

A. 必须凭执业医师或执业助理医师的处方才能调配、购买

B. 不得在大众媒介上发布广告宣传

C. 可以在指定的医学、药学专业刊物上介绍

D. 患者可以自行判断用药

E. 处方药应在医生指导下用药

2. 关于药师下列说法错误的是

A. 药师应当认真逐项检查处方前记、正文和后记书写是否清晰、完整，并确认处方的合法性

B. 药师应当对处方用药适宜性进行审核

C. 药师经处方审核后，认为存在用药不适宜时，应当告知处方医师，请其确认或者重新开具处方

D. 药师发现严重不合理用药或者用药错误，应当拒绝调剂，除非医生签字确认后方可调剂

E. 药师对于不规范处方或者不能判定其合法性的处方，不得调剂

3. 医疗机构按照有关规定，对本机构的药师进行麻醉药品和精神药品使用知识和规范化管理的培训，药师经考核合格后，可取得这两类药品的

A. 使用权　　　　B. 调剂权

C. 处方权　　　　D. 调剂资格

E. 处方资格

4. 精神药品的处方至少应保存

A. 1年　　　　　B. 2年

C. 3年　　　　　D. 4年

E. 5年

5. 为保证患者用药安全，医疗机构调剂时采取的措施为

A. 注射用药品一经发出，不得退换

B. 药品一经发出，不得退换（药品质量原因除外）

C. 发出的药品无论何种原因坚决不得退换

D. 内服药品一经发出，不得退换

E. 药品包装一经打开，不得退换

6. 医疗机构门诊药品调剂室对口服制剂药品实行

A. 隔日剂量调剂配发

B. 日剂量调剂配发

C. 单剂量调剂配发

D. 集中调配供应

E. 分散调配供应

7. "四查十对"中查药品时，应对

A. 药品性状、用法用量

B. 科别、姓名、年龄

C. 临床诊断、注意事项

D. 药名、规格、数量、标签

E. 药品、不良反应、禁忌

8. 规范书写处方时，要求中药饮片处方药物必须

A. 按照"君、佐、臣、使"的顺序排列

B. 按照"君、使、佐、臣"的顺序排列

C. 按照"使、佐、臣、君"的顺序排列

D. 按照"佐、使、君、臣"的顺序排列

E. 按照"君、臣、佐、使"的顺序排列

9. 规范书写处方时，要求单张门急诊处方不得超过

A. 二种药品　　　　B. 三种药品

C. 五种药品　　　　D. 七种药品

E. 十种药品

10. 处方的有效期最长不得超过几天
    A. 1 天　　　　　　 B. 2 天
    C. 3 天　　　　　　 D. 5 天
    E. 7 天

11. 下列不符合处方书写规则的是
    A. 处方用字的字迹应当清楚，不得涂改
    B. 医师、药师不得自行编制药品缩写名或用代号
    C. 对于成年人可以不必写实足年龄，但婴幼儿必须写明
    D. 每张处方不得超过五种药品
    E. 中药饮片处方可按君、臣、佐、使的顺序排列

12. 处方是由
    A. 前记、中记和后记组成
    B. 前记、正文和签名组成
    C. 前记、正文、后记和签名组成
    D. 前记、正文和后记组成
    E. 前言、正文、后记和签名组成

13. 调剂过程的步骤可分为
    A. 收方、调配处方、检查处方、包装贴标签、交代患者、发药
    B. 收方、检查处方、调配处方、包装贴标签、复查处方、发药
    C. 收方、划价、检查处方、调配处方、复查处方、发药
    D. 收方、检查处方、调配处方、复查处方、发药
    E. 收方、调配处方、划价、包装贴标签、复查处方、发药

14. 处方正文的内容不包括
    A. 药品名称　　　　 B. 规格
    C. 数量　　　　　　 D. 用法用量
    E. 药品金额

15. 为癌痛、慢性中重度非癌痛患者开具麻醉药品、第一类精神药品注射剂处方，用量不得超过
    A. 1 日用量　　　　 B. 2 日用量
    C. 3 日用量　　　　 D. 5 日用量
    E. 7 日用量

16. 每张处方限于
    A. 1 名患者用药
    B. 2 名患者用药
    C. 3 名以下患者用药
    D. 3 名或 3 名以下患者用药
    E. 5 名以下患者用药

17. 关于处方制度，下列叙述正确的是
    A. 处方内容包括前记、正文、签名三部分
    B. 处方中所用药品名应为规范的中文名和外文名
    C. 处方具有经济上、法律上、经营上等多方面的意义
    D. 发生药疗事故时，处方是追查责任的依据
    E. 药师具有处方审核权，但没有调配处方权和处方修改权

18. 急诊药房的调配特点是
    A. 随机性　　　　　 B. 随意性
    C. 准确性　　　　　 D. 快速性
    E. 变化性

19. 处方的意义，错误的一项表述是
    A. 是调配、发药的书面依据
    B. 是发生药疗事故追查责任的依据
    C. 是统计药品消耗数量及金额的依据
    D. 是发生经济问题时进行处罚的依据
    E. 是根据医生处方量给予相应奖励的依据

20. 对有配伍禁忌或者超剂量的处方，药剂人员应
    A. 咨询医师后予以调配
    B. 更改剂量后予以调配
    C. 经临床药师签字后予以调配
    D. 经双人签字后予以调配
    E. 拒绝调配

21. 实行单剂量配发药品的是
    A. 门诊药房　　　　 B. 急诊药房

C. 住院药房　　　D. 中药药房

E. 西药药房

二、共用备选答案题

（22～23 题共用备选答案）

A. 前记　　　　　B. 前文

C. 正文　　　　　D. 后记

E. 附录

22. 以 **Rp** 或者 **R** 标示

23. 代办人姓名、性别、年龄、身份证明编号、科别等

（24～25 题共用备选答案）

A. 一般不得超过 2 日用量

B. 一般不得超过 3 日用量

C. 一般不得超过 7 日用量

D. 一般不得超过 15 日用量

E. 处方用量可适当延长，但医师应当注明理由

24. 普通处方

25. 急诊处方

第四节　制剂管理

一、单选题

1. "医疗机构制剂许可证"许可事项变更是指

A. 制剂室负责人、注册地址、配制范围的变更

B. 制剂室负责人、质检人员、配制范围的变更

C. 制剂室负责人、注册地址、配制品种的变更

D. 制剂室负责人、配制地址、配制范围的变更

E. 制剂室负责人、配制地址、质检人员的变更

2. 医院制剂按照制剂制备过程中的洁净级别要求可分为

A. 无菌制剂、灭菌制剂和普通制剂

B. 普通制剂和无菌制剂

C. 普通制剂和洁净制剂

D. 灭菌制剂和普通制剂

E. 灭菌制剂和无菌制剂

3. 核发《医疗机构制剂临床研究批件》的部门是

A. 省级工业与信息化委员会

B. 省级卫生行政管理部门

C. 省级食品药品监督管理部门

D. 国家卫生行政管理部门

E. 国家食品药品监督管理部门

4. 医疗机构配制制剂的批准部门是

A. 所在地县级药品监督管理部门

B. 所在地市级药品监督管理部门

C. 所在地省级药品监督管理部门

D. 所在地市级卫生行政管理部门

E. 所在地省级卫生行政管理部门

5. 医院制剂的特点不包括

A. 配制量少　　　B. 配制量大

C. 剂型全　　　　D. 季节性强

E. 使用周期短

第五节　药品供应管理

一、单选题

1. 药品的出库必须遵循的原则为

A. 近期先出、先进先出、易变先出、液体先出

B. 先产先出、近期先出、先进先出、易变先出、按批号发药

C. 先产先出、先进先出、易变先出、液体先出

D. 近期先出、外用先出、易变先出、按批号发药

E. 先产先出、近期先出、先进先出、液体先出、按批号发药

2. 定点批发企业未按规定销售麻醉药品的

A. 责令限期改正，逾期不改的，责令停业，并处违法销售药品货值金额2倍以下罚款

B. 责令限期改正，逾期不改的，责令停业，并处违法销售药品货值金额1～3倍罚款

C. 责令限期改正，逾期不改的，责令停业，并处违法销售药品货值金额2～5倍罚款

D. 责令限期改正，逾期不改的，责令停业，并处违法销售药品货值金额5～10倍罚款

E. 责令限期改正，逾期不改的，责令停业，并处违法销售药品货值金额10倍以下罚款

3. 区域性批发企业之间因医疗急需等原因调剂麻醉药品后，应将调剂情况报省级药品监督管理部门备案的时间规定为

A. 1日内　　　　B. 2日内

C. 7日内　　　　D. 10日内

E. 30日内

4. 下列关于周转库（柜）说法错误的是

A. 医疗机构可以根据管理需要在门诊、急诊、住院等药房设置麻醉药品、第一类精神药品周转库（柜）

B. 库存不得超过本机构规定的数量

C. 周转库（柜）应当每天结算

D. 周转库（柜）应当每周结算

E. 医疗机构应当对麻醉药品、第一类精神药品处方进行专册登记

5. 关于药品标签的说法错误的是

A. 药品标签分为内标签和外标签

B. 药品内标签指直接接触药品的包装的标签

C. 外标签指内标签以外的其他包装的标签

D. 药品的内标签应当包含药品通用名称、适应证或者功能主治、规格、用法用量等内容

E. 药品的内标签应当包含药品生产日期、产品批号、批准文号等内容

6. 关于药品标签的说法不正确的是

A. 由国家级食品药品监督管理部门予以核准

B. 由省级药品监督管理局予以核准

C. 药品的标签应当以说明书为依据

D. 药品的标签内容不得超出说明书的范围

E. 药品的标签不得印有暗示疗效、误导使用和不适当宣传产品的文字和标识

7. 下列不属于常用的麻醉药品的是

A. 阿片　　　　B. 吗啡

C. 哌替啶　　　D. 布桂嗪

E. 氯胺酮

8. 不得零售的药品为

A. 第二类精神药品　　B. 麻醉药品

C. 毒性药品　　　　　D. 生物制品

E. 血液制品

9. 盐酸哌替啶的管理规定是

A. 处方为一次用量，药品仅限于医疗机构内使用

B. 处方为2日用量，药品仅限于医疗机构内使用

C. 处方为一次用量，药品限于凭医师处方购买

D. 处方为2日用量，药品限于凭医师处方购买

E. 处方为2日用量，药品仅限于戒毒使用

10. 全国性批发企业向医疗机构销售麻醉药品时应当

A. 由批发企业委托物流机构送货

B. 由医疗机构派专人提取药品

C. 将药品送至医疗机构

D. 由医疗机构自行提货

E. 由批发企业委托快递公司专人投递

11. 具有麻醉药品处方权的执业医师超剂量开具麻醉药品的

A. 由所在地市级药品监督管理部门取消其麻醉药品处方资格

B. 由其所在医院取消其麻醉药品处方资格

C. 由所在地市级卫生行政管理部门取消其麻醉药品处方资格

D. 由所在地省级药品监督管理部门取消其麻醉药品处方资格

E. 由所在地省级卫生行政管理部门取消其麻醉药品处方资格

12. 下列关于麻醉药品的说法错误的是

A. 国家对麻醉药品药用原植物实行管制

B. 国家对麻醉药品和精神药品实行管制

C. 禁止使用现金进行麻醉药品和精神药品交易，但是个人合法购买麻醉药品和精神药品的除外

D. 禁止使用现金进行麻醉药品和精神药品交易，包括个人合法购买麻醉药品和精神药品

E. 麻醉药品不得零售

13. 医疗机构需要使用麻醉药品和第一类精神药品的，必须取得

A. 《麻醉药品、第一类精神药品许可证》

B. 《麻醉药品、第一类精神药品注册证》

C. 《麻醉药品、第一类精神药品准许证》

D. 《麻醉药品、第一类精神药品购用卡》

E. 《麻醉药品、第一类精神药品购用印鉴卡》

14. 下列属于传统药物的是

A. 矿物药　　　　B. 抗生素

C. 化学药品　　　　D. 生化药品

E. 血清

15. 药品集中招标采购应坚持的原则是

A. 质量第一、价格合理、公平、公正和诚实守信

B. 质量第一、价格合理、公开、公平、公正

C. 质量优先、价格合理、公开、公平、公正和诚实信用

D. 质量优先、价格低廉、诚实信用

E. 质量第一、价格低廉、公开、公平、公正

二、共用备选答案题

(16～18 题共用备选答案)

A. 麻醉药品

B. 第一类精神药品

C. 第二类精神药品

D. 医疗用毒性药品

E. 放射性药品

16. 每张处方不超过 2 日极量的药品是

17. 每张处方一般不超过 7 日用量的药品是

18. 生产记录应保存 5 年备查的药品是

(19～20 题共用备选答案)

A. 1 次用量

B. 1 日用量

C. 不得超过 3 日用量

D. 不得超过 7 日用量

E. 不得超过 15 日用量

19. 为癌痛和慢性中、重度非癌痛患者开具的麻醉药品胶囊剂处方

20. 为癌痛和慢性中、重度非癌痛患者开具的第一类精神药品颗粒剂处方

第六节　医院药品质量管理

一、单选题

1. 完整的药品质量不含

A. 核心的药品质量

B. 直接接触药品的包装材料的质量

C. 药品标签、说明书的质量

D. 药品广告的质量

E. 药品使用的质量

二、共用备选答案题

(2~3题共用备选答案)

　　A. GMP　　　　B. GLP

　　C. GCP　　　　D. GSP

　　E. GAP

2. 药物非临床研究质量管理规范是

3. 药品生产质量管理规范是

(4~6题共用备选答案)

　　A. 并处违法购进药品货值金额一倍以上二倍以下的罚款

　　B. 并处违法购进药品货值金额一倍以上三倍以下的罚款

　　C. 并处违法购进药品货值金额二倍以上

五倍以下的罚款

　　D. 给予警告，责令限期改正；逾期不改正的，责令停产、停业整顿，并处五千元以上二万元以下的罚款；情节严重的，吊销药物临床试验机构的资格

　　E. 并处违法购进药品货值金额二倍以上三倍以下的罚款

4. 药品的生产企业、经营企业或者医疗机构从无《药品生产许可证》《药品经营许可证》的企业购进药品的

5. 药物临床试验机构未按照规定实施《药物临床试验质量管理规范》的

6. 医疗机构将其配制的制剂在市场销售的

第七节　临床用药管理

一、单选题

1. 关于药物不良反应集中监测中重点药物监测的叙述不正确的是

　　A. 主要是对一部分新药进行上市后的监察

　　B. 需选择有严重不良反应的新药作为重点监测药物

　　C. 重点药物监测可及时发现所监测药物的一些未知或预期的不良反应

　　D. 重点药物监测中的重点药物由药物不良反应专家咨询委员会决定

　　E. 重点药物监测对一部分新药进行上市后的监察，可作为这些药物的早期预警系统

2. 处方点评结果分为

　　A. 合格处方和不合格处方

　　B. 合理处方和不合格处方

　　C. 恰当处方和不恰当处方

　　D. 合理处方和不合理处方

　　E. 无差错处方和差错处方

3. 药品不良反应是指

　　A. 合格药品在正常用法下出现的有害

反应

　　B. 合格药品在正常用量下出现的有害反应

　　C. 合格药品在正常用法用量下出现的有害反应

　　D. 合格药品在正常用法用量下出现的与用药目的无关的或意外的有害反应

　　E. 合格药品在正常用法用量下出现的意外的有害反应

4. 省级药品不良反应监测机构将上一年度定期安全性更新报告评价结果报省级药品监督管理部门和国家药品不良反应监测中心的时间为

　　A. 每年1月1日前

　　B. 每年2月1日前

　　C. 每年3月1日前

　　D. 每年4月1日前

　　E. 每年6月1日前

5. 进口药品自首次获准进口之日起5年内应报告该进口药品的

　　A. 严重不良反应

　　B. 新的不良反应

　　C. 所有不良反应

D. 严重的和新的不良反应

E. 致死的不良反应

6. 药品严重不良反应不包括因服用药品引起以下损害情形之一的反应

A. 引起死亡

B. 致癌、致畸、致出生缺陷

C. 对生命有危险并能够导致人体永久的或显著的伤残

D. 对器官功能产生永久损伤

E. 上市前未发现的损害

7. 对已确认发生严重不良反应的药品

A. 国务院药品监督管理部门可以采取停止生产、销售、使用的紧急控制措施

B. 省、自治区、直辖市人民政府的药品监督管理部门可以采取停止生产、销售、使用的紧急控制措施

C. 国务院或者省、自治区、直辖市人民政府的药品监督管理部门可以采取停止生产、销售、使用的紧急控制措施

D. 国务院或者省、自治区、直辖市人民政府的药品监督管理部门可以采取查封、扣押的行政强制措施

E. 国务院或者省、自治区、直辖市人民政府的卫生行政管理部门可以采取查封、扣押的行政强制措施

8. 新的或严重的药品不良反应应

A. 于发现之日起 15 日内报告

B. 于发现之日起 30 日内报告

C. 于发现之日起一个月内报告

D. 及时报告

E. 每季度集中报告

9. 药品不良反应报告的内容和统计资料的作用是

A. 作为医疗事故的依据

B. 作为医疗诉讼的依据

C. 作为处理药品质量事故的依据

D. 加强药品上市管理的依据

E. 加强药品监督管理、指导合理用药的依据

10. 国家对药品不良反应实行

A. 逐级报告制度

B. 定期报告制度

C. 越级报告制度

D. 逐级、定期报告制度，必要时可以越级报告

E. 不定期报告制度

11. 医务人员应做好观察与记录，及时报告本机构药学部门和医疗管理部门，并按规定上报药品监督管理部门和卫生行政部门的是

A. 发生医疗事故

B. 首诊危重患者

C. 发生药品不良反应

D. 发现可能与用药有关的严重不良反应

E. 发现可能与用药有关的新的不良反应

12. 合理用药的核心内容是

A. 安全性
B. 有效性

C. 经济性
D. 适当性

E. 可行性

第八节 医院药学科研管理

一、单选题

1. 药物的临床试验机构必须执行

A. 药物非临床研究质量管理规范

B. 药品非临床研究人员设备管理规范

C. 药物临床试验质量管理规范

D. 药品临床研究人员设备管理规范

E. 药品临床研究设施设备管理规范

2. 新药研究包括

A. 临床前研究、人体研究和临床研究三部分

B. 临床前研究、生物学研究和临床研究三部分

C. 临床研究和人体研究两部分

D. 临床前研究和临床研究两部分

E. 临床前研究、动物研究和临床研究三部分

3. 进行药物临床试验应事先告知受试者或监护人真实情况，并取得

　　A. 受试者或监护人的书面同意

B. 受试者或监护人的口头同意

C. 受试者或监护人签署的具有法律效力的合同

D. 受试者或监护人批准的《临床试验开始通知书》

E. 受试者或监护人签署的《临床试验方案》

第九节　附　录

一、单选题

1. 发生灾情、疫情时，经有关部门批准，医疗机构配制的制剂可以

　　A. 免费向灾区患者提供

　　B. 有偿向灾区的消费者提供

　　C. 在指定的医疗机构之间调剂使用

　　D. 在市场销售

　　E. 在医疗机构间销售使用

2. 根据《中华人民共和国药品管理法》规定，医疗机构有责任向患者提供所用药品的

　　A. 批准文号　　　B. 说明书

　　C. 所含成分　　　D. 价格清单

　　E. 批号

3. 第一类精神药品专用处方为

　　A. 淡红色，右上角标注"精一"

　　B. 淡红色，左上角标注"精一"

　　C. 淡黄色，左上角标注"精一"

　　D. 淡黄色，右上角标注"精一"

　　E. 白色，右上角标注"精一"

4. 不合理处方包括

　　A. 不规范处方、用药不适宜处方及超常处方

　　B. 用药不适宜处方和超常处方

　　C. 用药不适宜处方、信息不全处方及超常处方

　　D. 用药不适宜处方及信息不全处方

　　E. 信息不全处方、用药不适宜处方及未规范书写处方

5.《处方管理办法》的适用范围是

　　A. 开具、审核处方的相应机构和人员

　　B. 审核、调剂处方的相应机构和人员

　　C. 开具、调剂、保管处方的相应机构和人员

　　D. 开具、审核、调剂、保管处方的相应机构和人员

　　E. 审核、调剂、保管处方的相应机构和人员

6. 下列论述不符合处方管理要求的是

　　A. 处方中的药品名称可以是规范的中文名称，也可以是规范的英文名称

　　B. 处方剂量一律用公制表示，并且为常用量

　　C. 处方中的药品名称应有中文名也有外文名

　　D. 普通药品的名称可以用通用的缩写

　　E. 特殊管理药品的名称不能用缩写

7. 严重的不良反应不包括

　　A. 造成器官损害

　　B. 致残、致畸、致癌

　　C. 不良反应症状明显

　　D. 导致住院治疗

　　E. 延长住院时间

8. 不得在市场上销售或者变相销售的是

　　A. 新药　　　　　B. 处方药

　　C. 非处方药　　　D. 医疗机构制剂

　　E. 中药制剂

二、共用备选答案题

(9～12题共用备选答案)

A. 由原发证部门吊销其执业证书

B. 由原发证部门吊销其印鉴卡

C. 由县级以上人民政府卫生主管部门给予警告，暂停其执业活动；造成严重后果的，吊销其执业证书；构成犯罪的，依法追究刑事责任

D. 由其所在医疗机构取消其麻醉药品和第一类精神药品处方资格；造成严重后果的，由原发证部门吊销其执业证书

E. 由设区的市级人民政府卫生主管部门责令限期改正，给予警告；逾期不改正的，处5000元以上1万元以下的罚款；情节严重的，吊销其印鉴卡

9. 取得《麻醉药品、第一类精神药品购用印鉴卡》的医疗机构未依照规定购买、储存麻醉药品和第一类精神药品的

10. 未取得麻醉药品和第一类精神药品处方资格的执业医师擅自开具麻醉药品和第一类精神药品处方的

11. 具有麻醉药品和第一类精神药品处方资格的执业医师，违规开具麻醉药品和第一类精神药品处方的

12. 执业医师未按照临床应用指导原则的要求使用第二类精神药品或者未使用专用处方开具第二类精神药品，造成严重后果的

(13～14题共用备选答案)

A. 医院药事管理委员会负责人

B. 制剂室和药检室负责人

C. 药品采购人员

D. 医疗机构制剂配制操作及药检人员

E. 药剂科负责人

《医疗机构制剂配制质量管理规范（试行)》规定

13. 应具有大专以上药学或相关专业学历要求的是

14. 应经专业技术培训，具有基础理论知识和实践操作技能的是

专业知识

第一章 药 理 学

第一节 绪 言

一、单选题

1. 临床药理研究不包括
   A. Ⅰ期
   B. Ⅱ期
   C. Ⅲ期
   D. Ⅳ期
   E. Ⅴ期

第二节 药 效 学

一、单选题

1. 以下反应中属于继发反应的是
   A. 用阿托品治疗肠痉挛时出现的心率加快
   B. 用抗凝血药时出现的出血反应
   C. 用青霉素时出现的变态反应
   D. 用广谱抗生素时出现的假膜性肠炎
   E. 用巴比妥类后次日出现的困倦

2. 药物产生副作用的药理学基础是
   A. 药物安全范围小
   B. 用药剂量过大
   C. 药理作用的选择性低
   D. 患者肝、肾功能差
   E. 患者对药物过敏

3. 肌内注射阿托品治疗肠绞痛，引起口干，这属于
   A. 治疗作用
   B. 后遗效应
   C. 变态反应
   D. 毒性反应
   E. 副作用

4. 下列关于药物毒性反应的描述中错误的是
   A. 一次性用药剂量过大
   B. 长期用药逐渐蓄积
   C. 患者属于过敏性体质
   D. 患者肝、肾功能低下
   E. 高敏性患者

5. 量反应中药物的 ED_{50} 是指
   A. 引起最大效能50%的剂量
   B. 引起50%动物阳性效应的剂量
   C. 和50%受体结合的剂量
   D. 达到50%有效血浓度的剂量
   E. 引起50%动物中毒的剂量

6. 下列药物中治疗指数最大的是
   A. A 药 $LD_{50} = 50$ mg，$ED_{50} = 5$ mg
   B. B 药 $LD_{50} = 100$ mg，$ED_{50} = 50$ mg
   C. C 药 $LD_{50} = 500$ mg，$ED_{50} = 250$ mg
   D. D 药 $LD_{50} = 50$ mg，$ED_{50} = 10$ mg
   E. E 药 $LD_{50} = 100$ mg，$ED_{50} = 25$ mg

7. 与药物剂量无关的不良反应是
   A. 副作用
   B. 毒性反应
   C. 变态反应
   D. 继发反应
   E. 后遗效应

8. 副作用是指
   A. 药物在治疗剂量下出现的与治疗目的无关的作用
   B. 应用药物不恰当而产生的作用
   C. 由于患者有遗传缺陷而产生的作用
   D. 停药后出现的作用
   E. 预料以外的作用

二、共用备选答案题

（9~10题共用备选答案）

    A. 变态反应   B. 继发反应

    C. 副作用   D. 毒性反应

    E. 后遗效应

9. 与药物的药理作用和剂量无关的反应是

10. 长期使用四环素等药物患者发生口腔鹅口疮属于

（11~13题共用备选答案）

    A. 成瘾性   B. 精神依赖性

    C. 抗药性   D. 两重性

    E. 耐受性

11. 长期反复用药后机体有连续用药需求，若停药患者会感到主观上的不适

12. 反复用药后病原体对药物的反应性降低的是

13. 长期反复用药一旦停药可产生严重精神躯体功能紊乱的是

（14~17题共用备选答案）

    A. LD_5 与 ED_{95} 的比

    B. LD_{50} 与 ED_{50} 的比

    C. LD_{50} 与 ED_{50} 的差

    D. 最小有效量与最小中毒量之间的距离

    E. $（LD_1 - ED_{99}）/ED_{99}$ 的值

14. 药物的治疗指数是指

15. 药物的安全范围是指

16. 药物的安全指数是指

17. 药物的安全界限是指

第三节 药 动 学

一、单选题

1. 有关药物在体内与蛋白结合的叙述不正确的是

    A. 药物与血浆蛋白结合是一种可逆过程

    B. 药物与血浆蛋白结合有饱和现象

    C. 药物与血浆蛋白结合是药物贮存的一种形式

    D. 血浆蛋白结合率高的药物，在血浆中游离浓度大

    E. 药物与血浆蛋白结合与生物因素有关

2. 肾小管分泌过程是

    A. 被动转运   B. 主动转运

    C. 促进扩散   D. 胞饮作用

    E. 吞噬作用

3. 某药的反应速度为一级反应速度，其中 $k = 0.03465\,h^{-1}$，那此药的生物半衰期为

    A. 50 小时   B. 20 小时

    C. 5 小时   D. 2 小时

    E. 0.5 小时

4. 下列药物在人体内的过程不包括在药动学研究范畴的是

    A. 吸收   B. 生物转化

    C. 耐药   D. 代谢

    E. 排泄

5. 安替比林在体内的分布特征是

    A. 组织中药物浓度与血液中药物浓度相等

    B. 组织中药物浓度比血液中药物浓度低

    C. 组织中药物浓度高于血液中药物浓度

    D. 组织中药物浓度与血液中药物浓度之间的关系没有规律

    E. 组织中药物浓度与血液中药物浓度无关

6. 机体在单位时间内能将多少升体液中的药物清除掉指的是

    A. 清除率   B. 表观分布容积

    C. 二室模型   D. 单室模型

    E. 房室模型

7. 有关药物在体内的转运，不正确的是

    A. 血液循环与淋巴系统构成体循环

    B. 药物主要通过血液循环转运

    C. 某些特定物质如脂肪、蛋白质等大分子物质转运必须依赖淋巴系统

    D. 某些病变使淋巴系统成为病灶时，必须使药物向淋巴系统转运

E. 淋巴系统可使药物通过肝从而产生首过效应

8. 体内原形药物或其代谢物排出体外的过程是
A. 吸收   B. 分布
C. 代谢   D. 排泄
E. 转化

9. 在生理情况下，细胞外液的 pH 为
A. 7.0   B. 7.1
C. 7.2   D. 7.3
E. 7.4

10. 人体脏器的血流量分布最多的是
A. 肾   B. 脑
C. 心脏   D. 肝脏
E. 脾脏

11. 最小中毒浓度的英文缩写为
A. MTC   B. MAC
C. MCM   D. MBC
E. MEC

12. 药物通过血液循环向组织转移过程中相关的因素是
A. 解离度   B. 溶解度
C. 制剂类型   D. 血浆蛋白结合
E. 给药途径

13. 乳汁的 pH 为
A. 强酸性   B. 弱酸性
C. 中性   D. 弱碱性
E. 强碱性

14. 当药物对某些组织有特殊亲和性时，这种药物连续应用，该组织中的药物浓度有逐渐升高的趋势，称为
A. 分布   B. 代谢
C. 排泄   D. 蓄积
E. 转化

15. 下列有关药物表观分布容积的叙述正确的是
A. 表观分布容积大，表明药物在血浆中浓度小

B. 表观分布容积表明药物在体内分布的实际容积
C. 表观分布容积不可能超过体液量
D. 表观分布容积的单位是 L/h
E. 表观分布容积具有生理学意义

16. 下列有关生物利用度的描述正确的是
A. 饭后服用维生素 B_2 将使生物利用度降低
B. 无定形药物的生物利用度大于稳定型的生物利用度
C. 药物微粉化后都能增加生物利用度
D. 药物脂溶性越大，生物利用度越差
E. 药物水溶性越大，生物利用度越好

17. 滤过又称为
A. 简单扩散   B. 易化扩散
C. 主动转运   D. 膜动转运
E. 水溶扩散

18. 被称为逆流转运的是
A. 主动转运   B. 膜动转运
C. 易化扩散   D. 简单扩散
E. 滤过

19. 药物被机体吸收的速率和程度的一种量度被称为
A. 清除率   B. 生物利用度
C. 蛋白结合率   D. 生物等效性
E. 表观分布容积

20. 有关促进扩散的特征不正确的是
A. 不消耗能量
B. 具有结构特异性
C. 由高浓度向低浓度转运
D. 不需要载体进行转运
E. 有饱和现象

21. 人体肠腔内的 pH 为
A. 4.8～8.2   B. 4.0～8.0
C. 3.8～7.2   D. 3.8～8.2
E. 4.0～8.2

22. 肾上腺皮质激素一日量的服用方式是
A. 早晨一次服用

B. 中午一次服用

C. 晚上一次服用

D. 早午二次服用

E. 早午晚三次服用

第四节　传出神经系统药理概论

一、单选题

1. 骨骼肌运动终板上分布的受体主要是

A. M受体　　　　B. β_1受体

C. β_2受体　　　　D. N_1受体

E. N_2受体

第五节　胆碱受体激动药和作用于胆碱酯酶药

一、单选题

1. 减少房水生成，降低眼内压，用于治疗青光眼的药物是

A. 氢氯噻嗪　　　　B. 布美他尼

C. 呋塞米　　　　D. 乙酰唑胺

E. 氨苯蝶啶

2. 乙酰胆碱作用的主要消除方式是

A. 被单胺氧化酶所破坏

B. 被磷酸二酯酶破坏

C. 被胆碱酯酶破坏

D. 被氧位甲基转移酶破坏

E. 被神经末梢再摄取

3. 治疗青光眼可选用

A. 山莨菪碱　　　　B. 筒箭毒碱

C. 阿托品　　　　D. 东莨菪碱

E. 毒扁豆碱

4. 抗胆碱酯酶药不用于治疗

A. 青光眼

B. 重症肌无力

C. 手术后腹气胀和尿潴留

D. 房室传导阻滞

E. 小儿麻痹后遗症

5. 新斯的明在临床使用中不用于

A. 琥珀胆碱过量中毒

B. 手术后尿潴留

C. 阵发性室上性心动过速

D. 手术后腹气胀

E. 重症肌无力

6. 新斯的明最强的作用是

A. 兴奋胃肠道平滑肌

B. 兴奋骨骼肌

C. 兴奋膀胱平滑肌

D. 缩小瞳孔

E. 增加腺体分泌

7. 新斯的明可用于

A. 机械性肠梗阻

B. 尿路梗阻

C. 支气管哮喘

D. 手术后腹气胀和尿潴留

E. 解救琥珀胆碱中毒

8. 新斯的明的药理作用机制是

A. 可逆性抑制胆碱酯酶

B. 不可逆性抑制胆碱酯酶

C. 增加乙酰胆碱灭活

D. 对胃肠道平滑肌作用较强

E. 抑制运动神经末梢释放递质

9. 碘解磷定可解救有机磷农药中毒的药理机制是

A. 生成磷酰化胆碱酯酶

B. 生成磷酰化解磷定

C. 促进胆碱酯酶再生

D. 具有阿托品样作用

E. 可促进乙酰胆碱再生

10. 最适合治疗重症肌无力的药物是

A. 新斯的明　　　　B. 毒扁豆碱

C. 阿托品　　　　D. 筒箭毒碱

E. 碘解磷定

11. 毛果芸香碱的药理作用不包括

A. 缩小瞳孔

B. 升高眼压

C. 调节痉挛

D. 腺体分泌增多

E. 收缩胃肠平滑肌

二、共用题干题

（12～13 题共用题干）

患者男，55 岁。患青光眼 1 年余，近日眼痛加重，并出现恶心、呕吐，来院就诊。诊断为闭角型青光眼急性发作。

12. 针对该患者，应立即给予

A. 后马托品   B. 新斯的明

C. 毛果芸香碱   D. 甲氧氯普胺

E. 多潘立酮

13. 该患者应禁用

A. 阿托品   B. 新斯的明

C. 普萘洛尔   D. 肾上腺素

E. 去甲肾上腺素

（14～15 题共用题干）

患者男，42 岁。因骨折行关节置换手术，术后出现尿潴留。

14. 此时应选用的治疗药物是

A. 氢氯噻嗪   B. 呋塞米

C. 毛果芸香碱   D. 毒扁豆碱

E. 新斯的明

15. 该药物的药理作用为

A. 激动 M 受体，使平滑肌松弛

B. 抑制胆碱酯酶，使 ACh 累积

C. 抑制胆碱酯酶，使 ACh 减少

D. 恢复胆碱酯酶活性，使 ACh 减少

E. 恢复胆碱酯酶活性，使 ACh 积累

三、共用备选答案题

（16～18 题共用备选答案）

A. 新斯的明   B. 尼古丁

C. 东莨菪碱   D. 山莨菪碱

E. 毛果芸香碱

16. 用于治疗晕动病的药物是

17. 用于治疗青光眼的药物是

18. 用于治疗重症肌无力的药物是

（19～21 题共用备选答案）

A. 毛果芸香碱

B. 乙酰胆碱

C. 新斯的明

D. 碘解磷定

E. 有机磷酸

19. 激动 M、N 受体的药物是

20. 直接激动 M 受体的药物是

21. 持久抑制胆碱酯酶的药物是

第六节　胆碱受体阻断药

一、单选题

1. 阿托品可用于

A. 室性心动过速

B. 室上性心动过速

C. 心房纤颤

D. 窦性心动过缓

E. 窦性心动过速

2. 阿托品对眼的作用是

A. 散瞳、升高眼压、视近物不清

B. 散瞳、升高眼压、视远物不清

C. 缩瞳、降低眼压、视远物不清

D. 缩瞳、降低眼压、视近物不清

E. 散瞳、降低眼压、视近物不清

3. 主要对 M 受体有阻断作用的药物是

A. 新斯的明   B. 曲美布汀

C. 毛果芸香碱   D. 筒箭毒碱

E. 琥珀胆碱

4. 阿托品的合成代用品后马托品、托吡卡胺等临床用于

A. 麻醉前给药

B. 散瞳

C. 缓慢型心律失常

D. 内脏绞痛

E. 感染中毒性休克

5. 下列抗胆碱药中具有中枢抑制作用的是

A. 阿托品　　　　B. 山莨菪碱

C. 东莨菪碱　　　　D. 后阿托品

E. 溴丙胺太林

6. 能代替阿托品作为快速短效扩瞳剂的药物是

A. 毛果芸香碱　　　B. 去氧肾上腺素

C. 去甲肾上腺素　　D. 东莨菪碱

E. 琥珀胆碱

7. 阿托品对平滑肌的作用特点不包括

A. 对过度活动或痉挛的平滑肌松弛作用明显

B. 对支气管平滑肌松弛作用较强

C. 对胆道平滑肌松弛作用较弱

D. 对膀胱逼尿肌也有解痉作用

E. 可降低胃肠蠕动的幅度和频率

8. 可用做快速短效扩瞳药的是

A. 间羟胺　　　　B. 去氧肾上腺素

C. 多巴胺　　　　D. 多巴酚丁胺

E. 麻黄碱

9. 阿托品用于麻醉前给药主要是由于

A. 抑制呼吸道腺体分泌

B. 抑制排尿

C. 抑制排便

D. 防止心动过缓

E. 镇静

10. 山莨菪碱的特点不包括

A. 药理作用与阿托品相似

B. 对胃肠道平滑肌解痉作用较强

C. 易透过血 – 脑脊液屏障

D. 不良反应较阿托品少

E. 用于胃肠绞痛和感染中毒性休克

11. 阿托品抗休克的主要机制是

A. 心率加快，增加心输出量

B. 扩张血管，改善微循环

C. 扩张支气管，降低气道阻力

D. 兴奋中枢神经，改善呼吸

E. 收缩血管，升高血压

12. 东莨菪碱的作用特点是

A. 兴奋中枢，增加腺体分泌

B. 兴奋中枢，减少腺体分泌

C. 有镇静作用，减少腺体分泌

D. 有镇静作用，增加腺体分泌

E. 抑制心脏，减慢传导

13. 下列何药中毒时可用阿托品进行治疗

A. 新斯的明　　　　B. 卡比多巴

C. 东莨菪碱　　　　D. 筒箭毒碱

E. 琥珀胆碱

14. 筒箭毒碱引起肌肉松弛的作用原理是

A. 阻断骨骼肌运动终板膜上的 N_2 胆碱受体

B. 抑制乙酰胆碱降解

C. 促进乙酰胆碱降解

D. 抑制运动神经末梢释放乙酰胆碱

E. 促进运动神经末梢释放乙酰胆碱

15. 筒箭毒碱中毒时，用于抢救的药物是

A. 去甲肾上腺素　　B. 肾上腺素

C. 阿托品　　　　D. 新斯的明

E. 碘解磷定

16. 有关筒箭毒碱的叙述中错误的是

A. 口服易吸收

B. 能阻断骨骼肌 N_2 受体

C. 能引起骨骼肌松弛

D. 其药理效应可被新斯的明对抗

E. 可用做麻醉前的辅助药

17. 患儿女，6 岁。确诊为弱视，需验光配镜，在验光前应给予的药物是

A. 普鲁卡因　　　　B. 阿托品

C. 苯巴比妥　　　　D. 新斯的明

E. 对乙酰氨基酚

18. 患者男，32 岁。急性剧烈腹痛入院，经检查诊断为胆结石。为缓解腹痛，该患

者应使用

A. 吗啡　　　　　　B. 可待因

C. 阿司匹林　　　　D. 阿托品 + 哌替啶

E. 阿托品

二、共用题干题

(19～20 题共用题干)

　　患儿女，9 岁，因误服药物中毒入院。患者皮肤干燥，瞳孔散大，颜面潮红，烦躁不安，呼吸快而深，T 38.3 ℃，心率 145 次/分。

19. 该患者误服的药物可能是

A. 吲哚美辛　　　　B. 复方阿司匹林

C. 阿托品　　　　　D. 阿普唑仑

E. 奋乃静

20. 针对外周中毒症状，应给予

A. 普萘洛尔　　　　B. 肾上腺素

C. 酚妥拉明　　　　D. 尼可刹米

E. 毛果芸香碱

第七节　肾上腺素受体激动药

一、单选题

1. 下列对异丙肾上腺素的叙述错误的是

A. 激动 α 受体

B. 激动 β 受体

C. 增加心肌收缩力

D. 扩张血管

E. 松弛支气管平滑肌

2. 无尿的休克患者禁用

A. 去甲肾上腺素　　B. 阿托品

C. 多巴胺　　　　　D. 间羟胺

E. 肾上腺素

3. 麻黄碱的药理作用不包括

A. 松弛支气管平滑肌

B. 收缩肠平滑肌

C. 兴奋中枢

D. 收缩血管平滑肌

E. 兴奋心脏

4. 对去甲肾上腺素最敏感的组织是

A. 支气管平滑肌

B. 胃肠道平滑肌

C. 冠状血管

D. 骨骼肌血管

E. 皮肤、黏膜血管

5. 肾上腺素和异丙肾上腺素的共同适应证是

A. 心律失常

B. 过敏性休克

C. 减少局部麻醉药的吸收

D. 鼻黏膜和齿龈出血

E. 心脏骤停

6. 去甲肾上腺素在体内消除的主要途径是

A. 被肝药酶代谢

B. 被去甲肾上腺素能神经末梢主动摄取

C. 被单胺氧化酶（MAO）代谢

D. 被儿茶酚氧位甲基转移酶（CO－MA）代谢

E. 经肾排出

7. 关于肾上腺素错误的是

A. 激动支气管平滑肌 β 受体

B. 可松弛支气管平滑肌

C. 抑制肥大细胞释放过敏性物质

D. 常用于预防支气管哮喘的发作

E. 使支气管黏膜血管收缩

8. 异丙肾上腺素可以

A. 与局部麻醉药配伍及用于局部止血

B. 口服用于控制支气管哮喘的急性发作

C. 治疗房室传导阻滞

D. 气雾给药用于冠心病

E. 心律失常

9. 氯丙嗪过量引起血压下降时，应选用

A. 肾上腺素

B. 去甲肾上腺素

C. 异丙肾上腺素

D. 多巴胺

E. 阿托品

10. 为产生全身作用，去甲肾上腺素常用的给药途径是

    A. 口服   B. 肌内注射

    C. 静脉注射   D. 静脉滴注

    E. 气雾吸入

11. 可翻转肾上腺素升压效应的药物是

    A. 阿托品   B. 美托洛尔

    C. 甲氧明   D. 酚苄明

    E. 毒扁豆碱

二、共用备选答案题

(12～15题共用备选答案)

    A. 多巴胺   B. 异丙肾上腺素

    C. 沙丁胺醇   D. 吗啡

    E. 麻黄碱

12. 支气管哮喘患者禁用的药物是

13. 可使肾血管扩张，肾血流量增加，且有排钠利尿作用的药物是

14. 可用于治疗心源性哮喘的药物是

15. 可用于治疗心源性休克的药物是

第八节　肾上腺素受体阻断药

一、单选题

1. 酚妥拉明扩张血管的作用机制是

    A. 阻断 α 受体并直接扩张血管

    B. 兴奋 β 受体和扩张血管

    C. 阻断 M 胆碱受体

    D. 激动 β 受体

    E. 直接扩张血管

2. 帮助诊断嗜铬细胞瘤引起的高血压可用

    A. 肾上腺素   B. 普萘洛尔

    C. 酚妥拉明   D. 阿托品

    E. 多巴酚丁胺

3. 可翻转肾上腺素升压作用的药物不含

    A. 氯丙嗪   B. 妥拉唑林

    C. 普萘洛尔   D. 酚妥拉明

    E. 哌唑嗪

4. 下列何药可同时引起拟胆碱作用和组胺样作用

    A. 间羟胺   B. 酚妥拉明

    C. 酚苄明   D. 拉贝洛尔

    E. 吲哚洛尔

5. 下列不属于普萘洛尔不良反应的是

    A. 消化道反应

    B. 血糖升高

    C. 房室传导阻滞

    D. 支气管痉挛

    E. 疲乏、失眠

6. 下列哪组药物有可能发生竞争性阻断作用

    A. 组胺和 5 - 羟色胺

    B. 肾上腺素和普鲁卡因

    C. 毛果芸香碱和新斯的明

    D. 阿托品和麻黄碱

    E. 普萘洛尔和异丙肾上腺素

7. 普萘洛尔的临床用途不包括

    A. 高血压

    B. 心绞痛

    C. 心律失常

    D. 甲状腺功能亢进

    E. 高脂血症

8. 与普萘洛尔药动学特点不符的是

    A. 口服吸收快而完全

    B. 生物利用度高

    C. 血浆蛋白结合率高

    D. 易透过血 - 脑脊液屏障

    E. 主要在肝代谢

9. 普萘洛尔的适应证是

    A. 心功能不全

    B. 重度房室传导阻滞

    C. 心绞痛

D. 支气管哮喘

E. 窦性心动过缓

10. 普萘洛尔的作用特点为

A. 选择性地阻断 β₁ 受体

B. 无内在拟交感活性

C. 升高血中游离脂肪酸含量

D. 促进肾素释放

E. 阻断血管 β₂ 受体，使血管舒张

11. 对于普萘洛尔与硝酸甘油合用的叙述不正确的是

A. 普萘洛尔可取消硝酸甘油引起的反射性心率加快

B. 硝酸甘油可缩小普萘洛尔所扩大的心室容积

C. 协同降低心肌耗氧量

D. 心内外膜血流比例降低

E. 侧支血流量增加

12. 不能阻滞钠通道的药物是

A. 奎尼丁　　　　B. 利多卡因

C. 普罗帕酮　　　D. 普萘洛尔

E. 胺碘酮

13. 普萘洛尔不可用于

A. 心房颤动

B. 阵发性室上性心动过速

C. 房室传导阻滞

D. 嗜铬细胞瘤引起的室性心律失常

E. 运动、甲状腺功能亢进引起的心律

失常

14. 有关普萘洛尔的叙述中，哪项是错误的

A. 降低窦房结的自律性

B. 减慢房室传导

C. 缩短房室结的 APD 和 ERP

D. 阻断心脏 β 受体

E. 对交感神经兴奋所致的心动过速疗效较好

二、共用题干题

(15～16 题共用题干)

　　患者男，49 岁。晨起时自觉心前区不适，胸骨后阵发性闷痛来院就诊，心电图无异常。

15. 若考虑抗心绞痛药治疗，请问下述药物不宜选用的是

A. 硝酸异山梨酯　　B. 硝酸甘油

C. 普萘洛尔　　　　D. 硝苯地平

E. 维拉帕米

16. 入院后，休息时再次出现胸骨后闷痛，ECG 显示 ST 段抬高，应首选的抗心绞痛药是

A. 硝酸异山梨酯

B. 硝酸甘油

C. 普萘洛尔

D. 硝苯地平

E. 维拉帕米

第九节　局部麻醉药

一、单选题

1. 局部麻醉药产生局麻作用的机制是

A. 阻滞钠内流　　B. 阻滞钠外流

C. 阻滞钙内流　　D. 阻滞钾内流

E. 阻滞氯外流

2. 患者男，26 岁。在门诊手术中，用丁卡因作黏膜麻醉过程中出现眩晕、震颤、恶

心、血压下降等不良反应。该反应发生的原因是

A. 丁卡因局部刺激所致

B. 丁卡因分解产物引起的反应

C. 丁卡因被吸收进入循环

D. 选药不当，原有症状未控制

E. 患者病情加重所致

第十节　全身麻醉药

一、单选题

1. 硫喷妥钠静脉麻醉的缺点是

A. 麻醉深度不够

B. 兴奋期太长

C. 易引起缺氧

D. 易产生呼吸抑制

E. 易发生心律失常

2. 不经静脉给予的麻醉药是

A. 硫喷妥钠　　　　B. 地氟烷

C. 丙泊酚　　　　　D. 依托咪酯

E. 氯胺酮

3. 吸入性麻醉药的作用机制是

A. 作用于中枢特异性受体

B. 作用于痛觉中枢

C. 利用其脂溶性暂时改变中枢神经生物膜的性质

D. 首先抑制脑干网状结构上行激活系统

E. 选择性作用于大脑皮层

4. 下列是吸入麻醉药的血气分配系数，据此，最早在肺泡与血液间达到平衡，从而麻醉作用出现最快的是

A. 环丙烷 0.2　　　　B. 氧化亚氮 0.47

C. 氟烷 0.74　　　　D. 氯仿 3.8

E. 乙醚 15.6

5. 具有"分离麻醉"作用的新型全麻药是

A. 甲氧氟烷　　　　B. 氯胺酮

C. 麻醉乙醚　　　　D. γ-羟基丁酸

E. 硫喷妥钠

6. 下列有关硫喷妥钠作用特点的叙述中错误的是

A. 不易通过血-脑脊液屏障

B. 镇痛效果较差

C. 无诱导兴奋现象

D. 肌肉松弛作用差

E. 维持时间短

7. 当吸入气体中的吸入麻醉药浓度与组织中浓度达平衡时，组织中麻醉药浓度取决于

A. 组织血流量

B. 麻醉药的脂溶度

C. 组织中的氧分压

D. 吸入气体中麻醉药物的浓度

E. 呼吸速度

第十一节　镇静催眠药

一、单选题

1. 苯二氮䓬类取代巴比妥类的优点不包括

A. 无肝药酶诱导作用

B. 用药安全

C. 依赖性较轻

D. 生物利用度高

E. 治疗指数高，对呼吸影响小

2. 不属于苯二氮䓬类的药物是

A. 氯氮䓬　　　　B. 氟西泮

C. 奥沙西泮　　　　D. 三唑仑

E. 佐匹克隆

3. 氟马西尼是下列何药的特效解毒药

A. 肝素

B. 有机磷酸酯类农药

C. 巴比妥类

D. 吗啡及其衍生物

E. 苯二氮䓬类

4. 口服吸收最快的镇静催眠药是

A. 三唑仑　　　　B. 苯巴比妥

C. 异戊巴比妥　　　　D. 地西泮

E. 硝西泮

5. 地西泮不具有的功能是

A. 抗抑郁作用

B. 抗惊厥作用

C. 镇静、催眠、抗焦虑作用

D. 中枢性肌肉松弛作用

E. 对快动眼睡眠影响小

6. 患者女，48 岁。近期表现忧虑不安，唉声叹气，彻夜不眠，伴有心悸、出汗，诊断为焦虑症。可选用的治疗药是

A. 苯巴比妥　　　　B. 苯妥英钠

C. 氯氮平　　　　　D. 水合氯醛

E. 地西泮

7. 某患者因服过量弱酸性镇静催眠药苯巴比妥，次日清晨昏迷不醒，被送入院抢救，身体检查：T 36.7 ℃，BP 95/75 mmHg，心率 65 次/分。在此种情况时，何种考虑较适宜

A. 应立即洗胃以减少药物吸收

B. 给予 $NaHCO_3$ 以加速药物排泄

C. 给予 NH_4Cl 以加速药物排泄

D. 苯巴比妥只能在小肠吸收

E. 苯巴比妥在胃液中比血液中更多离子化

8. 患者女，34 岁。近期表现焦躁不安、忧虑重重、唉声叹气、彻夜不眠，伴有心悸、出汗等，诊断为焦虑症，可考虑首选的抗焦虑药是

A. 地西泮　　　　　B. 氯氮平

C. 地尔硫草　　　　D. 苯巴比妥

E. 水合氯醛

二、共用备选答案题

（9～11 题共用备选答案）

A. 苯巴比妥　　　　B. 地西泮

C. 司可巴比妥　　　D. 硫喷妥钠

E. 巴比妥

9. 起效最快的是

10. 对快动眼睡眠影响小，成瘾性较轻的是

11. 可用于诱导性麻醉的是

第十二节　抗癫痫药和抗惊厥药

一、单选题

1. 癫痫强直阵挛性发作（大发作）可首选

A. 扑米酮　　　　　B. 苯妥英钠

C. 丙戊酸钠　　　　D. 乙琥胺

E. 水合氯醛

2. 下列有关苯妥英钠的叙述中错误的是

A. 治疗某些心律失常有效

B. 刺激性大，不宜肌内注射

C. 能引起牙龈增生

D. 对癫痫病灶的异常放电有抑制作用

E. 治疗癫痫大发作有效

3. 下列关于癫痫治疗药物中叙述中错误的是

A. 苯妥英钠能诱导其自身的代谢

B. 癫痫强直－阵挛性发作可选用苯巴比妥

C. 丙戊酸钠对多种类型的癫痫都有效

D. 癫痫复杂部分性发作可选用丙戊酸钠

E. 硝西泮对癫痫肌阵挛性和失神发作疗

效较好

4. 卡马西平除了用于治疗癫痫外，还可用于

A. 高血压　　　　　B. 躁狂－抑郁症

C. 帕金森病　　　　D. 心绞痛

E. 失眠

5. 对癫痫多种类型发作均有效的药物是

A. 扑米酮　　　　　B. 丙戊酸钠

C. 苯妥英钠　　　　D. 乙琥胺

E. 苯巴比妥

6. 常见的抗惊厥药不包括

A. 巴比妥类　　　　B. 水合氯醛

C. 地西泮　　　　　D. 硫酸镁

E. 氯丙嗪

7. 同服氯霉素可使苯妥英的活性增强，甚至出现毒性，这是由于

A. 药酶诱导　　　　B. 药酶抑制

C. 促进吸收   D. 促进排泄

E. 影响血浆蛋白结合

8. 下列药物中对肝药酶有诱导作用的是

A. 氯霉素   B. 苯妥英钠

C. 异烟肼   D. 对氨基水杨酸

E. 保泰松

9. 某患者因癫痫大发作连续服用苯妥英钠。当日因头痛、乏力、鼻塞，自服阿司匹林 1 片。半小时后，突感头痛加重，眼球震颤，步态不稳。以上反应发生的原因是

A. 阿司匹林未达有效血药浓度

B. 阿司匹林剂量过大，引起不良反应

C. 阿司匹林增强苯妥英钠的作用和不良反应

D. 阿司匹林消除苯妥英钠的作用

E. 阿司匹林增加苯妥英钠的转化，产生毒性代谢产物

10. 患者男，16 岁。在课堂上突然发生不能控制的咀嚼动作，双手不停搓捏衣角，发作持续仅 10 余秒。过后不能记忆此事，已发生类似情况多次。初步诊断为癫痫复杂部分性发作，后经脑电图确诊。适宜的治疗药物为

A. 苯妥英钠   B. 乙琥胺

C. 卡马西平   D. 水合氯醛

E. 苯巴比妥

二、共用题干题

(11 ~ 12 题共用题干)

患者男，37 岁。因癫痫大发作服用苯巴比妥，由于药物过量，出现昏迷，呼吸微弱，送院抢救。

11. 以下抢救措施中不正确的是

A. 人工呼吸

B. 静脉滴注碳酸氢钠

C. 静脉滴注呋塞米

D. 静脉滴注氯化铵

E. 静脉滴注洛贝林

12. 上述选择的原因是该措施

A. 能增加苯巴比妥的代谢

B. 能增加苯巴比妥的排泄

C. 能抑制苯巴比妥的代谢

D. 能减少苯巴比妥的排泄

E. 能减少苯巴比妥的代谢

三、共用备选答案题

(13 ~ 15 题共用备选答案)

A. 苯巴比妥

B. 苯妥英钠

C. 丙戊酸钠

D. 乙琥胺

E. 氯丙嗪

13. 对癫痫无效，甚至可诱发癫痫的药是

14. 仅对癫痫小发作有效的药物是

15. 治疗外周神经痛有效的抗癫痫药是

第十三节　抗精神失常药

一、单选题

1. 氯丙嗪对下列病症中疗效最好的是

A. 精神分裂症   B. 抑郁症

C. 精神紧张症   D. 躁狂－抑郁症

E. 焦虑症

2. 属于吩噻嗪类抗精神病药的是

A. 氟奋乃静   B. 利培酮

C. 氟哌噻吨   D. 氟哌利多

E. 舒必利

3. 有关丙米嗪的叙述错误的是

A. 作用机制与增强脑内单胺类递质作用有关

B. 使中枢 NA 释放减少

C. 对 M 受体有阻断作用

D. 抑制多种心血管反射

E. 常用于治疗抑郁症

4. 对氯普噻吨的叙述错误的是

A. 适用于伴有焦虑性抑郁的精神分裂

B. 适用于更年期抑郁症

C. 镇静作用弱

D. 有较弱的抗抑郁作用

E. 抗精神分裂症和抗幻觉、妄想比氯丙嗪弱

5. 氟哌啶醇临床禁用于

A. 精神分裂症

B. 躁狂症

C. 更年期精神病

D. 药物引起的呕吐

E. 抑郁症

6. 治疗躁狂症的首选药物是

A. 碳酸锂　　　　B. 地西泮

C. 西米嗪　　　　D. 氯丙嗪

E. 卡马西平

7. 关于氯丙嗪的描述，不正确的是

A. 可用于治疗精神分裂症

B. 用于顽固性呃逆

C. 可用于晕动病之呕吐

D. 配合物理降温方法，用于低温麻醉

E. 是冬眠合剂的成分之一

8. 不仅对癫痫大发作和小发作治疗无效，且可能诱发癫痫的药物是

A. 苯妥英钠　　　B. 水合氯醛

C. 地西泮　　　　D. 氯丙嗪

E. 戊巴比妥

9. 氯丙嗪临床不适用于

A. 麻醉前给药　　B. 人工冬眠

C. 帕金森病　　　D. 精神分裂症

E. 镇吐

10. 对氯丙嗪不良反应的叙述错误的是

A. 中毒时血压降低

B. 可发生心动过速

C. 可发生中枢兴奋

D. 可有椎体外系反应

E. 可发生肝功能障碍

11. 以下对氯丙嗪的叙述错误的是

A. 在低温环境中使体温降低

B. 在高温环境中使体温升高

C. 抑制体温调节中枢

D. 对体温调节的影响与周围环境有关

E. 只使发热者体温降低

12. 有关氯丙嗪的药理作用错误的描述是

A. 阻断大脑多巴胺受体，产生抗精神分裂作用

B. 阻断纹状体多巴胺受体，产生锥体外系反应

C. 阻断外周 M 受体，产生口干

D. 阻断外周 α 受体，引起体位性低血压

E. 阻断中枢 M 受体，产生镇静作用

13. 氯丙嗪对锥体外系的影响是由于

A. 阻断黑质 - 纹状体通路的 DA 受体

B. 阻断中脑 - 皮质通路的 DA 受体

C. 阻断结节 - 漏斗部的 DA 受体

D. 阻断脑内 M 受体

E. 阻断大脑边缘系统的 DA 受体

14. 可防止氯丙嗪引起锥体外系反应的药物是

A. 左旋多巴　　　B. 溴隐亭

C. 苯海索　　　　D. 金刚烷胺

E. 甲基多巴

15. 患者男，45 岁。因患严重精神分裂症，用氯丙嗪治疗，两年来氯丙嗪的用量逐渐增加至 600 mg/d，才能较满意地控制症状，但近日出现肌肉震颤，动作迟缓，流涎等症状。对此患者，应选下列哪种药物纠正

A. 苯海索　　　　B. 左旋多巴

C. 金刚烷胺　　　D. 地西泮

E. 溴隐亭

二、共用题干题

(16～17 题共用题干)

患者男，24 岁。出现幻觉、妄想、言语紊乱等症状，诊断为精神分裂症，服用氯丙嗪 50 mg，tid 治疗。一日用药后突然昏倒，经检查发现血压过低。

16. 氯丙嗪的降压作用是由于
    A. 阻断 M 胆碱能受体
    B. 阻断 α 肾上腺素受体
    C. 阻断结节 - 漏斗多巴胺受体
    D. 阻断中脑 - 皮层系统多巴胺受体
    E. 阻断黑质 - 纹状体多巴胺受体

17. 最适于治疗氯丙嗪引起的低血压的药物是
    A. 多巴胺
    B. 肾上腺素
    C. 麻黄碱
    D. 去甲肾上腺素
    E. 异丙肾上腺素

三、共用备选答案题
（18～21 题共用备选答案）
    A. 催乳素分泌增加
    B. 椎体外系反应
    C. 镇吐作用
    D. 体温调节失灵
    E. 抗精神病作用

18. 氯丙嗪阻断黑质 - 纹状体通路 D_2 受体
19. 氯丙嗪阻断结节 - 漏斗部 D_2 受体
20. 氯丙嗪阻断 CTZ 的 D_2 受体
21. 氯丙嗪阻断中脑 - 边缘叶和中脑 - 皮质通路的 D_2 受体

第十四节　抗帕金森病和老年痴呆药

一、单选题

1. 金刚烷胺治疗帕金森病的作用机制主要是
    A. 在中枢转化为多巴胺
    B. 中枢 M 受体阻断作用
    C. 抑制多巴胺释放
    D. 促进多巴胺释放
    E. 增加 GABA 的作用

2. 溴隐亭治疗帕金森病的机制是
    A. 激动黑质 - 纹状体通路胆碱受体
    B. 阻断黑质 - 纹状体通路胆碱受体
    C. 激动黑质 - 纹状体通路多巴胺受体
    D. 阻断黑质 - 纹状体通路多巴胺受体
    E. 促进黑质 - 纹状体通路神经元释放多巴胺

3. 左旋多巴治疗帕金森病的机制是
    A. 提高纹状体中乙酰胆碱的含量
    B. 提高纹状体中 5 - HT 的含量
    C. 降低黑质中乙酰胆碱的含量
    D. 阻断黑质中的胆碱受体
    E. 在脑内转变为 DA，补充纹状体 DA 的不足

4. 下列药物，不用于老年性痴呆的是
    A. 他克林　　　　　B. 加兰他敏
    C. 占诺美林　　　　D. 吡硫醇
    E. 维拉帕米

5. 治疗震颤麻痹的最佳联合用药是
    A. 左旋多巴 + 卡比多巴
    B. 左旋多巴 + 卡比多巴 + 维生素 B_6
    C. 左旋多巴 + 维生素 B_6
    D. 卡比多巴 + 维生素 B_6
    E. 多巴胺 + 苯海索

6. 禁止与左旋多巴合用的药物是
    A. 维生素 B_{12}　　　B. 维生素 B_6
    C. 多巴胺　　　　　D. 苄丝肼
    E. α - 甲基多巴肼

7. 左旋多巴可以治疗肝性脑病的机制是
    A. 在肝中经脱羧转变为多巴胺
    B. 在中枢经脱羧转变为多巴胺
    C. 在中枢增加 NA 合成而起作用
    D. 在中枢直接发挥作用
    E. 改善肝功能

8. 关于左旋多巴药动学的叙述错误的是
    A. 口服经小肠迅速吸收
    B. 主要经肝脱羧成多巴胺（DA）
    C. DA 易通过血 - 脑脊液屏障
    D. 在外周脱羧可减弱疗效并增加不良

反应

E. 如合用脱羧酶抑制剂，可使左旋多巴较多进入脑内

A. 激动 M 受体，中枢胆碱能功能亢进

B. 阻断 α 受体

C. 阻断 D_2 受体，中枢胆碱能功能相对亢进

D. 原有疾病加重

E. 产生耐受性，药效不能够控制病情

二、共用题干题

(9~10 题共用题干)

患者男，62 岁。一年前因有幻听和被害妄想，医生给服用氯丙嗪。1 年后，患者出现肌张力升高的表现，肌震颤、僵直，运动困难，诊断为药物引起的帕金森综合征，请问

9. 发生上述情况的原因可能是氯丙嗪

10. 针对上述变化，合理的处理措施是用

A. 多巴胺　　　　B. 左旋多巴

C. 阿托品　　　　D. 减量，用苯海索

E. 加大氯丙嗪的剂量

第十五节　中枢兴奋药

一、单选题

1. 下列对咖啡因的叙述不正确的是

A. 小剂量作用部位在大脑皮层

B. 较大剂量可直接兴奋延髓呼吸中枢

C. 中毒剂量时可兴奋脊髓

D. 直接兴奋心脏，扩张血管

E. 收缩支气管平滑肌

2. 咖啡因兴奋中枢的主要部位是

A. 延髓　　　　　B. 脊髓

C. 丘脑　　　　　D. 大脑皮层

E. 延髓和大脑皮层

3. 咖啡因过量引起的不良反应不包括

A. 躁动不安

B. 呼吸抑制

C. 失眠

D. 呼吸加快，心动过速

E. 肌肉抽搐

4. 咖啡因与解热镇痛药合用治疗头痛，其机制主要是

A. 抑制痛觉感受器

B. 使镇痛药在体内灭活减慢

C. 抑制大脑皮层

D. 扩张外周血管，增加散热

E. 收缩脑血管

二、共用备选答案题

(5~8 题共用备选答案)

A. 吡拉西坦　　　　B. 咖啡因

C. 苯海索　　　　　D. 多奈哌齐

E. 尼可刹米

5. 阻断中枢 M 受体的药物是

6. 主要兴奋延髓呼吸中枢的药物是

7. 兴奋大脑皮层的药物是

8. 促进脑功能恢复的药物是

第十六节　镇　痛　药

一、单选题

1. 速效、短效的镇痛药是

A. 美沙酮　　　　B. 吗啡

C. 哌替啶　　　　D. 曲马多

E. 芬太尼

2. 吗啡一般不用于治疗

A. 急性锐痛

B. 心源性哮喘

C. 急慢性消耗性腹泻

D. 急性心肌梗死

E. 肺源性心脏病

3. 下列药物中可用于治疗心源性哮喘的是

A. 异丙肾上腺素　　B. 哌替啶

C. 阿托品　　D. 肾上腺素

E. 沙丁胺醇

4. 吗啡的药理作用是

A. 镇痛、镇静、镇咳

B. 镇痛、镇静、兴奋呼吸

C. 镇痛、镇静、扩瞳

D. 镇痛、欣快、止吐

E. 抑制平滑肌收缩、止泻

5. 依赖性最小的镇痛药物是

A. 芬太尼　　B. 吗啡

C. 美沙酮　　D. 喷他佐辛

E. 哌替啶

6. 哌替啶不具有的作用是

A. 恶心、呕吐　　B. 抑制呼吸

C. 欣快感　　D. 镇咳

E. 镇痛、镇静

7. 对吗啡药理作用的描述错误的是

A. 可兴奋胃肠道平滑肌

B. 可收缩外周血管平滑肌

C. 镇痛、镇静

D. 抑制呼吸

E. 提高膀胱括约肌张力

8. 下列有关可待因的说法错误的是

A. 镇痛持续的时间与吗啡相似

B. 成瘾性弱于吗啡

C. 镇痛效果不如吗啡

D. 镇静作用很强

E. 镇咳作用为吗啡的1/4

9. 吗啡中毒的主要特征是

A. 血压降低　　B. 循环衰竭

C. 瞳孔缩小　　D. 恶心、呕吐

E. 中枢兴奋

10. 临床上哌替啶应用较多的原因是

A. 成瘾性较吗啡小

B. 镇咳作用比吗啡强

C. 镇痛作用强

D. 作用持续时间长

E. 抑制呼吸作用

11. 胆绞痛镇痛应选用

A. 哌替啶 + 阿托品

B. 吗啡

C. 哌替啶

D. 可待因

E. 烯丙吗啡 + 阿托品

12. 吗啡镇痛作用是由于

A. 激动中枢阿片受体

B. 抑制中枢阿片受体

C. 抑制中枢前列腺素的合成

D. 抑制大脑边缘系统

E. 降低外周神经末梢对疼痛的感受性

13. 吗啡不具有的作用是

A. 诱发哮喘　　B. 抑制呼吸

C. 抑制咳嗽中枢　　D. 外周血管扩张

E. 引起腹泻

14. 分娩时禁用吗啡的原因是

A. 抑制去甲肾上腺素能神经元活动

B. 促进组胺释放

C. 对抗催产素作用

D. 激动蓝斑核的阿片受体

E. 激动边缘系统的阿片受体

15. 吗啡中毒死亡的主要原因是

A. 震颤　　B. 呼吸肌麻痹

C. 血压降低　　D. 嗜睡

E. 循环衰竭

16. 临床上吗啡主要用于

A. 胃肠绞痛　　B. 肾区痛

C. 急性锐痛　　D. 分娩阵痛

E. 慢性钝痛

17. 吗啡在临床不适用于

A. 大面积烧伤引起的剧痛

B. 癌症引起的剧痛

C. 神经压迫引起的剧痛

D. 严重创伤引起的剧痛

E. 血压正常者心肌梗死引起的剧痛

18. 患者男，63 岁。肺癌骨转移，今日因疼痛加重而影响夜间休息。可首选的止痛药物是

A. 布洛芬片 　　　 B. 阿司匹林片

C. 吗啡缓释片 　　 D. 哌替啶注射剂

E. 芬太尼贴剂

二、共用题干题

（19～21 题共用题干）

患者男，58 岁。体检时 B 超显示肝部有肿块，血化验发现癌胚抗原升高，诊断为肝癌早期，后出现右肋胁部偶发间歇性钝痛。

19. 关于疼痛的处理措施，正确的是

A. 尽早使用吗啡、哌替啶、美沙酮等镇痛药物

B. 不需用药

C. 选用苯妥英钠、卡马西平

D. 可选用阿司匹林、吲哚美辛、对乙酰氨基酚等药物

E. 使用氯丙嗪、氯氮平、氟哌啶醇

20. 随着时间推移，疼痛逐渐加重，持续时间延长，原用药物不能很好地缓解疼痛，最好选用

A. 哌替啶 　　　　 B. 可待因

C. 苯妥英钠 　　　 D. 布洛芬

E. 氯丙嗪

21. 患者肝区疼痛加重，发作时剧烈难忍，大汗淋漓，伴有消瘦、乏力以及不明原因的发热、腹水、黄疸，提示病情已到肝癌晚期，可以选用的镇痛药物是

A. 哌替啶 　　　　 B. 可待因

C. 苯妥英钠 　　　 D. 布洛芬

E. 氯丙嗪

（22～23 题共用题干）

患者男，58 岁。因胸骨后剧痛 2 小时就诊。2 小时前生气后突感胸骨后疼痛，并向左臂放射，伴大汗，休息或含硝酸甘油不能缓解，无心悸、气短。诊断为冠心病、急性心肌梗死。

22. 解除疼痛可用的药物是

A. 阿托品 　　　　 B. 布洛芬

C. 吗啡 　　　　　 D. 哌替啶

E. 普鲁卡因

23. 溶栓可用的药物是

A. 肝素 　　　　　 B. 华法林

C. 双嘧达莫 　　　 D. 尿激酶

E. 右旋糖酐

第十七节　解热镇痛抗炎药与抗痛风药

一、单选题

1. 大剂量阿司匹林可用于治疗

A. 预防心肌梗死

B. 预防脑血栓形成

C. 手术后的血栓形成

D. 风湿性关节炎

E. 肺栓塞

2. 对乙酰氨基酚不可用于

A. 抗风湿 　　　　 B. 发热

C. 关节痛 　　　　 D. 头痛

E. 肌肉痛

3. 以下属于甾体类抗炎药物的是

A. 吲哚美辛 　　　 B. 泼尼松

C. 阿司匹林 　　　 D. 布洛芬

E. 保泰松

4. 治疗非甾体抗炎药引起的慢性胃出血宜用

A. 碳酸氢钠 　　　 B. 米索前列醇

C. 替仑西平 　　　 D. 西咪替丁

E. 丙谷胺

5. 患者男，31 岁。在溃疡病住院治疗期间患感冒发热，对该患者宜用以下哪种药物退热

A. 保泰松   B. 萘普生

C. 吲哚美辛   D. 尼美舒利

E. 舒林酸

6. 患者男，42 岁。有胃溃疡病史。近日发现手指关节肿胀、疼痛，早晨起床后感到指关节明显僵硬，活动后减轻，经化验后确诊为类风湿关节炎，应选用哪种药物治疗

A. 阿司匹林   B. 对乙酰氨基酚

C. 布洛芬   D. 吲哚美辛

E. 吡罗昔康

7. 患者女，32 岁。因气候突变，感到头痛，鼻塞，体温 37.2 ℃，自认为感冒，便服阿司匹林 1 片，30 分钟后突感不适，呼吸困难，大汗。产生这些症状的原因是

A. 阿司匹林过量

B. 冷空气对呼吸道的刺激

C. 阿司匹林增加 TXA_2 生成

D. 阿司匹林抑制 PGI_2 的合成

E. 阿司匹林抑制 PGs 合成，使白三烯增多

8. 患儿女，12 岁。三周前患急性扁桃体炎。突然出现窦性心动过速，心搏微弱，心尖区有收缩期吹风样杂音，实验室检查有链球菌感染，确诊为急性风湿热，除用青霉素控制链球菌感染外，应选哪种药治疗

A. 阿司匹林   B. 布洛芬

C. 对乙酰氨基酚   D. 保泰松

E. 吲哚美辛

二、共用题干题

(9～10 题共用题干)

患者男，38 岁。晨起时手足关节僵硬，对称性关节肿胀，关节附近皮下出现结节月余，实验室检查确诊类风湿关节炎。拟用非甾体抗炎药和免疫调节药治疗。

9. 为抗炎，下列药物中不可选用的是

A. 吡罗昔康   B. 阿司匹林

C. 吲哚美辛   D. 对乙酰氨基酚

E. 保泰松

10. 该药较明显的特点是

A. 解热镇痛作用强

B. 抗炎作用强

C. 有较明显的镇静作用

D. 口服生物利用度低

E. 对中枢和外周 PGs 合成抑制均强

(11～12 题共用题干)

患者男，28 岁。因受凉感冒，周身无力，体温 38.9 ℃。

11. 对该患者宜选下列哪种药物治疗

A. 阿司匹林   B. 塞来昔布

C. 吲哚美辛   D. 氯苯那敏

E. 布洛芬

12. 以下不良反应中与该药无关的是

A. 胃肠道反应   B. 凝血障碍

C. 水杨酸反应   D. 过敏反应

E. 肾功能损伤

三、共用备选答案题

(13～14 题共用备选答案)

A. 吲哚美辛   B. 对乙酰氨基酚

C. 美洛昔康   D. 阿司匹林

E. 舒林酸

13. 对 COX-2 选择性高

14. 儿童因病毒感染出现发热、头痛选用

(15～19 题共用备选答案)

A. 对乙酰氨基酚

B. 吲哚美辛栓剂

C. 非那西丁

D. 美洛昔康

E. 罗非昔布

15. 对于伤寒、晚期癌症等长期高热患者可考虑选用的解热镇痛药物为

16. 对于妊娠期妇女可考虑选用的解热镇痛药物为

17. 不具有抗炎、抗风湿作用的解热镇痛药物为

18. 可损害肾，严重者可引起肾乳头坏死，已趋于淘汰的解热镇痛抗炎药物为

19. 由于出现严重的心血管事件而宣布撤市的解热镇痛抗炎药物为

第十八节 抗心律失常药

一、单选题

1. 下列关于利多卡因的描述不正确的是

A. 轻度阻滞钠通道

B. 缩短浦肯野纤维及心室肌的 APD 和 ERP,且缩短 APD 更为显著

C. 口服首关效应明显

D. 主要在肝脏代谢

E. 适用于室上性心律失常

2. 下列有关奎尼丁叙述不正确的是

A. 抑制 Na^+ 内流和 K^+ 外流

B. 具有抗胆碱和 α 受体阻断作用

C. 可用于强心苷中毒

D. 可用于治疗房扑和房颤

E. 常见胃肠道反应及心脏毒性

3. 对反复发作的顽固性心律失常宜选用

A. 奎尼丁   B. 普萘洛尔

C. 苯妥英钠   D. 洋地黄

E. 胺碘酮

4. 胺碘酮可引起的不良反应不包括

A. 金鸡纳反应

B. 甲状腺功能亢进症

C. 甲状腺功能减退症

D. 角膜微粒沉着

E. 间质性肺炎

5. 有关抗心律失常药的不良反应,下列哪项是错误的

A. 奎尼丁可引起严重的室性心律失常

B. 普鲁卡因胺常引起消化道反应

C. 普罗帕酮可致尿潴留并抑制心肌收缩力

D. 利多卡因可引起中枢神经系统反应

E. 胺碘酮可引起甲状腺功能的改变

6. 对于胺碘酮的描述,不正确的是

A. 是广谱抗心律失常药

B. 选择性延长 APD

C. 能阻断钠通道

D. 能阻断钾通道

E. 对钙通道无影响

7. 奎尼丁可用于治疗

A. 心肌缺血

B. 动脉粥样硬化

C. 心脏骤停

D. 室上性心律失常

E. 室性心律失常

8. 治疗强心苷中毒引起的快速型心律失常,宜选择的药物是

A. 维拉帕米   B. 胺碘酮

C. 氟卡尼   D. 苯妥英钠

E. 奎尼丁

9. 以下哪种作用与抗心律失常药的作用机制无关

A. 降低自律性   B. 减少后除极

C. 改变传导性   D. 延长有效不应期

E. 促进折返激动形成

10. 抗心律失常药分类中不包括

A. α 肾上腺素能受体阻断药

B. 钠离子通道阻滞药

C. β 肾上腺素能受体阻断药

D. 延长动作电位时程药

E. 钙离子通道阻滞药

11. 不符合普鲁卡因胺药理作用的叙述是

A. 降低浦肯野纤维自律性

B. 减慢传导速度

C. 延长 APD、ERP

D. 阻断 α 受体

E. 可用于室性心律失常

12. 普鲁卡因胺的不良反应不包括

A. 胃肠道反应   B. 皮疹、药热

C. 粒细胞减少   D. 心动过速

E. 红斑狼疮样综合征

13. 治疗急性心肌梗死及强心苷引起的室性

心律失常宜选用

  A. 普萘洛尔   B. 维拉帕米

  C. 苯妥英钠   D. 利多卡因

  E. 胺碘酮

14. 奎尼丁的作用不包括

  A. 阻滞钠通道，降低自律性并减慢传导

  B. 阻断 α 受体

  C. 对钾通道有一定抑制作用

  D. 对钙通道有一定抑制作用

  E. 拟胆碱作用

15. 奎尼丁的基本作用是

  A. 与钙通道蛋白结合而阻滞通道

  B. 与钠通道蛋白结合而阻滞通道

  C. 与钾通道蛋白结合而阻滞通道

  D. 阻断 β 肾上腺素受体

  E. 阻断 α 肾上腺素受体

16. 奎尼丁的不良反应不包括

  A. 胃肠道反应   B. 心律失常

  C. 金鸡纳反应   D. 血压升高

  E. 血栓栓塞

17. 对房室结折返导致的阵发性室上性心动过速疗效较好的是

  A. 维拉帕米   B. 利多卡因

  C. 苯妥英钠   D. 奎尼丁

  E. 普萘洛尔

18. 对窦性心动过速疗效较好的药物是

  A. 普罗帕酮   B. 奎尼丁

  C. 普萘洛尔   D. 普鲁卡因胺

  E. 苯妥英钠

19. 患者男，42 岁。因心慌、胸闷 5 天入院，心电图显示频发性室性期前收缩，宜选用哪种抗心律失常药

  A. 胺碘酮   B. 索他洛尔

  C. 美西律   D. 奎尼丁

  E. 普罗帕酮

20. 患者女，54 岁。有甲状腺功能亢进的病史，近日因过劳和精神受刺激，而出现

失眠，心慌，胸闷。体检见心率 160 次/分，心电有明显的心肌缺血改变，窦性心律不齐。此时最好选用

  A. 胺碘酮   B. 奎尼丁

  C. 普鲁卡因胺   D. 普萘洛尔

  E. 利多卡因

21. 患者男，57 岁。因心房颤动服用奎尼丁，病情得到控制。连用数日后出现严重恶心、呕吐，遂换用胺碘酮，并按说明书用药，但心房颤动未得控制，原因可能是

  A. 所换药物选择不当

  B. 胺碘酮剂量不足

  C. 胺碘酮口服不吸收

  D. 胺碘酮尚未达到有效血药浓度

  E. 胺碘酮血药浓度过高，引起毒性反应

22. 患者男，56 岁。因心慌、眼花就诊，诊断为室性心动过速。化验室检查显示肾功能不良。可选择的治疗药物为

  A. 胺碘酮   B. 奎尼丁

  C. 阿托品   D. 维拉帕米

  E. 洋地黄

二、共用备选答案题

（23 ~ 25 题共用备选答案）

  A. 普鲁卡因胺   B. 苯妥英钠

  C. 利多卡因   D. 维拉帕米

  E. 胺碘酮

23. 属于 I 类抗心律失常药且具有抗癫痫作用药是

24. 急性心肌梗死引起的室性心律失常首选药是

25. 阵发性室上性心律失常首选药是

（26 ~ 27 题共用备选答案）

  A. 奎尼丁   B. 利多卡因

  C. 普萘洛尔   D. 维拉帕米

  E. 阿托品

26. 窦性心动过缓宜选用

27. 窦性心动过速宜选用

第十九节 抗慢性心功能不全药

一、单选题

1. 血管扩张药治疗心力衰竭的主要药理学依据是
   A. 减少心肌耗氧
   B. 降低心排出量
   C. 降低心脏前后负荷
   D. 扩张冠脉，增加心肌供氧
   E. 降低血压，发射性兴奋交感神经

2. 地高辛的作用机制是抑制
   A. 磷酸二酯酶
   B. 鸟苷酸环化酶
   C. 腺苷酸环化酶
   D. Na^+，K^+ – ATP 酶
   E. 血管紧张素 I 转化酶

3. 下列药物能对抗强心苷中毒引起心动过缓的是
   A. 奎尼丁   B. 胺碘酮
   C. 利多卡因   D. 阿托品
   E. 苯妥英钠

4. 关于强心苷对心电图的影响不包括
   A. T 波减小、压低甚至倒置
   B. ST 段降低呈鱼钩状
   C. P – R 间期延长
   D. Q – T 间期延长
   E. P – P 间期延长

5. 强心苷抗慢性心功能不全的主要作用是
   A. 正性肌力作用
   B. 增加自律性
   C. 负性频率作用
   D. 缩短心房不应期
   E. 加强心房与心室肌传导

6. 可用于治疗慢性心功能不全的药物是
   A. 阿托品   B. 毛花苷 C
   C. 普罗帕酮   D. 尼群地平
   E. 异丙肾上腺素

7. 强心苷中毒出现哪种情况不宜给予氯化钾
   A. 室性期前收缩
   B. 房室传导阻滞
   C. 室性心动过速
   D. 二联律
   E. 室上性心动过速

8. 强心苷不能用于
   A. 阵发性室上性心动过速
   B. 心房颤动
   C. 心房扑动
   D. 室性心动过速
   E. 慢性心功能不全

9. 对血管影响小，但可用于慢性心功能不全的药是
   A. 洋地黄毒苷   B. 卡维地洛
   C. 氢氯噻嗪   D. 依那普利
   E. 氨力农

10. 强心苷产生正性肌力作用的原理是
   A. 兴奋心肌 β 受体
   B. 兴奋心肌 α 受体
   C. 直接兴奋心脏上的交感神经
   D. 反射性兴奋交感神经
   E. 作用于心肌细胞 Na^+，K^+ – ATP 酶

11. 强心苷中毒最常见的早期症状是
   A. ECG 出现 Q – T 间期缩短
   B. 头痛
   C. 胃肠道反应
   D. 房室传导阻滞
   E. 低血钾

12. 下列哪种强心苷口服吸收率最高
   A. 洋地黄毒苷   B. 毒毛花苷 K
   C. 地高辛   D. 毛花苷 C
   E. 铃兰毒苷

13. 下列有关强心苷心肌电生理特性的说法错误的是

A. 治疗量强心苷对心脏不同部位的作用不同

B. 使窦房结自律性下降

C. 使浦肯野纤维自律性升高

D. 加快房室结的传导性

E. 缩短心房和浦肯野纤维的有效不应期

14. 关于强心苷药理作用，下述哪种说法是错误的

A. 使正常人血管阻力升高

B. 使心力衰竭患者血管外周阻力下降

C. 通过正性肌力作用使心输出量增加

D. 抑制肾小管细胞 Na^+，$K^+ - ATP$ 酶

E. 增加肾小管对 Na^+ 的再吸收

15. 强心苷产生正性肌力作用的原理是升高胞浆内下列哪种离子的浓度

A. Na^+　　　　　　B. K^+

C. Cl^-　　　　　　D. Ca^{2+}

E. Mg^{2+}

16. 下述哪种因素不易诱发强心苷中毒

A. 低血钾　　　　　B. 低血镁

C. 高血钙　　　　　D. 心肌缺氧

E. 低血钠

17. 强心苷降低衰竭心脏的耗氧量，与下述哪种因素无关

A. 心室容积减小

B. 室壁张力下降

C. 减慢心脏频率

D. 心肌收缩性加强

E. 降低交感神经活性，降低外周阻力

18. 强心苷治疗心力衰竭的主要适应证是

A. 高度二尖瓣狭窄诱发的心力衰竭

B. 由瓣膜病、高血压、先天性心脏病引起的心力衰竭

C. 肺源性心脏病引起的心力衰竭

D. 严重贫血诱发的心力衰竭

E. 甲状腺功能亢进诱发的心力衰竭

19. 血浆半衰期最长的强心苷是

A. 地高辛　　　　　B. 毒毛花苷 K

C. 洋地黄毒苷　　　　D. 毛花苷 C

E. 去乙酰毛花苷 C

20. 强心苷的药理作用不包括

A. 正性肌力作用

B. 负性频率作用

C. 降低心肌氧耗量

D. 降低窦房结自律性

E. 加速房室结传导

二、共用题干题

(21～22 题共用题干)

患者男，64 岁。患慢性支气管炎 12 年，经常自觉胸闷、气短，来医院诊为慢性心功能不全。

21. 考虑给予抗心功能不全治疗，下列强心苷在静脉给药时起效最快的是

A. 地高辛

B. 洋地黄毒苷

C. 铃兰毒苷

D. 去乙酰毛花苷 C

E. 毒毛花苷 K

22. 强心苷最主要、最危险的毒性反应是

A. 过敏反应

B. 胃肠道反应

C. 中枢神经系统反应

D. 心脏毒性

E. 血液系统毒性

(23～24 题共用题干)

患者女，63 岁。患充血性心力衰竭约 20 年。一年多来服用洋地黄，半年前加服氢氯噻嗪。近 1 周出现眩晕、乏力、恶心、呕吐、黄视、心悸等，心电图显示室性期前收缩。

23. 该患者出现上述反应的原因为

A. 原有疾病加重

B. 服用药物剂量不够

C. 并发其他疾病

D. 氢氯噻嗪中毒

E. 洋地黄中毒

24. 对上述反应的处理除停药外，还应给予

A. 奎尼丁 　　　 B. 普萘洛尔 　　　 E. 西沙必利
C. 钾盐 　　　 D. 硝苯地平

第二十节　抗心绞痛及调血脂药

一、单选题

1. 硝苯地平不用于治疗
A. 高血压危象
B. 稳定型心绞痛
C. 变异型心绞痛
D. 伴有哮喘的心绞痛
E. 高胆固醇血症

2. 下列不属于硝酸甘油不良反应的是
A. 心率加快　　　B. 面颈部潮红
C. 直立性低血压　　D. 升高眼内压
E. 支气管哮喘

3. 关于烟酸的叙述错误的是
A. 大剂量能使 VLDL 下降
B. 大剂量能使 TG 下降
C. 大剂量能使 LDL – C 下降
D. 大剂量能使 HDL – C 下降
E. 与考来烯胺合用，降 LDL – C 作用加强

4. 对于高胆固醇血症造成高心肌梗死危险的患者，应选用的药物是
A. 氯贝丁酯　　　B. 烟酸
C. 普罗布考　　　D. 洛伐他汀
E. 考来烯胺

5. 可阻断食物中胆固醇吸收的药物是
A. 烟酸　　　　　B. 考来烯胺
C. 普罗布考　　　D. 硫酸软骨素
E. 洛伐他汀

6. 不属于调血脂的药物是
A. 烟酸　　　　　B. 考来烯胺
C. 洛伐他汀　　　D. 普罗帕酮
E. 吉非贝齐

7. 主要降低血浆 LDL – C 和 TC 的调血脂药是
A. 吉非贝齐　　　B. 辛伐他汀

C. 苯扎贝特　　　D. 烟酸
E. 氯贝丁酯

8. 考来烯胺调血脂作用的机制是
A. 抑制胆固醇合成
B. 在肠道与胆汁酸结合而抑制后者重吸收
C. 促进 LDL – C 代谢消除
D. 抑制三酰甘油合成
E. 促进高密度胆固醇合成

9. 抗动脉粥样硬化药不包括
A. 消胆胺　　　　B. 不饱和脂肪酸
C. 烟酸　　　　　D. 钙通道阻滞药
E. 氯贝丁酯

10. 他汀类药物不用于
A. 调血脂
B. 肾病综合征
C. 血管成形术后再狭窄
D. 预防心脑血管急性事件
E. 脂肪肝

11. 洛伐他汀的严重不良反应为
A. 消化道反应　　B. 兴奋不安
C. 骨骼肌坏死　　D. 肾功能减退
E. 血小板减少

12. 主要作用基础为抑制 HMG – CoA 还原酶活性的药物是
A. 考来烯胺　　　B. 烟酸
C. 吉非贝齐　　　D. 普伐他汀
E. 普罗布考

13. 与考来烯胺药理作用不符的叙述是
A. 明显降低血浆 TC
B. 明显降低血浆 LDL – C
C. 明显降低血浆 TG
D. 在肠道与胆汁酸结合而抑制后者重吸收

E. 在消化道不被吸收

14. 他汀类药物调脂作用最强的是
   A. 降 LDL – C 和 TC
   B. 降 TC 和 TG
   C. 降 TG 和 HDL – C
   D. 降 HDL – C 和 HDL – C
   E. 降胆汁酸

15. 关于吉非贝齐的叙述错误的是
   A. 能降低患者血清 VLDL 水平
   B. 能降低患者血清三酰甘油水平
   C. 激活脂蛋白酯酶
   D. 有增加胆结石的可能
   E. 可引起皮肤潮红

16. 患者女，51 岁。糖尿病史 2 年，伴有高三酰甘油血症，宜选用
   A. 苯扎贝特   B. 阿伐他汀
   C. 氟伐他汀   D. 普伐他汀
   E. 藻酸双酯钠

17. 患者男，50 岁。体检发现患 Ⅱa 型高脂血症，以 LDL 升高为主，下列调血脂药宜首选
   A. 烟酸   B. 考来替泊
   C. 洛伐他汀   D. 吉非贝齐
   E. 普罗布考

二、共用题干题

（18 ~ 19 题共用题干）

患者男，57 岁。近日夜间出现阵发性胸部闷胀，伴出汗，每次持续数分钟，白天多不发作。约 1 小时前在熟睡中再发胸部胀痛及压抑感，症状持续前来就诊。心电图检查显示心前区导联 ST 段抬高。诊断为变异型心绞痛。

18. 治疗药物应选
   A. 硝酸甘油   B. 普萘洛尔
   C. 维拉帕米   D. 硝苯地平
   E. 地尔硫䓬

19. 选该药物的依据为
   A. 对外周血管舒张作用明显

B. 对脑血管舒张作用明显
   C. 对冠状血管舒张作用明显
   D. 对心肌收缩作用抑制明显
   E. 对心肌传导作用抑制明显

（20 ~ 22 题共用题干）

患者男，54 岁。患动脉粥样硬化 2 年，血液生化检查显示：LDL – C 及 TC 均高于正常水平。

20. 该患者宜选用的调血脂药为
   A. 氯贝丁酯   B. 吉非贝齐
   C. 普伐他汀   D. 烟酸
   E. 阿昔莫司

21. 所选上述药物的作用机制为
   A. 抑制氨基转移酶
   B. 抑制 HMG – CoA 还原酶
   C. 抑制脂肪酶
   D. 抑制乙酰化酶
   E. 抑制脱羧酶

22. 所选药物的严重不良反应是
   A. 恶心、呕吐   B. 剧烈头痛
   C. 肌溶解   D. 肾损伤
   E. 骨髓抑制

（23 ~ 24 题共用题干）

现有血脂调节药对脂质和脂蛋白的调节各有一定的侧重，其作用机制是干扰脂质代谢过程中某一个或某几个环节。

23. HMG – CoA 还原酶抑制剂类调节血脂药的严重副作用是
   A. 腹泻   B. 肌病
   C. 胃痛   D. 腹痛
   E. 皮疹

24. 以下有关血脂调节药的合理应用的叙述中，不正确的是
   A. 提倡单一用药，避免不良反应
   B. 提倡联合用药，调脂功效互补
   C. 定期检查血脂或肝功能等安全指标
   D. 根据疗效调整用药的剂量或更换品种
   E. 使用 HMG – CoA 还原酶抑制剂宜慎重

三、共用备选答案题

(25～26题共用备选答案)

　A. 普萘洛尔　　　B. 硝酸甘油

　C. 维拉帕米　　　D. 地尔硫䓬

　E. 阿托品

24. 伴有心动过速的心绞痛患者不宜选用

25. 伴有充血性心力衰竭的心绞痛患者宜选用

第二十一节　抗高血压药

一、单选题

1. 血管紧张素转化酶抑制药（ACEI）的降压作用不包括

A. 抑制缓激肽的水解

B. 使 PGI_2 增加

C. 阻断 AT_1 受体

D. 抑制循环和局部组织中 RAAS

E. 促进 NO 释放

2. 下列抗高血压药物中易引起踝部水肿的是

A. 卡托普利　　　B. 粉防己碱

C. 丙吡胺　　　　D. 硝苯地平

E. 普萘洛尔

3. 与普萘洛尔降压作用无关的是

A. 减少心排出量

B. 抑制肾素分泌

C. 阻断血管紧张素Ⅱ受体

D. 降低外周交感神经活性

E. 中枢作用

4. 卡托普利的降压特点不包括

A. 降低外周血管阻力

B. 预防和逆转血管平滑肌增殖

C. 促进尿酸排泄，减少 NA 释放

D. 预防和逆转左心室肥厚

E. 对脂质代谢无明显影响

5. 关于血管紧张素转化酶抑制剂治疗高血压的特点，下列哪种说法是错误的

A. 用于各型高血压，不伴有反射性心率加快

B. 防止和逆转血管壁增厚和心肌肥厚

C. 降低糖尿病、肾病等患者肾小球损伤的可能性

D. 降低血钾

E. 久用不易引起脂质代谢障碍

6. 可乐定的降压作用机制

A. 与激动中枢的 α_2 受体有关

B. 与激动中枢的 α_1 受体有关

C. 与阻断中枢的 α_2 受体有关

D. 与阻断中枢的 α_1 受体有关

E. 与阻断外周的 α_1 受体有关

7. 伴有冠心病的高血压患者不宜用

A. 普萘洛尔　　　B. 硝普钠

C. 硝苯地平　　　D. 肼屈嗪

E. 哌唑嗪

8. 卡托普利的主要降压机制是

A. 抑制血管紧张素转化酶

B. 促进前列腺素 E_2 的合成

C. 抑制缓激肽的水解

D. 抑制醛固酮的释放

E. 抑制内源性阿片肽的水解

9. 血管紧张素Ⅰ转化酶抑制剂不具有

A. 血管扩张作用

B. 增加尿量

C. 逆转慢性心功能不全的心肌肥厚

D. 降低慢性心功能不全病人的死亡率

E. 止咳作用

10. 血管紧张素转化酶抑制剂的不良反应不包括

A. 低血钾

B. 血管神经性水肿

C. 皮疹、药物热等过敏反应

D. 咳嗽

E. 味觉异常

11. 钙通道阻滞药的作用机制是

A. 与 Ca^{2+} 结合，拮抗 Ca^{2+} 作用

B. 促进 Ca^{2+} 进入细胞

C. 阻断细胞膜钙通道，降低 Ca^{2+} 内流

D. 促进 Ca^{2+} 转运至细胞外

E. 稳定细胞膜

12. 下列降压药中对血浆肾素水平影响小的是

A. 哌唑嗪　　　　　B. 肼屈嗪

C. 普萘洛尔　　　　D. 氢氯噻嗪

E. 卡托普利

13. 能升高血糖的降压药是

A. 肼屈嗪　　　　　B. 拉贝洛尔

C. 哌唑嗪　　　　　D. 甲基多巴

E. 二氮嗪

14. 降压药物中能引起"首剂现象"的是

A. 普萘洛尔　　　　B. 哌唑嗪

C. 肼屈嗪　　　　　D. 卡托普利

E. 可乐定

15. 对可乐定的描述中错误的是

A. 为中枢性降压药

B. 有 α_2 受体阻断作用

C. 可减少交感神经末梢递质释放

D. 静脉注射可引起血压短暂升高

E. 有抗胆碱作用

16. 伴有溃疡病的高血压患者不宜用

A. 硝苯地平　　　　B. 氢氯噻嗪

C. 可乐定　　　　　D. 卡托普利

E. 利血平

17. 不属于新型抗高血压药物的是

A. 米诺地尔　　　　B. 沙克太宁

C. 莫索尼定　　　　D. 瑞米吉仑

E. 酮色林

18. 下列不属于普萘洛尔的降压机制的是

A. 阻断心脏的 β_1 受体

B. 阻断突触前膜的 β_2 受体

C. 阻断血管的 β_2 受体

D. 阻断肾的 β_1 受体

E. 阻断中枢的 β 受体

19. 普萘洛尔与血管扩张剂合用治疗高血压

的益处不含

A. 对抗血管扩张剂所致的反射性兴奋交

感神经作用

B. 阻断肾 β 受体，减少肾素分泌

C. 阻断心脏 β 受体，心率不增加

D. 使血管扩张作用增强

E. 减轻红斑狼疮样综合征

20. 普萘洛尔的作用不包括

A. 非选择性阻断 β 受体

B. 膜稳定作用

C. 内在拟交感活性

D. 抑制肾素释放

E. 易透过血 – 脑屏障

21. 关于卡托普利的叙述错误的是

A. 能降低外周血管阻力

B. 可用于治疗心力衰竭

C. 与利尿药合用可加强其作用

D. 可增加体内醛固酮水平

E. 双侧肾动脉狭窄的患者忌用

22. 高血压伴痛风者不宜用

A. 氯沙坦　　　　　B. 依那普利

C. 硝苯地平　　　　D. 氢氯噻嗪

E. 哌唑嗪

23. 为避免哌唑嗪"首剂现象"，可采取的措

施为

A. 空腹服用

B. 低钠饮食

C. 小剂量睡前服用

D. 舌下含服

E. 首剂加倍

24. 长期用利尿剂降压的不良反应不包括

A. 电解质紊乱

B. 增加血中总胆固醇、三酰甘油

C. 增加血中高密度脂蛋白胆固醇

D. 增加尿酸和血浆肾素活性

E. 降低糖耐量

25. 关于普萘洛尔的叙述，错误的是

A. 口服生物利用度高

B. 无明显耐受性

C. 对 β_1 与 β_2 受体有相同亲和力

D. 无内在活性

E. 长期应用不引起水钠潴留

26. 使用利尿药的后期降压机制是

    A. 排 Na^+ 利尿，降低血容量

    B. 降低血浆肾素活性

    C. 增高血浆肾素活性

    D. 抑制醛固酮分泌

    E. 减少血管平滑肌细胞内 Na^+

27. 某高血压患者合并糖尿病肾病，为该患者降压，宜选用

    A. 哌唑嗪   B. 普萘洛尔

    C. 卡托普利   D. 氨氯地平

    E. 氢氯噻嗪

28. 患者男，39 岁。患高血压、糖尿病。针对该患者，降血压宜选用的药物为

    A. 氢氯噻嗪   B. 利血平

    C. 依那普利   D. 可乐定

    E. 普萘洛尔

29. 患者男，54 岁。患高血压、冠心病 3 年余，近 2 周频发心前区闷痛，伴头痛，测血压为 145/100 mmHg，发作时心电图 ST 段抬高。宜选用的治疗药物为

    A. 地高辛   B. 利血平

    C. 硝酸甘油   D. 硝苯地平

    E. 吲哚洛尔

30. 患者男，59 岁。约有 10 年高血压病史，经强心、利尿治疗好转，但近日病情加重，出现心慌、气短，下肢水肿加重。诊断为原发性高血压，慢性心功能不全，心肌肥大，最好加用哪种药物继续治疗

    A. 卡托普利   B. 硝苯地平

    C. 肼屈嗪   D. 哌唑嗪

    E. 氨茶碱

31. 患者男，51 岁。间断头晕、头痛近 1 年。劳累或生气后明显，经休息可减轻，无恶心、呕吐。就诊检查，T 36.4 ℃，心

率 80 次/分，BP 150/100 mmHg。应选治疗药物为

    A. 阿司匹林

    B. 地西泮

    C. 硝酸异山梨酯

    D. 卡托普利

    E. 阿托品

二、共用题干题

（32～33 题共用题干）

    患者女，67 岁。因头痛、憋气、咳嗽入院治疗。查体：T 36.5 ℃，BP 150/105 mmHg，心率 62 次/分。

32. 在此种情况时，宜选用的治疗药物组是

    A. 氢氯噻嗪 + 肾上腺素

    B. 普萘洛尔 + 异丙肾上腺素

    C. 硝苯地平 + 沙丁胺醇

    D. 维拉帕米 + 肾上腺素

    E. 普萘洛尔 + 沙丁胺醇

33. 所选药物各自属于

    A. 钙通道阻滞药和 β_2 受体激动药

    B. 钙通道阻滞药和 β_2 受体阻断药

    C. 钙通道阻滞药和 β_1 受体激动药

    D. 钠通道阻滞药和 β_2 受体激动药

    E. 利尿药和 β 受体阻断药

（34～35 题共用题干）

    患者男，62 岁。半年前确诊糖尿病。近期头晕、目眩就医。检查：BP 175/100 mmHg，心率 65 次/分，血糖偏高，尿蛋白（+），血肌酐正常。

34. 为降低血压应选用

    A. 利尿药

    B. ACEI 类药物

    C. 钙通道阻滞药

    D. α 受体阻断药

    E. β 受体阻断药

35. 选该类药物的依据为

    A. 降压作用确切

    B. 对糖代谢有影响

    C. 可降低尿蛋白，对肾有保护作用

D. 对肝功能无影响

E. 对支气管无影响

三、共用备选答案题

（36～39题共用备选答案）

  A. 拉贝洛尔   B. 普萘洛尔

  C. 阿替洛尔   D. 酚妥拉明

  E. 哌唑嗪

36. 能阻断 β_1、β_2 和 α_1 受体的药物是

37. 能选择性阻断突触后膜 α_1 受体的药物是

38. 能阻断 α_1 和 α_2 受体的药物是

39. 能阻断 β_1 和 β_2 受体的药物是

（40～42题共用备选答案）

  A. 地高辛   B. 卡托普利

  C. 哌唑嗪   D. 氨氯地平

  E. 美托洛尔

40. 常在用药 1 周后出现刺激性干咳的药物是

41. 少数病人首次用药出现首剂效应的药物是

42. 严重心动过缓、支气管哮喘者禁用的药物是

（43～45题共用备选答案）

  A. 阻止 DA 和 NA 进入囊泡，使囊泡中递质耗竭

  B. 在脑内转化成甲基 NA，激动中枢的 α_2 受体

  C. 兴奋中枢的 α_2 受体和咪唑啉受体

  D. 对交感神经末梢有膜稳定作用，阻止 NA 的释放

  E. 激动交感神经末梢 α_2 受体，阻止 NA 释放

43. 可乐定的降压机制是

44. 甲基多巴的降压机制是

45. 胍乙啶的降压机制是

第二十二节　利尿药和脱水药

一、单选题

1. 急性肾衰竭时，可与利尿剂合用来增加尿量的是

  A. 多巴胺   B. 麻黄碱

  C. 去甲肾上腺素 D. 异丙肾上腺素

  E. 肾上腺素

2. 下列属于高效能利尿药是

  A. 氢氯噻嗪   B. 呋塞米

  C. 螺内酯   D. 阿米洛利

  E. 氨苯蝶啶

3. 易致耳毒性的利尿药是

  A. 氢氯噻嗪   B. 呋塞米

  C. 螺内酯   D. 乙酰唑胺

  E. 氨苯蝶啶

4. 常用的脱水药为

  A. 呋塞米   B. 氢氯噻嗪

  C. 高渗葡萄糖   D. 甘露醇

  E. 螺内酯

5. 使用氢氯噻嗪时加用螺内酯的主要目的是

  A. 增强利尿作用

  B. 对抗氢氯噻嗪所致的低血钾

  C. 延长氢氯噻嗪的作用时间

  D. 对抗氢氯噻嗪的升血糖作用

  E. 对抗氢氯噻嗪升高血尿酸的作用

6. 呋塞米的不良反应不包括

  A. 低氯性碱中毒 B. 低钾血症

  C. 低钠血症   D. 低镁血症

  E. 低尿酸血症

7. 呋塞米利尿作用是由于

  A. 影响尿稀释过程

  B. 影响尿浓缩过程

  C. 影响尿稀释和浓缩过程

  D. 影响尿酸的排泄

  E. 影响 Ca^{2+}、Mg^{2+} 的重吸收

8. 肝性水肿患者消除水肿宜用

  A. 呋塞米   B. 布美他尼

C. 氢氯噻嗪　　　　D. 螺内酯

E. 乙酰唑胺

9. 患者男，43岁。因慢性心功能不全致下肢水肿，经强心苷治疗，心功能得到改善，但水肿未见好转。化验室监测显示：血浆醛固酮水平增高。此时，为消除水肿宜选用

A. 依他尼酸　　　　B. 呋塞米

C. 氢氯噻嗪　　　　D. 螺内酯

E. 氨苯蝶啶

10. 患者男，34岁，建筑工人。一次事故严重外伤，大量出血，血压下降，少尿，经抢救低血压和血容量已纠正后，尿量仍很少，为避免肾衰竭的进展，应给哪种药物

A. 氢氯噻嗪　　　　B. 呋塞米

C. 螺内酯　　　　　D. 氨苯蝶啶

E. 卡托普利

11. 患者男，63岁。因进行性呼吸困难、干咳和低热3天就诊。他于2年前曾因充血性心力衰竭住院。血压95/55 mmHg，心

率110次/分，体温37.9 ℃，呼吸周围空气时的血氧饱和度（SaO_2）为86%。听诊双侧肺部有干、湿性啰音。胸部X线片显示双肺有提示肺水肿的浸润阴影，心影增大。为确定该患者急性肺水肿的病因，药物治疗应选项

A. 甘露醇　　　　　B. 山梨醇

C. 呋塞米　　　　　D. 乙酰唑胺

E. 氨苯蝶啶

二、共用备选答案题

（12～15题共用备选答案）

A. 抑制髓袢升支粗段稀释和浓缩功能

B. 抑制远端小管近端稀释功能

C. 抑制远曲小管、集合管 Na^+ 重吸收

D. 对抗醛固酮的作用

E. 增加心输出量而利尿

12. 螺内酯的利尿作用机制是

13. 呋塞米的利尿作用机制是

14. 氢氯噻嗪的利尿作用机制是

15. 氨苯蝶啶的利尿作用机制是

第二十三节　血液及造血系统药

一、单选题

1. 铁制剂主要用于治疗

A. 溶血性贫血

B. 巨幼细胞贫血

C. 再生障碍性贫血

D. 慢性失血所致的贫血

E. 自身免疫性贫血

2. 关于肝素的说法中正确的是

A. 肝素带正电荷

B. 肝素易通过生物膜

C. 口服无效

D. 仅在体外有强大的抗凝作用

E. 半衰期较长

3. 治疗巨幼细胞贫血宜选用

A. 叶酸　　　　　　B. 维生素 B_{12}

C. 硫酸亚铁　　　　D. 右旋糖酐

E. 维生素 K

4. 与口服抗凝血药同时服用可使抗凝血作用增强的药物是

A. 保泰松　　　　　B. 巴比妥类

C. 卡马西平　　　　D. 利福平

E. 氨鲁米特

5. 下列抗凝药物中，通过阻止纤维蛋白形成而起效的是

A. 链激酶　　　　　B. 尿激酶

C. 香豆素类　　　　D. 枸橼酸钠

E. 阿替普酶

6. 治疗恶性贫血宜选用

A. 铁剂

B. 维生素 B_{12}

C. 维生素 B_6 + 叶酸

D. 维生素 B_{12} + 叶酸

E. 叶酸

7. 属于纤维蛋白溶解药的是

A. 链激酶　　　　　B. 维生素 B_{12}

C. 叶酸　　　　　　D. 香豆素

E. 双嘧达莫

8. 妨碍铁剂在肠道吸收的物质是

A. 维生素 C

B. 甲糖

C. 食物中半胱氨酸

D. 食物中高磷、高钙、鞣酸等

E. 稀盐酸

9. 阿司匹林可抑制下列何种酶

A. 磷脂酶 A_2　　　B. 二氢叶酸合成酶

C. 过氧化物酶　　　D. 环氧酶

E. 胆碱酯酶

10. 关于华法林的描述错误的是

A. 体内、外均有抗凝作用

B. 作用持续时间较长

C. 起效比肝素慢

D. 与抗生素合用，作用增强

E. 血浆蛋白结合率高

11. 下列关于肝素的叙述错误的是

A. 口服无效

B. 体内、外均有效

C. 主要以原形从肾排泄

D. 可引起血小板减少

E. 具有调血脂作用

12. 拮抗肝素过量的药物是

A. 维生素 K　　　　B. 维生素 C

C. 硫酸鱼精蛋白　　D. 氨甲苯酸

E. 氨甲环酸

13. 下列对华法林的描述中正确的是

A. 能拮抗维生素 K 的作用

B. 作用快速而强大

C. 口服吸收不完全

D. 体内、外均有效

E. 与血浆蛋白的结合率小于 80%

14. 胰腺手术后的出血宜选用的止血药是

A. 维生素 K　　　　B. 鱼精蛋白

C. 氨甲苯酸　　　　D. 垂体后叶素

E. 噻氯匹定

15. 下列不良反应中与阿司匹林无关的是

A. 胃肠道出血　　　B. 过敏反应

C. 水杨酸反应　　　D. 水钠潴留

E. 凝血障碍

16. 口服华法林过量后，可采取的解救措施不包括

A. 输注新鲜血浆　　B. 输注冷冻血浆

C. 输注全血　　　　D. 维生素 K

E. 硫酸鱼精蛋白

17. 阿司匹林预防血栓生成是由于

A. 小剂量抑制 PGI_2 生成

B. 小剂量抑制 TXA_2 生成

C. 小剂量抑制环氧酶

D. 大剂量抑制 TXA_2 生成

E. 大剂量抑制 PGI_2 生成

18. 用于防治静脉血栓的口服药物是

A. 肝素　　　　　　B. 华法林

C. 链激酶　　　　　D. 枸橼酸钠

E. 尿激酶

19. 患者女，40 岁。1 年多来月经量多，常感疲劳、心悸，入院就医。身体检查：面色略苍白，血红蛋白 72 g/L，白细胞计数 7.5×10^9/L，血小板 105×10^4/L，血清铁 5.8 μmol/L。对该患者应选用下列哪种药物治疗

A. 硫酸亚铁　　　　B. 维生素 B_{12}

C. 叶酸　　　　　　D. 右旋糖酐

E. 糖皮质激素

二、共用题干题

（20 ~ 21 题共用题干）

血液以维生素 K、肝素和香豆素类为代

表，临床用于治疗出血性疾病或动静脉血栓，过量均可引起凝血功能障碍。

20. 维生素 K 过量引起的凝血功能亢进，用于对抗的药物是

A. 鱼精蛋白 B. 叶酸

C. 香豆素类 D. 氨甲苯酸

E. 尿激酶

21. 肝素过量引起的出血性疾病，用于对抗的药物是

A. 鱼精蛋白 B. 叶酸

C. 香豆素类 D. 氨甲苯酸

E. 尿激酶

第二十四节 消化系统药

一、单选题

1. 关于甲氧氯普胺的叙述，错误的是

A. 具有强大的中枢性镇吐作用

B. 阻断 CTZ 的 D_2 受体

C. 对胃肠多巴胺受体也有阻断作用

D. 减慢胃排空

E. 主要用于胃肠功能失调所致的呕吐

2. 西咪替丁的不良反应不包括

A. 精神错乱 B. 内分泌紊乱

C. 乏力，肌痛 D. 心率加快

E. 骨髓抑制

3. 患者女，40 岁。反复上腹痛近 3 年，常于餐后约 1 小时出现，持续 1~2 小时，诊断为胃溃疡。宜选下列哪种药物治疗

A. 胃蛋白酶 B. 雷尼替丁

C. 地芬诺酯 D. 昂丹司琼

E. 克拉霉素

4. 患者男，32 岁。间断上腹痛 4 年，空腹明

显，进食可缓解，常有嗳气和反酸。治疗药物应选

A. 阿托品 B. 苯海拉明

C. 奥美拉唑 D. 碳酸钙

E. 氨茶碱

二、共用题干题

(5~6 题共用题干)

患者男，43 岁。一年来常感觉胃烧灼、腹痛，尤其夜晚较严重，进食后可缓解。就医检查显示十二指肠溃疡。

5. 对该患者宜用下列哪种药物治疗

A. 乳酶生 B. 雷尼替丁

C. 多潘立酮 D. 溴丙胺太林

E. 碳酸氢钠

6. 所选药物的作用机制为

A. 抗幽门螺杆菌药 B. H_1 受体拮抗药

C. H_2 受体拮抗药 D. 抗酸药

E. 黏膜保护药

第二十五节 呼吸系统药

一、单选题

1. 无镇咳作用的药物是

A. 可待因 B. 右美沙芬

C. 喷托维林 D. 溴己新

E. 苯佐那酯

2. 不抑制呼吸的外周性镇咳药是

A. 可待因 B. 喷托维林

C. 苯丙哌林 D. 苯佐那酯

E. N - 乙酰半胱氨酸

3. 与沙丁胺醇作用不符的是

A. 激动支气管 β_2 受体

B. 激活支气管平滑肌腺苷酸环化酶

C. 对 β_1、β_2 受体的作用相近

D. 抑制肥大细胞释放炎性介质

E. 过量可引起心律失常

4. 预防过敏性哮喘最好选用

A. 麻黄碱   B. 氨茶碱

C. 色甘酸钠   D. 沙丁胺醇

E. 肾上腺素

5. 对 β_1 受体有激动作用的平喘药是

A. 克仑特罗   B. 沙美特罗

C. 特布他林   D. 沙丁胺醇

E. 异丙肾上腺素

6. 伴心率过快的支气管哮喘宜选用

A. 氨茶碱   B. 麻黄碱

C. 肾上腺素   D. 异丙肾上腺素

E. 沙丁胺醇

7. 常用于平喘的 M 受体阻断剂是

A. 沙丁胺醇   B. 后马托品

C. 异丙托溴铵   D. 丙胺太林

E. 山莨菪碱

8. 糖皮质激素治疗过敏性支气管哮喘的主要作用机制是

A. 抑制抗原－抗体反应引起的组织损害和炎症过程

B. 干扰补体参与免疫反应

C. 抑制人体内抗体的生成

D. 使细胞内 cAMP 含量明显升高

E. 直接扩张支气管平滑肌

9. 治疗哮喘持续状态宜选用

A. 异丙肾上腺素   B. 氨茶碱

C. 麻黄碱   D. 糖皮质激素

E. 色甘酸钠

10. 色甘酸钠预防哮喘发作的主要机制为

A. 抑制肥大细胞对各种刺激引起的脱颗粒作用等

B. 直接对抗组胺等过敏介质

C. 具有中效的抗炎作用

D. 直接扩张支气管平滑肌

E. 抑制磷酸二酯酶

11. 原因不明的哮喘急性发作首选

A. 氨茶碱   B. 麻黄碱

C. 吗啡   D. 异丙肾上腺素

E. 肾上腺素

12. 下列药物中，不适用于治疗心源性哮喘的是

A. 异丙肾上腺素   B. 毛花苷 C

C. 呋塞米   D. 哌替啶

E. 毒毛旋花苷 K

13. 患者男，27 岁。反复发作性咳嗽、胸闷 8～9 年。每次发作时静脉推注氨茶碱和地塞米松可缓解，夜间发作更甚，以至剧咳不能入睡，无发热和盗汗，多次胸片未发现肺部实质性病变。反复使用过罗红霉素、头孢菌素等治疗均未见明显效果。查体双肺未闻及哮鸣音。诊断确定后最有效的药物是

A. 氨茶碱、沙丁胺醇

B. 利福平、异烟肼

C. 亚胺培南、氨茶碱

D. 沙丁胺醇气雾剂、氨茶碱

E. 倍氯米松、沙丁胺醇气雾吸入

二、共用题干题

（14～15 题共用题干）

患者男，69 岁。有支气管哮喘史约 11 年。近 1 周发烧，并哮喘加重，来院就医。检查：T 38.6℃，BP 155/100mmHg，心率 125 次/分，呼吸急促，唇部发紫。

14. 对该患者，宜选用以下哪组药物治疗

A. 倍氯米松＋沙丁胺醇

B. 倍氯米松＋肾上腺素

C. 曲安西龙＋肾上腺素

D. 曲安西龙＋异丙肾上腺素

E. 布地奈德＋氨茶碱

15. 所选药物分别属于

A. 糖皮质激素、β_2 受体激动药

B. 糖皮质激素、β_2 受体阻断药

C. 糖皮质激素、β_1 受体激动药

D. 糖皮质激素、β_1 受体阻断药

E. 平滑肌松弛药、β_2 受体阻断药

（16～17题共用题干）

氨茶碱是茶碱与乙二胺的复盐，药理作用较广，有平喘、强心、利尿、血管扩张、中枢兴奋等作用，临床主要用于治疗各型哮喘。

16. 氨茶碱治疗支气管哮喘的机制是

    A. 抑制磷酸二酯酶

    B. 稳定肥大细胞膜

    C. 兴奋支气管平滑肌 β_2 受体

    D. 阻断 M 胆碱能受体

    E. 激动 α 受体

17. 氨茶碱治疗心源性哮喘的机制是

    A. 激动腺苷酸环化酶

    B. 增加心脏收缩力，心率加快，冠脉扩张

    C. 兴奋心肌 β_1 受体

    D. 激动 M 胆碱能受体，激活鸟苷酸环化酶

    E. 兴奋血管活性肠多肽

三、共用备选答案题

（18～21题共用备选答案）

    A. 稳定肥大细胞膜

    B. 阻断 M 受体

    C. 抗炎，抑制过敏反应

    D. 选择性激动 β_2 受体

    E. 抑制磷酸二酯酶

18. 色甘酸钠的抗喘作用机制是

19. 氨茶碱的抗喘作用机制是

20. 异丙托溴铵的抗喘作用机制是

21. 丙酸倍氯米松的抗喘作用机制是

（22～24题共用备选答案）

    A. 可待因   B. 乙酰半胱氨酸

    C. 氨茶碱   D. 氯化铵

    E. 苯佐那酯

22. 属刺激性祛痰药的是

23. 属黏痰溶解药的是

24. 属中枢性镇咳药的是

（25～27题共用备选答案）

    A. 苯佐那酯   B. 喷托维林

    C. 氨茶碱   D. 异丙肾上腺素

    E. 倍氯米松

25. 兼有治疗支气管哮喘和心源性哮喘的药物是

26. 通过抗炎、抗免疫作用平喘的药物是

27. 具有较强局麻作用的止咳药是

第二十六节　抗 组 胺 药

一、单选题

1. 不具有中枢抑制作用的抗组胺药物是

    A. 阿司咪唑   B. 苯海拉明

    C. 氯苯那敏   D. 曲吡那敏

    E. 异丙嗪

2. 不属于 H_1 受体拮抗药的是

    A. 苯海拉明   B. 异丙嗪

    C. 曲吡那敏   D. 雷尼替丁

    E. 氯苯那敏

第二十七节　作用于子宫平滑肌的药物

一、单选题

1. 麦角生物碱的临床应用不包括

    A. 降低血压   B. 子宫出血

    C. 产后子宫复旧   D. 偏头痛

    E. 用于冬眠合剂

2. 麦角新碱不用于催产和引产的原因是

    A. 作用时间短暂

    B. 抑制胎儿呼吸

    C. 对子宫底和子宫颈平滑肌均有强大的兴奋作用

    D. 妊娠子宫对药物不敏感

    E. 易透过胎盘屏障

3. 与缩宫素药理作用不符的是

    A. 兴奋子宫平滑肌

    B. 作用强度与子宫生理状态有关

    C. 作用强度与激素水平有关

    D. 作用强度与用药剂量有关

    E. 大剂量能直接松弛血管

4. 缩宫素不能用于

    A. 冠心病   B. 催产

    C. 引产   D. 产后止血

    E. 缩短第三产程

5. 患者女，27 岁。3 日前正常生产后出现子宫出血，应用麦角新碱治疗后效果良好。麦角新碱治疗产后子宫出血的作用机制是

    A. 收缩血管

    B. 收缩子宫平滑肌

    C. 促进凝血过程

    D. 促进子宫内膜脱落

    E. 促进血管修复

二、共用题干题

（6～7 题共用题干）

    患者女，26 岁。孕 38 周入院待产，B 超检查胎儿发育良好。

6. 拟剖宫产手术前应选用的药物是

    A. 麦角新碱   B. 麦角胺

    C. 小剂量缩宫素   D. 大剂量缩宫素

    E. 硫酸镁

7. 患者手术后出现大量出血，立即给予药物止血，不宜选用的药物是

    A. 麦角新碱   B. 硫酸镁

    C. 麦角胺   D. 大剂量缩宫素

    E. 以上都是

第二十八节 肾上腺皮质激素类药

一、单选题

1. 糖皮质激素对血液和造血系统的作用是

    A. 刺激骨髓造血机能

    B. 使红细胞与血红蛋白减少

    C. 使中性粒细胞减少

    D. 使血小板减少

    E. 淋巴细胞增加

2. 糖皮质激素类药物全身应用时不会引起的不良反应是

    A. 水肿   B. 高血压

    C. 血糖升高   D. 高血钾

    E. 低血钙

3. 糖皮质激素类药物与水盐代谢相关的不良反应是

    A. 痤疮   B. 多毛

    C. 消化道溃疡   D. 向心性肥胖

    E. 高血压

4. 糖皮质激素的药理作用不包括

    A. 抑制中枢

    B. 抑制肉芽组织的形成

    C. 稳定溶酶体膜

    D. 加速淋巴细胞破坏和解体

    E. 提高机体对细菌内毒素的耐受性

5. 严重肝功能不良患者，需用糖皮质激素做全身治疗时应选用

    A. 氟氢可的松   B. 泼尼松

    C. 氢化可的松   D. 氟轻松

    E. 可的松

6. 小剂量糖皮质激素补充治疗用于

    A. 慢性肾上腺皮质功能低下

    B. 严重感染伴中毒症状

    C. 过敏性休克

    D. 肾病综合征

    E. 急性淋巴性白血病

7. 糖皮质激素的禁忌证是

    A. 结核性脑膜炎

    B. 库欣病

    C. 风湿性心肌炎

    D. 支气管哮喘

E. 过敏性皮炎伴局部感染

8. 促肾上腺皮质激素的英文缩写为

A. ACH B. ATC

C. ACTH D. ATHC

E. ACCH

9. 长期应用糖皮质激素出现肾上腺皮质功能亢进时错误的处理是

A. 应用降压药 B. 应用降糖药

C. 口服氯化钾 D. 低盐、低糖饮食

E. 低蛋白饮食

10. 下列何种疾病不是糖皮质激素的适应证

A. 风湿性关节炎

B. 支气管哮喘

C. 消化性溃疡

D. 感染中毒性休克

E. 再生障碍性贫血

11. 属于长效糖皮质激素类药物的是

A. 氢化可的松 B. 泼尼松

C. 地塞米松 D. 氟轻松

E. 可的松

12. 用糖皮质激素治疗感染中毒性休克应采用

A. 大剂量肌内注射

B. 小剂量反复静脉点滴给药

C. 大剂量突击静脉给药

D. 一次负荷量肌内注射，然后静脉点滴维持给药

E. 小剂量快速静脉注射

13. 长期应用糖皮质激素突然停药出现反跳现象是由于

A. 肾上腺皮质功能减退

B. 体内糖皮质激素水平过高

C. 无抗菌作用

D. 肾上腺皮质功能亢进

E. 促肾上腺皮质功能亢进

第二十九节　性激素和避孕药

一、单选题

1. 下列反应中与女用避孕药无关的是

A. 类早孕反应 B. 突破性出血

C. 凝血功能加强 D. 促进泌乳

E. 月经量减少

2. 孕激素作用表述错误的是

A. 促使子宫内膜由分泌期转为增殖期，用于避孕

B. 降低子宫对缩宫素的敏感性，用于安胎

C. 可抑制排卵，用于避孕

D. 具有利尿作用

E. 使月经周期的黄体期基础体温升高

3. 关于雌激素的药理作用，不正确的是

A. 参与形成月经周期

B. 促进乳汁分泌

C. 促进第二性征和性器官的发育成熟

D. 影响水盐代谢

E. 较大剂量时抑制排卵

4. 天然孕激素是

A. 醋酸甲羟孕酮 B. 黄体酮

C. 甲地孕酮 D. 炔诺酮

E. 炔诺孕酮

5. 卵巢功能不全和闭经宜选用

A. 黄体酮 B. 甲睾酮

C. 氯米芬 D. 己烯雌酚

E. 双醋炔诺酮

6. 女用避孕药的作用机制不包括

A. 抑制排卵

B. 减少精子数量

C. 改变宫颈黏液性质

D. 改变子宫内膜结构

E. 改变输卵管功能

第三十节　甲状腺激素与抗甲状腺药

一、单选题

1. 甲状腺功能亢进的内科治疗宜选用

A. 小剂量碘剂　　　B. 大剂量碘剂

C. 甲状腺素　　　　D. 甲巯咪唑

E. ^{131}I

2. 有关碘剂作用的正确说法是

A. 小剂量促进甲状腺激素的合成，大剂量促进甲状腺激素的释放

B. 小剂量抑制甲状腺激素的合成，大剂量抑制甲状腺激素的释放

C. 大剂量促进甲状腺激素的合成，小剂量促进甲状腺激素的释放

D. 小剂量促进甲状腺激素的合成，也促进甲状腺激素的释放

E. 小剂量促进甲状腺激素的合成，大剂量抑制甲状腺激素的释放

3. ^{131}I 被甲状腺摄取后，放出 β 粒子，射程约

A. 5 mm　　　　　B. 4 mm

C. 3 mm　　　　　D. 2 mm

E. 1 mm

4. 抗甲状腺药能诱发甲状腺功能亢进的是

A. 甲硫氧嘧啶　　　B. 甲巯咪唑

C. 卡比马唑　　　　D. 大剂量碘剂

E. 普萘洛尔

5. 关于甲状腺激素表述错误的是

A. 促进生长发育

B. 促进代谢和产热

C. 血浆蛋白结合率达99%

D. 可用于治疗单纯性甲状腺肿

E. 降低对儿茶酚胺的敏感性

6. 硫脲类的抗甲状腺作用是由于

A. 抑制神经垂体促甲状腺素的分泌

B. 抑制甲状腺对碘的摄取

C. 抑制碘离子的氧化与碘化酪氨酸的缩合

D. 抑制甲状腺球蛋白的水解

E. 加速甲状腺素的破坏

7. 呆小病可选用

A. 碘制剂　　　　　B. 甲巯咪唑

C. 甲状腺素　　　　D. 卡比马唑

E. 丙硫氧嘧啶

二、共用题干题

（8～9 共用题干）

患者女，38 岁。因多食、多汗、怕热月余，近 1 周出现心慌、手抖、眼球突出，遂就诊，诊断为甲状腺功能亢进。

8. 治疗的药物应选

A. 丙硫氧嘧啶　　　B. 甲状腺素

C. 格列本脲　　　　D. 氢化可的松

E. 普萘洛尔

9. 所选药物的作用机制为

A. 抑制碘的摄取

B. 抑制甲状腺素的生物合成

C. 抑制甲状腺素的分泌

D. 加速甲状腺素的代谢

E. 拮抗甲状腺素受体

三、共用备选答案题

（10～12 题共用备选答案）

A. 中毒性肝炎

B. 粒细胞下降

C. 血管神经性水肿

D. 上腹部不适等胃肠道反应

E. 甲状腺功能亢进症状

10. 碘化物的主要不良反应是

11. 甲状腺素的不良反应是

12. 硫脲类最重要的不良反应是

第三十一节　胰岛素及口服降血糖药

一、单选题

1. 向胰岛素制剂中加入鱼精蛋白和微量锌的目的是

A. 降低排泄速度

B. 减少注射部位的刺激性

C. 收缩血管减慢吸收

D. 在注射部位形成沉淀，缓慢释放

E. 增加溶解度提高生物利用度

2. 关于降糖药物瑞格列奈的叙述不正确的是

A. 不属于磺酰脲类

B. 作用与磺酰脲类不同

C. 可促进胰岛素分泌

D. 用于 2 型糖尿病

E. 允许多次餐前用药

3. 磺酰脲类降糖药物若要产生作用，则至少要求胰岛中正常的 B 细胞不少于

A. 10%　　　　　　　B. 20%

C. 30%　　　　　　　D. 40%

E. 50%

4. 磺酰脲类降血糖药的作用机制是

A. 提高胰岛 B 细胞功能

B. 刺激胰岛 B 细胞释放胰岛素

C. 加速胰岛素合成

D. 抑制胰岛素降解

E. 加速胰岛素降解

5. 双胍类降血糖作用的机制是

A. 抑制糖原异生，促进组织摄取葡萄糖

B. 促进葡萄糖的排泄

C. 抑制胰岛素的分泌

D. 刺激胰岛 B 细胞

E. 降低胰岛素的作用

6. 用药后较少概率出现低血糖不良反应的药物是

A. 格列本脲　　　　　B. 格列齐特

C. 胰岛素　　　　　　D. 格列喹酮

E. 二甲双胍

7. 主要用于成年人轻型肥胖型糖尿病的药物是

A. 苯乙双胍

B. 氯磺丙脲

C. 甲苯磺丁脲

D. 低精蛋白锌胰岛素

E. 人胰岛素

8. 患者男，64 岁，体胖。因食管癌拟行手术切除。术前检查空腹血糖高（9.8～11.5 mmol/L）。针对血糖值，术前应采取的措施为

A. 不需处理

B. 控制饮食

C. 服双胍类降糖药

D. 服磺酰脲类降糖药

E. 给予胰岛素

9. 某患者，患 1 型糖尿病多年，靠胰岛素控制病情，近日并发酮症酸中毒，使用胰岛素后患者头痛，头晕，视物模糊，言语不清，精神错乱，运动障碍症状，是由何种胰岛素制剂引起

A. 人胰岛素

B. 高血糖素

C. 低精蛋白锌胰岛素

D. 珠蛋白锌胰岛素

E. 精蛋白锌胰岛素

二、共用题干题

（10～11 题共用题干）

患者女，50 岁。有 7～8 年糖尿病史，近 1 年多并发肺结核，常伴呼吸道感染，长期肌内注射某药物，引起注射部位脂肪萎缩。

10. 引起该反应的药物是

A. 青霉素　　　　　　B. 链霉素

C. 胰岛素　　　　　D. 乳糖酸红霉素

E. 头孢曲松

A. ALT、AST　　　　B. BUN、Cr

C. ESR　　　　　D. 血脂

E. TBIL

11. 减轻该反应的措施为

A. 减少注射次数

B. 经常更换注射部位

C. 注射时合用少量酚妥拉明

D. 局部热敷

E. 换用口服制剂

三、共用备选答案题

（14～16题共用备选答案）

A. 胰岛素静脉注射

B. 刺激胰岛 B 细胞释放胰岛素

C. 胰岛素皮下注射

D. 甲苯磺丁脲

E. 增加肌肉组织中糖的无氧酵解

14. 胰岛素依赖型重症糖尿病用

15. 非胰岛素依赖型包括饮食控制无效的糖尿病用

16. 氯磺丙脲的降糖作用机制是

（17～20题共用备选答案）

A. 苯乙双胍　　　　B. 甲苯磺丁脲

C. 曲格列酮　　　　D. 胰岛素

E. 阿卡波糖

17. 饮食控制无效、胰岛 B 细胞功能尚存的 2 型糖尿病可用

18. 肝功能障碍的轻型糖尿病临床可用

19. 在小肠内抑制葡萄糖水解的药物是

20. 重症糖尿病立即静脉注射的药物是

（12～13题共用题干）

患者男，78 岁。进不洁食物后呕吐、腹泻 3 天，昏迷 1 天。既往有高血压病史 10 年。查体：T 38.5℃，P 112 次/分，R 26 次/分，BP 70/50 mmHg，压眶无反应。皮肤干燥，弹性极差，心、肺、腹无明显异常。尿糖（＋＋＋），酮体（±），临床诊断为高渗性非酮症糖尿病昏迷。

12. 其血糖、血浆有效渗透压估计分别为

A. 8.8～15.5 mmol/L；290 mmol/L 以上

B. 11.1～22.2 mmol/L；300 mmol/L 以上

C. 22.2～33.3 mmol/L；310 mmol/L 以上

D. 33.3～66.6 mmol/L；320 mmol/L 以上

E. 44.4～77.7 mmol/L；330 mmol/L 以上

13. 该患者更容易出现的异常项为

第三十二节　影响其它代谢的药物

一、单选题

1. 减肥药物不包括

A. 食欲抑制剂

B. 代谢增强剂

C. 胆碱酯酶抑制剂

D. 去甲肾上腺素再摄取抑制剂

E. 胃肠道脂肪酶抑制剂

2. 雌激素的作用不包括

A. 维持女性性征

B. 参与月经周期形成

C. 抑制子宫收缩

D. 抑制乳汁分泌

E. 水钠潴留

3. 不用于治疗骨质疏松症的药物是

A. 雌激素

B. 阿仑膦酸钠

C. 碳酸钙

D. 鲑鱼降钙素

E. 丙硫氧嘧啶

4. 有关雌激素描述错误的是

A. 增加骨骼钙盐沉积

B. 有水钠潴留作用

C. 增加肾小管对抗利尿激素的敏感性

D. 提高血液低密度脂蛋白和胆固醇

E. 增加子宫平滑肌对缩宫素的敏感性

第三十三节 抗微生物药物概论

一、单选题

1. 抗菌药物的作用机制不包括

A. 影响细胞膜通透性

B. 抑制蛋白质合成

C. 抑制细菌细胞壁的合成

D. 抑制核酸代谢

E. 改变细菌的基因

2. MBC 的中文含义是

A. 抗菌活性　　　　B. 抗生素后效应

C. 最低抑菌浓度

D. 最低有效浓度

E. 最低杀菌浓度

3. 下列药物中抗菌谱最广的是

A. 氯霉素　　　　　B. 氧氟沙星

C. 青霉素 G　　　　D. 红霉素

E. 奈替米星

4. 以下抗菌谱最广的药物是

A. 链霉素　　　　　B. 庆大霉素

C. 阿米卡星　　　　D. 多黏菌素 B

E. 多黏菌素 E

5. 抗菌药物治疗应用的基本原则不包括

A. 细菌感染为应用抗菌药物的指征

B. 根据病原种类和细菌药敏试验结果选药

C. 根据药物抗菌作用特点及药动学特点选药

D. 根据生产厂家选用抗菌药

E. 根据患者病情、病原菌及抗菌药物特点制订治疗方案

6. 不属于联合应用抗菌药指征的是

A. 病因未明的严重感染

B. 混合感染

C. 严重的病毒感染

D. 减缓耐药的产生

E. 降低毒副作用

7. 多药耐药性的英文缩写为

A. ERD　　　　　　B. MAR

C. PAP　　　　　　D. PAR

E. MDR

8. 有关抗菌后效应（PAE）的叙述中，错误的是

A. 是指药物浓度降至最小有效浓度以下，仍有抑菌作用的现象

B. 几乎所有的抗菌药物都有 PAE

C. PAE 大小与药物浓度及接触时间长短有关

D. 利用 PAE 可延长给药间隔，减少给药次数

E. 只有部分抗菌药物具有 PAE

9. 抗菌药物的合理应用不包括

A. 明确病因，针对性选药

B. 根据药动学特征合理选用

C. 根据患者情况合理选用

D. 预防应用要有一定适应证

E. 发热严重时可自行使用抗菌药

10. 某患者因上呼吸道感染而发热，给予抗菌药物治疗。抗菌药物 X 和 Y 具有相同的作用机制，10 mg 药物 X 与 200 mg 药物 Y 能产生同等程度的抗菌活性，即

A. 药物 X 的毒性强于药物 Y

B. 药物 X 的安全性高于药物 Y

C. 药物 X 的安全性低于药物 Y

D. 药物 X 的效能高于药物 Y

E. 药物 X 的效价强度大于药物 Y

第三十四节 喹诺酮类、磺胺类及其它合成抗菌药物

一、单选题

1. 抑制 DNA 回旋酶，使 DNA 复制受阻，导致细菌死亡的药物是
A. 甲氧苄啶　　　　B. 诺氟沙星
C. 利福平　　　　　D. 红霉素
E. 对氨基水杨酸

2. 甲氧苄啶与磺胺合用是因为
A. 双重阻断细菌的叶酸代谢
B. 相互对抗不良反应
C. 减少泌尿道损害
D. 抗菌谱相似
E. 减少磺胺药的用量

3. 磺胺类药物的不良反应不包括
A. 泌尿道损害
B. 急性溶血性贫血
C. 神经毒性
D. 造血系统毒性
E. 过敏反应

4. 不符合磺胺类药物特点的叙述是
A. 进入体内的磺胺多在肝中乙酰化
B. 抗菌谱较广，包括 G^+ 菌、G^- 菌等
C. 可用于衣原体感染
D. 可用于立克次体感染
E. 抑制细菌二氢叶酸合成

5. 对甲氧苄啶的叙述中，错误的是
A. 有较强的抗菌作用
B. 能增强磺胺药的作用
C. 能增强某些抗生素的作用
D. 抑制细菌二氢叶酸合成酶
E. 常与 SMZ 合用

6. 可对抗磺胺药抗菌作用的物质是
A. TMP　　　　　　B. 叶酸

C. PABA　　　　　D. GABA
E. 单胺氧化酶

7. 体外抗菌活性最强的药物是
A. 环丙沙星　　　　B. 氧氟沙星
C. 诺氟沙星　　　　D. 洛美沙星
E. 氟罗沙星

8. 对硝基呋喃类的叙述，错误的是
A. 呋喃妥因对多数大肠杆菌、肠球菌有较强抑菌作用
B. 呋喃妥因血药浓度低，不适用于全身感染的治疗
C. 呋喃妥因主要用于敏感菌所致的泌尿道感染
D. 呋喃唑酮口服吸收好，血药浓度高
E. 呋喃唑酮主要用于细菌性痢疾和旅游者腹泻

9. 患者男，37 岁。3 天前吃不洁饮食后发烧，T 38.5℃，同时有腹痛、腹泻，每日 8～10 次，为少量脓血便。服退热药及小檗碱未见好转。诊断为细菌性痢疾。治疗药物应选
A. 阿托品　　　　　B. 磺胺嘧啶
C. 罗红霉素　　　　D. 克林霉素
E. 氟喹诺酮

10. 患者女，34 岁。因泌尿系感染，用链霉素治疗 3 日，疗效不佳，宜换用的药物是
A. 新霉素
B. 阿莫西林
C. 罗红霉素
D. 氯霉素
E. 环丙沙星

第三十五节 β-内酰胺类抗生素

一、单选题

1. 关于第三代头孢菌素的叙述正确的是

A. 头孢吡肟属于第三代头孢菌素

B. 第三代头孢菌素抗铜绿假单胞菌活性不如第一、二代头孢菌素

C. 第三代头孢菌素对革兰阳性细菌抗菌活性优于第一、二代头孢菌素

D. 第三代头孢菌素对β-内酰胺酶有较高稳定性，对肾脏基本无毒

E. 细菌对第三代头孢菌素与青霉素类之间无交叉耐药现象

2. 抢救青霉素过敏反应，错误的是

A. 立即换用头孢菌素

B. 注射肾上腺素

C. 输液

D. 吸氧

E. 人工呼吸

3. 对耐青霉素的金黄色葡萄球菌感染可用

A. 羧苄西林、庆大霉素、头孢氨苄

B. 氨苄西林、红霉素、四环素

C. 多黏菌素、红霉素、头孢氨苄

D. 氨苄西林、红霉素、林可霉素

E. 苯唑西林、头孢氨苄、庆大霉素

4. 治疗钩端螺旋体病应首选

A. 青霉素 G

B. 氯霉素

C. 链霉素

D. 四环素

E. 红霉素

5. 对青霉素过敏的革兰阳性菌感染者可用

A. 红霉素

B. 氨苄西林

C. 羧苄西林

D. 苯唑西林

E. 阿莫西林

6. 对铜绿假单胞菌及变形杆菌感染有效的是

A. 青霉素 G

B. 青霉素 V

C. 氨苄西林

D. 替卡西林

E. 阿莫西林

7. 对耐药金葡菌感染治疗有效的半合成青霉素是

A. 青霉素 V

B. 苯唑西林

C. 氨苄西林

D. 羧苄西林

E. 阿莫西林

8. 青霉素 G 最常见的不良反应是

A. 肝、肾损害

B. 耳毒性

C. 二重感染

D. 胃肠道反应

E. 过敏反应

9. 对阿莫西林描述错误的是

A. 胃肠道吸收良好

B. 对 G^- 杆菌无杀菌作用

C. 对铜绿假单胞菌无杀菌作用

D. 抗菌谱、抗菌活性与氨苄西林相似

E. 属广谱青霉素

10. 青霉素对其抗菌作用较弱的细菌是

A. 革兰阳性球菌

B. 革兰阴性球菌

C. 革兰阴性杆菌

D. 革兰阳性杆菌

E. 各种螺旋体

11. 关于青霉素不良反应的说法不正确的是

A. 局部刺激症状如注射部位疼痛、硬结较常发生

B. 有明显的肾毒性和耳毒性

C. 可发生过敏性休克、荨麻疹、血管神经性水肿等

D. 可引起接触性皮炎、血清病样反应等

E. 一旦发生休克，可用肾上腺素和糖皮质激素抢救

12. 关于青霉素 G 叙述正确的是

A. 口服不易被胃酸破坏，吸收多

B. 在体内主要分布在细胞内液

C. 在体内主要的消除方式是肝脏代谢

D. 丙磺舒可促进青霉素的排泄

E. 不耐酸、不耐青霉素酶、抗菌谱窄易

引起变态反应

13. 下列属于第四代头孢菌素的是

    A. 头孢噻吩　　　　B. 头孢氨苄

    C. 头孢呋辛　　　　D. 头孢唑肟

    E. 头孢吡肟

14. 耐酸耐酶的青霉素是

    A. 青霉素 V　　　　B. 氨苄西林

    C. 氯唑西林　　　　D. 阿莫西林

    E. 羧苄西林

15. 患者男，21 岁。因咳嗽、咳痰、发热（39.8 ℃）入院。痰量不多，呈铁锈色。入院前曾口服头孢拉定及镇咳药、退热剂 3 天，未见好转。诊断为左侧球菌性肺炎，可选用下列药物治疗

    A. 青霉素　　　　　B. 卡那霉素

    C. 多西环素　　　　D. 头孢噻肟

    E. 环丙沙星

16. 患者男，32 岁。有免疫缺陷，近期高热，诊断为革兰阴性杆菌败血症，宜选用

    A. 红霉素

    B. 氨苄西林

    C. 阿米卡星 + 头孢曲松

    D. 链霉素

    E. 多黏菌素

二、共用备选答案题

（17～20 题共用备选答案）

    A. 第一代头孢菌素

    B. 第二代头孢菌素

    C. 第三代头孢菌素

    D. 第四代头孢菌素

    E. 第五代头孢菌素

17. 头孢吡肟属于

18. 头孢克肟属于

19. 头孢氨苄属于

20. 头孢克洛属于

（21～24 题共用备选答案）

    A. 氨苄西林　　　　B. 多黏菌素

    C. 罗红霉素　　　　D. 氧氟沙星

    E. 磺胺嘧啶

21. 能影响细菌胞浆膜的功能的是

22. 抑制细菌叶酸代谢的是

23. 抑制细菌核酸代谢的是

24. 抑制细菌蛋白质的合成的是

第三十六节　大环内酯类、林可霉素及其它抗生素

一、单选题

1. 治疗金黄色葡萄球菌引起的骨髓炎应选

    A. 头孢唑啉　　　　B. 多黏菌素 E

    C. 链霉素　　　　　D. 克林霉素

    E. 红霉素

2. 对大环内酯类抗生素不敏感的微生物是

    A. 军团菌　　　　　B. 链球菌

    C. 支原体　　　　　D. 变形杆菌

    E. 厌氧菌

3. 用于白喉、百日咳带菌者、支原体肺炎、衣原体感染及军团菌病的首选药物是

    A. 青霉素 G　　　　B. 氯霉素

    C. 红霉素　　　　　D. 四环素

    E. 土霉素

4. 与细菌细胞壁黏肽侧链形成复合物，阻碍细菌细胞壁合成的药物是

    A. 青霉素 G　　　　B. 红霉素

    C. 头孢唑啉　　　　D. 头孢吡肟

    E. 万古霉素

5. 与罗红霉素特性不符的是

    A. 耐酸，口服吸收较好

    B. 体内分布广，肺、扁桃体内浓度较高

    C. 用于敏感菌所致呼吸道感染、耳鼻喉感染等

    D. 抑制细菌核酸合成

    E. 胃肠道反应较红霉素少

6. 患儿，6 岁。受凉后感乏力、咽痛，咳嗽、发热，X 线检查显示肺部多种形态的浸润影，呈阶段性分布，以肺下野多见。诊断为肺炎支原体肺炎。首选的治疗药物是

A. 青霉素   B. 四环素

C. 万古霉素   D. 红霉素

E. 链霉素

7. 患儿男，2 岁。高热，呼吸困难，双肺散在小水泡音，诊断为支气管肺炎，青霉素试敏（+），宜用

A. 氯霉素   B. 四环素

C. 头孢唑啉   D. 磺胺嘧啶

E. 红霉素

8. 患者男，34 岁。因咳嗽、咳痰、发热、胸痛 2 日入院。身体检查：体温 39.5 ℃，呼吸急促，右上肺叩诊浊音，有支气管呼吸音；白细胞计数 20×10^9/L，拟用青霉素治疗，但皮肤试验阳性，此时应选用下列药物

A. 氧氟沙星   B. 环丙沙星

C. 头孢噻肟   D. 卡那霉素

E. 罗红霉素

二、共用题干题

（9～11 题共用题干）

患儿男，15 岁。因金黄色葡萄球菌引起急性骨髓炎。

9. 宜选用的药物是

A. 新霉素   B. 阿莫西林

C. 罗红霉素   D. 克林霉素

E. 多西环素

10. 该药可引起的不良反应是

A. 耳毒性   B. 严重的肾损害

C. 严重的肝损害   D. 假膜性肠炎

E. 白细胞减少

11. 上述不良反应可用以下哪种药物治疗

A. 卡那霉素   B. 头孢拉定

C. 伊曲康唑   D. 甲硝唑

E. 左氧氟沙星

第三十七节　氨基糖苷类与多黏菌素类抗生素

一、单选题

1. 氨基糖苷类抗生素的作用机制是

A. 干扰细菌的叶酸代谢

B. 作用于细菌核糖体 50S 亚基，干扰蛋白质的合成

C. 作用于细菌核糖体 30S 亚基，干扰蛋白质的合成

D. 干扰细菌 DNA 的合成

E. 抑制细菌细胞壁的合成

2. 氨基糖苷类抗生素的消除途径是

A. 被单胺氧化酶代谢

B. 以原形经肾小球滤过排出

C. 以原形经肾小管分泌排出

D. 经肝药酶氧化

E. 与葡糖醛酸结合后排出

3. 与利尿药合用，可增强耳毒性的抗生素是

A. 青霉素   B. 氨苄西林

C. 四环素   D. 红霉素

E. 链霉素

4. 氨基糖苷类药物的不良反应不包括

A. 耳毒性

B. 肝毒性

C. 肾毒性

D. 神经肌肉阻滞作用

E. 过敏反应

5. 以下对铜绿假单胞菌感染有效的抗生素是

A. 氨苄西林、多黏菌素、头孢氨苄、羧苄西林

B. 阿米卡星、庆大霉素、氯霉素、林可霉素

C. 苯唑西林、多黏菌素、庆大霉素、妥布霉素

D. 阿米卡星、庆大霉素、多黏菌素、羧
苄西林

E. 卡那霉素、妥布霉素、多黏菌素、红
霉素

6. 对多黏菌素 B 的描述中错误的是

A. 对多数革兰阴性杆菌有强大杀菌作用

B. 对多数革兰阳性杆菌有强大杀菌作用

C. 对生长繁殖期和静止期细菌均有效

D. 局部用于敏感菌所致眼、耳、皮肤等
感染

E. 对肾毒性较大

7. 多黏菌素的抗菌作用机制是

A. 抑制细菌蛋白质合成

B. 抑制细菌核酸代谢

C. 干扰细菌叶酸代谢

D. 抑制细菌细胞壁合成

E. 影响细菌胞浆膜的通透性

8. 患者女，25 岁。不明原因发热 2 个月入
院，贫血貌，杵状指，皮肤黏膜有多处小

出血点，入院时，三尖瓣区有Ⅲ级吹风样
杂音，近日消失，脾大，有压痛，血液培
养为草绿色链球菌，宜选用青霉素 G 和下
列哪项合用

A. 链霉素　　　　　B. 阿米卡星

C. 奈替米星　　　　D. 红霉素

E. 羧苄西林

9. 患者女，46 岁。因糖尿病足合并感染住
院，检查肾功能：血尿素氮 2.47 mmol/L，
肌酐 53 μmol/L。给予格列本脲及阿米卡
星治疗，连续用药 2 周后，患者出现耳
鸣，查肾功能：血尿素氮 5.79 mmol/L，
肌酐 113 μmol/L。该患者的处理应为

A. 停用阿米卡星

B. 将阿米卡星换为庆大霉素

C. 停用格列本脲

D. 针对耳鸣给予改善血管功能的药物

E. 针对耳鸣给予改善神经功能的药物

第三十八节　四环素类及氯霉素

一、单选题

1. 治疗立克次体感染首选的四环素类药物是

A. 土霉素　　　　　B. 四环素

C. 多西环素　　　　D. 米诺环素

E. 美他环素

2. 对四环素类药物作用和应用的叙述，错误
的是

A. 对 G^+ 菌、G^- 菌、立克次体、衣原体等
都有效

B. 能快速抑制细菌生长，高浓度有杀菌
作用

C. 能与细菌核糖体 30S 亚基结合，阻止蛋
白质合成

D. 对细菌细胞膜通透性无影响

E. 主要用于立克次体感染、斑疹、伤寒、
支原体肺炎等

3. 伤寒患者可选用的治疗药物组合是

A. 氨苄西林、四环素

B. 红霉素、羧苄西林

C. 四环素、青霉素

D. 氯霉素、青霉素

E. 氯霉素、氨苄西林

4. 患者男，68 岁。高热，畏寒，剧烈头痛入
院，用青霉素治疗无效，发病第 5 天，除
面部外，于胸、肩等处出现鲜红色斑丘
疹，于内衣见有跳蚤。经化验室检查，诊
断为斑疹伤寒。宜选用下列药物治疗

A. 庆大霉素　　　　B. 磺胺嘧啶

C. 头孢他啶　　　　D. 链霉素

E. 多西环素

5. 患者男，40 岁。慢性肾炎合并胆囊炎宜用

A. 四环素　　　　　B. 头孢唑啉

C. 多西环素　　　　D. 庆大霉素

E. 多黏菌素

第三十九节 抗真菌药与抗病毒药

一、单选题

1. 既有抗病毒作用又有抗肿瘤作用的免疫调节剂是

A. 巯唑嘌呤   B. 环磷酰胺

C. 干扰素   D. 左旋咪唑

E. 白细胞介素－2

2. 咪唑类药物抗真菌的作用机制是

A. 抑制以 DNA 为模板的 RNA 多聚酶，阻碍 mRNA 合成

B. 影响二氢叶酸合成

C. 影响真菌细胞膜通透性

D. 竞争性抑制鸟嘌呤进入 DNA 分子中，阻断核酸合成

E. 替代尿嘧啶进入 DNA 分子中，阻断核酸合成

3. 主要制成霜剂和洗剂而作为外用的抗真菌药是

A. 咪康唑   B. 酮康唑

C. 氟康唑   D. 伊曲康唑

E. 氟胞嘧啶

4. 选择性抑制细胞膜麦角固醇合成，影响真菌细胞膜形成的药物是

A. 两性霉素 B   B. 氟胞嘧啶

C. 卡泊芬净   D. 特比萘芬

E. 克霉唑

5. 不良反应最小的咪唑类抗真菌药是

A. 酮康唑   B. 咪康唑

C. 氟康唑   D. 克霉唑

E. 氟尿嘧啶

6. 以下不属于抗真菌药的是

A. 酮康唑   B. 灰黄霉素

C. 两性霉素 B   D. 制霉菌素

E. 多黏菌素

7. 两性霉素 B 的作用机制是

A. 抑制真菌 DNA 合成

B. 抑制真菌细胞膜麦角固醇的合成

C. 抑制真菌细胞壁的合成

D. 抑制真菌蛋白质合成

E. 选择性地与真菌细胞膜麦角固醇结合

8. 对浅表和深部真菌感染有较好疗效的药物是

A. 灰黄霉素   B. 两性霉素 B

C. 制霉菌素   D. 氟胞嘧啶

E. 酮康唑

9. 主要用于治疗阴道、胃肠道和口腔念珠菌病的药物是

A. 利福平   B. 两性霉素 B

C. 灰黄霉素   D. 碘化物

E. 制霉菌素

10. 与两性霉素 B 合用可减少复发率的药物是

A. 氟胞嘧啶   B. 酮康唑

C. 灰黄霉素   D. 阿昔洛韦

E. 制霉菌素

11. 干扰素的药理作用特点不包括

A. 提高 T 细胞的特异性细胞毒性

B. 主要的作用是抗病毒

C. 可诱导某些酶活性

D. 抑制细胞增殖

E. 降低巨噬细胞的吞噬活性

12. 具有药酶活性抑制作用的药物是

A. 酮康唑   B. 苯巴比妥

C. 苯妥英钠   D. 利福平

E. 地塞米松

二、共用题干题

(13～14 题共用题干)

患者男，47 岁。糖尿病合并皮肤感染。长期服用四环素，2 周来口腔内出现白色薄膜，消化不良，腹泻，疑白念珠菌病。

13. 对该患者宜选用

A. 灰黄霉素   B. 酮康唑

C. 两性霉素 B   D. 伊曲康唑

E. 利巴韦林

14. 该药的作用机制是

A. 干扰真菌细胞壁合成

B. 干扰真菌细胞膜蛋白质合成

C. 干扰真菌细胞 RNA 合成

D. 干扰真菌细胞 DNA 合成

E. 干扰真菌细胞膜麦角固醇合成

第四十节　抗结核病药和抗麻风病药

一、单选题

1. 乙胺丁醇与利福平合用的目的在于

A. 加快药物的排泄速度

B. 有利于药物进入结核感染病灶

C. 有协同作用，并能延续耐药性的产生

D. 延长利福平作用时间

E. 减轻注射时的疼痛

2. 抗结核药的应用原则不包括

A. 早期用药   B. 联合用药

C. 首剂加倍用药   D. 规律用药

E. 足量、全程用药

3. 不符合异烟肼特点的叙述是

A. 抑制分枝菌酸合成

B. 治疗结核病的首选药

C. 常单独用于治疗结核病

D. 可有神经毒性

E. 可有肝毒性

4. 下列药物中可用于治疗麻风病的是

A. 对氨基水杨酸   B. 氨苯砜

C. 乙胺丁醇   D. 异烟肼

E. 吡嗪酰胺

5. 患者男，60 岁。因患骨结核就诊，医生推荐化学治疗。下列药物中不用于结核病治疗的是

A. 异烟肼   B. 乙胺嘧啶

C. 乙胺丁醇   D. 链霉素

E. 利福平

6. 患者男，36 岁。近一周来无诱因午后低热 37.5 ℃，夜间盗汗，伴右侧胸痛，深呼吸时明显，但与活动无关。诊断为结核性胸膜炎。治疗应选用

A. 阿托品   B. 阿司匹林

C. 对乙酰氨基酚   D. 阿莫西林

E. 异烟肼

7. 某糖尿病患者伴有浸润性肺结核，应用甲苯磺丁脲、利福平、链霉素，用抗结核药 2 个月后，尿糖加重并出现肝功能不良，其原因是

A. 甲苯磺丁脲有肝毒性

B. 患者又染上了肝炎

C. 利福平诱导肝药酶，且有肝损害

D. 链霉素的肾毒性

E. 利福平抑制肝药酶

8. 患者男，37 岁。有癫痫病史，近日患肺结核，在选用抗结核药物治疗时，应避免使用

A. 异烟肼   B. 利福平

C. 乙胺丁醇   D. 吡嗪酰胺

E. 对氨基水杨酸

二、共用题干题

（9～10 题共用题干）

患者女，29 岁。因肺结核长期服用异烟肼。

9. 该药引起的主要不良反应是

A. 失眠   B. 腹泻

C. 周围神经炎   D. 潮红

E. 肾损害

10. 针对异烟肼引起的主要不良反应，应采用的防治药物是

A. 维生素 A   B. 维生素 B_6

C. 维生素 B_{12} D. 维生素 C

E. 维生素 D

（11～12 题共用题干）

患者男，32 岁。半年来乏力，消瘦，盗汗，偶尔咯血，肺内有啰音，诊断为肺结核。

11. 应给予下列哪项药物治疗

A. 阿莫西林　　　B. 阿奇霉素

C. 螺旋霉素　　　D. 左氧氟沙星

E. 异烟肼

12. 治疗中出现四肢麻木、疼痛、全身烧灼感等神经症状，应给予

A. 地西泮

B. 对氨基水杨酸

C. 葡萄糖酸钙

D. 维生素 B_6

E. 对乙酰氨基酚

第四十一节　抗　疟　药

一、单选题

1. 伯氨喹引起特异质者发生溶血性贫血和高铁血红蛋白血症，是因为

A. 肾近曲小管细胞合成红细胞生成素减少

B. 红细胞内缺乏葡萄糖－6－磷酸脱氢酶

C. 叶酸缺乏

D. 胃黏膜萎缩致"内因子"缺乏，影响维生素 B_{12} 吸收

E. 红细胞内缺乏 NADPH

2. 对耐氯喹的恶性疟患者，应选用

A. 乙胺嘧啶　　　B. 伯氨喹

C. 磺胺多辛　　　D. 奎宁

E. 吡嗪酰胺

3. 控制疟疾复发和传播可选用

A. 氯喹　　　　　B. 伯氨喹

C. 青蒿素　　　　D. 乙胺嘧啶

E. 磺胺类或砜类

4. 对乙胺嘧啶的叙述错误的是

A. 对原发性红外期疟原虫有抑制作用

B. 能抑制疟原虫二氢叶酸还原酶

C. 用于疟疾的病因性预防

D. 疟原虫对本药不易产生耐药性

E. 与磺胺类或砜类合用，增强疗效，减少耐药性产生

5. 用于控制疟疾发作的最佳抗疟药是

A. 氯喹　　　　　B. 奎宁

C. 伯氨喹　　　　D. 青蒿素

E. 乙胺嘧啶

6. 某疟疾病患者突然出现昏迷，给予二盐酸奎宁静脉滴注抢救，抢救过程中，患者又出现寒战，高热，血红蛋白尿，应改下列哪种药继续抢救

A. 氯喹　　　　　B. 甲氟喹

C. 伯氨喹　　　　D. 乙胺嘧啶

E. 青蒿素

二、共用题干题

（7～8 题共用题干）

患者男，30 岁。到非洲出差回国 10 天后，出现寒战、面色苍白、肢体厥冷等症状，持续半小时左右继以高热、面色潮红伴头痛等症状。诊断为疟疾，间日疟。

7. 为控制疟疾症状，应选择的药物是

A. 吡喹酮　　　　B. 乙胺嘧啶

C. 氯喹　　　　　D. 伯氨喹

E. 依米丁

8. 该患者治愈后，为控制复发，应选用的药物是

A. 吡喹酮

B. 乙胺嘧啶

C. 氯喹

D. 伯氨喹

E. 依米丁

第四十二节　抗阿米巴病药及抗滴虫病药

一、单选题

1. 关于替硝唑，下列的叙述哪项是错误的

  A. 毒性比甲硝唑高

  B. 半衰期长，口服一次，可维持疗效 3 天

  C. 对阿米巴痢疾和肠外阿米巴病都有效

  D. 与甲硝唑的结构相似

  E. 也可用于治疗阴道滴虫病

2. 下面不属于抗阿米巴原虫药物的是

  A. 甲硝唑　　　　　B. 替硝唑

  C. 依米丁　　　　　D. 喹碘方

  E. 奎宁

3. 患者女，28 岁。自述外阴瘙痒、白带增多；怀疑有滴虫病，取阴道分泌物镜检可见滴虫活动，一般可用哪种药治疗

  A. 甲硝唑　　　　　B. 替硝唑

  C. 青霉素　　　　　D. 依米丁

  E. 氯喹

二、共用备选答案题

（4～7 题共用备选答案）

  A. 吡喹酮　　　　　B. 乙胺嗪

  C. 甲硝唑　　　　　D. 氯喹

  E. 阿苯哒唑

4. 治疗血吸虫病的药物是

5. 治疗蛔虫病的药物是

6. 治疗丝虫病的药物是

7. 治疗阿米巴病的药物是

第四十三节　抗血吸虫和抗丝虫病药

一、单选题

1. 吡喹酮属于

  A. 抗疟药　　　　　B. 抗肠虫药

  C. 抗血吸虫药　　　D. 抗滴虫药

  E. 抗病毒药

第四十四节　抗肠道蠕虫病药

一、单选题

1. 能使虫体肌肉细胞膜超极化，虫体无法逆肠道蠕动的驱线虫药是

  A. 噻嘧啶　　　　　B. 氯硝柳胺

  C. 哌嗪　　　　　　D. 吡喹酮

  E. 阿苯达唑

2. 对蛔虫、蛲虫、鞭虫、钩虫、绦虫、感染均有效的药物是

  A. 哌嗪　　　　　　B. 吡喹酮

  C. 甲苯达唑　　　　D. 氯喹

  E. 氯硝柳胺

3. 为广谱驱肠虫药的是

  A. 氯硝柳胺　　　　B. 乙胺嗪

  C. 阿苯达唑　　　　D. 吡喹酮

  E. 哌嗪

第四十五节　抗恶性肿瘤药

一、单选题

1. 较常引起周围神经炎的抗肿瘤药是

  A. 甲氨蝶呤　　　　B. 氟尿嘧啶

  C. 巯嘌呤　　　　　D. 长春新碱

  E. 左旋门冬酰胺酶

2. 阻止微管解聚的抗肿瘤药是

A. 氟尿嘧啶　　　　B. 环磷酰胺

C. 巯嘌呤　　　　　D. 甲氨蝶呤

E. 紫杉醇

3. 顺铂的特点不包括

A. 抑制 DNA 复制和转录

B. 抗瘤谱较广

C. 主要用于治疗转移性睾丸癌和卵巢癌

D. 常见毒性是骨髓抑制

E. 常见毒性是肾功能损害

4. 常用于治疗停经后晚期乳腺癌的抗肿瘤药是

A. 甲氨蝶呤　　　　B. 氟尿嘧啶

C. 巯嘌呤　　　　　D. 长春新碱

E. 他莫昔芬

5. 雌激素禁用于

A. 绝经期综合征　　B. 绝经后乳腺癌

C. 绝经前乳腺癌　　D. 前列腺癌

E. 闭经

6. 不属于雌激素适应证的是

A. 有出血倾向的子宫肿瘤

B. 绝经后乳腺癌

C. 前列腺癌

D. 功能性子宫出血

E. 青春期痤疮

7. 关于甲氨蝶呤特点的叙述错误的是

A. 竞争性抑制二氢叶酸还原酶

B. 影响肿瘤细胞蛋白质合成

C. 主要作用于细胞周期 S 期

D. 临床用于儿童急性淋巴性白血病

E. 不良反应主要是骨髓抑制和胃肠道反应

8. 抗恶性肿瘤药共有的近期毒性反应为

A. 骨髓抑制、消化道反应和脱发

B. 骨髓抑制、消化道反应和肝损害

C. 神经毒性、骨髓抑制和脱发

D. 骨髓抑制、神经毒性和消化道反应

E. 骨髓抑制、泌尿道反应和脱发

9. 下列哪种患者禁用雄激素

A. 前列腺癌　　　　B. 乳腺癌

C. 贫血　　　　　　D. 胃溃疡

E. 急、慢性肝炎

10. 患者女，55 岁。半年来食欲减退、易疲劳，出现瘙痒等全身症状，查体发现多处淋巴结肿大，尤以颈部淋巴结为甚。骨髓抽取及切片、放射线检查（X 线、淋巴摄影）后诊断为恶性淋巴瘤，选用环磷酰胺进行化疗，有可能出现的最严重的不良反应是

A. 厌食、恶心、呕吐

B. 脱发

C. 影响伤口愈合

D. 白细胞减少，对感染的抵抗力降低

E. 肝肾功能损害

第四十六节　影响免疫功能的药物

一、单选题

1. 以下属于免疫抑制剂的是

A. 左旋咪唑　　　　B. 白细胞介素－2

C. 卡介苗　　　　　D. 干扰素

E. 环孢素

二、共用备选答案题

（2～4 题共用备选答案）

A. 胸腺素　　　　　B. 干扰素

C. 环孢素　　　　　D. 糖皮质激素

E. 左旋咪唑

2. 抑制免疫过程多个环节的药物是

3. 主要用于抑制异体器官移植排斥反应的药物是

4. 可用于治疗胸腺依赖性免疫缺陷病的免疫增强药的是

第二章 生物药剂学与药动学

第一节 生物药剂学概述

一、单选题

1. 生物药剂学研究中的剂型因素不包括

A. 药物的理化性质

B. 药物的处方组成

C. 药物的剂型及用药方法

D. 药物的疗效和毒副作用

E. 药物制剂的工艺过程

2. 药物从用药部位进入血液循环的过程是

A. 吸收　　　　　B. 分布

C. 代谢　　　　　D. 排泄

E. 转化

第二节 口服药物的吸收

一、单选题

1. 影响药物胃肠道吸收的生理因素不包括

A. 胃肠液的成分

B. 胃排空

C. 食物

D. 循环系统的转运

E. 药物在胃肠道中的稳定性

2. 以下关于胃肠道结构与功能的叙述错误的是

A. 胃肠道由胃、小肠、大肠三部分组成

B. 大肠包括盲肠、结肠和直肠

C. 直肠是栓剂的良好吸收部位

D. 口服的药物大多到小肠才能崩解、分散或溶解

E. 小肠中药物吸收以被动扩散为主，但也是某些药物主动转运的特异部位

3. 影响药物吸收的剂型因素是

A. 首过效应

B. 肾小球过滤

C. 血－脑屏障

D. 胃排空与胃肠蠕动

E. 药物在胃肠道中的稳定性

4. 体液 pH 对药物跨膜转运的影响，正确的描述是

A. 弱酸性药物在酸性体液中解离度大，易通过生物膜扩散转运

B. 弱酸性药物在碱性体液中解离度小，难通过生物膜扩散转运

C. 弱碱性药物在碱性体液中解离度大，易通过生物膜扩散转运

D. 弱碱性药物在酸性体液中解离度小，难通过生物膜扩散转运

E. 弱碱性药物在碱性体液中解离度小，易通过生物膜扩散转运

5. 主动转运的特征不包括

A. 由低浓度区向高浓度区扩散

B. 不需要载体参加

C. 消耗能量

D. 有饱和现象

E. 具有部位特异性

6. 有关被动扩散的特征不正确的是

A. 不消耗能量

B. 具有部位特异性

C. 由高浓度向低浓度转运

D. 不需要载体进行转运

E. 转运速度与膜两侧的浓度成正比

7. 下列关于药物的吸收叙述错误的是

A. 生物药剂学是研究药物在体内的吸收、分布与排泄的机制及过程的科学

B. 大多数药物通过被动扩散方式透过生

物膜

C. 主动转运是一些生命必须的物质和有机酸、碱等弱电解质的离子型等，借助载体或酶促系统从低浓度区域向高浓度区域转运的过程

D. 被动扩散不需要载体参与

E. 细胞膜可以主动变形而将某些物质摄入细胞内，称为胞饮

8. K$^+$、单糖、氨基酸等生物必需物质通过生物膜的转运方式是

A. 被动扩散
B. 膜孔转运
C. 主动转运
D. 促进扩散
E. 膜动转运

9. 关于胃肠道吸收下列哪项叙述是错误的

A. 脂肪性食物能增加难溶药物的吸收

B. 一些通过主动转运吸收的物质，饱腹服用吸收量增加

C. 一些情况下，弱碱性食物在胃中容易被吸收

D. 当胃排空速率增加时，多数药物吸收速率增快

E. 脂溶性、非离子型药物容易通过细胞膜

10. 影响药物胃肠道吸收的剂型因素不包括

A. 药物在胃肠道中的稳定性
B. 离子大小
C. 多晶型
D. 解离常数
E. 胃排空速率

11. 细胞膜空肠处的微孔直径为

A. 4.5 nm
B. 5.5 nm
C. 6.5 nm
D. 7.5 nm
E. 8.5 nm

12. 下列哪项不是促进扩散的特征

A. 不消耗能量
B. 有结构特异性要求
C. 由低浓度向高浓度转运
D. 不需载体进行转运
E. 有饱和状态

13. 一般认为在口服剂型中药物吸收速率的大致顺序为

A. 水溶液 > 混悬液 > 散剂 > 胶囊剂 > 片剂

B. 水溶液 > 混悬液 > 胶囊剂 > 散剂 > 片剂

C. 水溶液 > 散剂 > 混悬液 > 胶囊剂 > 片剂

D. 混悬液 > 水溶液 > 胶囊剂 > 散剂 > 片剂

E. 水溶液 > 混悬液 > 片剂 > 散剂 > 胶囊剂

14. 某有机酸类药物在小肠中吸收良好，主要因为

A. 该药在肠道中的非解离性比例大
B. 该药的脂溶性增加
C. 肠蠕动快
D. 小肠的有效面积大
E. 该药在胃中不稳定

15. 药物理化性质对药物在胃肠道的吸收影响显著，下列叙述中错误的是

A. 药物的溶出快有利于吸收

B. 具有多晶型的药物，一般其亚稳定型有利于吸收

C. 药物具有一定的脂溶性，有利于吸收，但脂溶性不可过大

D. 酸性药物在胃酸条件下有利于吸收，碱性药物在小肠碱性条件下有利于药物的吸收

E. 大分子药物可通过上皮细胞含水膜孔转运吸收

16. 下列有关胃排空和胃排空速率的描述错误的是

A. 胃内容物从胃幽门排入十二指肠的过程称为胃排空

B. 胃空速率慢，药物在胃内停留时间延长、弱酸性药物的吸收会增加

C. 固体食物的胃空速率慢于流体食物

D. 胃排空速率越快越有利于主动转运药物的吸收

E. 抗胆碱药阿托品会减慢胃排空速率

第三节　非口服药物的吸收

一、单选题

1. 不涉及吸收过程的给药途径是

 A. 口服　　　　　　B. 肌内注射

 C. 静脉注射　　　　D. 皮下注射

 E. 皮内注射

2. 注射吸收差，只适用于诊断与过敏试验的是

 A. 静脉注射　　　　B. 皮下注射

 C. 皮内注射　　　　D. 鞘内注射

 E. 腹腔注射

3. 有关鼻黏膜给药的叙述不正确的是

 A. 鼻黏膜内的丰富血管和鼻黏膜的高度渗透压有利于吸收

 B. 可避开肝首过效应

 C. 吸收过程和速度不如静脉注射

 D. 鼻腔给药方便易行

 E. 多肽类药物适宜以鼻黏膜给药

二、共用题干题

（4~5题共用题干）

 鉴于胰岛素的性质以及制备工艺所限，胰岛素制品中大多含有防腐剂，因此大多胰岛素制品只能皮下注射。

4. 注射胰岛素部位常有皮肤发红、皮下结节和皮下脂肪组织萎缩等局部反应，因此注射胰岛素必须

 A. 缓缓注射

 B. 迅速注射

 C. 关注注射部位反应

 D. 更换注射部位

 E. 经常更换注射部位

5. 为确保胰岛素稳定吸收，两次注射点需要间隔

 A. 1.0 cm　　　　　B. 1.5 cm

 C. 2.0 cm　　　　　D. 2.5 cm

 E. 3.0 cm

三、共用备选答案题

（6~7题共用备选答案）

 A. 静脉注射　　　　B. 皮下注射

 C. 皮内注射　　　　D. 鞘内注射

 E. 腹腔注射

6. 注射后药物经门静脉进入肝脏，可能影响药物的生物利用度的给药途径是

7. 注射吸收差，只适合用于诊断与过敏试验的给药途径是

第四节　药物的分布

一、单选题

1. 巴比妥类在体内分布的情况是

 A. 碱血症时血浆中浓度高

 B. 酸血症时血浆中浓度高

 C. 在生理情况下易进入细胞内

 D. 在生理情况下细胞外液中解离型少

 E. 碱化尿液后药物排泄减少

2. 人的淋巴液流速为

 A. 120 ml/h　　　　B. 130 ml/h

 C. 140 ml/h　　　　D. 150 ml/h

 E. 160 ml/h

3. 有关分布容积正确的描述是

 A. 体内含药物的真实容积

 B. 有生理学意义

 C. 指全血或血浆中药物浓度与体内药量联系起来的比例常数

 D. 给药剂量与 t 时间血药浓度的比值

 E. 是药物动力学的重要参数，用来评价体内药物分布的程度

4. 下列有关影响分布的因素不正确的是

A. 体内循环与血管透过性

B. 药物与血浆蛋白结合的能力

C. 药物的理化性质

D. 药物与组织的亲和力

E. 给药途径和剂型

5. 当药物对某组织有特殊亲和性时，这种药物连续应用，该组织中的药物浓度有逐渐升高的趋势，称为

A. 分布 B. 代谢

C. 排泄 D. 蓄积

E. 转化

6. 易通过血－脑屏障的药物是

A. 水溶性药物 B. 两性药物

C. 弱酸性药物 D. 弱碱性药物

E. 脂溶性药物

第五节　药物的代谢

一、单选题

1. 药物代谢的主要器官是

A. 肾脏 B. 肝脏

C. 胆汁 D. 皮肤

E. 脑

2. 药物代谢反应的类型不包括

A. 氧化反应 B. 水解反应

C. 结合反应 D. 取代反应

E. 还原反应

3. 影响药物代谢的因素不包括

A. 给药途径

B. 药物的稳定性

C. 给药剂量和剂型

D. 酶抑或酶促作用

E. 生理因素

第六节　药物的排泄

一、单选题

1. 弱酸性药物在碱性尿液中

A. 解离多，在肾小管重吸收多，排泄慢

B. 解离少，重吸收多，排泄慢

C. 解离多，重吸收少，排泄快

D. 解离少，重吸收少，排泄快

E. 解离多，重吸收多，排泄快

2. 碱化尿液可使弱碱性药物

A. 解离少，重吸收多，排泄慢

B. 解离多，重吸收少，排泄慢

C. 解离少，重吸收少，排泄快

D. 解离多，重吸收多，排泄慢

E. 排泄速度不变

3. 肾功能不良时，用药时需要减少剂量的是

A. 脂溶性高的药物

B. 主要从肾排泄的药物

C. 主要在肝代谢的药物

D. 胃肠道很少吸收的药物

E. 分布范围广的药物

4. 药物在体内以原形不可逆消失的过程，该过程是

A. 吸收 B. 分布

C. 代谢 D. 排泄

E. 转运

5. 药物排泄的主要器官是

A. 肝 B. 肺

C. 脾 D. 肺

E. 肾

6. 药物除了肾排泄以外的最主要排泄途径是

A. 胆汁 B. 汗腺

C. 唾液腺 D. 泪腺

E. 呼吸系统

7. 酸化尿液可能对下列药物中的哪种肾排泄不利

A. 水杨酸   B. 葡萄糖

C. 四环素   D. 庆大霉素

E. 麻黄碱

8. 药物的脂溶性是影响下列哪一步骤的最重要因素

A. 肾小球过滤   B. 肾小管分泌

C. 肾小管重吸收   D. 尿量

E. 尿液酸碱性

9. 一定时间内肾能使多少容积的血浆中该药物清除的能力被称为

A. 肾排泄速度   B. 肾清除率

C. 肾清除力   D. 肾小管分泌

E. 肾小球过滤速度

10. 肠肝循环发生在哪一排泄中

A. 肾排泄   B. 胆汁排泄

C. 乳汁排泄   D. 肺部排泄

E. 汗腺排泄

11. 患者男，57 岁。与家人发生矛盾，服药物中毒，急诊入院抢救。试验发现当酸化尿液时，药物肾清除率小于肾小球滤过率，碱化尿液时则相反，推测该药物可能是

A. 强碱性   B. 弱碱性

C. 非解离型   D. 强酸性

E. 弱酸性

12. 下列药物中哪一种最有可能从肺排泄

A. 乙醚   B. 青霉素

C. 磺胺嘧啶   D. 二甲双胍

E. 扑热息痛

13. 下列过程中一般不存在竞争性抑制的是

A. 肾小球滤过   B. 胆汁排泄

C. 肾小管分泌   D. 肾小管重吸收

E. 药物从血液透析

14. 下列药物中最有可能从汗腺排泄的是

A. 氯化钠   B. 青霉素

C. 链霉素   D. 乙醚

E. 格列本脲

二、共用备选答案题

(15～16 题共用备选答案)

A. 表观分布容积

B. 肠肝循环

C. 生物半衰期

D. 生物利用度

E. 首过效应

15. 药物随胆汁进入小肠后被小肠重新吸收的现象是

16. 服用药物后到达体循环使原形药物量减少的现象是

第七节 药动学概述

一、单选题

1. 下列有关一级药动学的描述，错误的是

A. 血浆药物消除速率与血浆药物浓度成正比

B. 单位时间内机体内药物按恒比消除

C. 血药浓度－时间曲线的剂量为对数时，其斜率的值为 K

D. 单位时间内体内药物消除量恒定

E. 消除半衰期恒定

2. 血管外给药的药时曲线一般为

A. S 型曲线   B. 双曲线

C. 对数曲线   D. 渐开线

E. 抛物线

3. 静脉注射某药，$X_0 = 60\ mg$，若初始血药浓度为 $15\ \mu g/ml$，其表观分布容积为

A. 20 L   B. 4 ml

C. 30 L   D. 4 L

E. 15 L

二、共用备选答案题

（4～6题共用备选答案）

A. 血药浓度－时间曲线

B. 速率过程

C. 半衰期

D. 清除率

E. 消除速率常数

4. 属于药物的固有属性的是

5. 反映药物吸收进入血液循环系统后药物浓度随时间变化过程的是

6. 反映单位时间内从体内清除的表观分布容积数的是

第八节 药物应用的药动学基础

一、单选题

1. 非线性动力学参数中两个最重要的常数是

A. K，V_m

B. K_m，V

C. K，V

D. K，Cl

E. K_m，V_m

二、共用备选答案题

（2～4题共用备选答案）

A. $C = \dfrac{k_0}{k \cdot V}\left(1 - e^{-kt}\right)$

B. $C = C_0 \cdot e^{-kt}$

C. $C = \dfrac{K_a \cdot F \cdot X_0}{V\,(k_a - k)}\left(e^{-kt} - e^{-k_a t}\right)$

D. $C_{ss} = \dfrac{k_0}{k \cdot V}$

E. $\overline{C}_{ss} = X_0 / k \cdot V \cdot \tau$

2. 单室模型静脉注射血药浓度随时间变化的公式是

3. 单室模型静脉滴注血药浓度随时间变化的公式是

4. 单室模型静脉滴注达稳态后停药，血药浓度随时间变化的公式是

第九节 新药的药动学研究

一、单选题

1. 非临床药动学研究的内容不包括

A. 吸收

B. 分布

C. 代谢

D. 排泄

E. 传输

第十节 药物制剂的生物等效性与生物利用度

一、单选题

1. 某患者先后服用两种地高辛片剂，发现 C_{max} 相差 59%，AUC 相差 55%。产生这种差异的原因是

A. 两种药物的生物利用度不用

B. 两种药物的血浆蛋白结合率不同

C. 两种药物的分布不同

D. 两种药物的药理性质不同

E. 两种药物的理化性质不同

2. 在生物样本采集的过程中，一般在吸收相部分取

A. 1～2个点

B. 2～3个点

C. 2～4个点

D. 3～4个点

E. 4～5个点

3. 制剂中药物进入体循环的相对数量和相对速度是

A. 药物动力学

B. 生物利用度

C. 肠肝循环

D. 单室模型药物

E. 表观分布容积

专业实践能力

第一章 岗位技能

第一节 药品调剂

一、单选题

1. 关于调配处方时四查十对的叙述不正确的是

A. 查差错，对处方

B. 查处方，对科别、姓名、年龄

C. 查用药合理性，对临床诊断

D. 查药品，对药名、剂型、规格、数量

E. 查配伍禁忌，对药品性状、用法用量

2. 关于从"配方"方面防范处方差错措施的叙述不正确的是

A. 配方前先读懂处方上所有药品的名称、规格和数量

B. 配方前如对处方上的药品名称有疑问时，应及时询问患者

C. 配齐一张处方的药品后再取下一张处方

D. 贴服药标签时再次与处方逐一核对

E. 如果核对人发现调配错误，应将药品退回配方人

3. 处方具有

A. 经济上、技术上、管理上的意义

B. 经济上、法律上、管理上的意义

C. 法律上、技术上、经营上的意义

D. 经济上、法律上、技术上的意义

E. 法律上、管理上、技术上的意义

4. 关于药师调配药品叙述不正确的是

A. 仔细阅读处方，按照药品顺序逐一调配

B. 对贵重药品及麻醉药品和精神药品等分别登记账卡

C. 调配好一张处方的所有药品后再调配下一张处方，以免发生差错

D. 对需要特殊保存的药品加贴醒目的标签提示患者注意

E. 不需要在每种药品的外包装上分别贴上用法用量等

5. 处方中 Caps. 的中文含义是

A. 糖浆剂   B. 胶囊剂

C. 注射剂   D. 溶液剂

E. 片剂

6. 下列药品中，必须单独开具处方的是

A. 中成药   B. 普通西药

C. 中药饮片   D. 西药复方制剂

E. 中西药复方制剂

7. 下列哪种药品宜单独放置

A. 氯化钾注射液   B. 氯化钾控释片

C. 生理盐水   D. 5%葡萄糖

E. 氯化钙注射液

8. 处方中"每日3次"的缩写词是

A. b. i. d.   B. q. i. d.

C. i. d.   D. q. d.

E. t. i. d.

9. 处方中"单位"的缩写词是

A. U   B. IU

C. Co.   D. UI

E. UD

10. 关于非处方药的叙述不正确的是

A. 是指不需要处方即可购买的药物

B. 一般在药店即可买到

C. 当消费者按照标签上的指示服用药物时，非处方药物的活性成分被认为是安全有效的

D. 处方中的药物不可以包括非处方药物

E. 药剂师可以向患者推荐适宜的非处方

药物，并解释它们的用法

11. 处方中"Rp."的中文意思是

    A. 复方的   B. 用法

    C. 用量   D. 注意事项

    E. 取

12. 关于处方的叙述下列正确的是

    A. 处方只能由注册的执业医师开具

    B. 处方可以由注册的执业助理医师开具

    C. 处方可以由药学专业技术人员开具

    D. 处方可以由注册的执业医师和执业药师开具

    E. 处方可以由注册的执业医师和药学专业技术人员开具

13. 处方中"q. n."的中文意思是

    A. 每日一次   B. 每小时

    C. 每晚   D. 每晨

    E. 睡前

14. 销售、调剂和使用处方药的法定凭据是

    A. 处方   B. 专用卡片

    C. 医师处方   D. 法定处方

    E. 协定处方

15. 处方中"必要时"的缩写词是

    A. stat. !   B. Cito!

    C. p. r. n.   D. s. o. s.

    E. lent!

16. 下列为急诊患者开具的处方中，每张处方的最大限量是3日用量的是

    A. 普通药品处方

    B. 麻醉药品处方

    C. 第二类精神药品处方

    D. 麻醉药品控缓释制剂处方

    E. 第一类精神药品缓、控释制剂处方

17. 下列为门（急）诊、重度慢性疼痛患者开具的处方中，每张处方最大限量是3日常用量的是

    A. 麻醉药品处方

    B. 第一类精神药品处方

    C. 麻醉药品控缓释处方

    D. 第二类精神药品处方

    E. 第一类精神药品注射剂处方

18. 预防处方差错的防范措施，错误的是

    A. 配方前先读懂处方上所有药品的名称、数量和规格

    B. 有疑问时不要凭空猜测，可咨询主管药师或电话联系处方医师

    C. 对照处方逐一向患者说明每种药的使用方法，可帮助发现并纠正配方及发药差错

    D. 对理解服药标签有困难的患者或老年人，需耐心仔细地说明用法并辅以服药标签

    E. 多张处方应同时调配，以免重复配药

19. 关于审核处方说法错误的是

    A. 不需审核开方医师的资质是否符合规定

    B. 对于规定必须做皮试的药物，需审核医师是否注明过敏试验及结果判定

    C. 需要审核处方的用量及临床诊断的相符性

    D. 需要审核药物的剂型、剂量、用法、给药途径

    E. 需要审核是否有潜在临床意义的药物相互作用和配伍禁忌

20. OTC的中文含义是

    A. 处方药   B. 非处方药

    C. 柜台药   D. 甲类药

    E. 乙类药

21. 处方中"用法"的缩写词是

    A. Sig.   B. Amp.

    C. Syr.   D. Caps

    E. Inj.

22. 处方中"i. d."的中文意思是

    A. 皮下注射   B. 皮内注射

    C. 肌内注射   D. 静脉注射

    E. 静脉滴注

23. 处方调配的一般程序不包括

A. 认真审核处方

B. 准确调配药品

C. 正确书写药袋或粘贴标签、包装

D. 向患者交付处方药品时，应当对患者进行用药说明与指导

E. 询问患者病情

24. 医疗机构应该妥善保存调剂过的医师处方，至少保存 3 年的是

A. 普通处方

B. 急诊处方

C. 医疗用毒性药品处方

D. 第一类精神药品处方

E. 第二类精神药品处方

25. 医疗单位开具的儿科处方用纸颜色为

A. 淡红色　　　　　B. 淡蓝色

C. 白色　　　　　　D. 淡黄色

E. 淡绿色

26. 《处方管理办法》规定，开具处方时，书写药品用法可以使用

A. 自用

B. 遵医嘱

C. 自行编制的缩写名称

D. 自行编制的缩写代码

E. 规范的中文、英文、拉丁文或者缩写体

27. 处方医师的签名式样应当与院内留样备查的式样相一致，否则应当重新

A. 留样　　　　　　B. 备案

C. 登记留样　　　　D. 登记备案

E. 登记留样备案

28. 下列药物中，开具处方必须使用专用处方的是

A. 麻醉药品　　　　B. 助消化药物

C. 抗感冒药物　　　D. 非处方药品

E. 抗高血压药物

29. 开具第二类精神药品处方，每张处方的最大限量是

A. 3 日常用量　　　B. 5 日常用量

C. 7 日常用量　　　D. 10 日常用量

E. 14 日常用量

30. 为门（急）诊患者开具的第一类精神药品注射剂处方中，每张处方的最大限量是

A. 1 次用量　　　　B. 1 次最大量

C. 1 次常用量　　　D. 1 日常用量

E. 1 日最大量

31. 药师应当对调剂过的麻醉药品和第一类精神药品处方妥善保存，下述保存方式正确的是

A. 编制顺序号

B. 逐日编制顺序号

C. 按月逐日编制顺序号

D. 按年月逐日编制顺序号

E. 按年月日逐日编制顺序号

32. 取得麻醉药品和第一类精神药品处方权的医师无权

A. 为自己开具此类药品处方

B. 遵照有关规定开具此类药品处方

C. 在本医疗机构内开具此类药品处方

D. 为癌症疼痛患者开具此类药品处方

E. 为严重疼痛患者开具此类药品处方

33. 医疗机构应该妥善保存调剂过的医师处方，至少保存 2 年的是

A. 普通处方

B. 儿科处方

C. 麻醉药品处方

D. 医疗用毒性药品处方

E. 第一类精神药品处方

34. 关于药师发药的叙述不正确的是

A. 发药时需核对患者姓名

B. 发药时需逐一核对药品与处方的相符性，检查规格、剂量、数量，并签字

C. 发现配方错误时，应及时与患者沟通

D. 发药时需向患者说明每种药品的用法用量和注意事项

E. 发药时应尊重患者的隐私

35. 下列药品中，医疗机构不得限制门诊就

诊人员持处方到药品零售企业购买的是

A. 布桂嗪　　　　B. 可待因

C. 哌甲酯　　　　D. 硫酸阿托品

E. 对乙酰氨基酚

36. 下列药品中，不需要实行特殊管理的是

A. 麻醉药品　　　　B. 精神药品

C. 非处方药　　　　D. 放射性药品

E. 医疗用毒性药品

37. 调剂急救用药的抢救原则是

A. 迅速及时

B. 严防忙中出错

C. 随到随配随发

D. 随到随配，不得延误

E. 迅速及时，严防忙中出错

38. 调剂室制定贵重药品管理制度的最主要目的是

A. 防止药品丢失

B. 防治经济损失

C. 防止药品丢失，避免经济损失

D. 防止药品丢失，减少经济损失

E. 防止药品丢失，保证药品供应

39. 就调剂室药品摆放的相关规定中，应分开摆放的是

A. 贵重药品

B. 调配率高的药品

C. 调配率低的药品

D. 需要冷藏、避光或保存在干燥处的药品

E. 名称相近、包装外形相似、同种药品不同规格等易引起混淆的药品

40. 调剂室的岗位责任制度中各条款的共同点是

A. 具体、详细

B. 可行、详细

C. 实践化、数据化

D. 具体化、数据化

E. 具体化、动态化

41. 制订调剂室领发药制度最重要的目的是

A. 保证药品供应，账目无误

B. 保证药品供应，账目清楚

C. 满足药品供应，账目无误

D. 满足药品供应，账目清楚

E. 保证药品供应，药品无误

42. 一名患者情绪激动地找到药房反映某工作人员为其调配的处方出现差错，此时首先应做的事是

A. 核对相关处方和药品

B. 按照差错处理预案迅速处理

C. 上报部门负责人

D. 更换药品并致歉

E. 填写处方差错登记本

二、共用题干题

（43～44题共用题干）

对于特殊药物，处方用量有一定限制。

43. 第一类精神药品缓、控释剂，每张处方不得超过

A. 3日常用量　　　　B. 4日常用量

C. 5日常用量　　　　D. 6日常用量

E. 7日常用量

44. 第一类精神药品除注射剂及缓、控释剂外的其他剂型。每张处方不得超过

A. 3日常用量　　　　B. 4日常用量

C. 5日常用量　　　　D. 6日常用量

E. 7日常用量

（45～46题共用题干）

患者男，45岁。患有哮喘，由于喘憋发作前来医院就诊。医师为其开具了沙丁胺醇气雾剂的处方。根据《处方管理办法》，处方前记包括医疗机构名称、处方编号、费别、患者姓名、性别、年龄、门诊或住院病历号、科别或病室和床位、临床诊断、开具日期等。

45. 处方前记中，有关技术性的项目是

A. 病历号　　　　B. 临床诊断

C. 处方编号　　　　D. 科别或病室

E. 医疗机构名称

46. 处方中，有关法律性的项目是

A. 开具日期   B. 处方编号

C. 患者姓名   D. 科别或病室

E. 医疗机构名称

（47～48 题共用题干）

药师小王今年成为某医院药剂科的一名正式员工，为使其能尽快独立工作，药剂科为其安排了岗前培训，其中包括为减少和预防差错的发生，药剂科特别制订的药品储存、处方调配和发药操作细则。

47. 药师小王在给患者调配药品时，下列做法不正确的是

    A. 按照处方上药品顺序逐一调配

    B. 调配好一张处方后再调配下一张

    C. 对需特殊保存的药品加贴醒目标签

    D. 不需在每种药品上都加贴用法、用量等标签

    E. 核对后需签名或盖名章

48. 为了增强配方人员的注意力，应在容易发生差错的药品码放位置上加贴

    A. 标签

    B. 警示

    C. 醒目的标签

    D. 醒目的警示标签

    E. 醒目的彩色标识

三、共用备选答案题

（49～51 题共用备选答案）

    A. 1 年   B. 2 年

    C. 3 年   D. 4 年

    E. 5 年

49. 调剂过的第二类精神药品处方的保存期限为

50. 调剂过的急诊及儿科处方的保存期限为

51. 调剂过的麻醉药品和第一类精神药品处方的保存期限为

（52～55 题共用备选答案）

    A. 审核处方时的注意事项

    B. 调配药品时的注意事项

    C. 发药时的注意事项

    D. 药物摆放时的注意事项

    E. 处方调剂差错的应对措施及处理原则

52. 遇到患者自己用药不当，请求帮助，应积极提供救助指导，并提供用药教育，属于

53. 逐一核对药品与处方的相符性，检查规格、剂量、数量，并签字，属于

54. 对需特殊保存的药品加贴醒目标签提示患者注意，如"置 2 ℃～8 ℃保存"，属于

55. 处方用量与临床诊断的相符性，属于

（56～59 题共用备选答案）

    A. 1 次常用量

    B. 1 日常用量

    C. 不得超过 3 日常用量

    D. 不得超过 7 日常用量

    E. 不得超过 15 日常用量

56. 为门（急）诊患者开具的麻醉药品注射剂，每张处方限量为

57. 为住院患者开具的麻醉药品和第一类精神药品，每张处方限量为

58. 为门（急）诊患者开具的麻醉药品控缓释制剂，每张处方限量为

59. 为门（急）诊癌痛患者开具的第一类精神药品注射剂，每张处方限量为

（60～63 题共用备选答案）

    A. 饭前   B. 每晨

    C. 饭后   D. 睡前

    E. 每日 4 次

60. q. m. 指

61. a. c. 指

62. h. s. 指

63. q. i. d. 指

（64～66 题共用备选答案）

    A. p. r. n.   B. Cito！

    C. Inhal.   D. q. i. d.

    E. stat！

64. 急速地

65. 必要时

66. 吸入剂

第二节　临床用药的配制

一、单选题

1. 在配制肠外营养液时，一般应控制一价阳离子浓度

　A. 小于 150 mmol/L

　B. 大于 150 mmol/L

　C. 小于 250 mmol/L

　D. 大于 250 mmol/L

　E. 小于 300 mmol/L

2. 肠外营养液中脂肪乳剂的颗粒容易变化，最主要的影响因素是

　A. pH　　　　　　B. 氨基酸

　C. 葡萄糖　　　　D. 二价金属离子

　E. 一价金属离子

3. 肠外营养液或肠内营养制剂应现配现用，不立即使用时所需的保存条件是

　A. 2 ℃　　　　　B. 3 ℃

　C. 4 ℃　　　　　D. 5 ℃

　E. 6 ℃

4. 电解质影响肠外营养液稳定性的主要机制为

　A. 离子的催化作用和沉淀

　B. 离子的催化作用和氧化还原反应

　C. 离子的催化作用和浓度

　D. 离子的催化作用和聚合

　E. 离子的催化作用和分解

5. 肠外营养液在使用过程中应注意的问题不包括

　A. 宜在 18~20 小时输完

　B. 电解质应直接加入脂肪乳剂中输注

　C. 输注时，不能在 Y 形管中加入其他药物

　D. 使用 PVC 袋时应避光

　E. 采用同一通路输注时，肠外营养液和其他治疗液中间要用基液冲洗过渡

6. 配制肠外营养液时，为了利于混合液的稳定，加入液体总量应

　A. ≥500 ml　　　　B. ≥1000 ml

　C. ≥1500 ml　　　　D. ≥2000 ml

　E. ≥2500 ml

7. 在配制肠外营养液时，Mg^{2+} 浓度应控制在

　A. 小于 1.7 mmol/L

　B. 大于 1.7 mmol/L

　C. 小于 3.4 mmol/L

　D. 大于 3.4 mmol/L

　E. 小于 5.1 mmol/L

8. 关于配制肠外营养液的注意事项，叙述不正确的是

　A. 混合顺序非常重要，在终混前氨基酸可被加到脂肪乳剂中或葡萄糖中，以保证氨基酸对乳剂的保护作用

　B. 钙剂和磷酸盐应分别加在不同的溶液中稀释，以免发生磷酸钙沉淀

　C. 混合液中可以加入其他药物

　D. 现配现用，24 小时输完，最多不超过 48 小时

　E. 电解质不应直接加入脂肪乳剂中

9. 配制肠外营养液时，微量元素和电解质应加入

　A. 脂肪乳　　　　B. 水溶性维生素

　C. 脂溶性维生素　D. 葡萄糖溶液

　E. 氨基酸溶液

10. 配制肠外营养液时，Ca^{2+} 的浓度应控制在

　A. 小于 1.7 mmol/L

　B. 大于 1.7 mmol/L

　C. 小于 3.4 mmol/L

　D. 大于 3.4 mmol/L

　E. 小于 5.1 mmol/L

11. 脂肪乳剂在与其他药物配伍时需慎重，因其易产生

　A. 水解　　　　　B. 破裂

　C. 结晶　　　　　D. 变色

E. 浑浊

12. 属于水不溶性的酸性物质制成的盐，与 pH 较低的注射液配伍时易产生沉淀的药物是

A. 青霉素类　　　　B. 红霉素乳糖酸盐

C. 维生素 C　　　　D. 葡萄糖酸钙

E. 磷酸可待因

13. 头孢菌素与 Ca^{2+} 配伍出现沉淀，主要是因为

A. 注射液溶媒组成改变

B. 电解质盐析作用

C. pH 改变

D. 直接反应

E. 水解反应

14. 属于 pH 改变而产生沉淀的是

A. 氯霉素注射液加入 5% 葡萄糖注射液中析出沉淀

B. 5% 硫喷妥钠 10 ml 加入 5% 葡萄糖注射液 500 ml 中产生沉淀

C. 两性霉素 B 注射剂与氯化钠注射液配伍产生沉淀

D. 氯霉素注射液加入氯化钠注射液中析出沉淀

E. 普鲁卡因注射液与氯丙嗪注射液混合后析出沉淀

15. 含酚基的药物如肾上腺素与铁盐配伍，可产生

A. 浑浊　　　　　　B. 沉淀

C. 结晶　　　　　　D. 变色

E. 盐析

16. 维生素 C 与氨茶碱配伍可产生

A. 浑浊　　　　　　B. 沉淀

C. 结晶　　　　　　D. 变色

E. 盐析

17. 属于有机溶媒或增溶剂制成不溶性注射液，与水溶性注射液配伍时，常由于溶解度改变而析出沉淀的药物为

A. 硫酸阿托品

B. 氢化可的松

C. 盐酸普鲁卡因

D. 红霉素乳糖酸盐

E. 维生素 C

18. 实施两种密度差别较大的物料混合时，最佳的操作程序是

A. 先加入密度大的物料

B. 先加入密度小的物料

C. 采用等量递加法

D. 采用研磨混合法

E. 采用套色法

19. 以下配伍中，源于"溶剂性质改变"而发生配伍变化的是

A. 氯霉素注射液加入输液中

B. 盐酸四环素注射液加入输液中

C. 两性霉素 B 加入生理盐水中

D. 硫喷妥钠注射液加入输液中

E. 两性霉素 B 加入葡萄糖输液中

20. 临床上常用的解热镇痛药物多

A. 单一品种应用

B. 与本类药物配伍成复方制剂应用

C. 与本类药物同类结构品种联用

D. 与本类药物不同结构品种联用

E. 与其他药物配伍成复方制剂应用

21. 关于可见配伍变化的叙述不正确的是

A. 有些可见配伍变化是缓慢出现的

B. 大多可见配伍变化是可预知和避免的

C. 可见配伍变化是指溶液变色以及产生 50 μm 以下的微粒等

D. 可见配伍变化包括溶液混浊、沉淀及变色等

E. 配伍变化可分为可见配伍变化和不可见配伍变化

22. 配制液体药物或临床配制输液时，有可能会产生沉淀，其原因不包括

A. 注射液溶媒组成改变

B. 电解质盐析作用

C. pH 改变

D. 直接反应

E. 效价下降

23. 混合肠外营养液时，水溶性维生素和脂溶性维生素混合后应加入到
  A. 氨基酸溶液中 B. 葡萄糖溶液中
  C. 脂肪乳中   D. 微量元素中
  E. 电解质中

24. 某护士将氯霉素注射液（含乙醇、甘油等）加入5％葡萄糖注射液中，发现有沉淀析出。产生沉淀的原因是
  A. 注射液溶媒组成改变
  B. 电解质的盐析作用
  C. 溶液 pH 发生改变
  D. 直接反应
  E. 聚合反应

二、共用备选答案题

（25～28 题共用备选答案）
  A. 产生沉淀 B. 产生变色
  C. 效价下降 D. 产生聚合反应

E. 产生毒性物质

25. 维生素 C 与氨茶碱注射液配伍会

26. 5％硫喷妥钠 10 ml 加入 5％葡萄糖注射液 500 ml 中会

27. 氨苄西林加入含乳酸根的复方氯化钠注射液中会

28. 氨苄西林 1％（W/V）的储备液，放置期间除发生变色、溶液变黏稠外，还可能形成沉淀，这是由于

（29～30 题共用备选答案）
  A. pH 改变 B. 直接反应
  C. 温度改变 D. 溶媒组成改变
  E. 电解质的盐析作用

29. 两性霉素 B 注射剂加入氯化钠注射液中析出沉淀的原因是

30. 头孢菌素类与含 Ca^{2+}、Mg^{2+} 注射液配伍，变色析出沉淀的原因是

第三节　药品的仓储与保管

一、单选题

1. 下列关于医疗用毒性药品的叙述中，正确的是
  A. 医疗用毒性药品就是毒品
  B. 医疗用毒性药品不能随意销毁
  C. 医疗用毒性药可存放于普通仓库
  D. 医疗用毒性药品可以随意买卖
  E. 医疗用毒性药品应拆开内包装检查验收

2. 以下关于药品贮存方法的叙述中，正确的是
  A. 将硝酸甘油放入冰箱保存
  B. 保持药品包装、标签完好
  C. 冷藏保存时将药品放入冷冻室
  D. 将药品放到浴室中保存
  E. 将药品放到儿童易拿到的地方保存

3. 某药品的有效期标示为 2016 年 10 月 15 日，表示

  A. 此药品在 2016 年 10 月 15 日起不得使用
  B. 此药品在 2016 年 10 月 16 日起不得使用
  C. 此药品在 2016 年 10 月起不得使用
  D. 此药品在 2016 年 11 月起不得使用
  E. 此药品在 2016 年 10 月 14 日起不得使用

4. 药品的有效期是指
  A. 药品的期限
  B. 药品保持质量的期限
  C. 药品在储藏条件下能保持其质量的期限
  D. 药品在规定的储藏条件下能保持其质量的期限
  E. 药品在室温的条件下能保持其质量的期限

5. 一般效期药品在到期前几个月向药剂科主任提出报告并及时处理
  A. 1 个月   B. 2 个月
  C. 3 个月   D. 5 个月

E. 6 个月

6. 药品储存实行色标管理时，挂红色色标的是
A. 待验品   B. 过期品
C. 合格品   D. 残次品
E. 不合格品

7. 药品外观质量检查的技术方法主要是
A. 通过视觉、嗅觉等感官试验
B. 通过视觉、嗅觉、触觉等感官试验
C. 通过视觉、听觉、嗅觉等感官试验
D. 通过视觉、触觉、听觉等感官试验
E. 通过视觉、触觉、听觉、嗅觉等感官试验

8. 药品的性状是外观检查的重要内容，最经常检查的药品性状是
A. 形态、颜色、味、嗅、溶解度等
B. 形态、颜色、嗅、溶解度等
C. 形态、颜色、味、溶解度等
D. 形态、味、嗅、溶解度等
E. 颜色、味、嗅、溶解度等

9. 关于贮存药物的叙述正确的是
A. 某些止咳药水遇冷可变黏稠，所以需要冷藏保存
B. 硝酸甘油片剂放在冰箱中可使药物更加稳定
C. 药物的标签上注明"冷藏保存"，意味着可将药物放入冷冻室
D. 有些药物液体如被冷冻后再解冻，则可能会出现分层现象，但这种分层是能被再混匀的
E. 即使药物装在有色瓶中或装在可反射阳光的容器中，也应该避免阳光直射

10. 药品库房内照明灯具垂直下方与货垛的水平距离不小于
A. 10 cm   B. 50 cm
C. 100 cm   D. 150 cm
E. 200 cm

11. 未开瓶使用的胰岛素贮存条件为

A. 冷冻   B. 2 ℃ ~10 ℃冷藏
C. 凉暗处   D. 阴凉处
E. 室温下

12. 根据药品贮存的相关要求，盐酸哌替啶应存放在
A. 普通库   B. 阴凉库
C. 冷藏库   D. 危险品库
E. 麻醉药品库

13. 根据药品性质所要求的条件，对不同性质的药品应按以下哪种规定放置
A. 专柜加锁保存
B. 单独保存
C. 分开摆放并要有明显标记
D. 冰箱内保存
E. 冷藏、干燥处，常温以及避光、冰冻等分别保存

14. 药品贮藏库房的相对湿度应保持在
A. 45% ~60%   B. 45% ~75%
C. 60% ~75%   D. 50% ~75%
E. 55% ~75%

15. 根据药品管理法的要求需要专柜加锁保存的药品有
A. 麻醉药品、贵重药品、精神药品
B. 麻醉药品、液体药品、精神药品
C. 贵重药品、液体药品、精神药品
D. 麻醉药品、精神药品、毒性药品
E. 贵重药品、精神药品、毒性药品

16. 《中华人民共和国药品管理法》第三十五条规定，国家对
A. 麻醉药品、精神药品、医疗毒性药品、化学药品实行特殊管理
B. 贵重药品、精神药品、医疗毒性药品、化学药品实行特殊管理
C. 麻醉药品、精神药品、医疗毒性药品、放射性药品实行特殊管理
D. 贵重药品、精神药品、医疗毒性药品、放射性药品实行特殊管理
E. 麻醉药品、精神药品、医疗毒性药品、需冷藏药品实行特殊管理

17. 氢化可的松注射液保存时最好
   A. 冷藏保存　　　　B. 冷冻保存
   C. 单独放置　　　　D. 专柜加锁保存
   E. 与其他注射液混合放置

18. 药品存放的库房内，其通道宽度应不小于
   A. 30 cm　　　　　B. 50 cm
   C. 100 cm　　　　 D. 150 cm
   E. 200 cm

19. 关于药品的摆放叙述不正确的是
   A. 根据药品性质所要求的条件，对不同性质的药品应按规定放置、保存
   B. 根据药品管理法要求，分别对麻醉药品、精神药品、毒性药品等专柜加锁保存
   C. 从药品价格出发，对贵重药品单独保存
   D. 对一些误用可引起严重反应的一般药品，应放置在一起保存
   E. 对易引起混淆的药品应分开摆放并要有明显标记

20. 胰岛素笔芯在室温下最长可保存
   A. 1 周　　　　　 B. 2 周
   C. 3 周　　　　　 D. 4 周
   E. 5 周

21. 已开瓶使用的胰岛素可在室温下最长保存
   A. 1~2 周　　　　B. 2~4 周
   C. 4~6 周　　　　D. 6~8 周
   E. 8~10 周

22. 特殊药品管理制度的核心内容是
   A. 明显标记
   B. 控制使用
   C. 合理放置
   D. 根据医疗需要合理使用，严禁滥用
   E. 根据需要合理使用，控制使用

23. 盐酸哌替啶是需要特别加强管制的麻醉药品，使用单位仅限于
   A. 医疗机构内　　　B. 二级医院内

   C. 三级医院内　　　D. 一级以上医院
   E. 二级以上医院

24. 以下不属于药品采购计划的影响因素是
   A. 人口　　　　　 B. 发病率
   C. 用药水平　　　 D. 医疗水平
   E. 政府计划

二、共用题干题

（25~26 题共用题干）

   对于不同药品，保管时有不同的要求和注意事项。

25. 包装需贴有黑底白字的"毒"字的是
   A. 麻醉药品
   B. 第一类精神药品
   C. 医疗用毒性药品
   D. 易爆品
   E. 普通药品

26. 可以与麻醉药品同库储存的是
   A. 放射性药品
   B. 第一类精神药品
   C. 医疗用毒性药品
   D. 易爆品
   E. 普通药品

三、共用备选答案题

（27~30 题共用备选答案）

   A. 用棕色或黑色纸包裹的玻璃器包装
   B. 贮存于严密的药箱内
   C. 根据不同性质要求，分别存放在阴凉处、凉暗处或冷处
   D. 用玻璃瓶软木塞塞紧、蜡封、外加螺旋盖盖紧
   E. 应密封置于阴凉干燥处

27. 易吸湿的药品应

28. 易挥发的药品应

29. 易受光线影响而变质的药品应

30. 怕热的药品应

（31~34 题共用备选答案）
   A. 0℃~4℃
   B. 2℃~10℃

C. 不超过 20 ℃

D. 不超过 20 ℃、遮光

E. 10 ℃ ~ 30 ℃

31. 药品应贮存在冷处是指

32. 药品应室温贮存是指

33. 药品应贮存在凉暗处是指

34. 药品应贮存在阴凉处是指

第四节 医院制剂

一、单选题

1. 关于预混胰岛素的叙述不正确的是

A. 指含有两种胰岛素的混合物

B. 可同时具有短效和长效胰岛素的作用

C. 制剂中中效成分可更好地控制餐后高血糖

D. 使用方便，注射次数相对减少

E. 缺点是只有有限的混合方案，对一些比较特殊的混合要求较难达到

2. 外用散剂必须细腻，所有药物应该先粉碎、并通过

A. 240 目筛   B. 200 目筛

C. 150 目筛   D. 120 目筛

E. 100 目筛

3. 以下物品中，不适宜使用环氧乙烷气体灭菌法的是

A. 固体药物

B. 塑料制品

C. 橡胶制品

D. 含氯的药品或物品

E. 含氮的药品或物品

4. 以下量器中，属于量入式液体量器的是

A. 量杯   B. 吸量管

C. 容量瓶   D. 滴定管

E. 移液管

5. A 级洁净区中，5 μm 动态悬浮粒子最大允许数为

A. 10 个/m³   B. 7 个/m³

C. 5 个/m³   D. 3 个/m³

E. 1 个/m³

6. 微量天平的称量范围设置在

A. 1 ~ 5 g   B. 3 ~ 5 g

C. 3 ~ 50 g   D. 5 ~ 50 g

E. 20 ~ 100 g

7. 一般情况下，扭力天平的称量限度为

A. 100 g   B. 50 g

C. 20 g   D. 10 g

E. 5 g

8. 在常用的混合方法中，适用于物料初步混合的是

A. 剪切混合   B. 对流混合

C. 研磨混合   D. 过筛混合

E. 搅拌混合

9. 在炉甘石洗剂的组分中，西黄蓍胶或羧甲基纤维素钠的主要作用是

A. 润湿作用

B. 调节稳定 pH

C. 有助药物再分散

D. 增大分散媒的黏度

E. 使药物呈疏松聚集状态

10. 结晶性药物较难粉碎，小量结晶性药物可联合混合操作，最常用的方法是

A. 搅拌混合   B. 过筛混合

C. 研磨混合   D. 共熔法

E. 水飞法

11. 无菌保证值（SAL）表示物品被灭菌后的无菌状态。湿热灭菌法的 SAL 不得

A. 低于 12   B. 低于 10

C. 低于 8   D. 低于 6

E. 低于 4

12. 为减小误差，由标准储备液配制成操作溶液时，最多只能稀释

A. 1 次   B. 2 次

C. 3 次   D. 4 次

E. 5 次

13. 根据量取药物容量的多少，选择适宜的量器，一般以不少于量器总量的多少为度

A. 1/2   B. 1/3

C. 1/4   D. 1/5

E. 1/6

14. 在检验室，常用的架盘天平的称量限度为

A. 100 g   B. 200 g

C. 300 g   D. 400 g

E. 500 g

15. 下列几项称重操作中，正确的是

A. 被称物量超出天平的称量限度

B. 被称物量低于天平的分度值

C. 砝码放在右盘

D. 砝码放在左盘

E. 被称物放右盘

二、共用题干题

(16～18 题共用题干)

氯霉素滴耳剂的制备处方：氯霉素 20 g，乙醇 160 ml，甘油加至 1000 ml。制法：称取氯霉素，溶于乙醇中，必要时过滤；加甘油至 1000 ml，混合均匀，分装于灭菌、干燥的容器中，即得。

16. 配制氯霉素滴耳剂的器具必须

A. 洁净   B. 干燥

C. 能密闭   D. 灭菌、干燥

E. 无菌、密闭

17. 配制时，应该将氯霉素先溶于

A. 乙醇   B. 甘油

C. 热乙醇   D. 热甘油

E. 乙醇 - 甘油混合物

18. 依照分散系统分类法，氯霉素滴耳剂属于

A. 溶液   B. 乳浊液

C. 混悬液   D. 胶体溶液

E. 高分子溶液

三、共用备选答案题

(19～21 题共用备选答案)

A. 常量天平   B. 架盘天平

C. 微量天平   D. 半微量天平

E. 超微量天平

19. 最大称量是 2～5 g 的量器是

20. 称量一般在 3～50 g 的量器是

21. 最大称量一般在 100～200 g 的量器是

(22～23 题共用备选答案)

A. 低于 12   B. 低于 10

C. 低于 8   D. 低于 6

E. 低于 4

22. 无菌保证值表示物品被灭菌后的无菌状态。湿热灭菌法的 SAL 不得

23. 干热灭菌程序也应验证，对热稳定的产品应规定 SAL 不得

(24～25 题共用备选答案)

A. 贵重物料的粉碎

B. 比重较大难溶于水而又要求特别细的药物的粉碎

C. 对低熔点或热敏感药物的粉碎

D. 混悬剂中药物粒子的粉碎

E. 水分小于 5% 的一般药物的粉碎

24. 流能磨粉碎

25. 球磨机粉碎

第五节　医院药品的检验

一、单选题

1. 手工制备薄层板常用研磨法，涂布薄层板的厚度一般是

A. 0.1～0.2 mm   B. 0.1～0.3 mm

C. 0.2～0.3 mm   D. 0.3～0.5 mm

E. 0.5～0.7 mm

2. 玻璃器皿洗涤洁净程度的检验标准是

   A. 不出现水迹

   B. 器壁水分布均匀

   C. 器中水分布均匀

   D. 内壁残留水均匀分布

   E. 内壁残留水呈一薄层而不出现水珠

3. 新涂布的薄层板晾干后需要干燥，置烘箱中烘烤的温度是

   A. 85 ℃　　　　　　B. 90 ℃

   C. 100 ℃　　　　　 D. 110 ℃

   E. 120 ℃

4. 称量易挥发和具有腐蚀性的物品时，最适宜的盛器是

   A. 表面皿　　　　　B. 锥形瓶

   C. 称量瓶　　　　　D. 坩埚

   E. 烧杯

5. 以下药品配制的试液，最应该保存在聚乙烯塑料瓶中的是

   A. 碘化钾　　　　　B. 氟化钠

   C. 硝酸银　　　　　D. 过氧化氢

   E. 磷酸二氢钠

6. 容量瓶用于配制准确体积的溶液，为防止漏水，使用非标准的磨口塞必须

   A. 保持完整　　　　B. 保持原配

   C. 保持洁净　　　　D. 保持润滑

   E. 保持严密

7. 研磨法制备薄层板，所用氧化铝和水的比例一般采用

   A. 1:1　　　　　　B. 1:2

   C. 1:3　　　　　　D. 1:4

   E. 1:5

8. 将点好样品的薄层板放入展开剂中至展开距离为

   A. 22～25 cm　　　B. 20～25 cm

   C. 12～15 cm　　　D. 10～15 cm

   E. 8～10 cm

9. 一般玻璃的热稳定性在

   A. 90 ℃～200 ℃　　　B. 100 ℃～200 ℃

   C. 120 ℃～200 ℃　　　D. 120 ℃～250 ℃

   E. 150 ℃～250 ℃

10. 下列不属于容量瓶的常用规格的是

    A. 25 ml　　　　　B. 50 ml

    C. 100 ml　　　　 D. 200 ml

    E. 1 L

11. 标定氢氧化钠滴定液，所需要的基准物质是

    A. 邻苯二甲酸氢钾

    B. 磷酸二氢钾

    C. 无水碳酸钠

    D. 高锰酸钾

    E. 草酸钠

12. 采用标定法制备不能直接配制的标准溶液，称量基准物质必须称准至小数点后

    A. 1 位有效数字

    B. 2 位有效数字

    C. 3 位有效数字

    D. 4 位有效数字

    E. 5 位有效数字

13. 以下常用的滴定液中，需要无水碳酸钠作为基准物质的是

    A. 碘　　　　　　B. 盐酸

    C. 氢氧化钠　　　D. 高锰酸钾

    E. 硫代硫酸钠

14. 我国的化学试剂规格按照纯度和使用要求分为 7 种，国家和主管部门颁布质量标准的为

    A. 优级纯、分析纯、化学纯

    B. 高纯、光谱纯、分光纯

    C. 光谱纯、分光纯、优级纯

    D. 分光纯、优级纯、分析纯

    E. 光谱纯、分光纯、分析纯

15. 为确保量取试液体积的准确性，应该保持所用量器与试液

    A. 规格一致　　　　B. 温度一致

    C. 精密度一致　　　D. 存放地方一致

    E. 准备时间一致

16. 基准试剂常用于直接配制和标定标准溶液，其中基准物质的纯度应符合
    A. ≥99% B. ≥99.9%
    C. ≥99.99% D. ≥90%
    E. ≥95%

17. 碘量滴定法的主要理论基础是
    A. 氧化反应 B. 取代反应
    C. 还原反应 D. 络合反应
    E. 碘的氧化性或碘离子的还原性

18. 定量分析中的试样和基准物质称量大都用
    A. 减量法 B. 定量法
    C. 增量法 D. 恒量法
    E. 按天平去皮键清零法

19. 使用酸度计测定药物 pH，要求配制标准缓冲液或溶解供试品的水的 pH 应为
    A. 4.5～6.0 B. 4.5～6.5
    C. 5.0～7.0 D. 5.5～7.0
    E. 5.5～7.5

20. 对批量药品入库必须进行检验，对制剂成品取样规定为
    A. 逐批取样 B. ≤2 逐批取样

C. ≤3 逐批取样 D. >3 抽50%
E. >5 抽20%

21. 对批量药品原料药进行质量检验，取样数目与制剂成品不同。对原料药"每件取样"适用于货（批）件
    A. ≤2 B. ≤3
    C. ≤4 D. ≤5
    E. ≤6

22. 移液管必须规范使用与存放，确保
    A. 不被污染 B. 不被堵塞
    C. 上端平整 D. 尖端完整
    E. 上端和尖端不被磕破

23. 维生素 C 的片剂和注射液的含量测定是以淀粉为指示剂，用碘滴定液（0.05 mol/L）直接滴定至溶液显蓝色为终点。该法需要的条件是
    A. 强酸性溶液条件下
    B. 弱酸性溶液条件下
    C. 强碱性溶液条件下
    D. 弱碱性溶液条件下
    E. 中性条件下

第六节　药物信息咨询服务

一、单选题

1. 就下述注射用药咨询内容而言，护士最需要的内容是
   A. 血药浓度监测
   B. 输液滴注速度
   C. 注射抗菌药物的配伍变化
   D. 注射药物的剂量、用法
   E. 单剂量分装药物的稳定性

2. 药物信息咨询服务中药师回答问题时为保证回答的准确性和完整性常常需要
   A. 明确问题 B. 获取附加信息
   C. 查阅文献 D. 回答提问
   E. 随访咨询者

3. 教科书是
   A. 原始文献 B. 一次文献
   C. 二次文献 D. 三次文献
   E. 零次情报

4. 用药咨询包括
   A. 为病人推荐药品
   B. 为医师提供合理用药信息
   C. 给病人介绍某种品牌的新药
   D. 为病人包装、寄送药品
   E. 改换医生处方中的药品

5. 在国际学术会议上宣读的报告属于
   A. 摘要 B. 一次文献
   C. 二次文献 D. 三次文献

E. 零次情报

6. 在用药咨询窗口，患者咨询最多的内容是

A. 药品名称   B. 用药方法

C. 药品适应证   D. 剂量与疗程

E. 服药后预计效果

7. 药物信息咨询服务的第一步是

A. 明确问题   B. 问题归类

C. 查阅文献   D. 回答提问

E. 随访咨询者

8. 药学信息利用的主流是

A. 医生   B. 护师

C. 药剂师   D. 药品消费者

E. 药品生产厂家

9. 属于一次文献的为

A. 教科书   B. 百科全书

C. 学术报告   D. 数据手册

E. 题录

10. 关于药学信息的说法中正确的是

A. 护士不是药物信息的主要使用者

B. 药物信息是医药专业人员的专用品

C. 患者也是药学信息的利用者

D. 医生对药品的意见是客观、公正的

E. 药品生产厂家对药品的意见是完整、客观的

11. 药学信息服务的最终目标是

A. 防止药源性疾病

B. 减轻病人症状

C. 治愈病人疾病

D. 维护病人身体和心理健康

E. 提高用药经济性

12. 发药药师咨询服务的主要宗旨是确认

A. 患者了解用药方法

B. 家属了解用药方法

C. 患者已了解用药方法

D. 家属已了解用药方法

E. 患者/家属已了解正确的用药方法

13. 有助于保证药学信息咨询的质量和发现工作中存在问题的重要步骤是

A. 明确问题   B. 获取附加信息

C. 查阅文献   D. 回答提问

E. 随访咨询者

14. 关于合理用药说法中正确的是

A. 合理用药是单纯的技术问题

B. 合理用药可以通过行政手段硬性规定而奏效

C. 经济性不是合理用药的内容

D. 药学信息服务有利于营造促进合理用药的良好氛围

E. 合理用药不能减少医疗卫生资源的浪费

15. 属于三次文献的为

A. 专著   B. 口头消息

C. 学术会议报告   D. 索引

E. 题录

16. 述评是

A. 原始文献   B. 一次文献

C. 二次文献   D. 三次文献

E. 零次情报

17.《新编药物学》属于

A. 百科全书   B. 药品集

C. 专著   D. 药品标准

E. 工具书

第七节 用药指导

一、单选题

1. 用药后，如果发生下列不良反应，则最应该及时就诊的是

A. 便秘   B. 水肿

C. 血压升高   D. 鼻腔呼吸不畅

E. 眼部出现病变

2. 关于氟胞嘧啶应用注意事项的叙述中，不

正确的是

A. 酌情推荐儿童患者使用

B. 单独应用容易引起真菌耐药

C. 禁用于严重肾功能不全及过敏患者

D. 骨髓抑制、血液系统疾病患者慎用

E. 定期检查血常规，尿常规及肝、肾功能

3. 关于考来烯胺粉状制剂口服的正确方法是

A. 可以直接吞服

B. 可倒入舌下后直接吞服

C. 用少量液体润湿后吞服

D. 用适宜液体混合完全后再吞服

E. 用大量液体混合均匀后再服用

4. 对于"腹泻"这一不良反应的叙述不妥的是

A. 腹泻可以由许多药物引起

B. 多数情况下腹泻是暂时的，而且是自行停止的，通常会在3天内停止

C. 如果腹泻持续5天以上或者伴有发烧，应立刻去看医生

D. 有些情况下，腹泻预示着病症

E. 一些抗生素会引起严重的腹泻

5. 以下有关使用滴耳剂的叙述中，对患者最有指导性的是

A. 一定要滴入外耳道

B. 如果耳聋或耳道不通，不宜应用

C. 注意不要将滴管触及耳道的壁或边缘

D. 将头侧向一边，患耳朝上，滴入药物

E. 连续用药3日，患耳仍然疼痛，应停用，并及时去医院就诊

6. 用药后，需要定期检查或细心观察的不良反应的是

A. 皮肤反应　　　B. 胃肠反应

C. 血压升高　　　D. 肝肾功能

E. 血糖变化

7. 关于患者贮存药物的叙述不正确的是

A. 患者在离开药房之前，要了解如何贮存药物

B. 药物不需要都保存在原始包装中

C. 对大多数药物而言，在室温中避免阳光

直射的情况下可安全保存

D. 将药物存放在浴室的药品柜中是不适宜的

E. 所有的药品都必须放在儿童不易拿到的地方

8. 关于应用抗组胺药物的注意事项的叙述不正确的是

A. 精密仪器操作者在工作前禁止服用任何抗组胺药物

B. 肝功能损害患者服用吩噻嗪类抗组胺药物时应注意

C. 新生儿和早产儿不宜使用本类药物

D. 老年患者对抗组胺药物的不良反应较敏感

E. 孕妇及哺乳期妇女慎用本类药物

9. 关于应用西布曲明的注意事项的叙述不正确的是

A. 可出现心动过速

B. 可用于神经性食欲缺乏症

C. 肝、肾功能不全者需调节剂量使用

D. 用药前宜测量血压和心率

E. 胆结石患者、有高血压病史者慎用

10. 关于应用胰岛素注意事项的叙述，不正确的是

A. 胰岛素过量可使血糖过低

B. 需经常更换注射部位

C. 只有可溶性人胰岛素可静脉给药

D. 很多患者可产生胰岛素耐受

E. 低血糖、肝硬化、溶血性黄疸等患者忌用

11. 关于β-内酰胺类/β-内酰胺酶抑制剂注意事项的叙述中，不正确的是

A. 青霉素皮试阳性患者禁用

B. 哌拉西林/三唑巴坦仅供口服

C. 对青霉素类药物过敏者禁用

D. 对该复方制剂中任何成分过敏者禁用

E. 必须详细询问药物过敏史并进行青霉素皮试

12. 关于氟喹诺酮类抗菌药物应用注意事项

的叙述中，不正确的是

A. 有癫痫病史者慎用

B. 用药后产生耳毒性

C. 孕妇、未成年患者不可使用

D. 大剂量或长期应用可致肝损害

E. 应用洛美沙星应避免紫外线和日光照射

13. 下列有关药物使用方法的叙述正确的是

A. 肠溶胶囊可以将胶囊拆开服用

B. 缓释片剂可以鼻饲给药

C. 泡腾片剂可以直接服用或口含

D. 渗透泵片可以嚼服

E. 透皮贴剂不宜贴在皮肤的褶皱处、四肢下端或紧身衣服下

14. 关于口服药物使用方法的叙述不正确的是

A. 口服药物剂型通常包括胶囊、片剂、颗粒剂和散剂

B. 如果药片或胶囊可能会粘在咽部，则可将这类药物溶在水中后服用

C. 在将胶囊或片剂研碎前应先与药剂师商量

D. 有些片剂或胶囊必须整片或整粒吞咽

E. 药物被制成口服粉状形式后，需要用液体混合完全后再吞服

15. 关于液体药物的使用叙述不正确的是

A. 液体药物有多种用法

B. 液体药液可分为内用药液和外用药液

C. 在使用任何药液前，一定要仔细阅读标签，了解正确的使用方法

D. 外用药液可用于多种部位，如皮肤、眼、耳、鼻、喉部等

E. 外用于皮肤的液体药液，可将药液直接倒入手中涂抹

16. 以下关于药品使用方法的叙述中，正确的是

A. 混悬剂直接服用

B. 口服硝酸甘油片剂

C. 直接吞服考来烯胺药粉

D. 使用喷鼻剂时头部不要后倾

E. 局部涂抹软膏时尽量涂厚一些

17. 餐后服用效果最好的药物是

A. 氨苄西林　　　　B. 雷尼替丁

C. 维生素 B　　　　D. 西沙比利

E. 口服降糖药

18. 滴眼剂使用正确的是

A. 使用滴眼剂时人要站立不动

B. 将手洗干净后，用拇指和食指轻轻将下眼睑向下拉

C. 滴眼瓶紧紧触及眼睑

D. 在重新将滴眼瓶放回前冲洗或擦拭

E. 滴眼剂中出现了颗粒物质后应摇匀使用

19. 药品使用正确的是

A. 直接吞服考来烯胺干药粉

B. 使用喷鼻剂时头部后倾

C. 局部涂抹软膏时应尽量涂厚一些

D. 混悬剂直接服用

E. 使用硝酸甘油片后 5 分钟内不要饮水

20. 使用滴耳剂时要注意

A. 头部后仰

B. 滴管要触及耳道壁或边缘

C. 药瓶要放入沸水中加热以防细菌污染

D. 患耳朝上

E. 滴管用完后要冲洗或擦拭

21. 在下述药物中，不适宜睡前服用的是

A. 钙剂　　　　　　B. 利尿药

C. 平喘药　　　　　D. 缓泻药

E. 血脂调节药

22. 建议"服药期间食物中不放盐"可减轻一些轻微的不良反应，例如

A. 轻度液体潴留　　B. 鼻与喉咙干

C. 轻度心悸　　　　D. 便秘

E. 腹泻

23. 口服散剂、颗粒剂的正确方法是

A. 不能吞服

B. 不能直接吞服

C. 用少量液体润湿后吞服

D. 用适量液体混合均匀后再吞服

E. 用大量液体混合均匀后再服用

24. 可以用热水送服的药物是

A. 活疫苗　　　　B. 活性菌类

C. 维生素类　　　D. 助消化药

E. 促胃动力药

25. 一般来讲，水肿不是很严重的情况，如果体重稳定增加或者 1 周内体重增加超过多少，一定要去看医生

A. 1 kg　　　　　B. 2 kg

C. 3 kg　　　　　D. 4 kg

E. 5 kg

26. 下列关于给药途径的说法，正确的是

A. 口服给药不适用于昏迷、呕吐的病人

B. 局部表面给药都不具有全身性反应

C. 舌下给药吸收率高

D. 准确、迅速地达到有效血药浓度的给药途径首选是气雾吸入

E. 给药途径的选择不会直接影响药物疗效的发挥

二、共用备选答案题

（27～29 题共用备选答案）

A. 不宜咽下或吞下

B. 放于舌下，不要咀嚼或吞咽

C. 严禁直接服用或口含放于舌下

D. 宜以少量温开水送服，亦可含于舌下

E. 整片整丸吞服，严禁嚼碎或击碎分次服用

27. 正确服用舌下片的方法是

28. 服用泡腾片的重要注意事项是

29. 服用缓、控释制剂的正确方法及注意事项是

第八节　治疗药物监测

一、单选题

1. 需要进行血药浓度监测的抗抑郁药物是

A. 丙米嗪　　　　B. 舍曲林

C. 米安色林　　　D. 氟西汀

E. 帕罗西汀

2. 下列需要进行治疗药物监测的是

A. 青霉素 G　　　B. 碳酸锂

C. 阿奇霉素　　　D. 对乙酰氨基酚

E. 维拉帕米

3. 缩写词"TDM"代表的含义是

A. 治疗药物评价　　B. 药物相互作用

C. 治疗药物监测　　D. 医源性疾病

E. 药物不良反应

4. 不用进行 TDM 的药物是

A. 治疗指数低的药物

B. 需长期应用的药物

C. 具有非线性药动学特征的药物

D. 毒性大的药物

E. 有效血药浓度范围很大的药物

5. 国务院药品监督管理部门可对药品生产企业生产的新药品设立的监测期为不超过

A. 1 年　　　　　B. 2 年

C. 3 年　　　　　D. 5 年

E. 10 年

6. 对环孢素进行治疗药物监测的目的是

A. 了解排斥反应发生的规律

B. 确定药物的血药浓度

C. 降低其不良反应

D. 决定合并用药的给药剂量与间隔

E. 判断移植物的存活率

第二章 临床药物治疗学

第一节 药物治疗的一般原则

一、单选题

1. 关于药物经济学的说法正确的是

A. 药物经济学研究就是药物利用研究

B. 药物经济学不能进行药物治疗与其他疗法的经济学比较

C. 药物经济学只能进行不同临床药物治疗方案间的经济学比较

D. 药物经济学的研究可以促进临床合理用药，控制药品费用增长

E. 药物经济学研究中成本仅包括药品费用

2. 下列属于药物治疗的有效性机体方面因素的是

A. 年龄

B. 剂型

C. 药物的生物学特性

D. 药物的理化性质

E. 药物之间的相互作用

3. 下列属于药物治疗的有效性药物方面因素的是

A. 病理状态

B. 时间因素

C. 给药途径

D. 精神因素

E. 体重

4. 下列不属于药物治疗的一般原则的是

A. 有效性

B. 便利性

C. 安全性

D. 经济性

E. 规范性

第二节 药物治疗的基本过程

一、单选题

1. 下列不属于制定给药方案的一般策略的是

A. 获取患者的个体数据

B. 按群体参数计算初始计量方案

C. 患者评估

D. 必要时按照个体数据重新计算剂量方案

E. 药物与非药物疗法的结合

2. 实施调整给药方案过程中，使"血药浓度波动幅度较小"的调整方式是

A. 改变给药次数

B. 改变给药剂量

C. 改变给药总剂量

D. 改变每日给药剂量

E. 同时改变每日剂量与给药次数

3. 为维持有效治疗浓度，$t_{1/2} < 30\ min$ 且治疗指数低的药物给药途径应该选用

A. 静脉滴注

B. 静脉注射

C. 肌内注射

D. 口服溶液剂

E. 口服控释制剂

二、共用备选答案题

（4~7 题共用备选答案）

A. 半衰期小于 30 分钟

B. 半衰期在 30 分钟 ~8 小时

C. 半衰期在 8 ~24 小时

D. 半衰期大于 24 小时

E. 半衰期不稳定

4. 维持药物有效治疗浓度有较大困难的是

5. 主要考虑治疗指数和用药的方便性的是

6. 每个半衰期给药一次的是

7. 每天给药一次较为方便的是

第三节 药物不良反应

一、单选题

1. 下列哪项属于循环系统的不良反应

  A. 气短   B. 水肿

  C. 困倦   D. 腹泻

  E. 皮疹

2. 关于药物不良反应记录联结的叙述不正确的是

  A. 记录联结是通过独特方式把各种信息联结起来

  B. 可提示药物与疾病间和其他异常行为间的关系

  C. 记录联结需要监测大量的人群

  D. 可计算不良反应发生率

  E. 有可能发现不常用药物的不常见不良反应

3. 药物不良反应是由

  A. 有意、过量用药产生的

  B. 意外、过量用药产生

  C. 正常用量、正常用法产生

  D. 用药不当所产生

  E. 用药配伍不当所产生

4. 关于药物不良反应记录联结的优点叙述不正确的是

  A. 有可能发现不常用药物的不常见不良反应

  B. 可计算不良反应发生率

  C. 能避免回忆和访视时的主观偏差

  D. 可建立专门的系统

  E. 能发现延迟性不良反应

5. 关于药物不良反应记录应用的叙述不正确的是

  A. 可提供没有偏性的抽样人群

  B. 可了解药物不良反应在不同人群中的发生情况

  C. 可计算药物不良反应发生率

  D. 不易寻找药物不良反应的易发因素

  E. 记录应用规模可大可小

6. 关于 B 型药物不良反应的特点叙述不正确的是

  A. 与常规药理作用无关

  B. 可以预测

  C. 反应的发生与剂量无关

  D. 发生率较低

  E. 死亡率相对较高

7. 关于药物不良反应集中监测中重点医院监测的叙述不正确的是

  A. 是指一个或几个医院，报告不良反应和对药品不良反应进行系统监测

  B. 覆盖面较小

  C. 针对性强

  D. 准确性高

  E. 目前我国集中监测系统采取重点医院监测和重点药物监测相结合

8. 下列哪种不良反应属于功能性改变

  A. 利血平引起的心动过缓

  B. 药物性皮炎

  C. 苯妥英钠引起的牙龈增生

  D. 皮质类固醇注射引起的局部皮肤发生萎缩

  E. 药疹

9. 妊娠期服用己烯雌酚，子代女婴至青春期后患阴道腺癌，属于

  A. 变态反应   B. 继发反应

  C. 同类反应   D. 特异质反应

  E. C 型药物不良反应

10. 我国药品不良反应监测管理办法（试行）中要求对其中严重的、罕见的或新的药品不良反应病例报告最迟不超过

  A. 3 个工作日   B. 5 个工作日

  C. 7 个工作日   D. 10 个工作日

  E. 15 个工作日

11. 药物不良反应监测报告系统由
    A. 国家药品不良反应监测中心和省市级中心监测报告系统组成
    B. 国家药品不良反应监测中心和专家咨询委员会、省市级中心监测报告系统组成
    C. 国家药品不良反应监测中心和国家食品药品监督管理局组成
    D. 国家药品不良反应监测中心和专家咨询委员会、国家食品药品监督管理局组成
    E. 国家食品药品监督管理局和省市级食品药品监督管理局组成

12. 关于药物不良反应引起的功能性改变的叙述不正确的是
    A. 这种改变会出现病理组织变化
    B. 是指药物引起的人体器官或组织功能的改变
    C. 这种改变多数是暂时的
    D. 这种改变在停药后一般能恢复
    E. 与患者的先天代谢异常有关

13. 关于 A 型药物不良反应的特点叙述不正确的是
    A. 与药物的常规药理作用密切相关
    B. 剂量相关性
    C. 采用常规毒理学方法不能发现
    D. 具有可预见性
    E. 发生率高，死亡率相对较低

14. 我国对新药的不良反应监测规定为上市多久的药品
    A. 1 年内   B. 2 年内
    C. 3 年内   D. 4 年内
    E. 5 年内

15. 以下关于病因学 C 型药物不良反应的叙述中，不正确的是
    A. 发生率高
    B. 具有可预见性
    C. 用药与反应发生没有明确的时间关系
    D. 潜伏期较长

    E. 反应不可重现

16. B 型药物不良反应可进一步分为
    A. 继发反应和停药综合征
    B. 继发反应和变态反应
    C. 继发反应和特异质反应
    D. 遗传反应和特异质反应
    E. 变态反应和特异质反应

17. B 型药物不良反应的发生与
    A. 药物剂量有关
    B. 药物的药理作用有关
    C. 药物的应用时间有关
    D. 药物的给药方法有关
    E. 用药者体质相关

18. 下列不良反应不属于器质性改变的是
    A. 血管造影剂引起的血管栓塞
    B. 抗胆碱药引起的无力性肠梗阻
    C. 苯妥英钠引起的牙龈增生
    D. 皮质类固醇注射引起的局部皮肤发生萎缩
    E. 药疹

19. A 型不良反应属于
    A. 药效相关性不良反应
    B. 剂量相关性不良反应
    C. 剂量不相关性不良反应
    D. 过敏反应
    E. 变态反应

20. 我国药物不良反应监测系统报告工作由
    A. 国家药品不良反应监测中心主管
    B. 药品不良反应专家咨询委员会主管
    C. 省市级药品不良反应监测中心主管
    D. 国家食品药品监督管理总局主管
    E. 省市级食品药品监督管理局主管

21. 美国 FDA 要求制药企业在收到或获悉不良反应的多少日内将收集到的病例上报
    A. 3 日   B. 5 日
    C. 7 日   D. 10 日
    E. 15 日

22. 按照因果关系评定方法，我国药品不良

反应监测中心将药品不良反应分为

A. 肯定、很可能、可能、可疑、很可疑五级

B. 肯定、很可能、可能、可疑四级

C. 很肯定、肯定、很可能、可能、可疑五级

D. 肯定、很可能、可能、可能无关、待评价、评价六级

E. 肯定、可能、待评价、评价四级

23. 严重或罕见的药品不良反应必须

A. 逐级报告　　B. 逐级定期报告

C. 随时报告　　D. 越级报告

E. 集中报告

24. 耐药性葡萄球菌及白色念珠菌等大量繁殖，引起葡萄球菌假膜性肠炎被称作

A. 毒性作用　　B. 过敏反应

C. 特异质反应　D. 停药综合征

E. 继发反应

25. 我国规定上市五年以内的药品和列为国家重点监测的药品，报告

A. 新的不良反应

B. 严重的不良反应

C. 罕见的不良反应

D. 罕见和新的不良反应

E. 有可能引起的所有可疑不良反应

26. 重要器官或系统有严重损害，可致残、致畸、致癌，缩短或危及生命的不良反应分级为

A. 中度　　　　B. 重度

C. 极重度　　　D. 甲类

E. 丙类

27. 服用六种或更多药物的住院老年患者，药物不良反应发生率增加约

A. 10%　　　　B. 17%

C. 27%　　　　D. 35%

E. 50%

28. 用药时间顺序合理，停药后反应停止，重新用药，反应再现，与已知的药物不

良反应相符，此反应按照药物不良反应因果关系评定为

A. 肯定　　　　B. 很可能

C. 可能　　　　D. 条件

E. 可疑

29. 下列叙述中，不属于病因学 B 型药物不良反应的是

A. 与用药者体质相关

B. 与常规药理作用无关

C. 用常规毒理学不能发现

D. 发生率与死亡率均较高

E. 可称其为剂量不相关的不良反应

30. 药物引起各型药物性皮炎的不良反应，属于不良反应器质性改变中的

A. 炎症型　　　　B. 增生型

C. 发育不全型　　D. 萎缩或坏死型

E. 血管及血管栓塞型

31. 关于药物不良反应因果关系评定依据的叙述不正确的是

A. 时间联系

B. 专家意见

C. 以往是否有对所用药物不良反应的报道和述评

D. 发生事件后撤药的结果

E. 不良反应症状消除，用药后再次出现

32. 下列不良反应不属于轻微的，需按要求报告的是

A. 硝苯地平引起的面部潮红

B. 氨基糖苷类药物引起的听力损害

C. 三环类抗抑郁药引起的口干

D. 阿片类所致的便秘

E. 地高辛引起的恶心

33. "改变服药时间"可避免或减轻用药后轻微的不良反应，例如

A. 口干　　　　B. 便秘

C. 轻度心悸　　D. 胃部不适感

E. 鼻与喉咙干

34. 如果不良反应是"药物与人体抗体发生

的一种非正常的免疫反应", 则称为

A. 过敏反应　　　B. 毒性反应

C. 继发反应　　　D. 过度反应

E. 遗传药理学不良反应

35. "氨基糖苷类联用呋塞米导致肾、耳毒性增加" 显示药源性疾病的原因是

A. 药品质量　　　B. 病人因素

C. 剂量与疗程　　D. 药物相互作用

E. 医疗技术因素

36. 下列哪项不是防治药源性疾病的基本原则

A. 认真贯彻执行《药品管理法》

B. 大力普及药源性疾病的防治知识

C. 注意药源性疾病需要特殊方法进行诊断

D. 严格掌握药物的适应证和禁忌证, 选用药物要权衡利弊

E. 加强对用药后病情变化的观察和血药浓度监测

37. 药源性疾病是指

A. 人们在治疗过程中引起的疾病

B. 人们在治疗过程中引起的疾病或综合征

C. 人们在治疗过程中所用药物引起的疾病和综合征

D. 人们在防治疾病过程中所用药物引起的疾病或综合征

E. 人们在预防疾病过程中所用药物引起的疾病和综合征

38. 关于患者因素导致药源性疾病的叙述不正确的是

A. 不如实向医护人员反映过去的用药史

B. 不遵照医嘱用药

C. 多方就诊, 造成大量重复用药

D. 忽视个体化用药

E. 片面根据药品宣传广告, 擅自用药

39. 关于药源性疾病的诊断叙述不正确的是

A. 药源性疾病的诊断与一般疾病的诊断原则基本相同

B. 药源性疾病的鉴别诊断是非常困难的

C. 对有文献报道的药源性疾病, 一般较易诊断

D. 罕见的或文献中尚未有报道的药源性疾病较难诊断

E. 凡用某种药物后出现病情恶化或出现新的危重症状, 停用该种药物后症状缓解或重复用该药后症状又再现, 应视为药源性疾病

40. 可导致药源性消化系统疾病的典型药物不包括

A. 利血平　　　　B. 呋塞米

C. 布洛芬　　　　D. 维生素 D

E. 抗酸药

41. 可导致药源性血液系统疾病的典型药物不包括

A. 青霉素　　　　B. 安乃近

C. 氯霉素　　　　D. 氯磺丙脲

E. 环磷酰胺

42. 关于药源性消化系统疾病的主要症状叙述不正确的是

A. 胃穿孔　　　　B. 胃出血

C. 大便潜血　　　D. 小便潜血

E. 十二指肠溃疡

43. 可导致药源性肝病的典型药物不包括

A. 甲氧氟烷　　　B. 酮康唑

C. 氯沙坦　　　　D. 头孢菌素类

E. 灰黄霉素

44. 关于药源性血液系统疾病的主要症状叙述不正确的是

A. 溶血性贫血　　B. 粒细胞减少症

C. 血肌酐减少　　D. 血小板减少症

E. 再生障碍性贫血

45. 可导致药源性肾病的典型药物不包括

A. 新霉素　　　　B. 布洛芬

C. 呋塞米　　　　D. 羟布宗

E. 磺胺甲噁唑

46. 关于药源性神经系统疾病的主要症状叙

述不正确的是

A. 耳聋   B. 发热

C. 癫痫发作   D. 听神经障碍

E. 锥体外系反应

47. 关于药源性肝病的主要症状叙述不正确的是

A. 肝坏死   B. 肝衰竭

C. 肝性脑病   D. 肝功能异常

E. 中毒性肝炎

48. 以下药物反应中，不属于病因学 A 型药物不良反应的是

A. 后遗作用   B. 过敏反应

C. 毒性反应   D. 过度作用

E. 停药综合征

49. 下述药物反应中，属于严重、危险的不良反应的是

A. 便秘   B. 血糖变化

C. 血压升高   D. 鼻腔呼吸不畅

E. 1 周内体重增加 3 kg

50. 以下药物不良反应信息的来源中，使用强制报告系统的是

A. 医疗专家   B. 门诊医师

C. 药品生产者   D. 药品服用者

E. 调剂室药师

51. 以下有关停药反应的叙述，最正确的是

A. 又称继发反应

B. 出现与药物作用相反的症状

C. 系因停用药物而出现的不适症状

D. 调整机体功能的药物不容易出现

E. 长期连续使用某些药物；骤然停药，机体不适应变化而出现一些症状

52. 患者男，高血压病，应用普萘洛尔降压 3 个月后，血压维持在较平稳的状态，遂自行停药，结果出现血压骤升的现象称为

A. 反跳现象   B. 生理依赖性

C. 继发反应   D. 戒断症状

E. 精神依赖性

二、共用题干题

(53~54 题共用题干)

患者女，46 岁。半年来食欲减退、易疲劳，查体发现多处淋巴结肿大，尤以颈部淋巴结为甚。骨髓抽取及切片、放射线检查（X 光、淋巴摄影）后诊断为恶性淋巴瘤，用环磷酰胺进行化疗。

53. 该药物的作用机制是

A. 干扰蛋白质合成

B. 破坏 DNA 结构和功能

C. 嵌入 DNA 干扰核酸合成

D. 干扰核酸生物合成

E. 竞争二氢叶酸还原酶

54. 如用药后发生不良反应，最严重的是

A. 食欲下降   B. 恶心、呕吐

C. 脱发   D. 骨髓抑制

E. 膀胱炎

(55~56 题共用题干)

患者男，56 岁。患有高血压，由于血压控制不好前来医院就诊，医师在其原有用药的基础上为患者开具了卡托普利联合降压。患者服用此药后出现了干咳症状，干咳为卡托普利常见的不良反应。

55. 卡托普利用于降压时出现的干咳症状，按照不良反应发生的原因及临床特征分类，属于药物的

A. 过度作用   B. 副作用

C. 毒性   D. 继发反应

E. 特异质反应

56. 下列关于 A 型药物不良反应的叙述中，不正确的是

A. 与药物的常规药理作用相关

B. 与剂量相关

C. 具有可预见性

D. 发生率低

E. 死亡率低

三、共用备选答案题

(57~59 题共用备选答案)

A. 肝损伤   B. 肾损伤

C. 胃肠道损害　　D. 粒细胞减少

E. 心脑血管意外

57. 罗非昔布可引起的不良反应为

58. 保泰松、对乙酰氨基酚可引起的不良反应为

59. 阿司匹林、氨基比林、对氨基水杨酸可引起的不良反应为

（60～62题共用备选答案）

A. 聋哑儿

B. 高胆红素血症

C. 低钠、低钾现象

D. 循环衰竭综合征

E. 骨骼脱钙和生长障碍

60. 利尿剂的不良反应为

61. 氨基糖苷类抗生素的不良反应为

62. 长期应用肾上腺皮质激素的不良反应为

第四节　药物相互作用

一、单选题

1. 可影响药物肾排泄相互作用的因素不包括

A. 碱化尿液　　　B. 酸化尿液

C. 肾血流改变　　D. 酶抑制作用

E. 肾小管主动转运排泌竞争

2. 关于喹诺酮类药物与其他药物间相互作用的叙述不正确的是

A. 酸性药物减少其吸收

B. 合用华法林增加出血风险

C. 依诺沙星合用布洛芬可引起惊厥

D. 抑制茶碱代谢，出现茶碱毒性反应

E. 司帕沙星合用抗心律失常药增加心律失常的危险

3. 下列药物相互作用事例中，属于影响药物分布的是

A. 铋盐合用四环素类减效

B. 多潘立酮使同服的核黄素减效

C. 水合氯醛合用华法林引起出血

D. 丙磺舒使同服的萘啶酸毒性增加

E. 红霉素使同服的氟西汀显示血强效应

4. 下列关于药物的相加或协同作用的叙述不正确的是

A. 氨基糖苷类和呋塞米合用可增加耳毒性

B. 氨基糖苷类和头孢菌素类注射剂合用可增加肾毒性

C. 氨基糖苷类和肌肉松弛药合用，可增加耳毒性

D. 甲氨蝶呤和甲氧苄啶合用可增加骨髓抑制

E. 钾盐和氨苯蝶啶合用可致高钾血症

5. 关于抗菌药物联合应用叙述不正确的是

A. 由于药物有协同抗菌作用，联合用药时应将联用药物的剂量降低

B. 联合用药时宜选用具有协同或相加抗菌作用的药物联用

C. 联合用药通常采用2种药物联合

D. 抗结核的治疗可采取3种及3种以上药物联用

E. 联合用药后药物不良反应将增多

6. 关于药物拮抗作用叙述不正确的是

A. 口服抗凝血药与维生素K合用可使抗凝作用减弱

B. 氯丙嗪与苯海索合用可增加氯丙嗪的锥体外系反应

C. 降糖药与皮质醇合用，降糖作用被抵消

D. 镇静药与咖啡因合用可使两者作用抵消

E. 甘珀酸与螺内酯合用，甘珀酸的溃疡愈合作用被抵消

7. 影响青霉素排泄的药物是

A. 红霉素　　　　B. 氯霉素

C. 丙磺舒　　　　D. 克拉维酸

E. 甲氧苄啶

8. 维生素K与华法林合用可造成

A. 抗凝作用减弱

B. 降糖作用下降

C. 锥体外系反应增强

D. 制酸作用升高

E. 镇静作用减弱

9. 抗菌药物土霉素与硫酸亚铁合用疗效的变化情况是

A. 两药的疗效均增强

B. 两药的疗效均无改变

C. 两药的疗效均降低

D. 只有土霉素的疗效降低

E. 只有硫酸亚铁的疗效降低

10. "盐酸四环素与磺胺嘧啶钠注射剂配伍加入输液中呈现沉淀"的主要原因是

A. 混合顺序与配伍量不合适

B. pH 稳定范围差别较大

C. 输液缓冲容量大

D. 溶剂性质改变

E. 直接反应

11. 可被保泰松影响代谢的药物是

A. 乙醇   B. 硫唑嘌呤

C. 华法林   D. 苯妥英钠

E. 咖啡因

12. 可引起血钾升高的药物相互作用是

A. 利福平与丙硫异烟肼合用

B. 氨基苷类药物与头孢菌素药物合用

C. 氨基苷类药物与肌松药合用

D. 甲氨蝶呤与甲氧苄啶合用

E. 钾盐与氨苯蝶啶合用

13. 常用来与钙剂合用防治佝偻病的维生素是

A. 维生素 E   B. 维生素 B_6

C. 维生素 B_{12} D. 维生素 C

E. 维生素 D

14. 属于胃肠动力变化而影响药物吸收的是

A. 抗胆碱药阻碍四环素的吸收

B. 考来烯胺减少了地高辛的吸收

C. 多潘立酮减少了核黄素的吸收

D. 氢氧化钙减少了青霉胺的吸收

E. 螺内酯与普通早餐食物同服吸收增加

15. 合用后会导致磺酰脲类降血糖作用减弱的药物是

A. 对乙酰氨基酚   B. 肝素

C. 红霉素   D. 吲哚美辛

E. 地塞米松

16. 对氨基水杨酸钠与利福平合用不能同时服用是因为对氨基水杨酸钠会影响利福平的

A. 吸收   B. 转运

C. 代谢   D. 排泄

E. 消除

17. 阿莫西林/舒巴坦复方制剂使阿莫西林药效学作用增强的机制是

A. 促进吸收

B. 减少不良反应

C. 作用不同的靶点

D. 保护药品免受破坏

E. 延缓或降低抗药性

二、共用题干题

(18～19 题共用题干)

某心性水肿患者,采用地高辛和氢氯噻嗪治疗。

18. 2 周后患者出现多源性室性早搏,其主要原因是

A. 低血钾症   B. 低血钙症

C. 低血钠症   D. 低氯碱血症

E. 高血镁症

19. 合用可能造成地高辛血药浓度增加的药物是

A. 对氨基水杨酸   B. 普罗帕酮

C. 甲氧氯普胺   D. 硝酸甘油

E. 果胶

第五节　特殊人群用药

一、单选题

1. 小儿剂量＝成人剂量×小儿体表面积（M）/1.73 m² 不适用于

- A. 体重小于 10 kg 的小儿
- B. 体重小于 15 kg 的小儿
- C. 体重小于 20 kg 的小儿
- D. 体重小于 30 kg 的小儿
- E. 体重大于 30 kg 的小儿

2. 下列降糖药中，按照药物妊娠毒性分级，属于 B 级的药物是

- A. 格列吡嗪
- B. 瑞格列奈
- C. 格列本脲
- D. 甲苯磺丁脲
- E. 阿卡波糖

3. 以下有关"影响胎盘药物转运因素"的叙述中，最正确的是

- A. 胎盘膜孔的直径约 4 nm
- B. 水溶性药物分子可以通过胎盘
- C. 妊娠 8~9 周，胎盘循环逐步完善
- D. 分子质量 500~1000 的药物难以通过胎盘
- E. 非脂溶性较大、非离子状态的药物才能通过胎盘

4. 可使新生儿产生高铁血红蛋白血症的药物不包括

- A. 地西泮
- B. 硝基化合物
- C. 对氨基水杨酸
- D. 非那西丁
- E. 氯丙嗪

5. 胎盘药物转运的主要方式包括

- A. 被动转运、主动转运和特殊转运
- B. 被动转运、主动转运和自由转运
- C. 被动转运、主动转运和扩散转运
- D. 被动转运、主动转运和血流转运
- E. 被动转运、主动转运和梯度转运

6. 关于影响胎盘药物转运的胎盘因素叙述不正确的是

- A. 胎盘的成熟程度不同，其生物功能亦有差别，但不影响药物转运
- B. 胎盘含有某些药物的代谢酶，对某些药物可进行代谢
- C. 虽然胎盘的药物代谢活性远较母亲的肝和胎儿的肝代谢小，但对皮质类固醇等内源性物质有重要的生物学意义
- D. 胎盘的药物转运受母体胎盘血流量的影响
- E. 母体子宫收缩时，药物由母体血液循环通过胎盘血液循环的量减少

7. 关于药物的乳汁分泌叙述正确的是

- A. 脂溶性低的药物易穿透生物膜进入乳汁
- B. 当分子量小于 2000D 时，乳汁中药物浓度接近母乳的血药浓度
- C. 乳母体内的游离药物浓度越高，则药物分子向高浓度扩散就越容易
- D. 乳母服药剂量大小和疗程长短，直接关系到乳汁中药物浓度
- E. 分子量小、水溶性高的药物一般在乳汁中含量较高

8. 下列氨基糖苷类抗菌药物中，按照药物妊娠毒性分级，属于 C 级的药物是

- A. 庆大霉素
- B. 阿米卡星
- C. 卡那霉素
- D. 链霉素
- E. 妥布霉素

9. 下列肾上腺皮质激素类药物中，按照药物妊娠毒性分级，属于 B 级的药物是

- A. 氢化可的松
- B. 泼尼松
- C. 倍他米松
- D. 地塞米松
- E. 布地奈德

10. 关于根据儿童特点选择给药途径，叙述不正确的是

- A. 口服给药为首选，但要注意牛奶、果汁等食物的影响

B. 肌内注射给药要充分考虑注射部位的吸收状况

C. 静脉注射给药吸收完全，为儿童首选给药途径

D. 栓剂和灌肠剂对于儿童是一种较为安全的剂型，但目前品种较少

E. 儿童皮肤吸收较好，但敏感性较高

11. 青霉素类药物按照药物妊娠毒性分级，属于

A. A 级 　　　　　 B. B 级

C. C 级 　　　　　 D. D 级

E. X 级

12. 新生儿的药物吸收速率取决于

A. 药物剂量和药物性质

B. 给药方式和药物性质

C. 药物剂型和药物性质

D. 药物剂型和药物剂量

E. 药物剂型和给药方式

13. 出生 2 周后的新生儿肝药物代谢能力逐渐成熟，至 3 岁时是药物代谢最迅速的阶段，其代谢率高于成人的

A. 1～2 倍 　　　　 B. 2～4 倍

C. 2～5 倍 　　　　 D. 2～6 倍

E. 2～8 倍

14. 下列降压药物，按照药物妊娠毒性分级，属于 **B** 级的药物是

A. 利血平 　　　　 B. 卡托普利

C. 替米沙坦 　　　 D. 硝普钠

E. 肼屈嗪

15. 下列合成抗菌药物，按照药物妊娠毒性分级，属于 **B** 级的药物是

A. 磺胺类 　　　　 B. 甲氧苄啶

C. 呋喃妥因 　　　 D. 左氧氟沙星

E. 利福平

16. 下列镇痛药物中，临近分娩或长期大量应用，按照药物妊娠毒性分级，不属于 **D** 级的药物是

A. 可待因 　　　　 B. 吗啡

C. 哌替啶 　　　　 D. 芬太尼

E. 曲马多

17. 一般认为妊娠第 20 天起到妊娠多长时间，是胚胎各组织器官分化最活跃的时期，此期易受到外界药物、射线、感染等诸多因素的干扰

A. 2 个月 　　　　 B. 3 个月

C. 4 个月 　　　　 D. 5 个月

E. 6 个月

18. 氨基糖苷类抗生素能使婴幼儿听神经受损而成聋哑儿，20 世纪 80 年代发生率较 20 世纪 50 年代增加了

A. 2 倍 　　　　　 B. 4 倍

C. 8 倍 　　　　　 D. 12 倍

E. 15 倍

19. 关于小儿剂量 = 成人剂量 × 小儿体重/70 kg 的叙述正确的是

A. 此方法不太实用

B. 计算出的剂量对年幼儿来说偏大

C. 此方法较为繁琐，适用于某些剂量不需要十分精确的药物

D. 计算出的剂量对体重过重儿偏大

E. 计算出的剂量对年长儿偏小

20. 禁用于妊娠或将妊娠患者的药物，按照药物妊娠毒性分级，属于

A. A 级 　　　　　 B. B 级

C. C 级 　　　　　 D. D 级

E. X 级

21. 乳汁中排出量较大，可使新生儿体内血药浓度达到或接近母体血药浓度的药物是

A. 青霉素 　　　　 B. 卡那霉素

C. 红霉素 　　　　 D. 链霉素

E. 氯霉素

22. 胎儿组织器官分化大体完成，造成畸形的可能性相对较小的妊娠周期为

A. 8 周后 　　　　 B. 10 周后

C. 14 周后 　　　　 D. 16 周后

E. 20 周后

23. 抗凝血药链激酶按照药物妊娠毒性分级，属于

A. A 级　　　　B. B 级

C. C 级　　　　D. D 级

E. X 级

24. 下列镇静催眠药，按照药物妊娠毒性分级，属于 B 级的药物是

A. 苯巴比妥　　B. 水合氯醛

C. 地西泮　　　D. 咪达唑仑

E. 劳拉西泮

25. 关于儿童药效学的叙述正确的是

A. 小儿肠管道相对较长，消化道面积相对较大，因此药物过量不易引起毒副反应

B. 小儿肾对水、电解质平衡的调节功能较好

C. 小儿对影响水、电解质、酸碱平衡的药物不敏感

D. 外用药物不会使小儿吸收过多引起中毒

E. 某些药物在儿科的使用目的可与成人不同

26. 对致病菌不明确的重症感染的妊娠妇女，宜联合用药，一般可采用

A. 青霉素类和氨基糖苷类

B. 头孢菌素类和氨基糖苷类

C. 青霉素类和氟喹诺酮类

D. 头孢菌素类和四环素类

E. 青霉素类和甲硝唑

27. 某药物在有对照组的研究中，在妊娠 3 个月的妇女未见到对胎儿危害的迹象，可能对胎儿影响甚微，按照药物妊娠毒性分级，属于

A. A 级　　　　B. B 级

C. C 级　　　　D. D 级

E. X 级

28. 关于新生儿、婴幼儿神经系统特点对药

效影响的叙述不正确的是

A. 小儿神经系统发育不完善，但其胆碱能神经和肾上腺素能神经调节处于平衡状态

B. 吗啡类对新生儿和婴幼儿呼吸中枢的抑制作用特别明显

C. 氨基糖苷类抗生素能使婴幼儿听神经受损而成聋哑儿

D. 大剂量青霉素静脉滴注可引起青霉素脑病

E. 喹诺酮类药物可致颅内压增加

29. 新生儿期应用某些药物可能产生特殊的不良反应为

A. 胃肠道反应　　B. 皮疹

C. 精神症状　　　D. 呕吐

E. 高胆红素血症

30. 出生 2 周内的新生儿肝清除药物的能力显著低于成人，仅为成人的

A. 10% ~20%　　B. 20% ~30%

C. 30% ~40%　　D. 40% ~50%

E. 50% ~60%

31. 降脂药辛伐他汀按照药物妊娠毒性分级，属于

A. A 级　　　　B. B 级

C. C 级　　　　D. D 级

E. X 级

32. 维生素 D 每日服用剂量超过其日推荐量后，按照药物妊娠毒性分级，属于

A. A 级　　　　B. B 级

C. C 级　　　　D. D 级

E. X 级

33. 对危重新生儿较为可靠的给药方式是

A. 口服给药

B. 直肠给药

C. 肌内或皮下注射

D. 经皮吸收

E. 静脉给药

34. 可抑制乳汁分泌的药物是

A. 溴隐亭   B. 麦角胺

C. 放射性碘   D. 泼尼松

E. 溴化物

35. 下列呼吸系统用药，按照药物妊娠毒性分级，属于 B 级的药物是

A. 氨茶碱   B. 沙丁胺醇

C. 沙美特罗   D. 乙酰半胱氨酸

E. 愈创甘油醚

36. 新生儿期禁用的抗菌药物不包括

A. 青霉素类   B. 四环素类

C. 多黏菌素类   D. 第一代喹诺酮类

E. 氨基糖苷类

37. 关于新生儿中药物的分布叙述不正确的是

A. 水溶性药物可在新生儿的细胞外液被稀释

B. 新生儿较多的细胞外液量会使受体部位药物浓度降低

C. 由于新生儿脂肪含量低，所以脂溶性药物在新生儿血中的游离药物浓度升高

D. 新生儿的白蛋白为胎儿白蛋白，与药物的亲和力较高

E. 由于新生儿血浆总蛋白和白蛋白浓度较低，因此当血液药物总浓度不变时，由于游离药物的量增加可使药物的作用增强

38. 儿童给药剂量的计算方法不包括

A. 根据成人剂量按照小儿体重计算

B. 根据小儿年龄计算

C. 根据体表面积计算

D. 根据脏器功能计算

E. 根据成人剂量折算

39. 关于影响胎盘药物转运的药物理化性质因素的叙述正确的是

A. 许多药物都是有机弱电解质，只有脂溶性小的离子状态部分才能通过胎盘

B. 作为有机弱电解质的药物分子在非解离状态时，脂溶性较高，不易通过胎盘

C. 作为有机弱电解质的药物分子在解离状态时，脂溶性较高，不易通过胎盘

D. 许多水溶性的药物在流体静压或渗透压的影响下，可以主动转运的方式通过胎盘膜孔转运

E. 胎盘膜孔直径约 1 nm，只允许水溶性的小分子药物通过

40. 根据美国 FDA 的妊娠期药物安全性索引，下列药物属于 B 级的是

A. 头孢菌素类   B. 氨基糖苷类

C. 四环素类   D. 氟喹诺酮类

E. 唑类抗菌药

41. 母乳血浆、乳汁与婴儿血浆药物浓度差异显著的药物是

A. 碳酸锂   B. 氯丙嗪

C. 卡那霉素   D. 链霉素

E. 苯巴比妥

42. 可使婴儿眼球震颤的药物是

A. 可卡因   B. 环孢素

C. 放射性碘   D. 苯巴比妥

E. 苯妥英

43. 10 岁以上儿童，每增加体重 5 千克，增加体表面积

A. $0.01\,m^2$ B. $0.05\,m^2$

C. $0.1\,m^2$ D. $0.15\,m^2$

E. $0.2\,m^2$

44. 可使新生儿产生高胆红素血症的药物为

A. 硝基化合物   B. 磺胺类药物

C. 对氨基水杨酸   D. 非那西丁

E. 氯丙嗪

45. 关于妊娠期药物与蛋白结合的叙述不正确的是

A. 妊娠期妇女会形成生理性血浆蛋白低下

B. 妊娠期妇女蛋白结合能力下降，故孕妇用药效力高

C. 妊娠期妇女用药时需兼顾血药浓度及

游离型和结合型的比例

    D. 妊娠期妇女生成白蛋白的速度减慢，
因而使血浆白蛋白浓度降低

    E. 妊娠期妇女应用苯巴比妥后，会使药
物的非结合部分增加

46. 关于妊娠期药物的分布叙述正确的是

    A. 妊娠期妇女血浆容积增加约 10%

    B. 妊娠期妇女体液总量平均增加 1.5 L

    C. 妊娠期妇女脂肪组织的增加对脂溶性
药物的分布不具有意义

    D. 药物会经胎盘向胎儿分布

    E. 一般而言，妊娠期妇女血药浓度高于
非妊娠期女性

47. 下列生物制品，按照药物妊娠毒性分级，
属于 **B** 级的药物是

    A. 奥曲肽   B. 干扰素

    C. 利妥昔单抗   D. 胰脂肪酶

    E. 免疫球蛋白

48. 下列抗结核药物，按照药物妊娠毒性分
级，属于 **B** 级的药物是

    A. 异烟肼   B. 利福平

    C. 乙胺丁醇   D. 吡嗪酰胺

    E. 对氨基水杨酸

49. 在母乳血浆中与乳汁中药物浓度接近的
药物是

    A. 青霉素   B. 丙米嗪

    C. 氯丙嗪   D. 异烟肼

    E. 链霉素

50. 关于新生儿药物代谢叙述不正确的是

    A. 新生儿，尤其是早产儿的细胞色素
P450 酶的活性明显低于成人

    B. 新生儿体内药物与葡糖醛酸的结合显
著减少

    C. 新生儿体内药物的硫酸盐及甘氨酸的
结合反应速率低于成人

    D. 早期新生儿的药物剂量不宜过大，否
则易引起中毒

    E. 对新生儿尤其是低出生体重儿，给药
剂量需按照治疗血药浓度监测值进行

调整

51. 咖啡因按照药物妊娠毒性分级，属于

    A. A 级   B. B 级

    C. C 级   D. D 级

    E. X 级

52. 下列关于妊娠期药物对胎儿的影响叙述
不正确的是

    A. 妊娠期用药应权衡利弊，尽量选用对
妊娠妇女及胎儿比较安全的药物

    B. 妊娠期用药需注意用药时间、疗程和
剂量的个体化

    C. 必要时需测定妊娠妇女的血药浓度，
以及时调整剂量

    D. 临床试验的药物，如证明安全有效，
则可用于妊娠妇女

    E. 疗效不确定的药物禁止用于妊娠妇女

53. 关于药物对小儿生长发育的叙述不正确
的是

    A. 长期应用肾上腺皮质激素可使骨骼脱
钙和生长障碍

    B. 长期应用苯妥英钠可使小儿产生共济
失调

    C. 含铁食物可使小儿牙齿黑染

    D. 长期使用含激素的营养补剂可引起性
早熟

    E. 缺钙对小儿可引起佝偻病

54. 下列抗病毒药物，按照药物妊娠毒性分
级，属于 **X** 级的药物是

    A. 阿昔洛韦   B. 利巴韦林

    C. 金刚烷胺   D. 膦甲酸钠

    E. 拉米夫定

55. 大部分药物可从乳汁中分泌出来，但浓
度较低，其乳汁中的药量不超过日摄入
药量的

    A. 0.1%   B. 0.5%

    C. 1%   D. 2%

    E. 3%

56. 胎盘循环开始建立并逐步完善，此时经

母体给予任何药物都必须通过胎盘才能
进入胎儿循环的时间为妊娠

A. 1~2 周　　　　　B. 4~5 周

C. 9~10 周　　　　 D. 14~15 周

E. 19~20 周

57. 关于妊娠期药物的吸收叙述不正确的是

A. 妊娠时胃酸分泌增多，胃肠活动减
弱，使口服药物吸收减慢

B. 早孕呕吐也是影响药物吸收的原因

C. 妊娠期如需药物快速发挥作用，应当
采用注射给药

D. 妊娠晚期血流动力学发生改变，可能
影响皮下或肌内注射药物的吸收

E. 妊娠时心排出量增加，肺通气加大，
这一变化可促进吸入性药物在肺部的
吸收

58. 关于儿童的药酶活性不足引起药效学改
变叙述不正确的是

A. 氯霉素对新生儿的毒性，即灰婴综合
征，是由于药酶活性不足引起的

B. 有些需经药酶作用解毒的药物，可因
药酶活性不足导致药物毒性增加

C. 新生儿、婴幼儿体内的葡萄糖醛酸酶
的活性不足

D. 新生儿、婴幼儿如应用一些与血浆蛋
白结合力高的药物如吲哚美辛，可使
血浆中结合胆红素浓度急剧增加引起
高胆红素血症

E. 对新生儿、婴幼儿应避免使用与胆红
素竞争力强的药物

59. 临床主要用于产后出血，在胎盘娩出前
禁用的药物是

A. 垂体后叶素　　　　B. 缩宫素

C. 生长激素　　　　　D. 麦角胺

E. 肝素

60. 可使婴儿牙齿黄染的药物是

A. 溴隐亭　　　　　　B. 麦角胺

C. 放射性碘　　　　　D. 四环素类

E. 溴化物

61. 刚出生的足月新生儿胃液接近

A. 酸性　　　　　　　B. 弱酸性

C. 中性　　　　　　　D. 弱碱性

E. 碱性

62. 关于妊娠期药物排泄的叙述正确的是

A. 妊娠期肾血流量减少

B. 妊娠期肾小球滤过率减小

C. 妊娠期多种药物的消除速率减慢

D. 妊娠期使用注射用硫酸镁经肾消除速
率减慢

E. 在分娩期，孕妇应采用侧卧位以促进
药物的排泄

63. 不能达到预期的吸收效果，对新生儿治
疗作用有限的给药方式是

A. 口服给药

B. 直肠给药

C. 肌内或皮下注射

D. 经皮吸收

E. 静脉给药

64. 关于儿童药动学方面的改变叙述不正确
的是

A. 小儿胃酸度相对较低，胃排空较快，
影响口服药物的吸收

B. 小儿臀部肌肉不发达，故肌内注射后，
油脂类药物吸收较好

C. 小儿皮下脂肪少，且易发生感染，故
目前已很少采用皮下注射量较大的液
体或药物

D. 小儿药物的蛋白结合率比成人低

E. 小儿年龄越小，各种酶活性越低或缺
乏，使代谢减慢

65. 下列抗寄生虫药物中，按照药物妊娠毒
性分级，属于 B 级的药物是

A. 甲硝唑　　　　　　B. 甲紫

C. 奎宁　　　　　　　D. 甲苯达唑

E. 氯喹

66. 下列抗真菌药物中，按照药物妊娠毒性
分级，属于 B 级的药物是

A. 制霉菌素　　　　　B. 酮康唑

C. 氟胞嘧啶　　　　D. 两性霉素 B

E. 伊曲康唑

67. 胎盘药物转运受多种因素影响，其中主要的影响因素包括

A. 胎盘因素、母体的药物动力学过程和胎儿的药物动力学过程

B. 胎盘因素、母体的药物动力学过程和胎儿的发育过程

C. 药物理化性质、胎盘因素和胎儿的发育过程

D. 药物理化性质、胎盘因素和胎儿的药物动力学过程

E. 药物的理化性质、胎盘因素和母体药物动力学过程

68. 新生儿特殊的药物不良反应不包括

A. 对吗啡耐受性差，较易出现呼吸抑制

B. 高胆红素血症

C. 电解质紊乱

D. 高铁血红蛋白血症

E. 溶血

69. 关于老年人用药个体差异大的原因叙述不正确的是

A. 遗传因素和老化进程有很大差别

B. 各组织器官老化改变不同

C. 过去所患疾病及其影响不同

D. 同龄老人药物剂量相差不显著

E. 多种疾病多种药物联合使用的相互作用

70. 关于老年人药物排泄叙述不正确的是

A. 老年人肾功能减退，药物易滞留在血浆中

B. 老年人肾功能减退时，以原形从肾排泄的药物半衰期延长更明显

C. 老年人血肌酐大于 132.6 mol/L 时，不能提示肾小球滤过率正常

D. 老年人为了避免药物的蓄积和不良反应的出现，必须减少给药剂量和延长给药间隔

E. 老年人以肾小球为主的维持体液平衡的功能减退，易引起电解质紊乱

71. 容易引起老年人不良反应的药物不包括

A. 抗高血压药

B. 抗心律失常药

C. 助消化药

D. 影响精神行为的药物

E. 抗菌药

72. 老年医学机构所作的研究表明，入院老年患者可能与药物不良反应有关的比例为

A. 3% ~ 5%　　　　B. 5% ~ 10%

C. 10% ~ 15%　　　D. 15% ~ 20%

E. 15% ~ 30%

73. 关于对老年人药物吸收叙述不正确的是

A. 老年人采用舌下给药吸收较好

B. 老年人由于食管蠕动障碍，使药物在食管中停留时间延长

C. 老年人胃酸分泌减少，酸性药物离子型吸收减少

D. 老年人胃肠道蠕动减慢，影响药物吸收速率

E. 老年人胃肠道蠕动减慢，对固体制剂的吸收影响小，对液体制剂影响大

74. 关于老年人用药的一般原则叙述不正确的是

A. 切实掌握用药指征，合理用药

B. 根据年龄，60 岁以后，每增加一岁，药量应减少成人标准剂量的 1%

C. 老年人个体差异很大，所以要严格遵守个体化原则，寻求最适宜的剂量

D. 老年人用药宜从简

E. 老年人用药剂量宜小，如不足以产生疗效，则需要联用药

二、共用题干题

(75 ~ 76 题共用题干)

国际上一般采用美国 FDA 颁布的药物对妊娠的危险性等级分级标准。A 级系在有对照组的药物研究中，在妊娠首 3 个月的妇女未见到药物对胎儿产生危害的迹象（并且也没有在其后 6 个月具有危害性的证据），该类药物对胎儿影响甚微。X 级指对动物和人的药物研究表明，

药物对胎儿有害可使胎儿异常。

75. **属于妊娠危险性 A 级，可酌情用于妊娠或将妊娠患者的是**
    A. 骨化三醇
    B. 异维 A 酸
    C. 左甲状腺素钠
    D. 泛酸（超过每日推荐量）
    E. 维生素 E（超过每日推荐量）

76. **以下药物中，属于妊娠危险性 X 级、禁用于妊娠或将妊娠的患者的是**
    A. 阿维 A
    B. 维生素 C（推荐量）
    C. 维生素 B（推荐量）
    D. 泛酸（推荐量）
    E. 维生素 E（推荐量）

（77～79 题共用题干）

某新生儿，由于出现皮疹引起皮肤溃破，为预防出现感染，医师为该新生儿开具了阿奇霉素混悬液，口服。新生儿尤其是早产儿各器官功能的发育尚未完全成熟，其药代动力学及药物毒性反应有其特点，且受胎龄、日龄及不同病理改变的影响。所以为达到新生儿用药安全有效的目的，必须熟悉新生儿的药代动力学特点，合理用药。

77. **新生儿胃排空时间延长，可长达**
    A. 4～6 h   B. 4～8 h
    C. 6～8 h   D. 6～10 h
    E. 8～10 h

78. **新生儿体液占体重的百分率高，可影响药物的分布。一般足月儿体液占其体重的百分率为**
    A. 85%～90%   B. 80%～85%
    C. 75%～80%   D. 70%～75%
    E. 65%～70%

79. **新生儿肾对药物的清除能力明显低于成年人，其肾小球滤过率为成人的**
    A. 5%～10%   B. 10%～20%
    C. 20%～30%   D. 30%～40%
    E. 30%～50%

（80～81 题共用题干）

某孕妇，30 岁。在孕 20 周的时候，由于受凉后出现发热症状，前来医院就诊，为缓解患者的高热症状，医师为其开具了对乙酰氨基酚。对乙酰氨基酚按美国 FDA 颁布的药物妊娠危险性分级标准属于 B 级。B 级是在动物繁殖性研究中，未见到对胎儿的影响，或是有不良反应，但这些不良反应并未在妊娠 3 个月的妇女中得到证实。

80. **下列解热镇痛药和非甾体抗炎药中，按照 FDA 的妊娠危险性分级，与对乙酰氨基酚属于同一级的是**
    A. 阿司匹林   B. 水杨酸钠
    C. 塞来昔布   D. 美洛昔康
    E. 布洛芬

81. **该患者有感染症状，需要使用抗感染药物。下列抗感染药物中，按照 FDA 妊娠危险性分级，属于 B 级的是**
    A. 左氧氟沙星   B. 庆大霉素
    C. 金刚烷胺   D. 阿奇霉素
    E. 万古霉素

三、共用备选答案题

（82～85 题共用备选答案）
    A. 药酶活性不足
    B. 血浆中游离的胆红素过多
    C. 消化道通透性高，吸收率高
    D. 高铁血红蛋白还原酶活性低
    E. 胆碱能神经与肾上腺素能神经调节不平衡，血－脑脊液屏障不成熟

82. **氯霉素引起新生儿的"灰婴综合征"，是由于**

83. **糖皮质激素易引起婴幼儿肠黏膜坏死、回肠穿孔、胃溃疡等，是由于**

84. **吗啡类药物对新生儿、婴幼儿呼吸中枢的抑制作用特别明显，是由于**

85. **新生儿、婴幼儿应用地西泮、吲哚美辛等引起高胆红素血症或胆红素脑病，是由于**

（86～89 题共用备选答案）
    A. 聋哑儿

B. 佝偻病

C. 牙齿黑染

D. 骨骼脱钙和生长障碍

E. 骨骼和骨干过早闭合

86. 小儿长期应用糖皮质激素可能会造成

87. 小儿应用性激素后可能会造成

88. 小儿应用庆大霉素后可能会造成

89. 小儿长期缺钙可能会造成

（90～93题共用备选答案）

A. 药物在母乳血浆、乳汁与婴儿血浆中浓度差异显著

B. 药物在母乳血浆和乳汁中浓度相接近

C. 药物在乳汁中浓度高于母体血浆浓度

D. 药物在母乳血浆、乳汁与婴儿血浆中浓度差异不显著

E. 药物不在乳汁中分泌

90. 上述叙述中与红霉素相符的是

91. 上述叙述中与青霉素相符的是

92. 上述叙述中与异烟肼相符的是

93. 上述叙述中与地西泮相符的是

（94～97题共用备选答案）

A. 老年人呼吸肌减弱

B. 老年人胃肠道蠕动缓慢

C. 老年人肝血流减少40%以上

D. 老年人血浆白蛋白减少20%

E. 老年人肾小球滤过率下降50%

94. 固体制剂吸收缓慢是由于

95. 经肾脏排泄药物的半衰期明显延长是由于

96. 药物消除慢，应用1/4剂量洋地黄可达到治疗效果是由于

97. 与血浆白蛋白结合率高的药物游离型浓度增大，容易引起不良反应是由于

第六节　疾病对药物作用的影响

一、单选题

1. 肾功能正常的肝病人需要应用阿米卡星抗感染时，也应该

A. 谨慎使用　　　　B. 减量应用

C. 属于禁忌证　　　D. 尽可能避免使用

E. 短期口服或静脉给药

2. 肝病患者需要应用红霉素酯化物抗感染时，应该

A. 短期口服或静脉给药

B. 长期用药应减量

C. 尽可能避免使用

D. 属于禁忌证

E. 谨慎使用

3. 关于肝功能不全时药动学/药效学改变的说法中正确的是

A. 血浆中结合型药物增多，游离型药物减少

B. 药物代谢减慢，清除率上升，半衰期缩短

C. 经胆汁分泌排泄的药物排泄加快

D. 药物分布容积增大

E. 经肝代谢药物的药效与毒副作用降低

4. 洋地黄类药物经肝代谢，有肝病时应用洋地黄类药物应该

A. 延长给药间隔

B. 减少1/2的给药剂量

C. 与其他同类药物合用

D. 剂量不变

E. 血药浓度监测给药

5. 肾衰时须减量或延长给药间隔的药物是

A. 地西泮　　　　　B. 氯霉素

C. 红霉素　　　　　D. 头孢唑林

E. 肝素

6. 肝功能不全患者的用药注意事项不包括

A. 避免合用肝毒性药物

B. 选用只经肾脏排泄的药物

C. 肾功能正常者选用双通道排泄药物

D. 注意药物相互作用，尤其是酶抑制药物

E. 使用主要经肝代谢药物的剂量下调

第七节 呼吸系统常见病的药物治疗

一、单选题

1. 下列平喘药物中，属于 M 胆碱能受体拮抗剂的是

A. 酮替芬　　　　　　B. 曲尼司特

C. 克仑特罗　　　　　D. 异丙托溴铵

E. 二羟丙茶碱

2. 平喘药物孟鲁司特钠的最佳给药时间为

A. 清晨　　　　　　　B. 中午

C. 晚上　　　　　　　D. 睡前

E. 餐前空腹时

3. β 肾上腺素能受体激动剂在用于平喘治疗时，最佳的给药方式为

A. 口服给药　　　　　B. 吸入给药

C. 皮下注射　　　　　D. 肌内注射

E. 静脉注射

4. 下列平喘药物中，属于 β 肾上腺素受体激动剂的是

A. 茶碱　　　　　　　B. 麻黄碱

C. 酮替芬　　　　　　D. 色甘酸钠

E. 异丙托溴铵

5. 下列药物中，属于抗过敏平喘药物的是

A. 布地奈德　　　　　B. 特布他林

C. 噻托溴铵　　　　　D. 色甘酸钠

E. 孟鲁司特钠

6. 下列平喘药物中，不属于白三烯受体拮抗剂的药物是

A. 孟鲁司特钠　　　　B. 扎鲁斯特

C. 氮斯汀　　　　　　D. 异丁司特

E. 普仑司特

7. 茶碱的有效血药浓度范围为

A. $5 \sim 10 \, \mu g/ml$　　　B. $10 \sim 20 \, \mu g/ml$

C. $15 \sim 30 \, \mu g/ml$　　D. $20 \sim 40 \, \mu g/ml$

E. $25 \sim 40 \, \mu g/ml$

8. 二羟丙茶碱的疗效约为氨茶碱的

A. 1/2　　　　　　　　B. 1/3

C. 1/5　　　　　　　　D. 1/8

E. 1/10

9. 对异烟肼引起的周围神经症状具有较好防治作用的维生素是

A. 维生素 E　　　　　　B. 维生素 B_6

C. 维生素 B_{12}　　　　　D. 维生素 C

E. 维生素 D

10. 以下防治支气管哮喘药物中，茶碱属于

A. 磷酸二酯酶抑制剂

B. β_2 受体激动剂

C. H_1 受体拮抗剂

D. 抗胆碱药

E. 糖皮质激素

11. "适量治疗" 肺结核的主要目的是

A. 发挥药物最大疗效、呈现最小副作用

B. 杀灭结核菌株、减少传染性

C. 减少或防止耐药发生

D. 增强和确保疗效

E. 促使病变吸收

12. 防治支气管哮喘的可量化目标是

A. 症状减轻　　　　　B. 症状消失

C. 不再发作　　　　　D. 发作次数减少

E. 最大呼气流速峰值接近正常

13. 治疗慢性阻塞性肺病常规应用的药物是

A. 镇咳药　　　　　　B. 祛痰药

C. 抗菌药物　　　　　D. 免疫调节剂

E. 受体激动剂

14. 下列抗结核药物中，属于一线抗结核药物的是

A. 利福布汀　　　　　B. 阿米卡星

C. 环丝氨酸　　　　　D. 左氧氟沙星

E. 链霉素

15. 根据药理作用，利福平属于

A. 抗滴虫病药　　　　B. 抗心绞痛药

C. 抗结核病药　　　D. 抗精神病药

E. 抗真菌药

二、共用题干题

(16~17题共用题干)

患者男,78岁。1周前出现畏寒发热、咳嗽、咳脓性痰,伴有右侧胸痛。体温38℃,听诊右下肺湿啰音。血白细胞总数12.1×10^9/L,中性粒细胞85%。胸部X线:右肺下叶斑片状影。给予头孢他啶抗感染,同时痰细胞培养 + 药敏。上述治疗疗效不明显,症状无减轻。痰培养结果为肺炎链球菌,超广谱β – 内酰胺酶(ESBLs)阳性。临床诊断:社区获得性肺炎。

16. 下列哪种细菌不是社区获得性肺炎的常见致病菌

A. 肺炎链球菌　　　B. 流感嗜血杆菌

C. 肺炎支原体　　　D. 肺炎衣原体

E. 嗜麦芽假单胞菌

17. 对于临床分离到产ESBLs的肠杆菌科细菌,最有效的药物是

A. 青霉素类　　　　B. 喹诺酮类

C. 万古霉素　　　　D. 碳青霉烯类

E. 两性霉素 B

(18~19题共用题干)

患者女,33岁。近期出现胸闷、紧迫感、呼吸困难以呼气为主,经常被迫坐起,两手前撑,两肩耸起,额部冒汗。严重时出现口唇和指甲发紫,多在夜间或晨起时发病。诊断为支气管哮喘。

18. 可用于治疗的药物是

A. 去甲肾上腺素　　B. 间羟胺

C. 沙丁胺醇　　　　D. 美卡拉明

E. 地诺帕明

19. 不能用于治疗的药物是

A. 肾上腺素　　　　B. 麻黄碱

C. 异丙肾上腺素　　D. 特布他林

E. 布他沙明

三、共用备选答案题

(20~21题共用备选答案)

A. 氢化可的松静脉滴注

B. 氨茶碱口服

C. 氨茶碱静脉滴注

D. 肾上腺素皮下注射

E. 色甘酸钠

20. 治疗伴有心功能不全的支气管哮喘急性发作宜选用

21. 治疗支气管哮喘轻度发作宜选用

(22~24题共用备选答案)

A. 流感嗜血杆菌

B. 革兰阴性杆菌

C. 肺炎支原体

D. 肺炎链球菌

E. 金黄色葡萄球菌

22. 以下抗病原体治疗社区获得性肺炎中,最适宜用青霉素的是

23. 以下抗病原体治疗社区获得性肺炎中,最适宜用苯唑西林的是

24. 宜选用红霉素治疗社区获得性肺炎所针对的病原体是

第八节　心血管系统常见病的药物治疗

一、单选题

1. 下列防治心绞痛药物,属于硝酸酯及亚硝酸酯类的是

A. 普萘洛尔　　　　B. 硝酸甘油

C. 维拉帕米　　　　D. 普尼拉明

E. 利多氟嗪

2. 下列防治心绞痛的药物中,对于冠状动脉痉挛所致心绞痛不利的是

A. 普萘洛尔　　　　B. 硝酸甘油

C. 戊四硝酯　　　　D. 维拉帕米

E. 利多氟嗪

3. 能快速控制和改善心绞痛发作的药物为

A. 止痛剂

B. 硝酸酯类

C. 抗凝剂

D. 血管紧张素Ⅱ受体阻断剂

E. 血管紧张素转换酶抑制剂

4. 以下药物中，不适用于心绞痛病人抗凝治疗的是

  A. 肝素   B. 尿激酶

  C. 氯吡格雷 D. 阿昔单抗

  E. 阿司匹林

5. 下列药物中，属于β受体阻断剂类抗心绞痛药物是

  A. 硝酸甘油 B. 维拉帕米

  C. 戊四硝酯 D. 普萘洛尔

  E. 普尼拉明

6. 在下列药物中，属于钙通道阻滞剂类抗心绞痛药物的是

  A. 硝酸甘油 B. 双嘧达莫

  C. 戊四硝酯 D. 普萘洛尔

  E. 普尼拉明

7. 女性吸烟者同时使用雌激素类避孕药时，心肌梗死的发病率和病死率比同年龄不吸烟者高

  A. 2倍   B. 3倍

  C. 5倍   D. 8倍

  E. 10倍

8. 下列调节血脂药类别中，高胆固醇血症患者首选的是

  A. 他汀类 B. 烟酸类

  C. 贝丁酸类 D. 胆酸螯合剂

  E. ω-3脂肪酸

9. 下列药物中，基于抑制脂质分解，减少游离脂肪酸释放的烟酸类调节血脂的药物是

  A. 亚油酸 B. 洛伐他汀

  C. 地维烯胺 D. 非诺贝特

  E. 阿昔莫司

10. 下列药物中，基于抑制胆固醇和三酰甘油合成的贝特类调节血脂的药物是

A. 辛伐他汀 B. 洛伐他汀

C. 地维烯胺 D. 非诺贝特

E. 烟酸肌醇

11. 下列药物中，基于影响脂质合成与代谢，降低三酰甘油作用的烟酸类调节血脂的药物是

  A. 亚油酸 B. 氯贝丁酯

  C. 地维烯胺 D. 考来烯胺

  E. 烟酸肌醇

12. 在下列调节血脂的药物中，基于与胆固醇结合，并促进其降解为胆酸而排泄的ω-3脂肪酸类药物是

  A. 亚油酸 B. 氯贝丁酯

  C. 地维烯胺 D. 考来烯胺

  E. 洛伐他汀

13. 下列调节血脂的药物中，主要降低三酰甘油的药物是

  A. 烟酸   B. 亚油酸

  C. 考来烯胺 D. 洛伐他汀

  E. 甲亚油酰胺

14. 在下列调节血脂的药物中，基于催化HMG-CoA转化，使内源胆固醇合成减少的是

  A. 氯贝丁酯 B. 洛伐他汀

  C. 考来烯胺 D. 非诺贝特

  E. 吉非贝齐

15. 他汀类调节血脂药物，与下列药物合用后，不增加肌病发生概率的是

  A. 烟酸   B. 红霉素

  C. 青霉素 D. 吉非贝齐

  E. 环孢素A

16. 下列Ⅰ类抗心律失常药物（钠通道阻滞剂）中，对0相去极化和复极过程抑制均弱的是

  A. 恩卡尼 B. 丙吡胺

  C. 奎尼丁 D. 利多卡因

  E. 普鲁卡因胺

17. 下列调节血脂的药物中，不是主要降低血中胆固醇的药物是

A. 辛伐他汀　　　　　B. 考来烯胺

C. 吉非贝齐　　　　　D. 考来替泊

E. 亚油酸

18. 在下列药物中，属于Ⅲ类抗心律失常药物的是

A. 恩卡尼　　　　　　B. 美西律

C. 胺碘酮　　　　　　D. 利多卡因

E. 普萘洛尔

19. 下列Ⅰ类抗心律失常药物（钠通道阻滞剂）中，药理作用较强是

A. 美西律　　　　　　B. 胺碘酮

C. 普萘洛尔　　　　　D. 维拉帕米

E. 普鲁卡因胺

20. 在下列药物中，属于Ⅳ类抗心律失常药物的是

A. 奎尼丁　　　　　　B. 美西律

C. 胺碘酮　　　　　　D. 维拉帕米

E. 普萘洛尔

21. 下列降压药物中，属于中枢性降压药物的是

A. 可乐定　　　　　　B. 利血平

C. 美卡拉明　　　　　D. 肼屈嗪

E. 哌唑嗪

22. 下列降压药物中，属于血管紧张素转换酶抑制剂的是

A. 米诺地尔　　　　　B. 贝那普利

C. 坎地沙坦　　　　　D. 氨氯地平

E. 吲达帕胺

23. 属于钠通道阻滞药的抗心律失常药物是

A. 奎尼丁　　　　　　B. 普萘洛尔

C. 胺碘酮　　　　　　D. 维拉帕米

E. 美托洛尔

24. 硝酸甘油与普萘洛尔抗心绞痛的作用机制不同，但都能降低心肌耗氧量。关于二者的说法中正确的是

A. 硝酸甘油通过阻断心脏β受体降低心肌耗氧量，普萘洛尔通过松弛血管平滑肌降低心肌耗氧量

B. 二者均可用于各型心绞痛

C. 硝酸甘油不能预防心绞痛发作，普萘洛尔可以预防心绞痛发作

D. 硝酸甘油应舌下含化给药，普萘洛尔可口服给药

E. 硝酸甘油长期应用对血脂有不良影响，普萘洛尔剂量过大时易导致高铁血红蛋白血症

25. 可以用来解救高血压急症的药物是

A. 培哚普利　　　　　B. 硝苯地平

C. 西尼地平　　　　　D. 盐酸贝那普利

E. 辛伐他汀

26. 具有α受体和β受体阻断作用的药物是

A. 纳多洛尔　　　　　B. 阿替洛尔

C. 普萘洛尔　　　　　D. 拉贝洛尔

E. 酚妥拉明

27. 属于延长动作电位时程药的抗心律失常药物是

A. 奎尼丁　　　　　　B. 维拉帕米

C. 胺碘酮　　　　　　D. 普罗帕酮

E. 利多卡因

28. 口服给药无效的抗心绞痛药物是

A. 硝酸甘油　　　　　B. 硝苯地平

C. 普萘洛尔　　　　　D. 硝酸异山梨酯

E. 吲哚洛尔

29. 3级高血压的收缩压为

A. 120～139 mmHg

B. ≥140 mmHg

C. 140～159 mmHg

D. 160～179 mmHg

E. ≥180 mmHg

30. 容易引起横纹肌溶解症的降脂药是

A. 考来烯胺　　　　　B. 氯贝丁酯

C. 西立伐他汀　　　　D. 烟酸

E. 吉非罗齐

31. 可以降低血尿酸水平的降脂药是

A. 氯贝丁酯　　　　　B. 考来烯胺

C. 辛伐他汀　　　　　D. 烟酸

E. 非诺贝特

32. 患者男，46 岁。不幸在家中突发心绞痛，最适宜用来抢救的硝酸甘油制剂是
    A. 舌下含片　　B. 注射剂
    C. 控释制剂　　D. 软膏剂
    E. 透皮贴剂

二、共用题干题

（33 ～ 34 题共用题干）

患者男，47 岁。经常餐后胃痛，近来常觉头痛，测量血压为 21.3/13.3 kPa（160/100 mmHg）。

33. 若考虑抗高血压治疗，则不宜选用
    A. 普萘洛尔　　B. 利血平
    C. 氢氯噻嗪　　D. 肼屈嗪
    E. 胍乙啶

34. 根据病人情况，用钙拮抗药进行治疗，最为适合的是
    A. 维拉帕米　　B. 硝苯地平
    C. 地尔硫䓬　　D. 尼莫地平
    E. 尼群地平

（35 ～ 37 题共用题干）

降压治疗的主要目标是减少心血管疾病的发病率及死亡率，延长患者寿命。近期目标是将血压降低到指定水平。

35. 高血压患者平稳降压可防止凌晨血压突然升高而猝死，标志是降压谷峰比值
    A. ＞70%　　　　B. ＞60%
    C. ＞50%　　　　D. ＞40%
    E. ＞30%

36. 高血压患者合并慢性肾病时，血压应降至
    A. 140/85 mmHg 以下
    B. 135/85 mmHg 以下
    C. 135/80 mmHg 以下
    D. 130/80 mmHg 以下
    E. 125/75 mmHg 以下

37. 控制心血管并发症是治疗慢性肾衰竭的重要措施。尿蛋白 >1.0 g/d，控制血压
    A. ＜120/75 mmHg
    B. ＜125/75 mmHg
    C. ＜130/75 mmHg
    D. ＜130/80 mmHg
    E. ＜135/80 mmHg

三、共用备选答案题

（38 ～ 41 题共用备选答案）
    A. 硝普钠　　　B. 阿米洛利
    C. 卡维地洛　　D. 替米沙坦
    E. 硝苯地平

38. 属于利尿剂的是
39. 属于 β 受体阻断剂的是
40. 属于血管紧张素 Ⅱ 受体拮抗剂的是
41. 属于血管扩张剂的是

（42 ～ 44 题共用备选答案）
    A. ⅠA 类抗心律失常药
    B. ⅠB 类抗心律失常药
    C. Ⅱ 类抗心律失常药
    D. Ⅲ 类抗心律失常药
    E. Ⅳ 类抗心律失常药

42. 奎尼丁属于
43. 利多卡因属于
44. 普萘洛尔属于

（45 ～ 46 题共用备选答案）
    A. 普萘洛尔　　B. 硝酸甘油
    C. 维拉帕米　　D. 双嘧达莫
    E. 硝苯地平

45. 伴有支气管哮喘的心绞痛患者不宜选用
46. 稳定型心绞痛患者宜选用

第九节　神经系统常见病的药物治疗

一、单选题

1. 下列抗帕金森病药物中，属于中枢性抗胆碱药物的是
    A. 卡比多巴　　B. 金刚烷胺
    C. 苄丝肼　　　D. 溴隐亭
    E. 苯海索

2. 对于癫痫持续状态，可以首选静脉注射
   A. 苯巴比妥　　　　　B. 丙戊酸钠
   C. 卡马西平　　　　　D. 扑米酮
   E. 地西泮

3. 下列抗癫痫药物中，对癫痫强直－阵挛性发作疗效好，为首选药的是
   A. 苯妥英钠　　　　　B. 卡马西平
   C. 丙戊酸钠　　　　　D. 氯硝西泮
   E. 扑米酮

4. 在常用抗癫痫药物中丙戊酸钠不良反应相对较小，可是由于其强血浆蛋白结合能力而不宜合用的药物是
   A. 拉莫三嗪　　　　　B. 卡马西平
   C. 苯妥英钠　　　　　D. 苯巴比妥
   E. 乙琥胺

5. 拉莫三嗪是治疗癫痫全身发作一线药物的重要替代药物，但是由于作用机制类同而不宜合用的药物是
   A. 丙戊酸钠　　　　　B. 卡马西平
   C. 苯妥英钠　　　　　D. 苯巴比妥
   E. 乙琥胺

6. 在以下抗癫痫药物中，对部分发作型或全身发作的癫痫患者都能用作一线药物的是
   A. 拉莫三嗪　　　　　B. 卡马西平
   C. 苯妥英钠　　　　　D. 苯巴比妥
   E. 丙戊酸钠

7. 下列抗癫痫药物，仅对失神发作有效的是
   A. 苯妥英钠　　　　　B. 苯巴比妥
   C. 卡马西平　　　　　D. 扑米酮
   E. 乙琥胺

8. 双嘧达莫抗血小板凝聚的机制是
   A. 影响花生四烯酸代谢
   B. 竞争性抑制维生素 K 环氧化物还原酶
   C. 激活腺苷酸环化酶，抑制磷酸二酯酶
   D. 激活抗凝血酶Ⅲ
   E. 催化纤溶酶原转变为纤溶酶

9. 下列抗凝药物中，通过加强纤维蛋白溶解而起效的是
   A. 链激酶　　　　　　B. 肝素钙
   C. 华法林　　　　　　D. 双香豆素
   E. 依诺肝素

10. 与口服抗凝血药联合应用，可使其抗凝作用减弱的药物是
    A. 维生素 K　　　　　B. 阿司匹林
    C. 螺内酯　　　　　　D. 苯海索
    E. 咖啡因

11. 下列药物中，可增强双香豆素类抗凝剂抗凝作用的是
    A. 保泰松　　　　　　B. 甲硝唑
    C. 西咪替丁　　　　　D. 广谱抗生素
    E. 巴比妥类药物

12. 患者男，60 岁。突发急性脑栓塞并发严重脑水肿及颅内压增高。不宜使用的药物是
    A. 甘露醇　　　　　　B. 甘油果糖
    C. 呋塞米　　　　　　D. 肝素
    E. 右旋糖酐

13. 患者男，35 岁。因蛛网膜下隙出血住院，出现急性脑水肿，可酌情选用的药物是
    A. 氢氯噻嗪　　　　　B. 呋塞米
    C. 乙酰唑胺　　　　　D. 甘油果糖
    E. 甘油氯化钠

14. 某患者患有帕金森病，连续服用左旋多巴 2 年，出现"开－关"现象。为减少或避免"开－关"现象的发生，治疗时最好采用的措施是
    A. 同时服用维生素 B_6
    B. 用氯丙嗪治疗
    C. 与卡比多巴合用
    D. 增加用药次数，减少每次用量
    E. 碱化尿液，增加药物的排泄

二、共用备选答案题
(15 ~ 18 题共用备选答案)
    A. 对癫痫强直－阵挛性发作疗效好，为首选药
    B. 对癫痫复杂部分性发作有良效，为首

选药

C. 对失神性发作疗效最好，强于乙琥胺

D. 仅对失神发作有效，为首选药

E. 对于癫痫持续状态为首选药

15. 静脉注射地西泮

16. 卡马西平

17. 丙戊酸钠

18. 苯妥英钠

第十节　消化系统常见病的药物治疗

一、单选题

1. 可在消化道中产生吸附作用而影响其他药物吸收的药物不包括

A. 药用炭　　　　　B. 青霉胺

C. 白陶土　　　　　D. 考来烯胺

E. 非吸收性抗酸药

2. 关于消化性溃疡药物治疗目的的叙述，不正确的是

A. 防止溃疡复发

B. 缓解或消除症状

C. 防止严重并发症

D. 预防恶性肿瘤生成

E. 治愈和加速创面愈合

3. 下列胃黏膜保护药中，通过增加胃黏液和 HCO_3^- 的分泌，增加局部血流量的是

A. 米索前列醇　　　B. 枸橼酸铋钾

C. 胶体果胶铋　　　D. 恩前列素

E. 硫糖铝

4. 下列消化性溃疡治疗药物中，属于胃泌素拮抗剂类抑酸剂的是

A. 硫糖铝　　　　　B. 丙谷胺

C. 恩前列素　　　　D. 哌仑西平

E. 西咪替丁

5. 关于抗酸药的叙述，不正确的是

A. 可减弱或解除胃酸对溃疡面的刺激和腐蚀作用

B. 常用于治疗胃、十二指肠溃疡和胃酸分泌过多症

C. 抗酸药于餐前服用比餐后服用效果更好

D. 溃疡愈合后持续服用抗酸药，可预防和减少溃疡复发

E. 抗酸药多为具有一定碱性的物质

6. H_2 受体拮抗剂治疗十二指肠及胃溃疡时给药的最佳时间为

A. 清晨　　　　　　B. 中午

C. 晚上　　　　　　D. 睡前

E. 空腹时

7. 下列药物中，通过选择性阻断胃壁细胞的 M 胆碱能受体，抑制胃酸分泌的药物为

A. 丙谷胺　　　　　B. 硫糖铝

C. 替仑西平　　　　D. 西咪替丁

E. 奥美拉唑

8. 下列消化性溃疡治疗药物中，属于传统胃黏膜保护剂的是

A. 碳酸钙　　　　　B. 丙谷胺

C. 硫糖铝　　　　　D. 兰索拉唑

E. 瑞巴派特

9. 关于质子泵抑制剂的叙述，不正确的是

A. 可抑制基础胃酸和刺激引起的胃酸分泌

B. 本类药物阻断胃酸分泌的终末步骤

C. 对溃疡的愈合率与 H_2 受体拮抗剂相当

D. 胃酸抑制作用强而持久

E. 对消化性溃疡的疗效较高、疗程较短

10. 下列消化性溃疡治疗药物中，属于胆碱受体阻断剂类抑酸剂的是

A. 替普瑞酮　　　　B. 恩前列素

C. 哌仑西平　　　　D. 兰索拉唑

E. 氢氧化铝

11. 下列药物中，不属于四联疗法治疗幽门螺旋杆菌感染的药物是

A. 铋剂　　　　　　B. 抗生素

C. 甲硝唑　　　　　D. 抗酸药

E. 质子泵抑制剂

12. "质子泵抑制剂降低效果"的主要影响因素是药物

    A. 代谢   B. 吸收

    C. 分布   D. 排泄

    E. 中毒

13. 下列大环内酯类抗菌药物，可用于幽门螺杆菌感染的是

    A. 克拉霉素   B. 交沙霉素

    C. 阿奇霉素   D. 螺旋霉素

    E. 麦迪霉素

14. 以下治疗胃食管反流病的药物中，作为止吐药的是

    A. 奥丹西隆   B. 西沙必利

    C. 前列腺素   D. 兰索拉唑

    E. 氢氧化铝

15. 以"胃黏膜保护剂"而实施消化性溃疡治疗的药物是

    A. 西眯替丁   B. 三硅酸镁

    C. 奥美拉唑   D. 米索前列醇

    E. 枸橼酸铋钾

16. 对消化性溃疡有治疗作用的是

    A. 马来酸氯苯那敏

    B. 西咪替丁

    C. 左旋咪唑

    D. 苯海拉明

    E. 苯茚胺

17. 表皮生长因子的英文缩写为

    A. BSB   B. GBS

    C. EGF   D. EFG

    E. FGE

二、共用备选答案题

（18~19题共用备选答案）

    A. 奥美拉唑   B. 雷尼替丁

    C. 氢氧化铝   D. 哌仑西平

    E. 硫糖铝

18. 阻断胃壁细胞上的 H_2 受体，抑制胃酸分泌的药是

19. 阻断胃壁细胞上的 M_1 受体，抑制胃酸分泌的药是

第十一节　内分泌及代谢性疾病的药物治疗

一、单选题

1. 关于 α-葡萄糖苷酶抑制剂类降糖药的叙述不正确的是

    A. 可减少淀粉、糊精、双糖在小肠的吸收

    B. 可使正常及糖尿病患者餐后高血糖降低

    C. 可导致低血糖

    D. 可单用于老年患者

    E. 可单用于餐后明显高血糖患者

2. 对尿崩症有治疗效果的药物是

    A. 格列奇特   B. 氯磺丙脲

    C. 苯乙双胍   D. 格列美脲

    E. 甲硫氧嘧啶

3. 下列口服降糖药中，适宜于老年糖尿病患者的是

    A. 格列美脲   B. 格列吡嗪

    C. 瑞格列奈   D. 氯磺丙脲

    E. 格列齐特

4. 下列降糖药中，可出现罕见但严重的酮尿或乳酸血症不良反应的是

    A. 格列齐特   B. 格列美脲

    C. 瑞格列奈   D. 二甲双胍

    E. 阿卡波糖

5. 下列口服降糖药中，最适宜儿童或肥胖型患者的是

    A. 二甲双胍   B. 罗格列酮

    C. 阿卡波糖   D. 格列吡嗪

    E. 格列齐特

6. 下列药物中，可增强磺酰脲类药物降糖作用的是

    A. 呋塞米   B. 雌激素

C. 钙通道阻滞剂　　　D. 磺胺类药物

E. 糖皮质激素

7. 下列药物中，可拮抗磺酰脲类药物降糖作用的不包括

A. 保泰松　　　　　　B. 呋塞米

C. 氢氯噻嗪　　　　　D. 地塞米松

E. 苯妥英钠

8. α-葡萄糖苷酶抑制剂类降糖药物主要的不良反应不包括

A. 腹痛　　　　　　　B. 腹胀

C. 腹泻　　　　　　　D. 体重增加

E. 皮肤过敏

9. 下列磺酰脲类口服降糖药中，适宜于糖尿病合并肾病患者的是

A. 瑞格列奈　　　　　B. 格列美脲

C. 氯磺丙脲　　　　　D. 格列吡嗪

E. 格列喹酮

10. 磺酰脲类降糖药物的服用时间为

A. 空腹时　　　　　　B. 餐前半小时

C. 餐中　　　　　　　D. 餐后半小时

E. 无时间要求

11. 糖尿病综合防治主要包括

A. 糖尿病教育、饮食治疗、体育锻炼、口服降糖药

B. 糖尿病教育、饮食治疗、体育锻炼、口服降糖药、血糖监测

C. 糖尿病教育、饮食治疗、体育锻炼、注射胰岛素、血糖监测

D. 糖尿病教育、饮食治疗、体育锻炼、中药治疗、血糖监测

E. 糖尿病教育、饮食治疗、体育锻炼、药物治疗、血糖监测

12. 下列口服降糖药中，属于促胰岛素分泌剂的是

A. 苯乙双胍　　　　　B. 罗格列酮

C. 阿卡波糖　　　　　D. 格列吡嗪

E. 伏格列波糖

13. 需要在服药时多饮水的药物不包括

A. 降糖药

B. 平喘药

C. 抗痛风药

D. 氨基糖苷类抗生素

E. 利胆药

14. 磺酰脲类降糖药物的主要副作用为低血糖反应，其产生的可能原因不包括

A. 用药剂量过大

B. 饮食配合不妥

C. 使用长效制剂

D. 出现继发性失效

E. 应用增强磺酰脲类降糖作用的药物

15. 下列药物中，能有效抑制甲状腺激素释放和合成，可作为甲状腺切除术前准备用药的是

A. 左甲状腺素钠　　　B. 甲硫氧嘧啶

C. 甲巯咪唑　　　　　D. 甲硝咪唑

E. 复方碘溶液

16. 不具有抗甲状腺作用的药物为

A. 甲巯咪唑　　　　　B. 磺酰脲类

C. 卡比马唑　　　　　D. 丙硫氧嘧啶

E. 放射性碘

17. 下列磺酰脲类降糖药物中，对心血管系统影响最小的是

A. 氯磺丙脲　　　　　B. 格列本脲

C. 格列波脲　　　　　D. 格列美脲

E. 甲苯磺丁脲

二、共用题干题

(18～20 题共用题干)

患者男，40 岁。近 3 个月多饮、多尿，每日尿量 8～10 L，空腹血糖为 5.6 mmol/L，服糖后 2 小时血糖为 7.0 mmol/L，尿糖阴性。

18. 如怀疑该患者为尿崩症，哪项不正确

A. 抗利尿激素降低

B. 尿渗透压下降

C. 尿比重为 1.018

D. 尿渗透压小于血渗透压

E. 尿渗透压一般低于 200 mOsm/L

19. 如禁水加压试验尿渗透压较注射前增加10%，哪项检查有利于病因诊断
    A. 肾上腺 CT   B. 垂体 CT
    C. 肾脏 CT   D. 甲状腺 CT
    E. 甲状旁腺 CT

20. 如应用氢氯噻嗪治疗，哪项正确
    A. 5 mg，每日 2～3 次
    B. 10 mg，每日 2～3 次
    C. 15 mg，每日 2～3 次
    D. 20 mg，每日 2～3 次
    E. 25 mg，每日 2～3 次

三、共用备选答案题

(21～23 题共用备选答案)

    A. 胰岛素   B. 阿卡波糖
    C. 罗格列酮   D. 苯乙双胍
    E. 格列本脲

21. 可以促进 K^+ 进入细胞内，具有降低血钾作用的是

22. 通过激活 PPARγ 蛋白发挥作用的是

23. 对磺胺类过敏者禁用的是

第十二节　泌尿系统常见疾病的药物治疗

一、单选题

1. 血管收缩药引起肾损害的原因主要为
   A. 析出结晶   B. 肾小管阻塞
   C. 直接肾损害   D. 肾血管痉挛
   E. 肾间质纤维化

2. 氨基糖苷类药物引起肾损害的原因主要为
   A. 产生结晶沉淀
   B. 直接肾损害
   C. 肾小管阻塞
   D. 抑制肾环氧化酶
   E. 产生肾间质纤维化

3. 磺胺类药物引起肾损害的原因主要为
   A. 产生结晶沉淀
   B. 直接肾损害
   C. 析出结晶
   D. 抑制肾环氧化酶
   E. 产生肾间质纤维化

4. 肾功能试验项目中，对肾病患者给药方案调整最具参考价值的是
   A. 血肌酐值   B. 尿蛋白值
   C. 尿白细胞值   D. 血尿素氮值
   E. 内生肌酐清除率

5. 治疗肾病综合征的基础药物的是
   A. 白蛋白   B. 环孢素
   C. 抗凝血药   D. 细胞毒药物
   E. 糖皮质激素

6. 肾毒性临床最早表现为
   A. 肾小球滤过率降低
   B. 尿浓缩功能减退
   C. 肾间质纤维化
   D. 肾小管阻塞
   E. 肾性失钾

7. 中药马兜铃酸引起肾损害的原因主要为
   A. 析出结晶
   B. 产生结晶
   C. 直接肾损害
   D. 抑制肾环氧化酶
   E. 肾间质纤维化

8. 利尿药呋塞米俗称
   A. 布美他尼
   B. 速尿
   C. 甘露醇
   D. 安体舒通（螺内酯）
   E. 氨苯蝶啶

9. 某肾移植患者，术后一年内一直使用环孢素、硫唑嘌呤、强的松三联免疫抑制疗法进行抗排斥治疗。今日出现巩膜及皮肤黄染，经生化检验：ALT 78 U/L，AST 128 U/L，诊断为药物性肝损。下列治疗方案中最适

合的是

A. 停用环孢素，同时进行保肝治疗

B. 环孢素减量使用，同时进行保肝治疗

C. 停用硫唑嘌呤，同时进行保肝治疗

D. 环孢素减量使用，停用硫唑嘌呤，加用吗替麦考酚酸酯，行保肝治疗

E. 停用环孢素和硫唑嘌呤，行保肝治疗

10. 患者女，30岁。厌食、恶心、呕吐伴乏力3个月。查体：贫血貌，血压 150/100 mmHg。

辅助检查：Hb 90 g/L，尿比重 1.010，尿蛋白（＋），颗粒管型 0～2 个/HP，血尿素氮 18 mmol/L，肌酐 146 μmol/L，血浆白蛋白 32 g/L，球蛋白 18 g/L，二氧化碳结合力 30 mmol/L，血钾 6.3 mmol/L。诊断为慢性肾衰竭，该患者的药物选择错误的是

A. 福辛普利　　　　B. 重组人促红素

C. 碳酸氢钠　　　　D. 氯化钾

E. 药用炭

第十三节　血液系统疾病的药物治疗

一、单选题

1. 一般缺铁性贫血患者服用铁剂以铁剂吸收率为 30% 计，日服元素铁

A. 80 mg　　　　　B. 100 mg

C. 140 mg　　　　 D. 180 mg

E. 220 mg

2. 为了方便给药可制备成片剂口服给药的药物是

A. 低分子肝素　　　B. 华法林

C. 链激酶　　　　　D. 尿激酶

E. 枸橼酸钠

3. 可促进铁剂吸收的维生素是

A. 维生素 E　　　　B. 维生素 B_6

C. 维生素 B_{12}　　 D. 维生素 C

E. 维生素 D

4. 水杨酸过量引起的出血的解救药物是

A. 维生素 C　　　　B. 维生素 B_{12}

C. 维生素 K　　　　D. 肝素

E. 叶酸

5. 可用于治疗恶性贫血的维生素是

A. 维生素 E　　　　B. 维生素 B_6

C. 维生素 B_{12}　　 D. 维生素 C

E. 维生素 D

第十四节　常见恶性肿瘤的药物治疗

一、单选题

1. 关于顺铂引起肾损害的叙述不正确的是

A. 呈剂量依赖性

B. 一般是可逆的

C. 大剂量连续应用可产生不可逆性肾小管坏死

D. 主要在远曲小管被浓缩，但近曲小管也可受到损伤

E. 顺铂在输注前后给予大量水化，使尿量保持不少于 100 ml/h，可降低顺铂所致肾小管坏死的发生率

2. 可用于治疗肿瘤的药物是

A. 甲巯咪唑　　　　B. 阿苯达唑

C. 奥硝唑　　　　　D. 伊曲康唑

E. 甲氨蝶呤

3. 在常用抗肿瘤药物中，临床实践表明归属高效药物的是

A. 顺铂　　　　　　B. 环磷酰胺

C. 阿霉素类　　　　D. 甲氨蝶呤

E. 氟尿嘧啶

4. 患者女，56岁。右下腹及脐周疼痛2年，伴消瘦，近两个月出现低热。查体：右下腹可触及一包块，较硬，尚可推动。辅助

检查：纤维结肠镜见升结肠处新生物。病理报告为腺癌，诊断为升结肠癌。该患者不适宜选择的化疗药物是

A. 奥沙利铂
B. 亚叶酸钙
C. 紫杉醇
D. 5 - 氟尿嘧啶
E. 伊立替康

第十五节　常见自身免疫性疾病的药物治疗

一、单选题

1. 以下抗类风湿药物中，属于"改善病情的抗风湿药"的是

A. 布洛芬
B. 萘丁美酮
C. 塞来昔布
D. 美洛昔康
E. 甲氨蝶呤

第十六节　病毒性疾病的药物治疗

一、单选题

1. 下列抗病毒药物中，可用于治疗流行性病毒感冒的是

A. 阿昔洛韦
B. 更昔洛韦
C. 拉米夫定
D. 磷酸奥司他韦
E. 干扰素

2. 抗病毒药物常引起

A. 药源性消化系统疾病
B. 药源性肝病
C. 药源性肾病
D. 药源性血液系统疾病
E. 药源性神经系统疾病

3. 抗病毒药物阿昔洛韦引起肾损害的原因主要为

A. 肾血管痉挛
B. 直接肾损害
C. 肾小管阻塞
D. 抑制肾环氧化酶
E. 产生肾间质纤维化

4. 以下慢性肝炎的治疗药物中，属于抗乙型肝炎病毒的是

A. 卡介苗
B. 胸腺肽
C. 拉米夫定
D. 左旋咪唑
E. 免疫核糖核酸

5. 具有抗病毒作用的药物是

A. 咪康唑
B. 利巴韦林
C. 异烟肼
D. 阿苯达唑
E. 奥硝唑

第十七节　精神病的药物治疗

一、单选题

1. 关于 5 - 羟色胺综合征的叙述不正确的是

A. 是体内的 5 - 羟色胺受体受药物影响过度激活而引发的一系列症状
B. 它是一种药物不良反应
C. 可由药物相互作用所引发
D. 此征主要表现为精神状态改变、自主神经功能紊乱、神经 - 肌肉传导异常等
E. 它不会引起死亡

2. 关于氯丙嗪对中枢神经系统的作用叙述不正确的是

A. 抗精神病作用
B. 镇吐作用
C. 对体温调节的作用
D. 加强中枢抑制药的作用
E. 使下丘脑催乳素抑制因子释放减少

3. 下列药物中，属于选择性 5 - HT 再摄取抑制剂类抗抑郁药的是

A. 丙米嗪
B. 氟西汀
C. 多塞平
D. 米安色林

E. 阿米替林

4. 下列药物中，属于三环类抗抑郁药的是

　A. 阿米替林　　　　　B. 马普替林

　C. 米安色林　　　　　D. 吗氯贝胺

　E. 托洛沙酮

5. 下列药物中，属于非三环类抗抑郁药的是

　A. 丙米嗪　　　　　　B. 帕罗西汀

　C. 氯米帕明　　　　　D. 曲米帕明

　E. 阿米替林

6. 对抗抑郁药而言，服药期间不能食用含大量酪胺食物的药物为

　A. 丙米嗪　　　　　　B. 苯乙肼

　C. 舍曲林　　　　　　D. 氟西汀

　E. 多塞平

7. 可对抗三环类抗抑郁药物中毒引起的抗胆碱能症状及中枢症状的药物为

　A. 硫酸钠　　　　　　B. 毒扁豆碱

　C. 利多卡因　　　　　D. 毒毛花苷 K

　E. 氟马西尼

8. 下列药物中，属于单胺氧化酶抑制剂类的抗抑郁药为

　A. 丙米嗪　　　　　　B. 马普替林

　C. 米安色林　　　　　D. 吗氯贝胺

　E. 帕罗西汀

9. 下列药物中，属于四环类抗抑郁药的是

　A. 丙米嗪　　　　　　B. 氟西汀

　C. 米安色林　　　　　D. 吗氯贝胺

　E. 托洛沙酮

10. 氯氮平的严重不良反应是

　A. 迟发性运动障碍

　B. 胃肠道反应

　C. 静坐不能

　D. 粒细胞减少/缺乏

　E. 局部刺激

11. 舒必利与氯丙嗪都有抗精神病和止吐作用，但二者在作用强度和不良反应上又有所区别，以下关于二者的说法中正确

的是

　A. 舒必利镇吐作用弱于氯丙嗪

　B. 舒必利不具有镇静及 α、M 受体阻断作用，氯丙嗪可阻断 α、M 受体并有镇静作用

　C. 舒必利的锥体外系反应较氯丙嗪更多

　D. 二者都是选择性多巴胺受体阻断药

　E. 二者都具有一定的抗抑郁作用

12. 氯丙嗪抗精神病的机制是

　A. 阻断中脑 – 边缘系统及中脑 – 皮质通路的 5 – 羟色胺受体

　B. 阻断中脑 – 边缘系统及中脑 – 皮质通路的多巴胺受体

　C. 阻断中脑 – 边缘系统的胆碱受体

　D. 阻断结节 – 漏斗部的多巴胺受体

　E. 阻断黑质 – 纹状体的多巴胺受体

13. 以下治疗焦虑症的药物中，属于抗焦虑药的是

　A. 阿普唑仑　　　　　B. 帕罗西汀

　C. 文拉法辛　　　　　D. 度洛西汀

　E. 艾司西酞普兰

14. 下列属于选择性 NA 再摄取抑制剂的药物是

　A. 去甲丙米嗪　　　　B. 马普替林

　C. 米安色林　　　　　D. 氟西汀

　E. 帕罗西汀

二、共用备选答案题

(15 ~ 17 题共用备选答案)

　A. 二环类抗抑郁药

　B. 三环类抗抑郁药

　C. 四环类抗抑郁药

　D. 单胺氧化酶抑制剂

　E. 选择性 5 – HT 再摄取抑制剂

15. 丙米嗪属于

16. 米安舍林属于

17. 吗氯贝胺属于

第十八节　中毒解救

一、单选题

1. 下列关于解救毒物中毒的常规措施中，最适宜解救抗癫痫药物中毒的是

A. 输液

B. 催吐、洗胃

C. 防止呼吸抑制

D. 预防和处理并发症

E. 应用利尿剂促进排泄

2. 急性中毒的泌尿系统损害不包括

A. 血肌酐明显升高

B. 少尿甚至无尿

C. 肾中毒伴肾小管坏死

D. 肾小管堵塞

E. 肾缺血

3. 急性中毒血液系统的表现不包括

A. 溶血性贫血　　B. 急性血管内溶血

C. 肾缺血　　　　D. 白细胞减少

E. 出血

4. 三环类抗抑郁药中毒的解救措施不包括

A. 给予醒脑静

B. 口服吐根糖浆催吐

C. 毒扁豆碱对抗三环类抗抑郁药物引起的抗胆碱能症状

D. 发生心律失常时可用普鲁卡因胺和利多卡因

E. 对低血压或癫痫可采取对症处理

5. 碳酸氢钠解救巴比妥类药物中毒的机制是

A. 与受体结合

B. 竞争性结合受体

C. 与巴比妥类药物结合

D. 阻止巴比妥类药物与受体结合

E. 碱化尿液，加速药物排泄

6. 关于卡马西平急性中毒的解救措施不包括

A. 惊厥者可用地西泮或巴比妥类药物

B. 醒脑静促进苏醒

C. 出现休克或血压下降者可用升压药

D. 人工呼吸

E. 严重呼吸抑制者给氧并插管

7. 阿片类药物急性中毒时，多于 12 小时内死于

A. 心律失常　　　B. 血压下降

C. 呼吸麻痹　　　D. 心力衰竭

E. 休克

8. 急性中毒的消化系统表现不包括

A. 口干　　　　　B. 流涎

C. 出血　　　　　D. 腹部绞痛

E. 中毒性肝损害

9. 阿片类药物中毒首选的拮抗剂为

A. 纳洛酮和戊四氮

B. 纳洛酮和尼可刹米

C. 纳洛酮和烯丙吗啡

D. 纳洛酮和阿托品

E. 纳洛酮和士的宁

10. 关于阿片类药物急性中毒的解救原则及药物治疗的叙述不正确的是

A. 洗胃、导泻

B. 静脉滴注葡萄糖生理盐水，促进排泄，防止脱水

C. 保持呼吸道畅通，有呼吸抑制时，可行人工呼吸

D. 救治期间，需用士的宁催醒

E. 及早应用阿片碱类解毒药物

11. 苯二氮䓬类药物的中毒症状不包括

A. 肌张力低下　　B. 发音困难

C. 嗜睡　　　　　D. 腹部绞痛

E. 个别患者发生兴奋躁动

12. 急性中毒的神经系统表现不包括

A. 昏迷　　　　　B. 惊厥

C. 瘫痪　　　　　D. 肌纤维颤动

E. 休克

13. **氰化物中毒的解毒剂可选用**
   A. 钙拮抗剂
   B. 亚硝酸盐－硫代硫酸钠
   C. 胆碱酯酶复能剂
   D. 阿托品
   E. 毒扁豆碱

14. **苯妥英钠引起急性中毒的解救措施不包括**
   A. 催吐、导泻
   B. 静脉滴注 10% 葡萄糖，加速排泄
   C. 谷氨酸及 γ－氨基丁酸对抗惊厥
   D. 胞磷胆碱促进苏醒
   E. 口服叶酸、维生素 B 等，防止其对造血系统的影响

15. **纳洛酮解救阿片类药物中毒的机制是**
   A. 化学结构与吗啡相似
   B. 与阿片受体的亲和力大于阿片类药物
   C. 可消除吗啡等药物引起的呼吸抑制
   D. 与阿片受体的亲和力大
   E. 减轻吗啡类药物引起的中枢神经兴奋作用

16. **有机磷农药中毒的解毒剂可选用**
   A. 钙通道阻滞剂　　B. 依地酸二钠钙
   C. 新斯的明　　　　D. 阿托品
   E. 毒扁豆碱

17. **氟马西尼解救苯二氮草类药物中毒的机制为**
   A. 与受体结合
   B. 对抗抗胆碱能症状
   C. 与苯二氮草类药物结合
   D. 阻止苯二氮草类药物与受体结合
   E. 与苯二氮草类药物竞争性结合受体

18. **急性中毒可引起瞳孔扩大的药物为**
   A. 阿片类　　　　　B. 抗胆碱类药物
   C. 毒扁豆碱　　　　D. 毛果芸香碱
   E. 巴比妥类

19. **诊断吗啡过量中毒的重要依据之一为**
   A. 睡眠较浅　　　　B. 恶心、呕吐
   C. 针尖样瞳孔　　　D. 呼吸频率变慢
   E. 咳嗽反射消失

20. **关于阿片类镇痛药服用过量急性中毒表现的叙述，不正确的是**
   A. 昏迷　　　　　　B. 呼吸抑制
   C. 针状瞳孔　　　　D. 血压下降
   E. 癫痫发作

21. **关于巴比妥类镇静催眠药中毒解救的方法中，不正确的是**
   A. 酌用升压药
   B. 人工呼吸、给氧等支持治疗
   C. 1∶5000 高锰酸钾溶液洗胃／灌肠
   D. 应用利尿剂，加速毒物排泄
   E. 静脉滴注 5% 碳酸氢钠液以碱化尿液，加速排泄

22. **苯妥英钠中毒时的血药浓度范围是**
   A. > 10 μg/ml　　　B. > 20 μg/ml
   C. > 30 μg/ml　　　D. > 40 μg/ml
   E. > 50 μg/ml

23. **苯巴比妥中毒的血药浓度范围是**
   A. 20～30 μg/ml　　B. 30～40 μg/ml
   C. 40～60 μg/ml　　D. 60～80 μg/ml
   E. 80～100 μg/ml

24. **苯二氮草类镇静催眠药中毒的特异性诊断药物是**
   A. 间羟胺　　　　　B. 硫酸钠
   C. 碳酸氢钠　　　　D. 氟马西尼
   E. 去甲肾上腺素

25. **地西泮中毒的血药浓度范围是**
   A. 1～10 μg/ml　　 B. 1～20 μg/ml
   C. 1～25 μg/ml　　 D. 1～30 μg/ml
   E. 10～30 μg/ml

26. **患者男，40 岁。顽固性干咳，某日一次性服用可待因 200 mg 后出现恶心、呕吐，失去时间和空间感觉，肢体无力，呼吸深慢。该患者应首选的治疗药物是**
   A. 地西泮　　　　　B. 纳洛酮
   C. 美沙酮　　　　　D. 阿托品

E. 呋塞米

27. 患者男，53 岁。入院时深度昏迷、呼吸抑制、血压降低、体温下降，现场发现有苯巴比妥药瓶，诊断为巴比妥类药物中毒，采取的措施中不正确的是

    A. 洗胃减少吸收

    B. 给氧

    C. 静脉滴注碳酸氢钠

    D. 给中枢兴奋剂尼克刹米

    E. 口服硫酸镁导泻

二、共用题干题

（28～29 题共用题干）

    患者男，53 岁。给苹果园喷洒农药后出现头晕、多汗、恶心、呕吐、腹痛以及呼吸困难，并伴有神志模糊，临床诊断为有机磷农药中毒。

28. 临床可能的诊断为

    A. 脑出血   B. 铅中毒

    C. 酮症酸中毒   D. 有机磷农药中毒

    E. 一氧化碳中毒

29. 可用于解救的药物是

    A. 毒扁豆碱   B. 新斯的明

    C. 碘解磷定   D. 毛果芸香碱

    E. 尼古丁

三、共用备选答案题

（30～33 题共用备选答案）

    A. 毒扁豆碱   B. 毛果芸香碱

    C. 二巯丁二钠   D. 氟马西尼

    E. 碳酸氢钠

30. 解救苯巴比妥中毒的药物是

31. 解救苯二氮䓬类药物中毒的药物是

32. 解救锑、铅、汞、砷的中毒的药物是

33. 对抗三环类抗抑郁药抗胆碱能症状的药物是

第三章 专业进展

第一节 治疗药物评价

一、单选题

1. 药物安全性评价可分为

    A. 药动学评价和药效学评价

    B. 急性毒性试验和长期毒性试验

    C. 药剂学评价和临床评价

    D. 实验室评价和临床评价

    E. 动物实验和三期临床试验

2. 研究药物的安全性与有效性最主要的基点是药物的

    A. 化学结构   B. 制剂因素

    C. 理化性质   D. 治疗作用

    E. 多重药理作用特征

3. 以下关于"药物的安全性评价"的叙述中，最正确的是

    A. 主要部分是实验室研究

    B. 重要部分是临床研究

    C. 动物毒性试验最重要

    D. 特殊毒性试验最重要

    E. 需要实验室安全性研究和临床研究多次

4. 关于药物安全性评价的说法中正确的是

    A. 临床安全性评价比疗效评价更简单

    B. 人类的不良反应都可以在动物身上表现出来

    C. 药物安全性评价主要通过动物实验进行

    D. 避孕药的安全性评价标准要求高且严格

    E. 不同类型的药物，安全性评价的要求是一样的

第二节　时辰药理学及其临床应用

一、单选题

1. 关于药物血浆蛋白结合和药物分布的时间差异叙述正确的是

A. 卡马西平在动物体内血浆药物浓度呈月节律变化

B. 在人体内 2 PM 至 4 PM 血浆游离苯妥英钠的含量最高

C. 清晨游离地西泮和卡马西平的含量最高

D. 顺铂与血浆蛋白结合最高值在下午，最低值在早晨

E. 药物与血浆蛋白结合时间变化只对蛋白结合率大于 50% 的药物有临床意义

2. 用肾上腺素类药物以防止哮喘的最好用药时间是

A. 早晨　　　　　　B. 中午

C. 下午　　　　　　D. 傍晚

E. 午夜以后

3. 关于药物排泄的时间差异叙述不正确的是

A. 人的肾小球滤过率、肾血流量、尿 pH 和肾小管重吸收等功能具有昼夜节律性

B. 在相应的静止期肾功能较高

C. 苯丙胺的人体肾排泄率在清晨最大

D. 亲水性药物的肾排泄活动期较快

E. 酸性药物傍晚给药较早晨给药排泄快

4. 关于药物代谢的时间差异叙述不正确的是

A. 动物研究表明，肝、肾、脑等器官中很多酶活性呈昼夜节律性

B. 健康人仰卧位肝血流量呈昼夜节律性，8 PM 肝血流量最高

C. 咪达唑仑人体血浆清除率在早晨最高

D. 肝中吲哚美辛去甲基反应存在昼夜差异

E. 乙醇的代谢速度存在明显的时间差异

5. 健康人卧位时肝血流量呈昼夜节律性，出现肝血流量最高的时间点为

A. 8 AM　　　　　　B. 10 AM

C. 12 N　　　　　　D. 8 PM

E. 10 PM

6. 酸性药物一般

A. 傍晚给药较早晨给药吸收快

B. 傍晚给药较早晨给药与血浆蛋白结合率高

C. 傍晚给药较早晨给药组织分布多

D. 傍晚给药较早晨给药代谢快

E. 傍晚给药较早晨给药排泄快

7. 顺铂与血浆蛋白结合最高值在

A. 早晨　　　　　　B. 上午

C. 中午　　　　　　D. 下午

E. 晚上

8. 抗组胺药赛庚啶最合理的给药时间是

A. 早晨　　　　　　B. 午餐后

C. 中午　　　　　　D. 下午

E. 晚餐后

9. 在下述药物中，最适宜早晨服用的是

A. 抗生素　　　　　B. 抗结核药

C. 多数降糖药　　　D. 非甾体抗炎药

E. 肾上腺皮质激素

10. 临床研究表明，凌晨 4 时给药治疗效果较好的是

A. 静脉滴注环磷酰胺

B. 吸入糖皮质激素

C. 阿司匹林肠衣片

D. 吲哚美辛栓剂

E. 氨茶碱栓剂

11. 就临床资料而言，下述论点正确的是

A. 氮芥致畸性冬季最高

B. 氮芥致畸性早 7 时最强

C. 氮芥致畸性晚 7 时最弱

D. 环磷酰胺早 7 时给药致畸性最强

E. 环磷酰胺凌晨 1 时给药致畸性最强

第三节　药物基因组学

一、单选题

1. 依据药物基因组学理论，以下药物代谢酶的类型不正确的是

A. 超慢代谢型　　　　B. 慢代谢型

C. 中间代谢型　　　　D. 正常代谢型

E. 超速代谢型

2. 关于药物基因组学说法正确的是

A. 药物基因组学研究人类基因变异和药物剂量关系的科学

B. 生物体的遗传信息都贮存在 DNA 的核苷酸序列中

C. 储有遗传信息的基因称为 DNA 片段

D. 基因组是指生物体所有细胞中完整的遗传物质

E. 基因组不仅包括所有的基因，还包括基因间区域（即编码区和非编码区）

第四节　群体药代动力学

一、单选题

1. 群体药代动力学的英文缩写为

A. PPK　　　　　　B. PKK

C. CPK　　　　　　D. CPP

E. PCK

2. 群体药代动力学用于的方面不包括

A. 个体给药优化方案

B. 治疗药物监测

C. 特殊病人群体分析

D. 生物利用度研究

E. 基因组学信息解答

第五节　循证医学与药物治疗

一、单选题

1. USPDID 提供的医学信息中，注明 C 类的判断标准是

A. 有良好证据支持所介绍的应用

B. 有较好证据支持所介绍的应用

C. 有充分证据反对所介绍的应用

D. 缺乏证据支持所介绍的应用

E. 缺乏证据反对所介绍的应用

2. USPDID 提供的医学信息中，注明 A 类的判断标准是

A. 有良好证据支持所介绍的应用

B. 有较好证据支持所介绍的应用

C. 有充分证据反对所介绍的应用

D. 缺乏证据支持所介绍的应用

E. 缺乏证据反对所介绍的应用

二、共用备选答案题

（3～5 题共用备选答案）

A. 五级证据　　　　B. 四级证据

C. 三级证据　　　　D. 二级证据

E. 一级证据

3. "单个的样本量足够的随机对照试验结果" 属于

4. "设有对照组但未用随机方法分组的研究" 属于

5. "根据专家个人多年的临床经验提出的诊治方案" 属于

试题答案与解析

基础知识

第一章 生 理 学

第一节 细胞的基本功能

1. B。本题考查的是的细胞膜不同类型物质转运途径的特点。①易化扩散指物质在细胞膜载体的帮助下，由膜高浓度侧向低浓度侧扩散，被动转运属于易化扩散；②主动转运指由离子泵和转运体膜蛋白介导的逆浓度梯度和电位梯度的跨膜转运；③单纯扩散指物质从膜的高浓度侧向低浓度侧跨膜运动；④吞噬作用指细胞膜通过主动变形，将物质摄入细胞内或从细胞内释放到细胞外的转运过程，属于细胞膜的生理功能，与物质浓度、梯度无关。故本题选 B。

2. A。本题考查的是兴奋突触传递的原理。当动作电位传到神经末梢时，突触前膜发生去极化，突触前膜电压门控 Ca^{2+} 通道开放，细胞外 Ca^{2+} 内流。末梢内的 Ca^{2+} 促进突触小泡与前膜融合和胞裂，引起突触小胞内递质的量子式释放。故本题选 A。

3. A。本题考查的是静息电位及其产生机制。静息状态下细胞膜主要是 K^+ 离子通道开放，K^+ 受浓度梯度驱动向膜外扩散，当达到平衡时，电位差形成的驱动力与浓度差驱动力相等，方向相反。此时膜电位称为 K^+ 平衡电位。安静状态下的膜只对 K^+ 有通透性，因此静息电位相当于 K^+ 的平衡电位。故本题选 A。

4. A。本题考查的是细胞膜的结构和物质转运功能。脂溶性物质 O_2、CO_2、N_2、尿素、乙醇等进出细胞膜是经单纯扩散方式。故本题选 A。

5. E。本题考查的是的静息电位及其机制。静息电位是指细胞在未受刺激时存在于细胞膜内、外两侧的电位差，大多数细胞静息膜内电位为稳定的负电位，不同的细胞静息电位是不同的，A、C、D 是正确的。安静状态下的膜只对 K^+ 有通透性，静息电位相当于 K^+ 的平衡电位而不是 Na^+ 的平衡电位，B 是正确的，E 错误。故本题选 E。

6. E。本题考查的是细胞的跨膜信号转导。细胞的跨膜信号转导包括：①G 蛋白耦联受体的信号转导，其中又分为膜受体 - G 蛋白 - Ac 介导的信号转导途径和膜受体 - G 蛋白 - PLC 介导的信号转导途径；②离子通道受体介导的信号转导；③酶耦联受体介导的信号转导。故本题选 E。

7. B。本题考查的是单纯扩散和异化扩散的含义及其共同点。单纯扩散是指脂溶性高和分子量小的物质顺浓度梯度跨膜运动，不消耗能量。经载体易化扩散是指带电离子和水溶性分子通过载体膜蛋白的介导顺浓度梯度跨膜转运，也不需要消耗能量。两者的共同特点是顺浓度梯度。故本题选 B。

8. A。本题考查的是静息电位。细胞在未受刺激时存在于细胞膜内、外两侧的电位差称为静息电位。用细胞内电位记录的方法记录到静息时细胞膜两侧存在着外正内负的电位差。故本题选 A。

9. C。本题考查的是细胞膜的结构和特征。膜结构的液态镶嵌模型认为细胞膜主要由液态的脂质双分子层为基架，脂质分子极性部分暴露于膜的外面，非极性部分向内形成疏水区，其间镶嵌着许多具有不同结构和功能的蛋白质，大部分物质的跨膜转运都与镶嵌在膜上的这些特殊蛋白质有关，故 A、B、E 是正确的。脂溶性高和分子量小的物质容易通过细胞膜脂质双分子层，C 是错误的，D 是正确的。故本题选 C。

10. D。本题考查的是不同物质跨膜转运的途径。葡萄糖是重要营养物质，需要借助载体蛋白通过易化扩散途径顺浓度梯度跨膜转运。同样转运途径的重要营养物质还有氨基酸、核苷酸等。故本题选 D。

11. A　12. B

13. E。本题考查的是细胞膜物质转运途径的特点。经载体易化扩散是指带电离子和水溶性分子通过载体膜蛋白的介导顺浓度梯度跨膜转运，不需要消耗能量，A 不是两者共同点，主动转运是由离子泵和转运体膜蛋白介导的消耗能量、逆浓度梯度和电位梯度的跨膜转运，B、C 不是两者共同点。膜蛋白介导转运是两者的共同点，故本题选 E。

14. A。本题考查的是 G - 蛋白耦联受体介导的信号分子。现已知的 G - 蛋白耦联受体介导的信号分子有 100 多种，包括生物胺类激素、肽类激素和气味分子、光子等。甲状腺激素、组胺等均为此类激素。性激素和醛固酮不属此列。故本题选 A。

15. A；16. B。本题考查的是物质的跨膜转运。脂溶性高、分子量小的物质容易通过细胞膜脂质双分子层，如水分子、乙醇、O_2 等小分子的跨膜转运属于单纯扩散。故 15 题选 A。经载体蛋白的易化扩散是指葡萄糖、氨基酸、核苷酸等重要营养物质借助载体蛋白顺浓度梯度跨膜转运的过程。故 16 题选 B。

第二节　血　液

1. C。本题考查的是红细胞的生理特性和功能。红细胞具有可塑变形性、悬浮稳定性和渗透脆性，其主要功能是通过红细胞内的血红蛋白运输 O_2 和 CO_2，通过红细胞内的多种缓冲对血液中的酸、碱物质产生一定的缓冲作用。血小板具有止血和凝血能力，红细胞没有。故本题选 C。

2. C。本题考查的是生理性止血的基本过程。生理性止血的基本过程包括：①血管收缩；②血小板血栓形成；③血液凝固三个步骤。引起血管收缩的原因有：损伤性刺激反射性的引起血管收缩；血管壁的损伤引起局部血管肌源性收缩；黏附于损伤处的血小板释放 5 - 羟色胺、TXA_2 等收缩血管物质，引起血管收缩。故本题选 C。

3. D。本题考查的是白细胞的组成及各自功能。中性粒细胞和单核细胞具有吞噬细菌、清除异物的功能；淋巴细胞主要参与免疫应答反应；嗜碱性粒细胞颗粒内含有组织胺和过敏性慢反应物质可使毛细血管壁通透性增加，局部充血水肿，引起过敏反应；嗜酸性粒细胞限制嗜碱性粒细胞和肥大细胞在速发型过敏反应中的作用，参与对蠕虫的免疫反应。故本题选 D。

4. B。本题考查的是血小板生理特性。血小板的生理性止血作用取决于血小板的生理特性，包括：①黏附；②释放；③聚集；④收缩；⑤吸附。其中释放的物质主要包括 ADP 和 ATP、5 - 羟色胺、内皮素、血栓素 A_2。故本题选 B。

5. C。本题考查的是红细胞的生成。蛋白质和铁是合成血红蛋白的主要原料，而叶酸和维生素 B_{12} 是红细胞成熟所必需的物质。在维生素 B_{12} 的存在下，叶酸经双氢叶酸还原酶作用，形成四氢叶酸，参与红细胞内 DNA 合成。故本题选 C。

6. E。本题考查的是血细胞的生理功能。嗜酸性粒细胞的主要功能是限制嗜碱性粒细胞在速发型变态反应中的作用，并参与对蠕虫的免疫反应。故本题选 E。

7. A

8. D。本题考查的是红细胞的渗透脆性。渗透脆性指在低渗盐溶液中发生膨胀破裂的特性。红细胞在等渗的 0.85% NaCl 溶液中可保持其正常形态和大小。故本题选 D。

9. C

10. E。本题考查的是血细胞的起源。成年人各类血细胞均起源于骨髓造血干细胞。根据造血细胞的功能与形态特征，一般把造血过程分为造血干细胞、定向祖细胞和形态可辨认的前体细胞三个阶段。造血干细胞具有自我复制和多向分化的能力。故本题选 E。

11. D。本题考查的是红细胞的生理。红细胞在血液中数量最多，我国成年男性红细胞的数量为 $(4.5 \sim 5.5) \times 10^{12}/L$，女性为 $(3.5 \sim 5.0) \times 10^{12}/L$。故本题选 D。

12. D　13. B

14. C。本题考查的是血小板的生理。正常成年人血液中血小板数量为 $(100 \sim 300) \times 10^9/L$。血小板有助于维持血管壁的完整性，当血小板数量明显降低时，毛细血管脆性增高；血小板还可释放血小板源生长因子，促进血管内皮细胞、平滑肌细胞及成纤维细胞的增殖，以修复受损血管；当血管损伤时，血小板可被激活发挥生理性止血作用。故本题选 C。

15. B

16. D；17. E。本题考查的是白细胞的生理。淋巴细胞参与免疫应答反应，T 细胞与细胞免疫有关，B 细胞与体液免疫有关。故 16 题选 D。嗜酸性粒细胞限制嗜碱性粒细胞和肥大细胞在速发型过敏反应中的作用，参与对蠕虫的免疫反应。故 17 题选 E。

第三节　循　环

1. E。本题考查的是心脏泵血的机制。射血后，心室肌开始舒张，室内压下降，主动脉压大于心室内压，血液向心室方向反流，推动动脉瓣关闭，A 错误；此时室内压仍高于房内压，故房室瓣仍处于关闭状态，B 错误，房室瓣和动脉瓣均处于关闭状态，心室暂时为封闭的腔，C、D 错误。心室舒张从动脉瓣关闭至房室瓣开启的这段时间，室内压急剧下降，但容积不变，称为等容舒张期。故本题选 E。

2. C。本题考查的是心室肌细胞动作电位的形成机制。心室肌细胞动作电位中，0 期是去极化过程，速度快、持续时间短；1 期、2 期、3 期均属于复极化过程，1 期为快速复极初期，复极 2 期称平台期，复极速度非常缓慢，是心室肌细胞动作电位持续时间较长的主要原因，复极 3 期称快速复极末期，

复极的速度加快，4 期称静息期，此期膜电位已恢复并稳定在静息电位水平。故本题选 C。

3. B。本题考查的是窦房结细胞的动作电位形成机制和特点。作为心肌自律细胞，窦房结细胞的跨膜电位具有以下特点：①最大复极电位 −70 mV，阈电位 −40 mV；②0 期去极化幅度较小，时程较长，去极化速率慢；③无明显的复极 1、2 期，只有 3 期；④4 期去极化速度快于浦肯野细胞，这也是窦房结细胞能够成为心脏起搏点的主要原因。故本题选 B。

4. D。本题考查的是心室肌细胞平台期的形成机制，平台期的形成是由于该期间 K^+ 通道和 L 型 Ca^{2+} 通道被激活，外向 K^+ 电流（I_K）和内向 Ca^{2+} 电流同时存在，K^+ 外流使膜复极化，Ca^{2+} 内流使膜去极化，两者所负载的跨膜电荷量相当，因此膜电位稳定于 1 期复极化所达到的电位水平，此期复极速度非常缓慢。故本题选 D。

5. C。本题考查的是心室肌细胞的动作电位。心室肌细胞的动作电位分为 0 期、1 期、2 期、3 期和 4 期五个时相。0 期指心室肌细胞的去极化过程，当心室肌细胞去极化达到顶峰时，由于 Na^+ 通道快速关闭，立即开始复极化；心室肌细胞复极化过程缓慢，历时 200 ~ 300 ms，包括动作电位的 1 期、2 期和 3 期三个时相；复极 4 期又称静息期。故本题选 C。

6. E。本题考查的是浦肯野细胞与心室肌细胞动作电位的比较。浦肯野细胞与心室肌细胞动作电位的不同是浦肯野细胞存在 4 期缓慢自动去极化，自动去极化的形成取决于 I_K 外向电流的逐渐减弱和由 Na^+ 负载 I_f 内向电流的逐渐增强。心室肌细胞 4 期为复极期，由 Na^+ 外流和 K^+ 内流；Ca^{2+} 外流形成。故本题选 E。

7. A。本题考查的是颈动脉窦压力感受性反射。通常当动脉血压降低时，颈动脉窦压力感受器传入冲动减少，从而引起迷走神

经紧张减弱，交感紧张加强，交感缩血管神经活动紧张，进而心率加快，心输出量增加，外周血管阻力增加，血压回升。故本题选A。

8. D　9. A

10. C。本题考查的是心脏泵血过程。心脏泵血主要由心室的收缩和舒张结合瓣膜的启闭完成的，左右心室每搏输出量基本相等。当心室开始收缩后，室内压超过房内压，心室内血液推动房室瓣使其关闭。当心室收缩使室内压超过主动脉压时，动脉瓣打开，血液由心室射入动脉。射血后，心室肌开始舒张，室内压下降，低于房内压时，血液冲开房室瓣快速进入心室，心室容积迅速增大进入充盈期，因此，房室瓣的开放并不依赖于心房收缩，C叙述错误。故本题选C。

11. D

12. C。本题考查的是心输出量的概念。心输出量常作为评定心脏泵血功能的主要指标，等于搏出量与心率的乘积，即一侧心室每分钟射出的血液量，A、B、E错误，C正确。在剧烈运动时，心率会大幅增加，心输出量要比平时增加很多，D错误。故本题选C。

13. A

14. B。本题考查的是心脏泵血过程中心室充盈的机制。心室射血后，先经历等容舒张期，室内压下降，动脉瓣关闭后，心室肌进一步舒张，当室内压低于房内压时，血液冲开房室瓣快速进入心室，心室容积迅速增大，进入快速充盈期，是心室充盈的主要时期。当心室舒张的最后0.1秒时，心房收缩期开始，可使心室的充盈量再增加10%～30%。故本题选B。

15. D。本题考查的是心室泵血中瓣膜的启闭。等容收缩期时，心室压大于心房压，室内血液推动房室瓣关闭。快速射血期，心室收缩，室内压大于主动脉压，动脉瓣膜开启。减慢射血期射血减慢，但动脉瓣膜仍开启。等容舒张期初，心室肌舒张，室内压下降，主动脉血液向心室方向反流，推动动脉

瓣关闭。快速充盈期初，室内压低于房内压，房室瓣开启，血液从心房冲进心室。故本题选D。

16. B　17. A

18. B；19. E。本题考查的是心输出量。心输出量指每分钟由一侧心室排出的血量，又称每分输出量，其值等于心率与每搏输出量的乘积。故18题选B。心输出量随机体代谢需要而增加的能力称为心力储备。故19题选E。在肌肉运动、情绪激动、怀孕等情况下，心输出量增加。心输出量与体表面积有关，而单位体表面积（m^2）下的心输出量称为心指数。

20. A　21. D

第四节　呼　吸

1. B。本题考查的是肺通气的概念。肺通气是指肺与外界环境之间的气体交换过程。呼吸肌收缩和舒张引起胸廓节律性扩大和缩小称为呼吸运动，这是实现肺通气的原动力。故本题选B。

2. C。本题考查的是FEV/FVC。用力肺活量（FVC）是指一次最大吸气后，尽力尽快呼气所能呼出的最大气体量。用力呼气量（FEV）曾称为时间肺活量，是指一次最大吸气后再尽力尽快呼气时，在一定时间内所能呼出的气体量占用力肺活量的百分比。故本题选C。

3. D。本题考查的是肺泡通气量的概念。肺泡通气量指每分钟吸入肺泡的新鲜空气的量，肺泡通气量＝（潮气量－无效腔气量）×呼吸频率。故本题选D。

4. E。本题考查的是肺通气功能的指标。用力肺活量是指一次最大吸气后，尽力尽快呼气所能呼出的最大气体量。用力呼气量过去称为时间肺活量，是指一次最大吸气后再尽力尽快呼气时，在一定时间内所呼出的气体量分别占肺活量的百分比。正常人第1秒、第2秒、第3秒的用力肺活量分别约为80%、96%和99%。其中第1秒用力肺活量是临床

反映肺通气功能最常用的指标。故本题选 E。

5. C。本题考查的是肺泡通气量和肺通气量的概念与区分。肺泡通气量是指每分钟吸入肺泡的新鲜空气量，它等于潮气量和无效腔气量之差与呼吸频率的乘积。每分钟吸入或呼出肺的气体总量称为肺通气量，它等于潮气量与呼吸频率的乘积。故本题选 C。

6. A。本题考查的是肺换气的概念。肺换气指肺泡与肺毛细血管血液之间的气体交换过程，以单纯扩散的方式进行，气体交换的方向由两个区域间每种气体分子的分压差决定。混合静脉血 PO_2 低于肺泡，PCO_2 高于肺泡，因而可进行交换。故本题选 A。

7. C。本题考查的是肺通气功能评价指标。肺活量难以充分反映肺组织的弹性状态和气道通畅程度等变化，即不能充分反映通气功能的状况。用力肺活量和用力呼气量能更好地反映肺通气功能。故本题选 C。

8. E。本题考查的是肺通气的形成机理。肺通气指肺与外界环境之间的气体交换过程。呼吸肌收缩和舒张引起胸廓节律性扩大和缩小称为呼吸运动，是实现肺通气的原动力。故本题选 E。

9. E 10. C 11. D

12. C；13. B。本题考查的是肺通气的内容及概念。每分通气量：每分钟进入或呼出的气体总量，等于潮气量与呼吸频率的乘积；由于肺活量不限制呼气的时间，不能充分反映肺组织的弹性状态和气道的通畅程度，因此，以用力肺活量即时间肺活量来衡量肺通气功能状态。故 12 题选 C，13 题选 B。

第五节 消 化

1. C。本题考查的是胃液的成分和作用。胃蛋白酶原需经过激活后才可转化为有活性的能水解食物蛋白的胃蛋白酶，故胃酸缺乏会影响蛋白质消化，A 正确，C 错误。壁细胞分泌内因子，内因子减少时会影响食物中维生素 B_{12} 吸收减少，进而引起贫血，B 正确。胃黏膜细胞分泌的黏液和碳酸氢盐构成

屏障，保护胃黏膜，当胃酸分泌过多时，该屏障则不能完全发挥保护作用，D、E 正确。故本题选 C。

2. D。本题考查的是胃酸的主要生理作用。胃酸的主要生理作用为：①激活胃蛋白酶原；②杀死随食物进入胃的细菌；③与钙和铁结合，促进其吸收；④分解食物中的结缔组织和肌纤维，使食物蛋白质变性，易于消化；⑤进入小肠促进胰液和胆汁分泌。胃酸不含淀粉酶，不能消化淀粉。故本题选 D。

3. C。本题考查的是消化液的作用比较。胃液的主要成分是胃酸、胃蛋白酶原等，主要作用是食物中的蛋白质变性，易于消化；小肠内消化液主要有胰液和胆汁，胰液主要成分是多种分解三大营养物质的消化酶，是最重要的消化液；胆汁中 97% 为水，其他是胆盐等有机物，主要对脂肪的消化起作用。由上述可知，功能最强大的消化液为胰液，故本题选 C。

4. C。本题考查的是胃内消化。胃蛋白酶原在 pH < 5 的环境中被激活为胃蛋白酶，胃蛋白酶最适 pH 为 2~3；活化的胃蛋白酶水解食物中的蛋白质，生成胨和少量多肽，不能分解淀粉；胃的蠕动始于胃的中部，以一波未平，一波又起的形式，有节律地向幽门方向推进；内因子与食物中的维生素 B_{12} 结合形成复合物，易于被回肠主动吸收；胃酸进入小肠促进胰液、胆汁和小肠液的分泌。故本题选 C。

5. D。本题考查的是葡萄糖在肠上皮细胞的吸收途径。葡萄糖在肠上皮细胞中借助转运体的膜蛋白，利用膜两侧 Na^+ 浓度梯度完成跨膜转运，被转运的葡萄糖与 Na^+ 向同一方向运动，该转运消化的能量来自于自由 Na^+ 泵利用分解 ATP 释放的能量在膜两侧建立的 Na^+ 浓度势能差，属于主动转运过程。故本题选 D。

6. C。本题考查的是胆汁的成分和作用。胆汁除含大量水外，还含胆盐、胆固醇、磷脂和胆色素等有机物及钠、氯、钾、碳酸氢

根等无机物，但不含消化酶。胆汁的作用是中和进入肠道的胃酸；乳化脂类，以利消化和吸收；胆盐经肝肠循环，刺激胆汁分泌，发挥利胆作用。故本题选 C。

7. D。本题考查的是胰液的成分和作用。胰液包括水、无机物和分解三大营养物质的多种消化酶，是消化道中最重要的一种消化液。其中，胰蛋白酶原被肠液中的肠致活酶激活为胰蛋白酶，胰蛋白酶又激活糜蛋白酶原，D 的说法是错误的。故本题选 D。

8. A。本题考查的是胃液的分泌和组成。胃主细胞分泌胃蛋白酶原；壁细胞分泌盐酸和内因子；黏液细胞分泌黏液和 HCO_3^-。故本题选 A。

9. B。本题考查的是胃蠕动的内容。胃的蠕动始于胃体的中部，有节律地向幽门方向推进，每分钟约 3 次，每次蠕动约需 1 分钟到达幽门，A 正确，B 错误。其生理意义在于使食物与胃液充分混合，有利于机械与化学性消化，并促进食糜排入十二指肠，C、D、E 正确。故本题选 B。

10. C

11. A。本题考查的是肠液中蛋白水解酶的种类和作用。蛋白水解酶主要有胰蛋白酶、糜蛋白酶、弹性蛋白酶和羧基肽酶。胰蛋白酶是由胰蛋白酶原被肠液中的肠致活酶激活而成的。胰蛋白酶又激活糜蛋白酶原，胰蛋白酶和糜蛋白酶共同分解蛋白质为多肽和氨基酸。故本题选 A。

12. B；13. A。本题考查的是胃内消化。胃的容受性舒张系指吞咽食物时，食团刺激咽和食管等处感受器，通过迷走－迷走反射引起胃底和胃体平滑肌紧张性降低和舒张，以容纳和暂时储存咽入的食物；胃的蠕动始于胃体的中部，以一波未平、一波又起的形式，有节律地向幽门方向推进。故 12 题选 B，13 题选 A。

14. C 15. E

第六节 体温及其调节

1. D。本题考查的是产热过程及其调节。

在寒冷环境中人主要依靠两种方式增加产热以维持体温：寒战产热和非寒战产热。寒战产热指骨骼肌发生的不随意节律性收缩。其特点是屈肌和伸肌同时收缩，不做外功，产热量高，代谢率可增加 4～5 倍。非寒战产热也称代谢性产热，指通过物质代谢产生的热量。褐色脂肪组织产热量最大，约占非寒战产热总量的 70%，但成人体内仅有少量的褐色脂肪组织。故本题选 D。

2. B。本题考查的是体温的定义。一般所说的体温是指身体深部的平均温度。临床上常用腋窝、口腔和直肠的温度代表体温。人腋窝温度的正常值为 36.0℃～37.4℃，口腔温度的正常值为 36.7℃～37.7℃，直肠温度的正常值为 36.9℃ ～37.9℃。故本题选 B。

3. A。本题考查的是机体不同部位对体温的影响。当机体安静时主要由内脏产热，其中肝脏产热量最大，是主要的产热器官；运动时骨骼肌紧张性增强，产热增加 40 倍，成为主要产热器官。脑是保持机体温度恒定的器官，皮肤是人体最主要的散热器官。故本题选 A。

4. B。本题考查的是体温的正常生理变动。①昼夜变动，清晨 2～6 时最低，午后 1～6 时最高，每天波动不超过 1℃，A 正确；②性别差异：成年女性高于男性 0.3℃，而且随月经周期而发生变化，排卵前日最低，B 错误；③年龄差异：儿童体温较高，新生儿和老年人体温较低，C 正确；④肌肉活动、精神紧张和进食等情况也影响体温，通常会升高，D、E 正确。故本题选 B。

5. D。本题考查的是体温的调节，调节体温的重要中枢位于下丘脑。视前区－下丘脑前部活动在体温调节的中枢整合中起非常重要的作用。体内各个部位的温度传入信息会聚于视前区－下丘脑前部，其中的温度敏感神经元既能感受它们所在的局部组织的温度变化，又具有对传入温度信息进行整合处理的功能。故本题选 D。

6. B

7. B；8. E。本题考查的是产热与散热形式。甲状腺激素是调节产热活动的最重要体液因素，如果机体暴露于寒冷环境中几周，甲状腺分泌大量的甲状腺激素，使代谢率增加20%~30%；当环境温度接近或高于皮肤温度时，蒸发是唯一有效的散热形式。故7题选B，8题选E。

第七节　尿的生成和排出

1. A。本题考查的是肾小球滤过率。急性肾小球肾炎，肾小球毛细血管腔变狭窄或阻塞，有滤过功能的肾小球数量和有效滤过面积明显减少，肾小球滤过率降低，可导致少尿甚至无尿。故本题选A。

2. B。本题考查的是肾小球滤过分数的定义。滤过分数是指反映肾小球滤过功能的指标，滤过分数指肾小球滤过率与肾血浆流量的比值。故本题选B。

3. B

4. B。本题考查的是渗透性利尿的概念。肾小管小管液中溶质浓度形成的渗透压是对抗肾小管重吸收水分的力量。如果小管液溶质浓度高，则渗透压高，妨碍肾小管对水的重吸收，结果尿量增多，这种利尿方式称为渗透性利尿，临床上糖尿病患者的多尿属于渗透性利尿。故本题选B。

5. C。本题考查的是排尿反射的过程。排尿反射是在高级中枢控制下的脊髓反射，A正确。反射过程是膀胱内尿量达一定充盈度时，膀胱壁感受器受牵拉而兴奋，B正确。冲动经盆神经传入到脊髓骶段排尿反射初级中枢，C错误。同时，冲动上传到脑干和大脑皮质排尿反射的高位中枢，产生尿意，E正确。此时脊髓骶段排尿中枢传出信号经盆神经传出，引起逼尿肌收缩，尿道内括约肌舒张，尿液排入后尿道，再反射性的兴奋阴部神经，使尿道外括约肌舒张，尿液排出体外，D正确。故本题选C。

6. C

7. B。本题考查的是排尿反射的过程。脊髓骶段是排尿的反射初级中枢，腰骶脊髓损伤直接影响排尿反射冲动的传入和传出，尿意上传不到大脑皮质，收不到排尿的神经反射，逼尿肌、尿道内、外括约肌的收缩、舒张反应消失，直接导致尿量过大而失禁。故本题选B。

8. C。本题考查的是肾小球滤过功能。血浆蛋白质减少可使血浆胶体渗透压降低，使有效滤过压增大，滤过率增加。故本题选C。

9. A。本题主要考查远曲小管和集合管对机体水平衡调节的机制。大量出汗后，机体失水多于溶质丧失，使体液晶体渗透压升高，可刺激血管升压素（ADH）的分泌。血管升压素可增加主细胞管腔膜水孔蛋白的数量，增加管腔膜对水的通透性，使尿量减少，尿液浓缩。故本题选A。

10. C。本题考查的是肾小球的滤过功能。肾小球的滤过是指血液流经肾小球毛细血管时，除蛋白分子外的血浆成分被滤过进入肾小囊腔形成超滤液的过程。肾小球滤过的动力是有效滤过压，其值=肾小管毛细血管血压-（血浆胶体渗透压+肾小囊内压）。故本题选C。

11. A。本题考查的是近端小管对葡萄糖的重吸收。正常情况下近端小管重吸收肾小球超滤液中全部葡萄糖，但近端小管对葡萄糖的重吸收有一定的限度。正常血糖浓度葡萄糖全部被重吸收，尿中几乎不含葡萄糖。当血糖浓度达肾糖阈时，有一部分肾小管对葡萄糖的吸收已达极限，尿中开始出现葡萄糖，并随血糖浓度继续升高，尿糖也随之升高。故本题选A。

12. A

13. A。本题考查的是尿量减少的原因。当动脉血压在（80~180 mmHg）范围内变动，肾血流量通过自身调节作用，保持肾小球毛细血管血压相对稳定，肾小球滤过率基本不变。但血压降至60/40 mmHg，超过自身调节作用范围，肾小球毛细血管血压将下降，滤过率减少，出现少尿或无尿。故本题选 A。

第八节 神 经

1. E。本题考查的是心血管活动的调节。由直立变为平卧时，回心血量增加，对压力感受器的刺激减弱，会导致心交感神经系统的兴奋性降低。故本题选 E。

2. A。本题考查的是血管的神经支配。支配血管平滑肌的神经纤维称为血管运动神经纤维，可分为缩血管神经纤维和舒血管神经纤维两类。体内几乎所有的血管都受交感缩血管神经纤维的支配，但其纤维末梢在不同部位的血管中分布密度不同，分布密度最大的是皮肤血管，其次为骨骼肌和内脏血管，分布最少的是冠状血管和脑血管。故本题选 A。

3. E。本题考查的是突触传递过程中突触后膜的变化。当进入突触间隙的递质，经扩散到达突触后膜，作用于后膜上的特异性受体时，引起突触后膜上某些离子通道通透性改变，使带电离子进出后膜，结果在突触后膜上发生一定程度的去极化，即突触后电位。故本题选 E。

4. C。本题考查的是兴奋性突触后电位产生机制和过程。当突触前神经元兴奋传到神经末梢时，突触前膜发生去极化，使前膜电压门控 Ca^{2+} 通道开放，细胞外 Ca^{2+} 内流进入突触前末梢内，再引起突触小泡与前膜融合和胞裂，突触小胞内递质以量子式释放。递质经扩散到达突触后膜，作用于后膜相应受体，Na^+ 通透性增大，内流在突触后膜上产生局部去极化电位，电位达阈电位，触发突触后神经元轴突始段暴发动作电位。故本题选 C。

第九节 内 分 泌

1. C。本题考查的是甲状腺激素的生理作用。甲状腺激素可以显著地加速体内物质氧化，增加机体耗氧量和产热量；为机体的正常生长发育成熟所必需，促进儿童脑、长骨的生长发育；在生理情况下，可加速机体脂肪酸氧化供能，可加速胆固醇降解并增强儿茶酚胺与胰高血糖对脂肪的分解作用，加速肌肉、骨骼、肝、肾等组织蛋白质的合成。故本题选 C。

2. D

3. A。本题考查的是激素的概念和作用方式。激素是由内分泌腺或内分泌细胞分泌的高效能生物活性物质，发挥对机体基本功能活动的调节作用，A 正确，C 错误。激素种类繁多，来源复杂，按化学性质分为蛋白质、胺类等四大类，B 错误。激素可经血液、组织液等作用于靶细胞，作用方式有四种，包括远距分泌、旁分泌、神经分泌和自分泌，D、E 错误。故本题选 A。

4. D。本题考查的是自分泌的概念及自身分泌其他分泌方式的区别。激素均是通过特定管道运输到靶细胞或组织发挥作用的。内分泌指激素分泌后在局部扩散又反馈作用于产生该激素的内分泌细胞本身。激素经血液运输到远距离的靶细胞或组织发挥作用属于远距分泌。激素经组织液直接扩散作用于邻近细胞属于旁分泌。激素沿神经纤维轴浆运送至末梢释放入血的途径属于神经分泌。故本题选 D。

5. E

6. C。本题考查的是下丘脑 – 腺垂体对激素的调节作用。由下丘脑分泌的激素经下丘脑 – 垂体门脉血流运至腺垂体，引起腺垂体促相应细胞分泌激素。主要的下丘脑调节肽共有 11 种。故本题选 C。

7. C

8. E。本题考查的是人体激素的分类。类固醇激素主要有肾上腺皮质激素与性腺激素。胆固醇的衍生物 1, 25 – $(OH)_2$ 维生素 D_3 也归为类固醇激素，糖皮质激素属于类固醇类。生长激素属于肽类，甲状旁腺素属于肽类，促甲状腺激素属于肽类，肾上腺素属于胺类激素。故本题选 E。

9. D。本题考查的是激素的分类。人体内的激素按化学性质分为四类：①蛋白质类和肽类激素；②胺类激素；③类固醇激素；④脂肪酸类激素。胃泌素为肽类激素，生长激素为蛋白质类激素，睾酮和醛固酮为类固醇激素，前列腺素为脂肪酸类激素。故本题选 D。

10. B；11. A。本题考查的内分泌激素分泌不足引起的疾病。甲状腺激素对机体的正常生长发育成熟是必需的，特别是对儿童期脑和骨的生长发育尤为重要。在缺乏甲状腺激素分泌的情况下，大脑发育和骨骼成熟全都受损，导致呆小症。故 10 题选 B。幼年期生长激素分泌不足，患儿生长缓慢，身材矮小，称为侏儒症；幼年期生长激素分泌过多则最终可患巨人症；成年后如果生长激素分泌过多，可患肢端肥大症。故 11 题选 A。

第二章　生物化学

第一节　蛋白质结构和功能

1. E。本题考查的是蛋白质的各级结构起作用的主要化学键。多肽链中氨基酸的排列顺序称为蛋白质的一级结构，蛋白质一级结构中的主要化学键是肽键，有些蛋白质还包含二硫键。蛋白质三级结构的形成与稳定主要是靠疏水作用力、离子键、氢键和范德华力维持的。故本题选 E。

2. B

3. C。本题考查的是蛋白质理化性质中的胶体性质。维持蛋白质溶液稳定的因素有两个：①水化膜，它可阻断蛋白质颗粒的相互聚集，防止溶液中蛋白质的沉淀析出；②同种电荷，在 pH≠pI 的溶液中，蛋白质带有同种电荷，同种电荷相互排斥，阻止蛋白质颗粒相互聚集、沉淀。故本题选 C。

4. D。本题考查的是蛋白质的元素组成。组成蛋白质的元素主要有碳、氢、氧、氮和硫。各种蛋白质中含氮量相近，平均为 16%，因此测定生物样品中的含氮量可得出蛋白质的大致含量。故本题选 D。

5. C。本题考查的是蛋白质的分子结构。整条肽链中全部氨基酸残基的相对空间位置，即整条肽链所有原子在三维空间的排布位置称为蛋白质的三级结构。故本题选 C。

6. A　7. E

8. A。本题考查的是蛋白质一级结构与功能的关系。一级结构是空间结构的基础。镰状细胞贫血的根本原因是血红蛋白的一级结构错误。正常人血红蛋白 β - 亚基的第 6 位氨基酸为谷氨酸，镰状细胞贫血时被代之以缬氨酸，使本是水溶性的血红蛋白聚集成丝，相互黏着，导致红细胞变成镰刀状而极易破裂，产生贫血。故本题选 A。

9. E。本题考查的是蛋白质的分子组成。组成蛋白质的氨基酸共 20 种，它们结构上的共同特点是 α - 碳原子上都连接一个氨基和一个羧基。除甘氨酸外，均为 L - α - 氨基酸，甘氨酸因无手性碳原子而无构型，脯氨酸是亚氨基酸。故本题选 E。

10. D。本题考查的是蛋白质变性的含义。蛋白质变性是指在某些物理和化学因素（如加热、强酸、强碱、有机溶剂、重金属、离子及生物碱等）作用下，其特定的空间构象被破坏，从而导致其理化性质的改变和生物活性的丧失，称为蛋白质的变性。故本题选 D。

11. B。本题考查的是蛋白质元素组成特点。蛋白质含有 C、H、O、N、S、P 等，但其元素组成的特点是含有较多的 N。蛋白质含氮量为 13% ~ 19%，平均为 16%，即每 1 单位的氮表示 6.25 单位的蛋白质，据此计算如下：0.2 g×6.25 = 1.25 g。故本题选 B。

12. A。本题考查的是蛋白质的各级结构起作用的主要化学键。蛋白质一级结构中的主要化学键是肽键，有些蛋白质还包含二硫键。氢键是维持蛋白质二级结构的化学键。

维持蛋白质三级结构的形成与稳定的是疏水作用力、离子键、氢键和范德华力。故本题选 A。

13. B。本题考查的是蛋白质变性的概念。蛋白质的变性是指蛋白质受理化因素作用，特定的空间构象破坏，导致其理化性质的改变和生物学活性丧失。蛋白质变性的实质是维持其空间构象的次级键破坏导致的空间构象破坏。故本题选 B。

14. D。本题考查的是蛋白质分离纯化的主要方法。蛋白质分离纯化的主要有盐析、透析、超离心、电泳、离子交换层析、分子筛。故本题选 D。

15. B；16. A。本题考查的是蛋白质的分子结构。蛋白质的四级结构组成为分子中各亚基的空间分布及亚基接触部位的布局和相互作用，维系四级结构的作用力主要是疏水作用力，故 15 题选 B。蛋白质二级结构包括 α-螺旋、β-折叠、β-转角和无规则卷曲，故 16 题选 A。

第二节 核酸的结构和功能

1. B。本题考查的是核酸的化学组成。核苷酸（单核苷酸）是核酸的基本组成单位，核苷酸包含碱基、戊糖和磷酸 3 种成分。故本题选 B。

2. D。本题考查的是转运 RNA（tRNA）的二级结构。RNA 的一级结构指核糖核苷酸的数量和排列顺序；二级结构是三叶草形；三级结构为倒 "L" 形的结构。双螺旋结构为 DNA 的二级结构；超螺旋为 DNA 的三级结构。故本题选 D。

3. B。本题考查的是 DNA 的二级结构。即双螺旋模型：①DNA 是一反向平行的双螺旋结构，亲水的脱氧核糖和磷酸骨架位于双链的外侧，碱基位于内侧，两条链的碱基之间以氢键相连接。A 与 T 之间形成两个氢键，G 与 C 之间形成三个氢键，碱基平面与线性分子结构的长轴相垂直。一条链的走向是 5′→3′，另一条链的走向是 3′→5′。②DNA

是右手螺旋结构。螺旋每圈包含 10 bp。螺距为 3.4 nm。螺旋直径为 2 nm。DNA 双螺旋分子表面有大沟和小沟。③维持双螺旋稳定的力是碱基堆积力（纵向）和氢键（横向）。故本题选 B。

4. B。本题考查的是核酸对紫外线的吸收峰值。由于碱基的紫外吸收特征，DNA 和 RNA 溶液均具有 260 nm 紫外吸收峰，这是 DNA 和 RNA 定量最常用的方法。蛋白质的紫外吸收峰在 280 nm。故本题选 B。

5. A

6. A。本题考查的是 DNA 的变性及核酸杂交。DNA 变性是指双螺旋 DNA 分子在某些理化因素作用下，使互补碱基间的氢键断裂，双螺旋结构松散，变成单链的过程。热变性的 DNA 经缓慢冷却后，两条互补链可重新恢复天然的双螺旋构象的现象。复性时，如果有其他来源的核酸链存在并有部分序列或全部序列能够与变性的单链 DNA 形成碱基配对，就可形成杂交链。核酸杂交是利用 DNA 变性和复性的原理来进行的。故本题选 A。

7. E 8. D

9. D。本题考查的是 DNA 与 RNA 的化学组成异同。核酸分为脱氧核糖核酸（DNA）和核糖核酸（RNA）。两者均有含有的成分是碱基 A（腺嘌呤）、G（鸟嘌呤）、C（胞嘧啶）、戊糖和磷酸，不同的是 DNA 含脱氧核糖和 T（胸腺嘧啶），RNA 含核糖和 U（尿嘧啶）。核酸中戊糖有核糖和脱氧核糖两种。故本题选 D。

10. D。本题考查的是 DNA 变性的概念。DNA 变性是指双螺旋 DNA 分子在某些理化因素作用下，使互补碱基间的氢键断裂，双螺旋结构松散，成为单链的过程。故本题选 D。

11. A。本题考查的是核酸理化性质中的解链温度内容。T_m 为 DNA 的解链温度，即为在一定范围内，紫外光吸收值达到最大值的 50% 时的温度，影响 T_m 大小的因素有 G、C

含量，G、C 含量越高，T_m 值越大，故本题选 A。

12. C　13. B

14. A；15. B。本题考查的是 DNA 分子的结构与功能。DNA 的一级结构是指核酸分子中核苷酸排列顺序及其连接方式，二级结构即其双螺旋模型，其构成基础是碱基互补配对，这也是 DNA 半保留复制的结构基础，故 14 题选 A。DNA 分子的超螺旋结构是 DNA 与组蛋白共同构成的核小体串珠结构，在此基础上，DNA 链进一步折叠、扭曲，形成棒状的染色体，故 15 题选 B。

16. A　17. C

第三节　酶

1. E。本题考查的是酶原激活的概念。酶原激活是通过水解一个或若干个特定的肽键，酶的构象发生改变，其多肽链发生进一步折叠、盘曲，形成活性中心必需的构象，也即为性中心形成或暴露。故本题选 E。

2. E。本题考查的是酶的调节。酶原及其激活、变构调节、共价修饰调节三者属于酶活性的调节；酶含量的调节包括酶蛋白合成的诱导与阻遏、酶蛋白的降解调控。此外还有同工酶的调节形式。故本题选 E。

3. D　4. E

5. A。本题考查的是同工酶的概念。同工酶是指催化相同的化学反应，但酶蛋白分子的结构、理化性质、免疫学性质不同的一组酶。故本题选 A。

6. C。本题考查的是酶的不可逆抑制剂作用机制。酶的不可逆抑制剂以共价键的形式与酶活性中心的必需基团结合发挥作用。不能用透析超滤等简单方法消除。故本题选 C。

7. B。本题考查变构酶的调节。变构酶，即受变构调节的酶，引起变构效应的代谢物称变构效应剂。以变构酶反应速度对底物浓度作图，其动力学曲线为"S"形曲线。变构酶通常是代谢过程中的关键酶。故本题选 B。

8. A。本题考查的是酶活性调节中共价修饰调节内容。共价修饰调节是指某些酶蛋白肽链上的侧链基团在另一酶的催化下可与某种化学基团发生共价结合或解离，从而改变酶的活性的方式。酶的共价修饰以磷酸化修饰最为常见，故本题选 A。

9. D　10. A

11. E。本题考查的是酶的必需基团。酶分子中与酶活性密切相关的基团称作酶的必需基团，包括两种：一是结合基团，其作用是结合底物，使底物与酶形成一定构象的复合物；另一是催化基团，其作用是影响底物中某些化学键的稳定性，催化底物发生化学反应并将其转化为产物。必需基团可同时具有这两个方面的功能。故本题选 E。

12. D

13. E。本题考查的是酶促反应动力学内容。当其他因素不变时，底物浓度的变化对反应速度作图呈矩形双曲线。底物浓度很低时，反应速度与底物浓度成正比；底物浓度再增加，反应速度的增加趋缓；当底物浓度达某一值后，反应速度达到最大，反应速度不再增加，E 的描述是错误的。故本题选 E。

14. C　15. E

第四节　糖　代　谢

1. E

2. E。本题考查的是糖的有氧氧化过程。每次三羧酸循环氧化 1 mol 乙酰 CoA，同时发生 2 次脱羧产生 2 分子 CO_2；有 4 次脱氢，其中 3 次产生 $NADH + H^+$，1 次产生 $FADH_2$；1 次底物水平磷酸化生成 GTP；共产生 12 mol ATP。故本题选 E。

3. D。本题考查的是糖原的分解。糖原分解的关键酶是糖原磷酸化酶。糖原可分解生成 1 - 磷酸葡萄糖和葡萄糖。肝糖原可直接分解为葡萄糖以补充血糖。由于肌组织中缺乏葡萄糖 - 6 - 磷酸酶，肌糖原进行糖酵解或有氧氧化。故本题选 D。

4. A。本题考查的是糖的有氧氧化过程。葡萄糖在胞液中转变成 2 分子丙酮酸后，丙酮酸进入线粒体，由丙酮酸脱氢酶复合体催化，经氧化脱羧基转化成乙酰辅酶 A，最后进入三羧酸循环和氧化磷酸化。故本题选 A。

5. D

6. B。本题考查的是糖酵解过程的限速酶。糖酵解过程的限速酶是 6 - 磷酸果糖激酶 - 1。1，6 - 二磷酸果糖是该酶的较强激活剂，有加速糖酵解过程的作用。故本题选 B。

7. C。本题考查的是糖酵解过程的调节。2，6 - 磷酸果糖是 6 - 磷酸果糖激酶 - 1 最强的别构激活剂，此外 1，6 - 二磷酸果糖也是该酶的别构激活剂。故本题选 C。

8. B 9. A

10. B。本题考查的是糖酵解的概念。糖的主要生理作用是为机体提供生命活动所需的能量，氧供应不足时，糖酵解途径生成的丙酮酸在乳酸脱氢酶催化下，由 NADH + H^+ 提供氢，还原成乳酸，该过程称糖酵解。故本题选 B。

11. B。本题考查的是糖原分解。肌肉组织缺乏葡萄糖 - 6 - 磷酸酶，不能直接补充血糖，肌糖原进行糖酵解或有氧氧化。肝组织含有丰富的葡萄糖 - 6 - 磷酸酶，因而肝糖原可以补充血糖。故本题选 B。

12. C。本题考查的是糖原的合成与分解过程中的关键调节酶。糖原合成途径中的关键酶是糖原合酶，糖原分解途径中的关键酶是磷酸化酶，两者均受共价修饰和别构调节，它们的活性变化决定糖原代谢途径的方向和速率。故本题选 C。

13. E

14. A。本题考查的是磷酸戊糖途径的内容。磷酸戊糖途径包括第一阶段的氧化反应和第二阶段的基团转移反应，其生理意义包括：①产生 NADPH + H^+；②产生 5 - 磷酸核糖，参与核苷酸和核酸的合成。故本题选 A。

15. E。本题考查的是糖原合成。UDP - 葡萄糖（UDPG）为合成糖原的活性葡萄糖。

在糖原合成酶催化下，UDPG 将葡萄糖基转移给小分子的糖原引物，合成糖原。糖原合成酶为糖原合成的关键酶。故本题选 E。

16. C。本题考查的是糖异生中关键酶的内容。糖异生是指由非糖物质乳酸、丙酮酸、甘油、生糖氨基酸等转变成糖原或葡萄糖的过程，在此过程中需由 4 个关键酶，即丙酮酸羧化酶、PEP 羧激酶、果糖双磷酸酶 - 1 和葡萄糖 - 6 - 磷酸酶，催化 3 个相应反应绕过能障和线粒体膜障碍来完成。故本题选 C。

17. E；18. C；19. C；20. E。本题考查的是糖代谢的综合内容。糖酵解是在无氧分解中由糖转化为丙酮酸，进而转化为乳酸的过程，无氧、缺氧条件下为机体迅速提供能量；糖异生是指由非糖物质乳酸、丙酮酸、甘油、生糖氨基酸等转变成糖原或葡萄糖的过程；糖原在分解中，肝糖原直接分解为葡萄糖补充血糖，肌糖原可进行糖酵解或有氧氧化；三羧酸循环是有氧氧化的第三阶段，该过程是产能最多的代谢途径，也是三大营养物质彻底氧化分解的共同途径，故 18 题选 C，19 题选 C；磷酸戊糖途径的生理意义为：①产生 NADPH + H^+；②产生 5 - 磷酸核糖，参与核苷酸和核酸的合成，故 17 题选 E，20 题选 E。

第五节 脂类代谢

1. E。本题考查的是载脂蛋白的功能。载脂蛋白在脂类代谢中有重要作用，目前发现的载脂蛋白约为二十种，包括 ApoA、B、C、D、E 等五类。其主要功能是：①结合和转运脂质，稳定脂蛋白结构；②调节脂蛋白代谢关键酶的活性；③参与脂蛋白受体的识别；④参与脂蛋白脂质间的交换。不参与酮体生成。故本题选 E。

2. B。本题考查的是胆固醇合成代谢。胆固醇生物合成的限速步骤是 HMG - CoA 还原为甲羟戊酸。催化此反应的 HMG - CoA 还原酶为胆固醇合成的限速酶。故本题选 B。

3. D。本题考查的是脂肪动员的限速酶。

脂肪动员指脂肪细胞中的脂肪被脂肪酶逐步水解为游离脂肪酸和甘油并释放入血以供其他组织氧化利用的过程，其中激素敏感性三酰甘油脂肪酶为限速酶，受多种激素调节，肾上腺素、胰高血糖素等可激活该酶，为脂解激素，而胰岛素等则为抗脂解激素。故本题选 D。

4. A

5. C。本题考查的是三酰甘油代谢内容。三酰甘油的分解受敏感性三酰甘油脂肪酶限速酶的主导，该酶受多种激素调节，肾上腺素、胰高血糖素等可激活该酶，促进脂肪动员，而胰岛素等则为抗脂解激素，抑制三酰甘油分解。故本题选 C。

6. C；7. E。本题考查的是酮体及其生成内容。乙酰乙酸、β-羟丁酸、丙酮三者通称酮体，故 6 题选 C；在肝细胞线粒体中以 β 氧化生成的乙酰 CoA 为原料，首先缩合为 HMG-CoA，进而裂解生成乙酰乙酸，后者由 NADPH 供氢被还原为 β-羟丁酸，或脱羧生成丙酮，故 7 题选 E。

第六节　氨基酸代谢

1. E。本题考查的是蛋白质的营养作用。食物中蛋白质的营养价值表现在所含必需氨基酸的种类和数量。营养必需氨基酸指机体需要而又不能自身合成，必须由食物供给的氨基酸。故本题选 E。

2. E。本题考查的是氨基酸的脱氨基作用。氨基酸脱氨基作用的形式有氧化脱氨基作用、转氨基作用、联合脱氨基作用及嘌呤核苷酸循环，其中联合脱氨基作用是氨基酸脱氨基的主要方式。故本题选 E。

3. E。本题考查的是氨基酸的分类。组成蛋白的 20 种氨基酸按其侧链的理化性质分为 4 类：①非极性疏水性氨基酸，包括甘氨酸、丙氨酸、缬氨酸、亮氨酸、异亮氨酸、苯丙氨酸、脯氨酸 7 种；②极性中性氨基酸，包括色氨酸、丝氨酸、酪氨酸、半胱氨酸、蛋氨酸、天冬酰胺、谷氨酰胺、苏氨酸共 8

种；③酸性氨基酸，包括天冬氨酸、谷氨酸共 2 种；④碱性氨基酸，包括精氨酸、赖氨酸、组氨酸共 3 种。故本题选 E。

4. A

5. D。本题考查的是 α-酮酸的代谢。α-酮酸代谢包括：①通过转氨基作用合成非必需氨基酸；②转变成糖、脂类；③氧化供能。故本题选 D。

6. B；7. A。本题考查的是蛋白质的营养作用和氨的代谢。人体内必需氨基酸包括缬氨酸、亮氨酸、异亮氨酸、苏氨酸、赖氨酸、色氨酸、苯丙氨酸和蛋氨酸，故 6 题选 B；在血液中氨的主要运输方式是无毒的丙氨酸及谷氨酰胺，故 7 题选 A。

第七节　核苷酸的代谢

1. B。本题考查的是核苷酸合成代谢。核酸在细胞中一般均与蛋白质结合形成核蛋白，人体内的核苷酸主要由机体细胞自身合成，核苷酸不属于营养必需物质。故本题选 B。

2. E。本题考查的是嘌呤核苷酸的代谢和痛风病。嘌呤代谢异常导致尿酸过多，是痛风症发生的原因。①别嘌呤醇与次黄嘌呤结构类似，可以竞争性抑制黄嘌呤氧化酶，减少嘌呤核苷酸生成，抑制尿酸生成；②别嘌呤醇与 PRPP（磷酸核糖焦磷酸）反应生成别嘌呤核苷酸，消耗 PRPP，使合成核苷酸的原料减少；③别嘌呤醇反馈抑制嘌呤核苷酸的从头合成。故本题选 E。

3. C。本题考查的是嘧啶核苷酸的从头合成。其主要器官是肝，合成的原料是天冬氨酸、谷氨酰胺和 CO_2 等。故本题选 C。

4. B

5. C。本题考查的是氮杂丝氨酸抗代谢的结构和机制。谷氨酰胺在嘌呤合成过程中多次担当提供氨基的角色。氮杂丝氨酸和 6-重氮-5-氧正亮氨酸的结构与谷氨酰胺相似，可以干扰谷氨酰胺在嘌呤核苷酸和嘧啶核苷酸合成过程中的作用，从而抑制嘌呤核苷酸的合成。故本题选 C。

6. B。本题考察的是核酸的结构与功能。核苷酸主要的功能是生命遗传繁殖的物质基础，A 错误；人体内的核苷酸主要由机体细胞自身合成，核苷酸不属于营养必需物质，B 正确。核苷酸能分解生成尿酸等物质，C 错误；核苷酸由碱基、戊糖和磷酸组成，D 错误的；嘌呤核苷酸代谢异常引起痛风，E 错误。故本题选 B。

7. C；8. B。本题考查的是核苷酸的代谢。痛风是嘌呤代谢异常导致的，临床常用别嘌呤醇治疗，因为别嘌醇与次黄嘌呤结构类似可抑制尿酸生成，减少嘌呤核苷酸生成，使尿酸生成减少，故 7 题选 C；尿嘧啶由胞嘧啶脱氨基转变而成，尿嘧啶最终生成 NH_3、CO_2 及 β - 丙氨酸，故 8 题选 B。

9. A；10. D。本题考查的是嘌呤和嘧啶类抗代谢药物。甲氨蝶呤是叶酸类似物，5 - Fu 是嘧啶类似物。氨基酸类似物有氮杂丝氨酸和 6 - 重氮 - 5 - 氧正亮氨酸等。故 9 题选 A，10 题选 D。

第三章　病理生理学

第一节　总　论

1. B。本题考查的是休克的相关知识。休克 I 期微循环灌流特点包括：微动脉、后微动脉和毛细血管前括约肌收缩，A 错误；微循环少灌少流，灌少于流，B 正确，D、E 错误；真毛细血管网关闭，直捷通路和动 - 静脉吻合支开放，C 错误。故本题选 B。

2. A。本题考查的是水、钠代谢障碍。高容量性低钠血症又称水中毒，特点是血钠浓度下降，但体内钠总量正常或增多，体液量明显增多，发病原因包括水摄入过度和排出减少。故本题选 A。

3. A。本题考查的是休克分期及微循环改变。休克 II 期微循环的改变：血管运动现象消失，微动脉、后微动脉、毛细血管前括约肌等痉挛减轻；真毛细血管网大量开放。故本题选 A。

4. C。本题考查的是一氧化碳中毒的发病机制。一氧化碳中毒时，血中 HbCO 大量形成，其不能携带 O_2 是造成缺氧的主要原因。因此，CO 使红细胞内 2，3 - DPG 减少，使氧离曲线左移，HbCO 解离速度较慢，亦加重组织缺氧，但不是主要原因。故本题选 C。

5. C。本题考查的是病理生理学的概念。病理生理学是一门研究疾病发生发展规律和机制的科学，主要研究患病机体的功能和代谢的变化和原理，探讨疾病的本质，为疾病的防治提供理论和实验依据。故本题选 C。

6. C。本题考查的是缺氧时的代偿反应。呼吸系统出现呼吸加强；循环系统表现出心输出量增加、血液重新分布、肺血管收缩和组织毛细血管增生，故 C 是错误的；血液系统表现为红细胞增多和氧解离曲线右移；组织内会出现细胞内线粒体数目增多，糖酵解增强，肌红蛋白增多等，故本题选 C。

7. D　8. B

9. E。本题考查的是低磷血症的相关知识。血清磷低于 0.8 mmol/L 即为低磷血症，是一种临床常见的代谢紊乱。低磷血症容易被误诊，没有特异性的症状与体征，容易被其他基础疾病的临床表现掩盖。原发性甲状腺旁腺功能亢进时，因磷从骨骼中移出增加，肾脏排泄增加，而发生低磷血症，同时伴有高钙血症。血磷降低必定影响 ATP 的生成，从而影响神经肌肉细胞的能量供应及功能。故本题选 E。

10. D。本题考查的是血浆中离子分布。血浆中 Cl^- 浓度约为 104 mmol/L，占血浆总阴离子含量的90%以上。故本题选D。

11. D。本题考查的是发热的相关内容。发热指由于致热原的作用使体温调定点上移而引起调节性体温升高（超过正常值0.5℃），A、E错误，D正确。发热时体温调节功能仍正常，但由于调定点上移，体温调节在高水平上进行。产热超过散热属于过热情况，B错误。发热是病理现象，不是疾病，C错误。故本题选D。

12. C

13. C。本题考查的是低磷血症的病因。低磷血症的发病原因包括：①小肠吸收磷减少，见于饥饿、吐泻、1, 25 - (OH)$_2$维生素D$_3$不足；②尿磷排泄增多，见于乙醇中毒、甲状旁腺功能亢进、肾小管性酸中毒、代谢性酸中毒、糖尿病等；③磷向细胞内转移，见于应用促合成代谢的胰岛素、雄性激素及呼吸性碱中毒等。故本题选C。

14. D 15. B

16. D。本题考查的是休克的分类。高排低阻型休克又称为暖休克，血流动力学特点是总外周阻力降低，心排出量增高，血压稍低，脉压增大等。最常见于感染性休克。故选D。

17. B 18. E

19. C。本题考查的是缺氧的类型。缺氧共有四种类型，分别为低张性缺氧、血液性缺氧、循环性缺氧和组织性缺氧。一氧化碳中毒属于血液性缺氧，该类缺氧是由于血红蛋白数量减少或性质改变，以致血氧含量降低或血红蛋白结合的氧不易释出所引起。故本题选C。

20. D。本题考查的是钾丢失的原因。①经肾过度丢失为成人失钾的主要原因，见于应用排钾性利尿剂、肾小管性酸中毒、盐皮质激素过多、镁缺失等；②经肾外途径过度失钾，见于胃肠道失钾和经皮肤失钾。经胃肠道失钾，如腹泻、呕吐、胃肠减压、肠瘘等是小儿失钾的主要原因；经皮肤失钾见于过量出汗情况下。故本题选D。

21. D。本题考查的是水肿的概念。水肿是指液体在组织间隙或体腔内过多积聚的病理过程。故本题选D。

22. D。本题考查的是血液性缺氧的变化。血液性缺氧是由于血红蛋白数量减少或性质改变，血液携氧能力降低，因血氧容量降低以致动脉血氧含量降低，对组织供氧减少而引起。其动脉血氧分压、氧饱和度可正常，动 - 静脉含量差可减少，但此与其他类型的缺氧无鉴别意义。故本题选D。

23. B 24. C 25. E 26. B 27. B

28. A。本题考查的是低张性缺氧的原因及发病机制。低张性缺氧指因吸入气氧分压过低或外呼吸功能障碍等引起的缺氧。该种缺氧主要特点为动脉血氧分压降低，原因有呼吸功能障碍、吸入气氧分压过低及静脉血分流入动脉等。故本题选A。

29. D。本题考查的是应激时内分泌反应。应激状态下，胰岛素分泌减少。应激反应机制十分复杂，除ACTH、GC分泌迅速增多外，儿茶酚胺、催乳素、生长激素、血管升压素、β - 内啡肽、胰高血糖素和醛固酮等激素的分泌也明显增加。故选D。

30. C。本题考查的是休克的概念。休克是指多种原因引起的微循环障碍，使全身组织血液灌流量严重不足，以致细胞损伤、各重要生命器官功能代谢发生严重障碍的全身性病理过程。故本题选C。

31. E

32. E。本题考查的是渗透压的平衡。细胞内、外渗透压出现有差别时，主要靠水来维持胞内外渗透压的平衡，电解质不能自由通过细胞膜。故本题选E。

33. A

34. A。本题考查的是毛细血管有效流体静压的概念。毛细血管的平均血压与组织间隙的流体静压，两者之差约为30 mmHg，即为有效流体静压。故本题选A。

35. D

36. A。本题考查的是高渗性脱水的病因。尿崩症患者由于下丘脑病变使抗利尿激素合成和分泌不足引起；肾性尿崩症患者因肾小管上皮细胞对抗利尿激素缺乏反应，均可排出大量低渗尿，丢失大量水分，易出现高渗性脱水。故选 A。

37. B　38. A

39. C。本题考查的是弥散性血管内凝血（DIC）的发病机制。DIC 的发病机制包括：①组织因子释放，启动凝血系统；②血管内皮细胞损伤，凝血、抗凝调控失调；③血细胞的大量破坏，血小板被激活；④大量促凝物质进入血液。血液高凝状态不属于直接原因而属于发病状态，故本题选 C。

40. D。本题考查的是水肿的机制。血管壁受损引起微血管壁通透性增加，内皮间隙增大，大分子蛋白渗出至组织内，组织间液胶体渗透压增高，产生组织水肿。故本题选 D。

41. B　42. B

43. D。本题考查的是应激反应中泌尿生殖系统的代谢变化。应激反应中由于交感 - 肾上腺髓质系统和肾素 - 血管紧张素 - 醛固酮系统激活，故产生尿少、尿比重升高，以及生殖系统功能障碍等变化。故本题选 D。

44. D

45. E。本题考查的是内源性致热原的定义。内源性致热原细胞在发热激活物的作用下，产生和释放的能引起体温升高的物质，A、B 为外致热原，C、D 为体内产物。故本题选 E。

46. E。本题考查的是发热的病因。病理性体温升高包括发热和过热。妇女月经前期、妇女妊娠期和剧烈运动后属于生理性体温升高，中暑称为过热，而流行性感冒属于发热。故本题选 E。

47. B。本题考查的是对疾病概念的理解。疾病是指机体在一定条件下由病因与机体相互作用而产生的一个损伤与抗损伤斗争的有规律的过程，体内有一系列功能、代谢和形态的改变，出现许多不同的症状与体征，机体与外环境间的协调发生障碍。故本题选 B。

48. B

49. A。本题考查的是低容量性高钠血症的概念。低容量性高钠血症又称高渗性脱水，特点是失水多于失钠，血清 Na^+ 浓度高于 150 mmol/L，血浆渗透压高于 310 mOsm/L，细胞内、外液量均减少。故本题选 A。

50. A。本题考查的是低张性缺氧的表现。低张性缺氧是指以动脉血氧分压降低为基本特性的缺氧，由于吸入气氧分压过低、外呼吸功能障碍及静脉血流入动脉而造成。其他类型缺氧与 PO_2 降低无关，呼吸系统的代偿不明显。故本题选 A。

51. C。本题考查的是呼吸性酸中毒的诊断。呼吸性酸中毒是指 CO_2 排出障碍或吸入过多引起的以血浆 H_2CO_3 浓度升高为特征的酸碱平衡紊乱。见于呼吸中枢抑制、呼吸道阻塞、呼吸肌麻痹、胸廓病变、肺部疾病及呼吸机使用不当等。故本题选 C。

52. C；53. B；54. A；55. E。本题考查的是各缺氧类型的原因。①低张性缺氧原因包括吸入气氧分压过低、外呼吸功能障碍及静脉血分流入动脉等，故 52 题选 C；②血液性缺氧原因包括贫血、一氧化碳中毒、高铁血红蛋白血症等，故 53 题选 B；③循环性缺氧原因包括休克、心力衰竭、血管病变、栓塞等导致的组织供氧不足，故 54 题选 A；④组织性缺氧原因包括组织中毒（如氰化物中毒）、细胞损伤（如放射线、细菌毒素等造成线粒体损伤）及呼吸酶合成障碍等导致氧利用障碍，故 55 题选 E。

56. D　57. B　58. A　59. B　60. A

61. C　62. C　63. A

64. D；65. E；66. B。本题考查的是水、电解质代谢紊乱。低渗性血容量减少见于低渗性脱水，等渗性血容量减少见于等渗性脱水，低渗性血容量过多见于水中毒。故 64 题选 D，65 题选 E，66 题选 B。

67. B　68. D　69. C

第二节　各　论

1. B。本题考查的是呼吸困难的机制。

左心衰竭时肺淤血、肺水肿导致肺顺应性降低是发生呼吸困难的主要机制。故本题选 B。

2. A。本题考查的是心力衰竭的发病机制。心力衰竭最基本的发病机制是削弱心肌的舒缩功能引起心力衰竭发病。包括心肌收缩性减弱、心室舒张功能异常和心脏各部舒缩活动的不协调。故本题选 A。

3. C。本题考查的是死亡的定义和脑死亡的概念。死亡是指机体作为一个整体的功能永久停止，枕骨大孔以上全脑死亡称为脑死亡，即全脑功能的永久性停止，为人的实质性死亡。故本题选 C。

4. A。本题考查的是肝性脑病的表现。肝性脑病是指严重肝病继发的神经精神综合征。患者常常是在产生一系列神经精神症状后进入昏迷状态，而某些可持续多年不产生昏迷。故本题选 A。

5. E。本题考查的是应激时的生理变化。应激时交感－肾上腺髓质系统兴奋，介导一系列代谢和心血管代偿机制以克服应激原对机体的威胁或对内环境的干扰，如心率加快、心肌收缩力增强、血液重分布、支气管扩张加强通气、糖原分解使血糖升高等；细胞在应激原作用下，表达具有保护作用的蛋白质。故本题选 E。

6. B

7. E。本题考查的是充血性心力衰竭的相关知识。充血性心力衰竭是指大多数心力衰竭尤其是慢性经过时，由于水钠潴留和血容量增加，使静脉淤血和组织水肿表现明显，心腔同时扩大。故本题选 E。

8. D。本题考查的是脑死亡的分期。死亡是一个过程，包括濒死前期、濒死期、临床死亡期和生物学死亡期。脑死亡发生于临床死亡期，此时机体已经死亡。故本题选 D。

9. E

10. D。本题考查的是死亡的新认识。死亡是指机体作为一个整体的功能永久停止，并不意味各器官组织同时均死亡，枕骨大孔以上全脑死亡称为脑死亡，为人的实质性死亡。故本题选 D。

11. C。本题考查的是肾衰竭的代谢障碍。肾衰竭期，内生肌酐清除率降至正常的 $20\% \sim 25\%$。临床表现明显，较重氮质血症、酸中毒、高磷血症、低钙血症、严重贫血、多尿、夜尿等，并伴有部分尿毒症中毒的症状。故本题选 C。

12. C　13. D　14. E　15. A　16. B

17. A；18. D。本题考查的是呼吸衰竭的病因。急性呼吸衰竭最常见的原因是过量麻醉药、镇静药的使用，造成呼吸中枢的抑制而导致急性中枢性呼吸衰竭。阻塞性肺病包括慢性支气管炎、支气管哮喘、肺气肿等，是造成慢性呼吸衰竭的最常见的原因，因慢性支气管炎、支气管哮喘和肺气肿都是常见病。故 17 题选 A，18 题选 D。

19. E；20. D；21. D。本题考查的是引起心力衰竭的发病机制种类。心肌纤维化可引起起心室顺应性下降，心室顺应性下降是导致心室舒张功能异常的机制之一，故 19 题选 E；细胞外 Ca^{2+} 内流障碍可影响 Ca^{2+} 转运，从而干扰心肌的兴奋－收缩耦连，导致心肌兴奋－收缩耦联障碍，故 20 题选 D；肌钙蛋白与 Ca^{2+} 结合障碍也可影响 Ca^{2+} 转运，从而干扰心肌的兴奋－收缩耦连，导致心肌兴奋－收缩耦联障碍，故 21 题选 D。

第四章　微生物学

第一节　总　论

1. B。本题考查的是细菌细胞壁的基本结构。细胞壁的化学组成较复杂，其主要成分是肽聚糖，革兰阳性菌细胞壁较厚，除肽聚糖结构外，还含有大量的磷壁酸。革兰阴性菌细胞壁较薄但结构复杂，其特点是肽聚糖结构少，在肽聚糖外还有三层结构，由内向外依次为脂蛋白、脂质双层和脂多糖共同构成外膜。故本题选 B。

2. C。本题考查的是细菌特殊结构及功能。芽孢带有完整的核质、酶系统和合成菌体组分的结构，能保存细菌全部生命活动的物质，不直接引起疾病。对外界抵抗力强，在自然界可存在几年或几十年。其原因与其结构有关。故本题选 C。

3. E。本题考查的是硫酸脑苷脂的功能。结核分枝杆菌中的硫酸脑苷脂成分有阻止吞噬体与溶酶体结合的作用，使结核分枝杆菌能在吞噬细胞中长期存活。故本题选 E。

4. A。本题考查的是细菌细胞壁的化学组成。细菌细胞壁的主要成分是肽聚糖。革兰阳性菌细胞壁较厚，除肽聚糖结构外，还含有大量的磷壁酸。革兰阴性菌细胞壁较薄，但结构复杂，其特点是肽聚糖结构少，在肽聚糖外还有三层结构，由内向外依次为脂蛋白、脂质双层和脂多糖，三层共同构成外膜。故本题选 A。

5. E。本题考查的是青霉素的抗菌机制，青霉素主要通过阻碍细胞壁肽聚糖的形成，从而使细胞壁缺损。没有了细胞壁的保护，细菌在一般环境中就会胀破死亡。故本题选 E。

6. A　7. E

8. B。本题考查的是芽孢的概念和作用。芽孢是某些革兰阳性细菌在一定的环境条件下胞质脱水浓缩，在菌体内部形成一个圆形的小体，它是细菌的休眠状态。细菌形成芽孢后就会失去繁殖能力。故本题选 B。

9. E。本题考查的是超敏反应。Ⅰ型超敏反应是指机体受到某些抗原刺激时，引起的由特异性 IgE 抗体介导产生的一种发生快消退亦快的免疫应答。IgE 具有亲细胞性，Fc 段可与肥大细胞或嗜碱性粒细胞表面、高亲和力 IgE‑Fc 结合，使机体处于致敏状态。Ⅱ型超敏反应是由 IgG 或 IgM 抗体与靶细胞

表面相应抗原结合后，在补体、吞噬细胞和 NK 细胞参与作用下，引起的以细胞溶解和组织损伤为主的病理性免疫反应。故本题选 E。

10. E。本题考查的是细菌的致病性。荚膜的主要功能为抗吞噬作用、抗有害物质的损伤作用和黏附作用。故本题选 E。

11. B

12. C。本题考查的是微生物的分类及结构特点。①非细胞型微生物：无典型的细胞结构，仅由核心和蛋白质衣壳组成，核心中只有 RNA 或 DNA 一种核酸，只能在活细胞内生长繁殖，病毒为其代表；②原核细胞型微生物：细胞的分化程度较低，仅有原始核质，呈环状裸 DNA 团块结构，无核膜和核仁，细胞质内细胞器不完善，只有核糖体，属于原核细胞型的微生物统称为细菌；③真核细胞型微生物：细胞核的分化程度高，有核膜和核仁；细胞质内细胞器完整，真菌属于此类微生物。故本题选 C。

13. D。本题考查的是芽孢的结构特点。芽孢是细菌的休眠状态，细菌形成芽孢后失去繁殖能力，但芽孢带有完整的核质、酶系统和合成菌体组分的结构，能保存细菌全部生命活动的物质。故本题选 D。

14. E　15. B

16. C。本题考查的是不同微生物的结构特征。支原体是一类没有细胞壁，呈高度多形态性，可用人工培养基培养增殖的最小的原核细胞型微生物。螺旋体是一类细长、柔软、弯曲、运动活泼的原核细胞型微生物；衣原体是一类体积微小、专性活细胞寄生、有独特发育周期的原核细胞型微生物，立克次体是一类体积微小、专性活细胞寄生的原核细胞型微生物。故本题选 C。

17. D　18. C　19. A　20. A　21. A

22. D。本题考查的是细菌的生长繁殖条件。根据细菌对氧气的需要不同，分为专性需氧菌、微需氧菌、兼性厌氧菌、专性厌氧菌四大类，不包括微厌氧菌。故本题选 D。

23. A。本题考查的是磷脂的作用。结核

分枝杆菌细胞壁中含大量脂质，其中的磷脂能刺激单核细胞增生，并可抑制蛋白酶的分解作用，使病灶组织溶解不完全，形成结核结节和干酪样坏死。故本题选 A。

24. D。本题考查的是细胞壁的功能。细胞壁的主要功能是维持细菌固有的外形，并保护细菌抵抗低渗环境，起到屏障作用。同时细胞壁与细胞膜一起参与菌体细胞内外物质交换。细胞壁上还带有多种抗原决定簇，决定细菌的抗原性。细胞呼吸作用由细胞膜完成而不是细胞壁，故本题选 D。

25. D 26. B

27. C。本题考查的是细菌生长繁殖的条件。主要有营养物质（包括水分、无机盐类、蛋白胨和糖）、酸碱度、温度、气体等，不包括时间。故本题选 C。

28. D

29. B。本题考查的是细胞质的结构特征。细胞质又称细胞浆，为细胞膜内侧的胶状物质，基本成分为水、无机盐、核酸、蛋白和脂类，不包括肽聚糖。故本题选 B。

30. A。本题考查的是细菌的遗传物质。质粒是独立存在于多种细菌内能自主复制的染色体以外的双股环状 DNA。可随细菌的分裂传入子代细菌，也可整合在细菌的染色体上改变细菌的遗传性状。故本题选 A。

31. A。本题考查的是芽孢灭菌。流通蒸汽灭菌法可杀死细菌的繁殖体，但不能杀灭芽孢。流通蒸汽灭菌法适用于消毒及不耐热制剂的灭菌。故本题选 A。

32. A。本题考查的是细胞壁的结构特点。革兰阴性菌细胞壁较薄，但结构复杂。其特点是肽聚糖结构少，在肽聚糖外还有三层结构，由内向外依次为脂蛋白、脂质双层和脂多糖，三层共同构成外膜。故本题选 A。

33. C 34. E 35. D 36. C

37. C。本题考查的是细菌的生长方式。细菌以简单的二分裂法繁殖，其繁殖速度很快，大多数细菌 20~30 分钟繁殖 1 代，少数

细菌繁殖速度慢，如结核杆菌，需 18 小时繁殖 1 代。故本题选 C。

38. E。本题考查的是病毒免疫。中和抗体可改变病毒表面构型，阻止其对其易感靶细胞的吸附，使病毒不能穿入胞内进行增殖。故选 E。

39. B

40. B。本题考查的是细胞壁的基本结构。细胞壁位于细菌的最外层，是一种膜状结构，坚韧有弹性，厚度随菌种类而异，平均为 12~30 nm。故本题选 B。

41. E。本题考查的是细胞膜的功能。细胞膜功能主要有：①渗透和运输作用，即物质转运；②细胞呼吸作用；③生物合成作用；④参与细菌分裂。细胞的抗原性由细胞壁上的抗原决定簇决定，不是细胞膜的功能。故本题选 E。

42. A 43. A 44. A 45. D

46. E。本题考查的是病毒的结构。病毒以出芽方式释放，穿过宿主细胞时获得的宿主细胞膜或核膜称为包膜，而包膜表面突起的由病毒基因编码的糖蛋白称为刺突。故本题选 E。

47. D。本题考查的是细胞基本结构的概念。细菌都具有的结构称为细菌的基本结构。由外向内依次为细胞壁、细胞膜、细胞质及核质，不包括细胞核。故本题选 D。

48. B 49. A 50. D

51. E；52. A；53. B。本题考查的是微生物病原体的繁殖方式。细菌以简单的二分裂方式繁殖；病毒的繁殖方式是复制，必须在易感的活细胞内进行；真菌以芽生方式繁殖。故 51 题选 E，52 题选 A，53 题选 B。

54. B；55. C。本题考查的是微生物的分型及特点。病毒是核心仅含一种核酸（RNA 或 DNA）的非细胞型微生物。真菌是一类具有细胞壁和典型细胞核、完善细胞器的真核细胞型微生物。故 54 题选 B，55 题选 C。

第二节 各 论

1. A。本题考查的是病毒感染部位。HSV感染细胞后常表现为增殖性感染和潜伏性感染，HSV - 2 主要潜伏在骶神经节部位。潜伏的 HSV 并不复制，故对抗病毒药物不敏感。故本题选 A。

2. D。本题考查的是疟疾的病因。疟疾的临床发作主要由红细胞内期疟原虫裂体增殖引起，裂殖体发育成熟导致红细胞破裂，裂殖子逸出，原虫的各种代谢物、残余的和变性的血红蛋白、红细胞的碎片等进入血浆，可被巨噬细胞吞噬，并刺激其产生内源性致热原，作用于体温调节中枢引起发冷发热。故本题选 D。

3. B

4. A。本题考查乙型肝炎病毒的相关知识。乙型肝炎病毒（HBV）的传染源是患者和无症状携带者，主要经血液、性接触、母婴和日常生活接触传播。故本题选 A。

5. D。本题考查的是流感病毒的变异。甲型流感病毒的血凝素（HA）易发生变异，有两种形式，即抗原漂移和抗原转换。故本题选 D。

6. B。本题考查的是破伤风的治疗。破伤风梭菌是破伤风的病原菌，其致病物质主要是其产生的毒性强烈的外毒素，主要引起骨骼肌痉挛，抗毒素能中和破伤风外毒素的毒性。故本题选 B。

7. E

8. E。本题考查的是猪带绦虫的危害。猪带绦虫的幼虫（猪囊尾蚴）在人体组织内寄生的危害性远大于成虫，可通过机械性损伤局部组织、压迫组织器官、阻塞宫腔等占位性病变；虫体释放的毒素可诱发超敏反应。故本题选 E。

9. E 10. D

11. B。本题考查的是幽门螺杆菌的所致疾病。幽门螺旋菌是一种专性寄生于人胃黏膜上的革兰阴性杆菌，致病作用与本菌产生的毒素、尿素酶和蛋白酶等有关。多存在于胃部，与胃炎及十二指肠溃疡、胃癌和胃黏膜病关系密切。故本题选 B。

12. B。本题考查的是伤寒沙门菌的特征。伤寒沙门菌抵抗力较差，抗原构造复杂，主要包括 O 抗原、H 抗原和菌体表面的 Vi 抗原。其致病物质主要是毒性强烈的内毒素和侵袭力，少数细菌产生外毒素。所致疾病主要是肠热症，包括伤寒沙门菌引起的伤寒病和甲、乙、丙副伤寒沙门菌引起的副伤寒。故本题选 B。

13. E。本题考查的是破伤风杆菌形态特点。破伤风梭菌的生物学性状为菌体细长呈杆状，有周身鞭毛，可形成芽孢，芽孢呈圆形，位于菌体顶端，使菌体呈鼓槌状，具有鉴别本菌的作用。故本题选 E。

14. C

15. E；16. D。本题考查的是原虫的感染途径。当唾液腺中带有疟原虫成熟子孢子的雌性按蚊刺吸人血时，疟原虫子孢子即随唾液进入人体。故 15 题选 E。阴道毛滴虫是寄生于人体阴道和泌尿道的鞭毛虫，主要引起滴虫阴道炎和尿道炎，是以性传播为主的一种传染病。故 16 题选 D。

17. A 18. B

第五章 天然药物化学

第一节 总 论

1. D。本题考查的是中药有效成分的提取方法。提取方法包括溶剂提取法、水蒸气蒸馏法、升华法。其中溶剂提取法最为常用，超临界流体萃取法属于溶剂法，吸附法常用于粒子径的测量。故本题选 D。

2. C。本题考查的是液 - 液萃取法的基本原理。液－液萃取法分离化合物的前提条件是两相溶剂互不相溶。故本题选 C。

第二节　苷　类

1. E。本题考查的是次生苷的提取。次生苷的提取利用酶的活性，在有水的条件下，采取 30℃~40℃ 发酵的办法，然后根据苷类的极性大小，选择合适的溶剂进行提取。故本题选 E。

2. D。本题考查的是苷键的裂解。Smith 降解反应分为三步：第一步在水或稀醇溶液中，用 $NaIO_4$ 在室温条件下将糖氧化裂解为二元醛；第二步将二元醛用 $NaBH_4$ 还原为醇，以防止醛与醛进一步缩合而使水解困难；第三步调节 pH 到 2 左右，室温放置让其水解。适用于苷元结构容易改变的苷及碳苷的水解。故本题选 D。

3. A

4. D。本题考查的是苷的理化性质。一般情况下，苷类在甲醇、乙醇、含水的丁醇中溶解度较大。故本题选 D。

5. C。本题考查的是原生苷的提取。提取原生苷需要抑制或破坏酶的活性，一般常用的方法是在中药中加入一定量的无机盐（如碳酸钙），采用甲醇或 70% 以上乙醇提取，或将药材直接加入到 50℃ 以上的水中进行提取，同时在提取过程中尽量勿与酸和碱接触，以免苷键被水解。故本题选 C。

6. B；7. E；8. C；9. D。本题考查的是苷的分类。按苷键原子分类分为 O－苷、S－苷、N－苷、C－苷。O－苷包括醇苷、酚苷、氰苷、酯苷。黄酮苷属于酚苷；苦杏仁苷属于氰苷，芦荟苷属于 C－苷，巴豆苷属于 N－苷。故 6 题选 B，7 题选 E，8 题选 C，9 题选 D。

第三节　苯丙素类

1. C。本题考查的是苯丙酸的相关知识。苯丙酸可以与不同的醇、氨基酸、糖、有机酸结合成酯的形式存在，具有显著的生物活性。还可以聚合成二聚体或三聚体，如丹参中的水溶性成分丹酚酸 B。故本题选 C。

2. C。本来考查的是香豆素的分类。呋喃香豆素类：香豆素核上的异戊烯基与邻位酚羟基环合成呋喃环，如补骨脂素、白芷内酯。故本题选 C。

3. D。本题考查的是《中国药典》（2015 年版）中定性分析中呈色反应鉴别法。异羟肟酸铁反应适用于芳胺及其酯类药物或酰胺类药物的鉴别，在碱性条件下，药物与盐酸羟胺缩合成异羟肟酸，再于酸性条件下与三价铁离子络合成盐而显红色。故本题选 D。

4. B　5. A　6. A

7. E；8. C；9. A。本题考查的是苯丙素类典型化合物及生物活性。黄曲霉毒素在极低浓度下就能引起动物肝脏的损害并导致癌变。故 7 题选 E。双香豆素存在于腐败的牧草中，有拮抗维生素 K 的作用，牛、羊食后可因出血而致死。故 8 题选 C。中药秦皮中含有的七叶内酯及七叶苷可有效地治疗细菌性痢疾。故 9 题选 A。

第四节　醌　类

1. E。本题考查的是蒽醌类化合物理化性质中的酸性内容。羟基蒽醌类化合物的酸性由强到弱的顺序为：含 －COOH > 含 2 个以上 β－OH > 含 1 个 β－OH > 含 2 个 α－OH > 含 1 个 α－OH。1，4，5，8 位为 α 位，2，3，6，7 位为 β 位，9，10 位为 meso 位，2，3－二羟基蒽醌属于含 2 个以上 β－OH，酸性最强。故本题选 E。

2. A

3. C。本题考查的是醌类化合物的生物活性。天然的菲醌类包括邻菲醌和对菲醌两种类型。在中药丹参根中分离出的菲醌衍生物，属于对菲醌型的如丹参新醌甲、乙、丙等，大多数为邻菲醌型如丹参酮 I、丹参酮 ⅡA 等。丹参醌类成分具有抗菌及扩张冠状动脉的作用。丹参酮 ⅡA 磺酸钠注射液已应用于临床，用于治疗冠心病、心肌梗死。故本题选 C。

4. B。本题考查的是醌类化合物的显色反应。羟基蒽醌及其苷类遇碱液呈红色或紫红色。呈色反应与形成共轭体系的羟基和羧基有关。因此，羟基蒽醌及具有游离酚羟基的蒽醌苷均可呈色；而蒽酚、蒽酮、二蒽酮类化合物则需经过氧化成蒽醌后才能呈色。故本题选 B。

5. D　6. C　7. C　8. A　9. E　10. B

第五节　黄　酮　类

1. C。本题考查的是黄酮类化合物的定义。黄酮类化合物是泛指两个苯环（A – 环与 B – 环）通过中央三碳链相互连接而成的一系列化合物，具有 $C_6 - C_3 - C_6$ 的基本骨架，大多数黄酮类化合物以 2 – 苯基色原酮为基本母核。故本题选 C。

2. D。本题考查的是黄酮类化合物的结构类型及典型化合物。葛根总异黄酮的主要成分有大豆素、大豆苷及葛根素等，它们均能缓解高血压患者的头痛症状，大豆素还具有雌激素样作用。故本题选 D。

3. A。本题考查的是黄酮类化合物理化性质中酸性的内容。黄酮类化合物分子中因多具有酚羟基而显酸性，由于酚羟基数目及位置不同，酸性强弱也不同，以黄酮为例，其酚羟基酸性强弱顺序依次为：7，4′ – 二羟基 > 7 或 4′ – 羟基 > 一般酚羟基 > 5 – 羟基。故本题选 A。

4. E。本题考查的是黄酮类化合物的常用显色剂。三氯化铝是黄酮类化合物的常用显色剂，生成的络合物多为黄色，并有荧光，可作为薄层色谱的显色剂，或用于定性定量分析。故本题选 E。

5. C。本题考查的是黄酮类化合物理化性质中显色反应的内容。黄酮类化合物的显色反应与分子中的酚羟基及 γ – 吡喃酮环有关。显色反应包括还原反应和络合反应，其中盐酸 – 镁粉（或锌粉）反应为鉴定黄酮类化合物最常用的颜色反应。故本题选 C。

6. D。本题考查的是黄酮类化合物的显色反应。四氢硼钠反应是鉴别二氢黄酮的特有反应，与二氢黄酮（醇）类化合物反应产生红色至紫色。其他黄酮类化合物均不显色，可与之区别。故本题选 D。

7. D。本题考查的是黄酮类化合物理化性质中性状的内容。黄酮类化合物的颜色与分子中是否存在交叉共轭体系及助色团（ – OH、 – OCH$_3$等）的种类、数目以及取代位置有关。一般情况下，黄酮、黄酮醇及其苷类多显灰黄至黄色，查耳酮为黄至橙黄色，而二氢黄酮、因不具有交叉共轭体系，不显色。故本题选 D。

第六节　萜类与挥发油

1. B。本题考查的是萜类的分类，地黄中降血糖的有效成分之一是梓醇苷，属于环烯醚萜类，有利尿、缓泻作用。薄荷酮存在于芸香草等多种中药挥发油中，青蒿素存在于黄花蒿中，甜菊苷存在与甜叶菊中，龙脑俗称冰片，多存在于樟科植物龙脑樟中。故本题选 B。

2. E。本题考查的是萜类化合物的定义。从化学组成上看，萜类是异戊二烯的聚合体，根据分子骨架中异戊二烯单元的数目进行分类。三萜类衍生物基本骨架由 6 个异戊二烯单位、30 个碳原子组成。故本题选 E。

3. A

4. C。本题考查的是萜类化合物。单萜类由 2 个异戊二烯单位构成，薄荷醇属于单环单萜。故本题选 C。

5. B。本题考查的是萜类的药物作用。穿心莲内酯具有抗菌、抗炎作用，紫杉醇具有抗癌作用，有促肾上腺皮质激素样活性，齐墩果酸有明显的降低谷丙氨基转移酶及退黄效果，甜菊苷甜度为蔗糖的 300 倍，广泛应用于医药与食品行业。故本题选 B。

6. B；7. E。本题考查的是萜类化合物种类及作用。甜菊苷为四环二萜类，其甜度为蔗糖的 300 倍，广泛应用于医药与食品行业，作为糖尿病患者用药与食品添加剂。紫杉醇具有抗癌活性，属于三环二萜类（含氧取代基中的碳原子不计在萜的组成之内），其多种制剂已应用于临床，是目前临床上抗肿瘤效果最好的药物。银杏内酯属于二环二萜，为治疗心血管疾病银杏制剂的有效成分之一。穿心莲内酯属于二环二萜类成分，具有抗菌、抗炎的作用。甘草酸为五环三萜类，临床上用于抗肝炎治疗。故6题选B，7题选E。

第七节　甾体及苷类

1. E

2. A。本题考查的是甾体皂苷元的结构特征。甾体皂苷元由27个碳原子组成，共有A、B、C、D、E、F六个环，E环与F环以螺缩酮形式连接，共同组成螺甾烷。故本题选A。

第八节　生　物　碱

1. E。本题考查的是生物碱的类型及典型化合物。苦参碱属于吡啶衍生物，秋水仙碱属于有机胺类，可待因属于异喹啉衍生物，麻黄碱属于芳烃仲胺类生物碱，阿托品属于莨菪烷衍生物。故本题选E。

2. A。本题考查的是生物碱的生物活性。吗啡属于异喹啉衍生物类生物碱，具有止痛作用。秋水仙碱属于有机胺类生物碱，临床主要治疗急性痛风。苦参碱属于吡啶衍生物类生物碱，能抑制S180肉瘤的生成。麻黄碱属于有机胺类生物碱，有平喘、收缩血管的作用。黄连素属于异喹啉衍生物类生物碱，具有抗菌作用。故本题选A。

3. B　4. B　5. C

6. A。本题考查的是生物碱的性状。大多数生物碱为结晶，极少数分子量较小的生物碱呈液态，如烟碱、槟榔碱。个别小分子生物碱如麻黄碱具有挥发性。少数分子中有较长共轭体系及助色团的生物碱有颜色，如小檗碱等均呈黄色。故本题选A。

7. D。本题考查的是生物碱分类。异喹啉生物碱存在于黄连、黄柏、三棵针中，如具有抗菌作用的小檗碱，防己中的汉防己甲素（粉防己碱）、乙素，具有强镇痛作用的吗啡碱、可待因等。东莨菪碱为莨菪烷衍生物，苦参碱为吡啶衍生物，乌头碱为萜类生物碱，麻黄碱有机胺类。故本题选D。

8. C　9. A　10. B　11. D　12. C　13. D
14. B　15. A　16. E

第九节　其他成分

1. A

2. D。本题考查的是鞣质的定义。鞣质是存在于植物界的一类结构比较复杂的多元酚类化合物，鞣质能与蛋白质相结合形成不溶于水的沉淀，故能与生兽皮中的蛋白质结合形成致密、柔韧、不易腐败又难以透水的皮革，所以称为鞣质。故本题选D。

3. C。本题考查的是氨基酸的显色剂。氨基酸为酸碱两性化合物，一般能溶于水，易溶于酸水和碱水，难溶于亲脂性有机溶剂。可用茚三酮作为氨基酸检识的试剂。故本题选C。

第六章　药　物　化　学

第一节　绪　　论

1. E。本题考查的是药物的名称。化学药物的名称主要有三种，即通用名、化学名

和商品名（又称专利名），无拉丁名。故本题选E。

2. C。本题考查的是药物化学的研究内容。药物化学的研究内容包括化学药物的化

学结构、理化性质、合成工艺、构效关系、体内代谢、作用机制以及寻找新药的途径与方法。构效关系即药物的化学结构与生物活性间的关系。故本题选C。

3. B

第二节 麻醉药

1. C。本题考查的是利多卡因的化学结构。利多卡因含有酰胺结构，酰胺旁有2个甲基，产生空间位阻作用，对酸和碱较稳定，一般条件下难水解。故本题选C。

2. C。本题考查的是局麻药的构效关系。局麻药物的基本骨架由亲脂性部分、中间连接链部分和亲水性部分三部分构成，亲脂性部分为局部麻醉药物的必需部位；中间连接链部分与麻醉药作用持续时间及作用强度有关；亲水性部分一般为氨基部分，易形成可溶性的盐类。故本题选C。

3. D。本题考查利多卡因理化性质及用途。由于结构中不含芳伯氨基，无重氮化-偶合反应，虽结构中含有酰胺键，因邻二甲基的空间障碍较难水解，故选D。

4. B。本题考查重点在于局麻药物的结构特点。重氮化-偶合反应主要用于鉴别芳伯氨基，盐酸普鲁卡因含有芳伯氨基，而盐酸丁卡因、盐酸利多卡因等均不含芳伯氨基。故本题选B。

5. B。本题考查局部麻醉药的结构类型。A、C为芳酸酯类，D、E为全身麻醉药，B为酰胺类。故本题选B。

6. C。本题考查要点是局麻药物的化学结构区分。本题图中所示为盐酸普鲁卡因的化学结构，故本题选C。

7. E

8. E。本题考查的是全身麻醉药物氯胺酮的代谢。氯胺酮主要在肝脏代谢为去甲氯胺酮，代谢物有镇痛作用，相当于氯胺酮的1/3。故本题选E。

9. D；10. C；11. B；12. E。本题考查的是麻醉药的性质、用途。氟烷为无色澄明易流动的液体，不易燃、易爆，遇光、热和湿空气能缓缓分解，故9题选D。盐酸普鲁卡因为白色结晶或结晶性粉末，易溶于水；分子中含有酯键，易被水解；结构中有芳伯氨基，易被氧化变色，故10题选C。盐酸利多卡因分子结构中含有酰胺键，但由于酰胺键的邻位有两个甲基，产生空间位阻作用而阻碍其水解，故本品对酸和碱较稳定，一般条件下较难水解，故11题选B。盐酸氯胺酮结构中含有手性碳原子，具旋光性，为静脉麻醉药，亦有镇痛作用，故12题选E。

13. B　14. D　15. A　16. E

第三节 镇静催眠药、抗癫痫药和抗精神失常药

1. B。本题考查的是苯妥英钠的鉴别。苯妥英钠与吡啶-硫酸酮试液反应显蓝色，可用来鉴别苯妥英钠与巴比妥类药物。故本题选B。

2. C。本题考查的是吩噻嗪类药物的结构与稳定性。盐酸氯丙嗪属于吩噻嗪类药物，该类药物具有吩噻嗪母核，环中的S和N原子都是良好的电子给予体，易被氧化，故药物在空气中放置渐变为红棕色，日光及重金属离子有催化作用，遇氧化剂则被破坏。故本题选C。

3. A。本题考查药物的化学稳定性。苯巴比妥、苯妥英钠结构中具有酰亚胺结构，易水解；地西泮结构中含有1，2位酰胺键和4，5位亚胺键，在酸性或碱性溶液中受热易发生1，2位和4，5位开环水解反应；硫喷妥钠具有水解性，而盐酸氯丙嗪无水解官能团。故本题选A。

4. D。本题考查要点是硫喷妥钠的结构特点。硫喷妥钠由于硫原子的引入，使药物的脂溶性增大，易通过血脑屏障，可迅速产生作用；但同时在体内也容易被脱硫代谢，生成戊巴比妥，为超短时作用的巴比妥类药物。故本题选D。

5. D

6. B。本题考查的要点是对化学药物结

构式的掌握。本题图中的化学结构是氯氮平，应与卡马西平的结构作以区分。故本题选B。

7. C。本题考查巴比妥类的理化通性。巴比妥类药物为丙二酰脲的衍生物，可发生酮式结构与烯醇式的互变异构，形成烯醇型，呈现弱酸性。故本题选C。

8. D。本题考查的要点是药物的化学结构的识记。本题图中为盐酸西替利嗪的化学结构，盐酸西替利嗪为临床常用的抗过敏药。故本题选D。

9. D

10. B。本题考查的要点是盐酸氯丙嗪的化学结构特点。盐酸氯丙嗪具有吩噻嗪环结构，易被氧化，在空气或日光中放置渐变为红棕色。维生素C是抗氧剂，可阻止其其变色。故本题选B。

11. C。本题考查盐酸阿米替林的化学结构。本题图中的化学结构为盐酸阿米替林，本品通过抑制神经突触对去甲肾上腺素和5－羟色胺的重摄取而起作用。故选C。

12. C。本题考查的是对镇静催眠药、抗癫痫药和抗精神失常药化学结构的识记。A项为盐酸氯丙嗪，B项为异戊巴比妥，C项为地西泮，D项为苯巴比妥，E项为苯妥英钠。故本题选C。

13. E 14. E 15. C 16. D 17. A 18. B

第四节　解热镇痛药、非甾类抗炎药和抗痛风药

1. E。本题考查的是对乙酰氨基酚的代谢过程。对乙酰氨基酚主要在肝脏代谢，少量生成有毒的N－羟基乙酰氨基酚，进一步转化成毒性代谢物N－乙酰亚胺醌。在正常情况下，它可与肝内谷胱甘肽结合而解毒。若应用本品过量时，因谷胱甘肽被耗尽，代谢物即与肝蛋白结合，引起肝组织坏死。故本题选E。

2. A。本题考查阿司匹林的性质及杂质的性质。除水杨酸含羧基可溶于碳酸钠外，其余杂质都不含羧基，不溶于碳酸钠溶液。故选A。

3. C

4. B。本题考查本组药物结构特点及理化性质。C、D、E均含有羧基，A属于解热镇痛药，美洛昔康含有烯醇羟基，显酸性。故本题选B。

5. B。本题考查的是抗痛风药物丙磺舒的作用特点。丙磺舒与阿司匹林合用产生拮抗作用，能抑制青霉素、对氨基水杨酸等的排泄，可延长它们的药效，为其增效剂。故本题选B。

6. B

7. D。本题考查的是解热镇痛药物与非甾体抗炎药物的作用机制。布洛芬、双氯芬酸钠、吲哚美辛均为非甾体抗炎药物，故不选A、B、E。阿司匹林除用于治疗感冒发热、头痛、牙痛、神经痛和肌肉痛等外，还有一定的抗感染、抗风湿作用，故不选C。对乙酰氨基酚可用于治疗发热、疼痛等，但无抗感染、抗风湿作用。故本题选D。

8. D 9. A 10. D

11. E。本题考查的要点是药物的化学结构。美洛昔康的化学名为2－甲基－4－羟基－N－（5－甲基－2－噻唑基）－2H－1，2－苯并噻嗪－3－甲酰胺－1，1－二氧化物，其中不含羧基。其他化合物均属于芳基乙酸类非甾体抗炎药，结构中均含有羧基。故本题选E。

12. C。本题考查对乙酰氨基酚的结构特点和性质。对乙酰氨基酚含有酰胺结构，其水解产物为对氨基酚，含有游离芳伯氨基，具有重氮化－偶合反应。故本题选C。

13. D。本题考查的是阿司匹林的鉴别反应。阿司匹林分子中具有酯结构，加水煮沸水解后生成水杨酸，水杨酸可与三氯化铁反应生成紫堇色的配位化合物。故本题选D。

14. A

15. B；16. C。本题考查的是抗痛风药与非甾体抗炎药的典型药物。阿司匹林属于水杨酸类解热镇痛药；丙磺舒属于抗痛风药；吲哚美辛为芳基烷酸类抗炎药；对乙酰氨基

酚属于乙酰苯胺类解热镇痛药；美洛昔康属于1，2-苯并噻嗪类抗炎药。故15题选B，16题选C。

第五节 镇 痛 药

1. C。本题考查吗啡的化学结构与性质的关系。吗啡含有酚羟基，性质不稳定，在空气中放置或遇日光可被氧化，生成伪吗啡。因结构中含有酚羟基和叔氮原子，显酸碱两性。故本题选C。

2. D。本题考查要点是吗啡的结构特点。本品结构中含有酚羟基，性质不稳定，水溶液pH增高、重金属离子和环境温度升高等均可加速其氧化变质，其注射液放置过久颜色变深，与上述变化有关。故本题选D。

3. C。本题考查的是镇痛药的结构特点。吗啡及其合成代用品呈现镇痛作用，是因为他们具有共同的药效构象，其主要原理是通过与体内具有三维立体结构的阿片受体的结合并产生相互作用。故本题选C。

4. A 5. E

6. C。本题考查的是镇痛药的化学结构。题中所示的化学结构为盐酸哌替啶，是合成镇痛药。卡马西平为抗癫痫药物，吲哚美辛、布洛芬是非甾体抗炎药物，美沙酮是合成镇痛药物，氯丙嗪是抗精神失常药物。故本题选C。

7. E。本题考查的是镇痛药物的分类。镇痛药按来源不同可分为四类，天然生物碱类、半合成镇痛药、合成镇痛药和内源性多肽类。故本题选E。

8. C

9. E。本题考查盐酸吗啡的理化性质。盐酸吗啡结构中有5个手性碳原子，具有旋光性，A正确；在空气中放置或遇日光可被氧化，B正确；在水中溶解，在乙醇中略溶，在三氯甲烷或乙醚中几乎不溶，C正确；与甲醛-硫酸试液反应呈紫堇色后变为蓝色，D正确；由于结构中不含芳伯氨基，无重氮化-偶合反应。故本题选E。

10. B。本题考查要点是对药物化学结构的掌握。吗啡的3位是羟基，其化学名为17-甲基-3-羟基-4，5α-环氧-7，8-二脱氢吗啡喃-6α-醇盐酸盐三水合物。其结构中含有酚羟基，性质不稳定，需要采取防氧化措施，如加入抗氧化剂。故本题选B。

11. A 12. E

13. E。本题考查的是药物的化学结构。天然存在的吗啡为左旋体，右旋体无镇痛及其他生理活性。故本题选E。

14. A；15. C；16. D。本题考查的是镇痛药的分类。盐酸吗啡属于天然生物碱类，14题选A；美沙酮属于氨基酮类（芳基丙胺类）合成镇痛药，15题选C；埃托啡属于半合成镇痛药，16题选D。

第六节 胆碱受体激动剂和拮抗剂

1. A

2. D。本题考查的是常用胆碱酯酶抑制药。加兰他敏为长效可逆性胆碱酯酶抑制药，用于治疗小儿麻痹后遗症及重症肌无力。故本题选D。

3. C。本题考查的是阿托品的临床应用。硫酸阿托品可用于治疗各种类型的内脏绞痛、麻醉前给药及散瞳等；可抑制腺体分泌，可用于治疗盗汗；各种感染中毒性休克和心动过缓；还可以用于有机磷中毒时的解救。故本题选C。

4. A。本题考查硫酸阿托品的用途及结构。图中的化学结构为硫酸阿托品，M胆碱受体拮抗剂，具有解痉、散瞳和抑制腺体分泌的作用，可用于治疗各种类型的内脏绞痛、麻醉前给药、散瞳、盗汗等，临床用于治疗各种感染中毒性休克和心动过缓，还可用于有机磷中毒时的解救。故本题选A。

5. B。本题考查的是泮库溴铵的药理作用。本品为非去极化型神经肌肉阻断剂，作用约为D-筒箭毒碱的6倍，可作为D-筒箭毒碱的替代品，用于外科手术时使肌肉松弛，属于肌松药。故本题选B。

6. C　7. D　8. A　9. C　10. D　11. E
12. B

第七节　肾上腺素能药物

1. A。本题考查的是肾上腺素能受体激动剂的结构类型。肾上腺素能受体激动剂按化学结构类型可分为苯乙胺类和苯异丙胺类。苯异丙胺类主要有麻黄碱和甲氧明等；苯乙胺类主要有肾上腺素、去甲肾上腺素、异丙肾上腺素、多巴胺等。故本题选 A。

2. B。本题考查哌唑嗪的作用机制。A、D、E 为肾上腺素能受体激动剂，C 为 β 受体阻断剂。故本题选 B。

3. B。本题考查的是肾上腺素的构效关系及其稳定型。临床上使用的肾上腺素为 R 构型，具左旋性，水溶液室温放置或加热时易发生消旋化现象，导致效价降低。故本题选 B。

4. E

5. A。本题考查的是拟肾上腺素能药物的构效关系。临床上使用的重酒石酸去甲肾上腺素为 R 构型，具左旋性，此外，肾上腺素临床也使用左旋体供药用。故本题选 A。

6. C　7. A　8. B　9. D

第八节　心血管系统药物

1. C。本题考查的是心血管系统药物的分类。心血管系统药物包括强心药、抗心绞痛药、抗心律失常药、抗高血压药及调血脂药，不包括抗贫血药。故本题选 C。

2. A。本题考查硝苯地平的化学结构。该结构为二氢吡啶类药物，由于二氢吡啶环上取代基为对称结构，硝基又位于邻位是硝苯地平的化学结构。故本题选 A。

3. B。本题考查尼群地平的化学结构。该结构为二氢吡啶类药物，若 3、5 位均为甲酯者，则为硝苯地平，另外硝苯地平的硝基位于 2（邻）位，而此硝基在 3（间）位。故本题选 B。

4. B　5. B　6. A

7. E。本题考查的是硝酸异山梨酯的相关知识。硝酸异山梨酯又名硝异梨醇、消心痛。在受到撞击和高热时有爆炸的危险，在储存和运输时须加以注意。干燥品较稳定，但在酸和碱溶液中容易水解。加水和硫酸水解成硝酸，缓缓加入硫酸亚铁试液接面显棕色。故本题选 E。

8. B；9. D。本题考查的是药物的分类。卡托普利属于血管紧张素转化酶抑制剂（ACEI），遇光或在水溶液中可发生自动氧化产生二硫化合物，加入螯合物或抗氧剂可延缓氧化。结构中的 –SH 有还原性，在碘化钾和硫酸中易被氧化，可用于含量测定。故 8 题选 B。普萘洛尔是一种非选择性的 β 受体阻断剂，对 β1 和 β2 受体的选择性较差，故支气管哮喘患者忌用。临床上用于心绞痛、心房扑动及颤动等的治疗。故 9 题选 D。

第九节　中枢兴奋药和利尿药

1. A。本题考查的是氢氯噻嗪的化学结构。氢氯噻嗪属于磺酰胺及苯并噻嗪类，此类药物是在第一个用于临床的非汞利尿剂乙酰唑胺研究的基础上发现的，先是合成了 1，3 – 苯二磺酰胺类化合物，进一步以其为中间体，合成了口服效果更好的苯并噻嗪类利尿药氢氯噻嗪。故本题选 A。

2. A。本题考查的是氢氯噻嗪的药物特性。氢氯噻嗪在氢氧化钠溶液中加热迅速水解，水解产物具有游离的芳伯氨基，可产生重氮化 – 偶合反应，用于鉴别。故本题选 A。

3. C　4. E　5. C

6. B。本题考查是药物的用途。氢氯噻嗪临床上用于多种类型的水肿及高血压的治疗。吡拉西坦可改善轻度及中度老年痴呆患者的认知能力，但对重度痴呆患者无效。还可用于治疗脑外伤所致记忆障碍及儿童智力低下。咖啡因小剂量能增加大脑皮质的兴奋过程，清醒凝神，消除疲劳，改善思维活动。加大剂量则有兴奋延髓呼吸中枢及血管运动中枢的作用，使呼吸加深加快、血压上升，用于对抗麻醉药、镇静催眠药的中毒和抢救各种疾病所引起的呼吸、循环衰竭，并可促进患者从昏迷中苏醒。哌甲酯临床主要用于小儿遗尿症，尼可刹米用于治疗中枢性呼吸及循环衰竭。故本题选 B。

7. E 8. A 9. D 10. B

第十节 抗过敏药和抗溃疡药

1. E。本题考查的是奥美拉唑药物特性。奥美拉唑又名洛塞克、奥克，属于质子泵抑制剂类抗溃疡药物，在结构上属于苯并咪唑类，具有弱碱性和弱酸性，本身是无活性的前药。故本题选 E。

2. D。本题考查的是盐酸西替利嗪的作用特点。抗过敏药物分为 H_1 受体拮抗剂、过敏介质释放抑制剂、白三烯拮抗药和缓激肽拮抗剂。盐酸西替利嗪为 H_1 受体拮抗剂，为哌嗪类抗组胺药。可选择性作用于 H_1 受体，作用强而持久，易离子化，不易透过血－脑屏障，基本无镇静作用，属于非镇静性 H_1 受体拮抗剂。故本题选 D。

3. C。本题考查的要点是 H_2 受体拮抗剂的结构分类。该类药物可分为：①咪唑类：代表药物西咪替丁；②呋喃类：代表药物雷尼替丁；③噻唑类：代表药物法莫替丁；④哌啶类：代表药物罗沙替丁；⑤吡啶类：代表药物依可替丁。故本题选 C。

4. C。本题考查奥美拉唑的作用特点。属于前药的是奥美拉唑，在体内经 H^+ 催化重排为活性物质，与 H^+、K^+－ATP 酶结合，使酶失活，从而抑制胃酸的分泌。故本题选 C。

5. D。本题考查的要点是抗溃疡药物和抗过敏药物的结构分类，马来酸氯苯那敏属于丙胺类 H_1 受体拮抗剂；法莫替丁属于噻唑类 H_2 受体拮抗剂；奥美拉唑属于苯并咪唑类质子泵抑制剂；雷尼替丁属于呋喃类 H_2 受体拮抗剂；西咪替丁属于咪唑类 H_2 受体拮抗剂。本题图中所示为呋喃类 H_2 受体拮抗剂雷尼替丁。故本题选 D。

6. C

7. D。本题考查的是 H_1 受体拮抗剂的化学结构类型，经典的 H_1 受体拮抗剂按化学结构分为乙二胺类、氨基醚类、丙胺类、哌嗪类和三环类，不包括咪唑类。故本题选 D。

8. B。本题考查的是法莫替丁的化学结构及作用机制。法莫替丁属于噻唑类 H_2 受体拮抗剂，临床上用于治疗十二指肠溃疡、良性胃溃疡和术后溃疡等，从其化学结构中可以看出其结构包含磺酰氨基、胍基、噻唑基，不含硝基。故本题选 B。

9. B 10. E

11. B。本题考查的是抗过敏药物的分类，包括为 H_1 受体拮抗剂、过敏介质释放抑制剂、白三烯拮抗剂和缓激肽拮抗剂。不包括前列腺素抑制剂。故本题选 B。

12. C。本题考查抗组胺类药物。奥美拉唑属于质子泵抑制剂，而非抗组胺药物，抗组胺药物包括了 H_1 和 H_2 受体拮抗剂。故本题选 C。

第十一节 降血糖药

1. B。本题考查的是吡格列酮的作用机制。吡格列酮属于胰岛素增敏剂，结构属于噻唑烷二酮类，通过激活肌肉组织中脂肪细胞核上靶受体，增加其对胰岛素的敏感性，使同样数量的胰岛素发挥更大的降糖作用，适用于长期治疗，临床上用于用于 2 型糖尿病。故本题选 B。

2. C

3. B。本题考查的是二甲双胍的作用机制。双胍类药物不促进胰岛素分泌，其降血糖作用主要是促进脂肪组织摄取葡萄糖，使肌肉组织无氧酵解增加，增加葡萄糖的利用度，拮抗胰岛素因子，减少葡萄糖经消化道吸收，使血糖下降。口服后几乎全部由尿排泄，用于成人非胰岛素依赖型糖尿病（2 型糖尿病的）及部分胰岛素依赖型糖尿病。故本题选 B。

4. D。本题考查口服降血糖药的分类

（结构类型）。口服降血糖药按其化学结构可分为黄酰脲类、双胍类、α-葡萄糖苷酶抑制剂和噻唑烷二酮类，不包括口服胰岛素类。故本题选 D。

5. B。本题考查的是胰岛素的化学结构。胰岛素是胰腺 B 细胞受内源或外源性物质激动而分泌的一种蛋白激素，人胰岛素含有 16 种 51 个氨基酸，由 A 肽链与 B 肽链以 2 个二硫键连接而成，属于多肽类药物。故本题选 B。

6. E。本题考查胰岛素的用途。胰岛素为治疗胰岛素依赖型糖尿病的首选药，本组其他药均为治疗 2 型糖尿病的药物。故本题选 E。

7. A。本题考查的要点是降血糖药物的分类。噻唑烷二酮类降糖药主要有吡格列酮和罗格列酮，磺酰脲类降糖药主要格列波脲和格列本脲。故本题选 A。

8. B　9. D　10. B　11. A　12. E　13. C

第十二节　甾体激素药物

1. E。本题考查的是性激素的化学结构。己烯雌酚为人工合成的非甾体类雌激素物质，结构中无甾体结构；甲睾酮结构母核为雄甾烷；炔雌醇、黄体酮的结构母核为孕甾烷；雌二醇母核为雌甾烷。故本题选 E。

2. C。本题考查的甾类激素的化学结构。甾体是一类稠合四环脂烃化合物，具有环戊烷并多氢菲母核，由 A、B、C、D 四个环稠合而成，甾体母核分别为 5α-孕甾烷、5α-雄甾烷和 5α-雌甾烷。故本题选 C。

3. C。本题考查甾类激素的结构类型（分类）。甾类激素按化学结构分为雌甾烷类、雄甾烷类和孕甾烷类；按药理作用分为性激素类和肾上腺皮质激素类，性激素又分为雌激素类、雄激素类、孕激素类。故本题选 C。

4. A。本题考查泮库溴铵的化学结构。泮库溴铵为较长效非去极化型肌松药，化学结构上属雄甾烷衍生物，具有雄甾烷母核，

但无雄激素样作用。故本题选 A。

5. C。本题考查的是甾体激素的化学结构。炔雌醇中 C-20 位为炔基，米非司酮中 C-17α 为丙炔基，黄体酮中没有炔基，炔诺孕酮中 C-20 位为炔基，炔诺酮中 C-20 位为炔基。故本题选 C。

6. D　7. B

8. E。本题考查的是醋酸地塞米松的化学机构和作用机制。醋酸地塞米松的化学名为 16α-甲基-11β，17α，21-三羟基-9α-氟孕甾-1，4-二烯-3，20-二酮-21-醋酸酯，可见结构中含有 3-酮-4-烯，同时因具有 α-羟基酮的结构，可以发生 Fehling 反应。该药物主要用于抗感染、抗过敏，并不用于避孕。故本题选 E。

9. C

10. B。本题考查的要点是雌二醇的结构改造的作用。作用包括 C_{17}-OH 酯化延长作用时间，减慢代谢；C_{17} 引入乙炔基增大空间位阻，减慢代谢，口服有效；C_3-OH 醚化代谢稳定，作用时间长。雌二醇为雌激素，改造不能增加其孕激素活性。故本题选 B。

11. C

12. D。本题考查的是睾酮的结构改造。睾酮化学结构中去除 C_{19} 位甲基，可使其雄性激素活性下降，同化激素活性仍被保留，蛋白同化作用增强，而雄性化副作用减小。故本题选 D。

13. A；14. B；15. E；16. C。本题考查的是甾体激素类药物的分类。甲睾酮为雄激素，故 13 题选 A。雌二醇、雌三醇、雌酮、己烯雌酚为雌激素，故 14 题选 B。黄体酮为天然的孕激素，故 15 题选 E。醋酸地塞米松、醋酸氢化可的松、醋酸泼尼松为糖皮质激素，故 16 题选 C。

第十三节　抗恶性肿瘤药物

1. D。本题考查的是萜类化合物的分类及作用。薄荷醇属于单环单萜类，是薄荷油主要成分，具有镇痛、止痒、局部麻醉的作

用；龙脑属于双环单萜，作用是发汗、止痛、镇痉和防虫腐；青蒿素属于单环倍半萜，是抗疟疾药物；紫杉醇属于三环二萜，是难治性卵巢癌及乳腺癌的天然抗肿瘤药物；银杏内酯属于二环二萜，为治疗心血管疾病的有效成分。故本题选 D。

2. A　3. A

4. E。本题考查的是卡莫司汀的药物特性。卡莫司汀为亚硝基脲类，该类药物在酸性或碱性溶液中稳定性很差，分解时可放出氮气和二氧化碳。故本题选 E。

5. D　6. C

7. D。本题考查的是氮甲的相关知识。氮甲为白色或淡黄色结晶性粉末，不溶于水，遇光易变为红色。在碱性液中可水解，产生 α - 氨基酸的结构，与茚三酮盐酸液共热可呈紫红色。对精原细胞瘤疗效较为显著。故本题选 D。

8. A　9. C　10. E　11. B　12. D

第十四节　抗 感 染 药

1. C。本题考查的是阿昔洛韦的临床用途。阿昔洛韦是第一个上市的开环鸟苷类似物，为广谱抗病毒药，主要用于治疗疱疹性角膜炎、生殖器疱疹、全身性带状疱疹和疱疹性脑炎，也可用于治疗乙型肝炎。故本题选 C。

2. C。本题考查的是抗艾滋病药物的分类。阿昔洛韦是第一个上市的开环鸟苷类似物，为广谱抗病毒药；奈韦拉平是专一性的 HIV-I 逆转录酶抑制剂，属于非核苷类；齐多夫定是美国 FDA 批准的第一个用于艾滋病的核苷类药物；茚地那韦属于治疗艾滋病的蛋白酶抑制剂；沙奎那韦是第一个上市治疗艾滋病的蛋白酶抑制剂。故本题选 C。

3. A。本题考查的是磺酰胺类药物的化学结构式。如图中所示，该化合物有嘧啶结

构，为磺胺嘧啶。故本题选 A。

4. A　5. D

6. A。本题考查的是磺胺嘧啶的抗菌作用机制。磺胺嘧啶的抗菌作用和疗效均较好，其优点为血药浓度较高，血清蛋白结合率低，易于渗入脑脊液，为治疗和预防流脑的首选药物。故本题选 A。

7. C。本题考查磺胺类药物的基本结构。磺胺类抗菌药物的基本结构是对氨基苯磺酰胺的衍生物。故本题选 C。

8. B。本题考查的是磺胺类药物的作用机制。磺胺类药物的基本结构为对氨基苯磺酰胺，作用的靶点是细菌的二氢叶酸合成酶，使其不能充分利用对氨基苯甲酸合成叶酸。故本题选 B。

9. E　10. C　11. C

12. C。本题考查的是诺氟沙星的相关知识。诺氟沙星为类白色至淡黄色结晶性粉末，在水中微溶，在盐酸或氢氧化钠溶液中易溶，C 错误，D 正确。在空气中能吸收水分，遇光色渐变深，A、B 正确。临床用于治疗敏感菌所致泌尿道、肠道、妇科、外科和皮肤科等感染性疾病，E 正确。故本题选 C。

13. B　14. D　15. C　16. E　17. B

第十五节　维 生 素

1. E。本题考查的是维生素 C 的化学性质。维生素 C 易溶于水，水溶液显酸性，分子中有 4 个光学异构体，其中仅 L-(+)-维生素 C 效力最强，分子中具有烯二醇基，还原性较强，本品水溶液久置色渐变微黄，是由于被空气中的氧所氧化所致。故本题选 E。

2. B。本题考查维生素 D_3 的性质与代谢。维生素 D_3 在体内转化为 1α, 25 - 二羟基维生素 D_3 发挥作用。故本题选 B。

第七章 药物分析

第一节 药品质量标准

1.A。本题考查的是全面控制药品质量内容。在药物研发过程中，高通量和高内涵均为研究活性成分的筛选技术，高通量的全称是High – throughput screening，缩写为HTS。高内涵的全称是 High – content screening，HCS。故本题选A。

2.A

3.A。本题考查的是药品鉴别方法。重氮化－偶合显色反应，适用于具有芳伯氨基或水解后产生芳伯氨基药物的鉴别。普鲁卡因青霉素含有芳伯氨基，可发生重氮化－偶合反应。故本题选A。

4.B。本题考察的是生物碱的分离方法。利用不同生物碱与同一种酸形成的盐显示出不同的溶解度的原理，将麻黄碱和伪麻黄碱的水提液中加入草酸溶液后，适当浓缩后，草酸麻黄碱溶解度小，先析出结晶，而草酸伪麻黄碱溶解度大仍留在溶液中，进而两者被分离。故本题选B。

5.C。本题考查的是常用的定性方法。《中国药典》（2015年版）中常用的化学鉴别法包括呈色反应鉴别法、沉淀生成反应鉴别法、气体生成反应鉴别法、荧光反应法、测定生成物的熔点鉴别法以及特异焰色法等。故本题选C。

6.A。本题考查的是《中国药典》（2015年版）中试验结果的运算规定。在运算过程中，可比规定的有效数字多保留一位数，而后根据有效数字的修约规则进舍至规定有效位。计算所得的最后数值或测定读数值均可按修约规则进舍至规定的有效位，取此数值与标准中规定的限度数值比较，以判断是否符合规定的限度。故本题选A。

7.A。本题考查的是气相色谱法的基本内容。气相色谱法是以气体（载气）为流动相的色谱法。常用的检测器为火焰离子化检测器（FID）、热导检测器（TCD）、氮磷检测器（NPD）、电子捕获检测器（ECD）。故本题选A。

8.B。本题考查的是荧光分光光度法的原理。荧光分光光度法的定量依据是当激发光的波长、强度、溶剂、温度等条件一定时，物质在低浓度范围内的荧光强度与溶液中该物质的浓度成正比。故本题选B。

9.A。本题考查《中国药典》（2015年版）的基本内容。药典是一个国家记载药品标准、规格的法典，一般由国家药典委员会组织编纂，并由政府颁布、执行，具有法律约束力。通常包括凡例、正文、附录、索引四个部分。故本题选A。

10.D。本题考查的《中国药典》（2015年版）凡例中精确度的内容。其中"精密称定"系指称取重量应准确至所取重量的千分之一；"称定"系指称取重量应准确至所取重量的百分之一；取用量为"约"若干时，系指取用量不得超过规定量的±10%。故本题选D。

11.E。本题考查的是制定药品质量标准的基本原则的内容。制定药品标准必须坚持质量第一，充分体现"安全有效，技术先进，标准合理，方法规范"的原则。凡影响药品安全性和有效性的因素，均应在制定时仔细研究，并纳入标准中。故本题选E。

12.A。本题考查的是《中国药典》（2015年版）中检查限度的内容。《中国药典》（2015年版）所收载的原料药及制剂均应按规定的方法进行检验，原料药的含量（%）除另有注明者外，均按重量计，如规定上限为100%以上时，是指用药典规定的分析方法测定时可能达到的数值，它为药典规定的限度或允许偏差，并非真实含有量；如未规定上限时，指其上限不超过101.0%。故本题选A。

13.C。本题考查的是紫外－可见分光光

度法的原理。常用的紫外－可见分光光度计的工作波长范围为 200～1000 nm，其中，紫外分光光度法的吸收波长在 200～400 nm，可见分光光度法的吸收波长在 400～760 nm。故本题选 C。

14. A。本题考查的是药物分析中物理常数的表示符号。A 为比旋度的符号，B 为摩尔吸收系数，C 为吸光度，D 为酸度的符号，E 为百分吸收系数的符号。故本题选 A。

15. E。本题考查《中国药典》（2015 年版）的内容。为解决长期以来各部药典检测方法重复收录，方法间不协调、不统一、不规范的问题，2015 年版药典对各部药典共性附录进行整合，将原附录更名为通则，并首次将通则、药用辅料单独作为《中国药典》四部。故本题选 E。

16. E。本题考查的是色谱分析法中薄层色谱法（TLC）的内容。TLC 法一般采用对照品（标准品）比较法，要求供试品斑点的比移值（Rf）与对照品的一致，斑点的颜色一致。故本题选 E。

17. D。本题考查的是《中国药典》（2015 年版）中呈色反应鉴别法中的重氮化－偶合显色反应。该反应适用于具有芳伯氨基或水解后产生芳伯氨基药物的鉴别。芳伯氨基在盐酸介质中与亚硝酸钠作用，生成重氮盐，重氮盐进一步与 β－萘酚发生偶合反应，生成由粉红色到猩红色沉淀。故本题选 D。

18. D。本题考察的是《中国药典》（2015 年版）中色谱法的缩写。UV 是紫外光谱法，GC 是气相色谱法，IR 是红外光谱法，HPLC 是高效液相色谱法，TLC 是薄层色谱法。故本题选 D。

19. B。本题考查的是《中国药典》（2015 年版）凡例中精确度的内容。在精确度试验时，温度未注明者，系指在室温下进行；温度高低对试验结果有显著影响者，除另有规定外，应以 25 ℃ ±2 ℃为准。故本题选 B。

20. B。本题考查的是《中国药典》

（2015 年版）中呈色反应鉴别法中的三氯化铁呈色反应。该反应适用于具有酚羟基或水解后产生酚羟基药物的鉴别，阿司匹林的鉴别反应即为三氯化铁反应。故本题选 B。

21. D。本题考查的是《中国药典》（2015 年版）中关于精密度的表示。精密度为在确定的分析条件下，相同介质中相同浓度样品的一系列测量值的分散程度，用质控样品的批内和批间相对标准差（RSD）表示。故本题选 D。

22. D。本题考查的是我国对药品质量控制的全过程起指导作用的法规文件种类。其包括《药品非临床研究质量管理规范》（GLP）、《药物生产质量管理规范》（GMP）、《药物经营质量管理规范》（GSP）和《药物临床试验质量管理规范》（GCP）。故本题选 D。

第二节　药品质量控制

1. C。本题考查的是药物分析中含量均匀度测定法的内容和判定方法。含量均匀度是指小剂量或单剂量固体制剂、胶囊剂、膜剂或注射用无菌粉末中的每片（个）含量符合标示量的程度。当 $A + 1.80S ≤ 15.0$ 时，符合规定；当 $A + S > 15.0$ 时不符合规定；当 $A + 1.80S > 15.0$，且 $A + S ≤ 15.0$ 时，另取 20 片复试。计算 30 片的 $\bar{\chi}$ 值、S 和 A 值，如 $A + 1.45S ≤ 15.0$ 时，符合规定；如 $A + 1.45S > 15.0$ 时，不符合规定。故本题选 C。

2. D。本题考查的是崩解时限检查。凡规定检查溶出度、释放度、融变时限或分散均匀性的制剂，不再进行崩解时限检查。凡检查含量均匀度的制剂不再检查重（装）量差异。故本题选 D。

3. A。本题考查的是药品检验的程序内容。药品检验一般为取样、检验、留样、写出检验报告。其中，检验是指以药品质量标准为依据，按性状、鉴别、检查、含量测定顺序进行检验，所以药品检验的完整程序应为取样、性状、鉴别、检查、含量测定、留样、写出检验报告。故本题选 A。

4. B 5. C

6. B。本题考查的是《中国药典》（2015年版）中药物制剂质量控制常规项目的崩解时限的内容。不同剂型的崩解时间有所不同，泡腾片和舌下片为5分钟；普通片剂15分钟；糖衣片和薄膜衣片为30或60分钟；肠溶衣片在磷酸盐缓冲液中为60分钟；肠溶衣片在盐酸溶液中为120分钟。故本题选B。

7. C

8. B。本题考查的是《中国药典》（2015年版）中药物分析方法的要求。在"范围"项下的"相关规定"内容中要求：溶出度或释放度中的溶出量的范围应为限度的±20%。故本题选B。

9. A。本题考查的是《中国药典》（2015年版）通则中药品取样的方法，设总件数为X，当$X \leqslant 3$时，每件取样；当$3 < X \leqslant 300$时，按$\sqrt{X}+1$取样件数随机取样；当$X \geqslant 300$时按$\dfrac{\sqrt{X}}{2}+1$取样件数随机取样。取样后可按等量混合后检验，故本题选A。

10. B。本题考查是《中国药典》（2015年版）中药物制剂质量控制常规项目中溶出度的内容，溶出度的检查方法共有五种，第一法为转篮法，第二法为桨法，第三法为小杯法，第四法为桨碟法，第五法为转筒法。故本题选B。

11. C

12. E。本题考查的是《中国药典》（2015年版）通则中药品取样的方法，设总件数为X，当$X \leqslant 3$时，每件取样；当$3 < X \leqslant 300$时，按$\sqrt{X}+1$取样件数随机取样；当$X \geqslant 300$时按$\dfrac{\sqrt{X}}{2}+1$取样件数随机取样，本题应按照$\sqrt{X}+1$计算，取17件，故本题选E。

13. C。本题考查的是《中国药典》（2015年版）中药物制剂质量控制常规项目含量均匀度检查项目的方法。取供试品10片，分别测定每片以标示量为100的相对含量X，求其均值$\overline{X}$、标准差S和标示量与之差

$\overline{X}$的绝对值A。故本题选C。

14. E

15. B。本题考查的是片剂的常规检查项目。口腔贴片应进行溶出度或释放度以及微生物检查。咀嚼片不进行崩解时限检查。阴道片在阴道内应易溶化、溶散或融化、崩解释放药物，需检查融变时限和微生物限度检查。缓释片与控释片均应检查释放度。故本题选B。

16. D。本题考查的是《中国药典》（2015年版）通则中药品的鉴别要求。通常，某一项鉴别试验只能表示药物的某一特征，不能将其作为判断的唯一依据。因此，每种药品一般选用2~4种方法进行鉴别试验，化学法与仪器法相结合，相互取长补短，力求使结论正确无误。故本题选D。

17. E。本题考查的是药品的外观质量检查。形态、色、味、嗅、溶解度等性状是药品外观质量检查的重要内容。故本题选E。

18. A；19. B。本题考查的是《中国药典》（2015年版）中药物制剂质量控制常规项目中的内容。①溶出度指药物从片剂或胶囊剂等固体制剂在规定溶剂中溶出的速率和程度，故18题选A；②含量均匀度是指小剂量或单剂量固体制剂、胶囊剂、膜剂或注射用无菌粉末中的每片（个）含量符合标示量的程度；故19题选B；③重量差异是指按规定称量方法测得每片的重量与平均片重之间的差异程度；④崩解时限指固体制剂在规定的介质中，以规定的方法进行检查全部崩解溶散或成碎粒并通过筛网所需时间的限度；⑤融变时限是检查栓剂或阴道片等固体制剂在规定条件下的融化、软化或溶散的情况。

第三节　药物中的杂质及其检查

1. B。本题考查的是药物中一般杂质与特殊杂质的概念。一般杂质是指在自然界中分布较广泛，在多种药物的生产和贮藏过程中容易引入的杂质，如酸、碱、水分、氯化物、硫酸盐、砷盐、重金属等。特殊杂质是指在个别药物的生产和贮藏过程中引入的杂

质。故本题选 B。

2. C。本题考查的是杂质检查中铁盐检查法的原理内容。铁盐在盐酸酸性溶液中与硫氰酸盐作用生成红色可溶性的硫氰酸铁配离子，与一定量标准铁溶液用同法处理后进行比色。故本题选 C。

3. B。本题考查的是有机溶剂残留量测定法。有机溶剂残留量测定法主要检查药物在生产过程中引入的有害的有机溶剂。有机溶剂按毒性的程度分为 4 类，通常采用气相色谱法进行检查，使用填充柱或毛细管柱，检测器通常为火焰离子化检测器（FSD）。故本题选 B。

4. D。本题考查的干燥失重测定法的适用内容。干燥失重法包括常压恒温干燥法、干燥剂干燥法、减压干燥法和热分析法等四种方法。常压恒温干燥法适用于受热较稳定的药物；干燥剂干燥法适用于受热分解、或易于挥发的供试品；减压干燥法适用于熔点低、受热不稳定或难去除水分的药物；热分析法用于物质的熔点、多晶型、纯度、溶剂化物、水分及热解产物的测定。故本题选 D。

5. E。本题考查的是《中国药典》（2015年版）中杂质检查项中砷盐的检查方法。《中国药典》（2015 年版）采用古蔡法和二乙基二硫代氨基甲酸银法（Ag－DDC），两种方法的原理均是金属锌与酸作用产生新生态的氢，与药物中微量砷盐反应生成具挥发性的砷化氢。第一种砷化氢遇溴化汞试纸，产生黄色至棕色的砷斑。故本题选 E。

6. A。本题考查的是《中国药典》（2015年版）中杂质检查项中的氯化物的检查方法。检查原理为利用氯化物在硝酸性溶液中与硝酸银试液作用，生成氯化银的白色浑浊液。与一定量标准氯化钠溶液在相同条件下生成的氯化银混浊液比较，以判断供试品中氯化物是否超过限量。故本题选 A。

7. B。本题考察的是维生素 C 的分析中杂质检查内容。维生素 C 中所含的杂质主要是金属杂质铁离子与铜离子，通常采用标准加入法控制金属杂质的限量，采用原子吸收

分光光度法。故本题选 B。

8. E。本题考查的是甾体激素药物分析内容。甾体激素原料药中检查的杂质是"其他甾体"，使用的方法为高效液相色谱法（HPLC），HPLC 法还可用于甾体激素原料药和制剂的含量测定。故本题选 E。

9. C。本题考查的是药物杂质检查中硫酸盐的检查原理。药物中微量的硫酸盐在稀盐酸酸性条件下与氯化钡反应，生成硫酸钡微粒显白色浑浊，与一定量标准硫酸钾溶液（100 μg SO₄/ml）在相同条件下产生的硫酸钡浑浊程度比较，判定供试品硫酸盐是否符合限量规定。故本题选 C。

10. D。本题考查的是阿司匹林的杂质检查内容。阿司匹林在生产过程中乙酰化不完全或贮藏过程中水解会产生游离水杨酸，水杨酸属于特殊杂质，它在空气中会被逐渐氧化成醌型有色物质，使阿司匹林变色。故本题选 D。

11. A

12. E。本题考查的是砷盐检查。反应过程中锌粒及供试品中可能含有少量硫化物，在酸性液中能产生硫化氢气体，与溴化汞作用生成硫化汞的色斑，干扰试验结果，故用醋酸铅棉花吸收硫化氢。故本题选 E。

13. D。本题考查的是杂质检查中铁盐检查法的原理。铁盐在盐酸酸性溶液中与硫氰酸盐作用生成红色可溶性的硫氰酸铁配离子，与一定量标准铁溶液用同法处理后进行比色，以此来检查铁盐杂质的存在。故本题选 D。

14. E。本题考查的是盐酸普鲁卡因药物分析中杂质检查内容。盐酸普鲁卡因分子中具有酯结构，可发生水解反应而产生对氨基苯甲酸。对氨基苯甲酸随贮藏时间的延长或受热，可发生脱羧反应转化成苯胺，苯胺又可被氧化成有色物，影响药物质量，降低疗效，增加毒性，是盐酸普鲁卡因的特殊杂质。故本题选 E。

15. E

16. C。本题考查的是药物中一般杂质与

特殊杂质的内容。一般杂质是指在自然界中分布较广泛，在多种药物的生产和贮藏过程中容易引入的杂质，如酸、碱、水分、氯化物、硫酸盐、砷盐、重金属等。特殊杂质是指在个别药物的生产和贮藏过程中引入的杂质。故本题选 C。

17. C。本题考查阿司匹林中能引起过敏反应的杂质。A、B、C、D、E 均为阿司匹林合成中所引入的杂质，水杨酸由于其酸性较大，可造成胃肠道刺激，而乙酰水杨酸酐可引起过敏反应。故本题选 C。

18. E；19. B。本题考查的是杂质的概念。杂质限量是指药物中所含杂质的最大允许量，通常用百分之几或百万分之几来表示。故 18 题选 E。一般杂质是指在自然界中分布较广泛，在多种药物的生产和贮藏过程中容易引入的杂质，也称为信号杂质。故 19 题选 B。

第四节　药物分析方法的要求

1. E。本题考查的是药物分析方法中定量限的验证内容。定量限是指样品中被测物能被定量测定的最低量，其测定结果应具一定的准确度和精密度。杂质定量试验需考察方法的定量限，以保证含量很少的杂质能够被准确测出。常用信噪比法确定定量限，一般以 $S/N = 10:1$ 时相应的浓度进行测定。故本题选 E。

2. B。本题考查的是药品分析方法的相关规定。杂质测定时，范围应根据初步实测的结果，拟订出规定限度的 ±20%。原料药和制剂含量测定的范围应为测试浓度的 80% ~ 100% 或更宽；制剂含量均匀度检查的范围应为测试浓度的 70% ~ 130%，溶出度或释放度中的溶出量的范围应为限度的 ±20%。故本题选 B。

3. D　4. C

5. D。本题考查的是准确度的概念。准确度是指用该方法测定的结果与真实值或参考值接近的程度，一般以回收率表示。精密度是指在规定的条件下，同一个均匀样品，经过多次取样测定所得结果之间的接近程度。

故本题选 D。

6. E。本题考查的是药品分析方法的验证项目内容。检测限表示测定方法在所述条件下对样品中供试物的最低检出浓度；定量限是指样品中被测物能被定量测定的最低量；耐用性指在测定条件稍有变动时，测定结果不受影响的承受程度；专属性是指在其他成分（如杂质、降解产物、辅料等）可能存在的情况下，采用的方法能准确测定出被测物的特性；验证项目中没有特异性。故本题选 E。

7. A；8. B。本题考查的是药物分析方法的内容。定量限是指样品中被测物能被定量测定的最低量，其测定结果应具一定的准确度和精密度。检测限是指试样中被测物能被检测出的最低量，用以表示测定方法在所述条件下对样品中供试物的最低检出浓度。线性指在设计的范围内，测试结果与试样中被测物浓度直接成正比关系的程度。范围是指能达到一定精密度、准确度和线性的条件下，测试方法适用的高、低浓度或量的区间。精密度用质控样品的批内和批间相对标准差表示。故 7 题选 A，8 题选 B。

9. B；10. B；11. C。本题考查的是品分析方法的验证项目内容。定量限是指样品中被测物能被定量测定的最低量；精密度是指在规定的条件下，同一个均匀样品，经过多次取样测定所得结果之间的接近程度。一般用偏差、标准偏差或相对标准偏差表示，包括重复性、中间精密度和重现性，故 9、10 题均选 B；检测限指试样中被测物能被检测出的最低量，故 11 题选 C；准确度指用该方法测定的结果与真实值或参考值接近的程度；专属性指在其他成分（如杂质、降解产物、辅料等）可能存在的情况下，采用的方法能准确测定出被测物的特性。

第五节　典型药物的分析

1. B。本题考查的是维生素 C 的鉴别反应。维生素 C 的分子中具有烯二醇基，具有强还原性，可被 $AgNO_3$ 氧化，产生黑色银沉淀，故可作为维生素 C 的鉴别反应。故本题选 B。

2. A。本题考查的是银盐反应的原理。巴比妥类药物的银盐可溶于水，而二银盐不溶。反应中第一次出现的白色沉淀是由于硝酸银局部过浓，产生少量巴比妥二银盐，振摇后，转换为可溶性的一银盐，继续滴加硝酸银至过量，则完全生成白色二银盐沉淀。故本题选 A。

3. A。本题考查的是硫酸阿托品药物分析中含量测定的原理。硫酸在冰醋酸介质中只发生一级解离，生成硫酸氢根离子，只供给 1 个 H^+，所以硫酸盐类药物在冰醋酸中只能滴定至硫酸氢盐，因此，在滴定反应中，1 mol 的硫酸阿托品消耗 1 mol 高氯酸，在滴定度的计算中应加以注意。故本题选 A。

4. D。本题考查的是甾体激素类药物分析内容中含量测定部分。高效液相色谱法（HPLC）法广泛用于甾体激素类药物原料和制剂的含量测定，该法同时还可用作甾体激素原料药中"其他甾体"的检查。故本题选 D。

5. A　6. B

7. D。本题考查的是典型药物的特殊杂质。维生素 C 的特殊杂质是金属杂质铁离子与铜离子；地西泮的特殊杂质是 N - 去甲基苯甲二氮䓬和 2 - 甲氨基 - 5 - 氯二苯酮等有关物质；普鲁卡因的特殊杂质是对氨基苯甲酸；阿司匹林的特殊杂质是游离水杨酸。故本题选 D。

8. A。本题考查的是普鲁卡因的鉴别反应。盐酸普鲁卡因分子中具有芳伯氨基，在盐酸介质中与亚硝酸钠作用，生成重氮盐，重氮盐进一步与 β - 萘酚发生偶合反应，生成由粉红色到猩红色沉淀。故本题选 A。

9. C；10. E。本题考查的是药物的含量测定方法。HPLC 法广泛用于甾体激素类药物原料和制剂的含量测定，该法同时还可用作甾体激素原料药中"其他甾体"的检查。故 9 题选 C。维生素 C 在弱酸性条件下，可被碘定量氧化，根据消耗碘滴定液的体积，

即可计算维生素 C 的含量。故 10 题选 E。

第六节　体内药物分析

1. B。本题考查的是样品稳定性的概念。样品稳定性是指在确定的条件下，一定时间内分析物在给定介质中的化学稳定性。故本题选 B。

2. A

3. A。本题考查的是生物样品测定方法的基本要求。主要包括 8 个方面：专属性，标准曲线与线性范围，精密度与准确度，定量下限，样品稳定性，提取回收率，质控样品和质量控制。故本题选 A。

4. E。本题考查的是生物样品测定方法的基本要求中标准曲线的建立。在使用回归分析法建立标准曲线时，曲线的高、低浓度范围为线性范围，在线性范围内，浓度测定结果应达到试验要求的精密度和准确度，至少要使用 6 个浓度建立标准曲线，使得线性范围要能覆盖全部待测浓度。故本题选 E。

5. C。本题考查的是药物分析方法中准确度的基本内容。准确度是指用该方法测定的结果与真实值或参考值接近的程度，一般以回收率表示。通常可以用两种方法表示：①回收率% = 测得量/加入量 ×100%；②回收率% =（测定平均值 - 空白值）/加入量 × 100%。故本题选 C。

6. D；7. A。本题考查的是生物样品测定方法的基本要求。分析过程的提取效率能反映出样品预处理过程中组分丢失的情况，是评价萃取方案优劣的指标之一，以样品提取和处理过程前、后分析物含量的百分比表示。故 6 题选 D。精密度为在确定的分析条件下，相同介质中相同浓度样品的一系列测量值的分散程度。故 7 题选 A。

8. C；9. C；10. A。本题考查的是生物样品测定方法基本要求中精密度、准确度、定量下限及质量控制的内容。在生物药品测定中，定量下限是标准曲线上的最低浓度点，其准确度应在真实浓度的 80% ～120% 范围内，故 8 题选 C。准确度用相对回收率表示，

通常应在 85%～115% 范围内，但在最低定量限附近应在 80%～120% 范围内，故 9 题选 C。质控样品系指在生物介质中加入已知量

待测药物所配制的样品，其测定结果的偏差一般应小于 15%，故 10 题选 A。

第八章　医疗机构从业人员行为规范与医学伦理学

第一节　医疗机构从业人员行为规范

1. E　2. B

3. E。本题考查的是《医疗机构从业人员行为规范》的适用范围。《医疗机构从业人员行为规范》提出了医疗机构从业人员应遵循的八条基本医德准则，适用于医疗机构内所有从业人员。故本题选 E。

4. C　5. D

6. A。本题考查的是药学技术人员行为规范。①严格执行药品管理法律法规，科学指导合理用药，保障用药安全、有效。②认真履行处方调剂职责，坚持查对制度，按照操作规程调剂处方药品，不对处方所列药品擅自更改或代用。③严格履行处方合法性和用药适宜性审核职责。对用药不适宜的处方，及时告知处方医师确认或者重新开具；对严重不合理用药或者用药错误的，拒绝调剂。④协同医师做好药物使用遴选和患者用药适应证、使用禁忌、不良反应、注意事项和使用方法的解释说明，详尽解答用药疑问。⑤严格执行药品采购、验收、保管、供应等各项制度规定，不私自销售、使用非正常途径采购的药品，不违规为商业目的统方。⑥加强药品不良反应监测，自觉执行药品不良反应报告制度。故本题选 A。

第二节　医学伦理道德

1. D。本题考查的是弱势人群的概念。弱势人群指那些由于没有足够的权利、智能、教育、资源、力量或其他素质，相对或绝对能力保护自身利益的参与研究的非医方的人。弱势人群包括：①初级人员或处于下属地位

的人：学生、士兵；②社会经济地位低下者；领取救济金者、贫民、流浪和无家可归者；③强制性机构的人：罪犯、无政治权利者；④儿童或因精神疾患而无知情同意能力的人；⑤对研究者有依赖关系的人；⑥老男人、男权社会的妇女；⑦教育程度低、不熟悉现代医学概念的人。故本题选 D。

2. C。本题考查的是医德义务的概念。医德义务一方面指医务人员对社会和他人所承担的责任，另一方面也指社会和他人对医务人员行为的要求。这里"社会"指的是"公益"的，"他人"指的是"个体"。故本题选 C。

3. E

4. A。本题考查的是医患关系。医患关系根据与诊治技术实施有无关系可分为技术关系和非技术关系。在实施医疗技术过程中，医务人员和患者之间所形成的道德关系、文化关系、价值关系、利益关系、法律关系等都属于医患关系的非技术方面。A 属于技术关系，故本题选 A。

5. A

6. A。本题考查的是医德评价的内容。医德评价包括社会舆论、传统习俗和内心信念。整个社会、某一社会群体，以社会所倡导的医德规范体系作为标准，对医德行为，尤其是有普遍影响的医德事件和现象，在一定范围内公开进行评价，形成带有明确倾向的共同看法，从而对医德现实和医德建设施加有力的影响，这就是具有权威性医德评价的社会舆论。该操作者和这所三甲医院均获得了患者亲属的好评属于社会舆论。故本题选 A。

相关专业知识

第一章 药 剂 学

第一节 绪 论

1. D。本题考察的是药剂学的分支学科及意义。药效指药物的临床疗效，包括药物作用的两重性，即治疗作用和不良反应。故本题选 D。

2. B。本题考查的是药物制剂设计的基础。药物制剂的设计目的是根据临床用药的需要及药物的理化性质确定合适的给药途径和药物剂型，设计时充分考虑不同剂型对药物吸引的影响，A、D 正确；药物制剂设计的基本原则主要包括安全性、有效性、可控性、稳定性和顺应性等，C 正确；药物制剂的设计贯穿于制剂研发的整个过程，E 正确；制剂设计时还应考虑降低成本，简化制备工艺，B 错误。故本题选 B。

3. D。本题考查了药物剂型的重要性。药物剂型与给药途径、临床治疗效果有着十分密切的关系，药物剂型必须与给药途径相适应，良好的剂型可以发挥出良好的药效，但不能决定药物的治疗作用。故本题选 D。

4. E。本题考查的是药物制剂设计的基本原则。药物制剂设计的基本原则主要包括安全性、有效性、可控性、稳定性和顺应性等，A、B、C、D 正确，E 错误。故本题选 E。

5. B

6. E。本题考查的是药物剂型重要性。不同剂型改变药物的毒副作用，A 正确；不同剂型改变药物的作用性质，B 正确；不同剂型改变药物的作用速度，C 正确；有些剂型可产生靶向作用，D 正确；有些剂型影响疗效，E 错误。故本题选 E。

7. C 8. C

9. B。本题考查的是 Stokes 定律。Stokes 定律的公式为 $V = \dfrac{2r^2\,(\rho_1 - \rho_2)\,g}{9\eta}$ 从 Stokes 公式可见，微粒沉降速度与微粒半径的平方成正比，A 正确，B 错误；与分散介质的黏度成反比，C 正确；微粒与分散介质的密度差成正比，D、E 正确。故本题选 B。

10. D。本题考查的是微粒分散体系的特殊性能。①微粒分散体系具有特殊的性能，E 正确；②微粒分散体系是多相体系，分散相与分散介质之间存在着相界面，因而会出现大量的表面现象，A 正确；③随分散相微粒直径的减少，微粒比表面积显著增大使微粒具有相对较高的表面自由能，所以它是热力学不稳定体系，因此，微粒分散体系具有容易絮凝、聚结、沉降的趋势，B 正确、D 错误；④粒径更小的分散体系还具有明显的布朗运动、丁达尔效应、电泳等性质，C 正确。故本题选 D。

11. A

12. D。本题考查微粒分散体系物理稳定性。助悬剂为用以增加分散媒的黏度，降低药物微粒的沉降速度或增加微粒亲水性的附加剂；向微粒体系中加入适量的无机电解质，使微粒的 ζ-电位降低至一定程度（控制在 20~25mV）使产生絮凝，加入的电解质称为絮凝剂。加入电解质使 ζ-电位增加，防止发生絮凝，起这种作用的电解质称为反絮凝剂；使微粒表面由固-气二相结合状态转成固-液二相结合状态的附加剂为润湿剂。故本题选 D。

13. D

14. B。本题考查的是微粒分散体系的动力学稳定性。微粒分散体系的动力学稳定性主要表现在两个方面。一个是分子热运动产生的布朗运动，一个是重力产生的沉降，两者分别提高和降低微粒分散体系的物理稳定性。故本题选B。

15. C。本题考查微粒分散体系的概念。属于胶体分散体系的微粒给药系统主要包括纳米微乳、脂质体、纳米粒、纳米囊、纳米胶束等。微球属于粗分散体系的微粒给药系统。故本题选C。

16. A。本题考查微粒分散体系的主要性质与特点。如果有一束光照射到一个微粒分散体系时，可以出现光的吸收、反射和散射等现象，当微粒大小适当时，光的散射现象十分明显，丁达尔效应正是微粒散射光的宏观表现。故本题选A。

17. D。本题考查口服给药剂型设计时一般要求。①在胃肠道内吸收良好，良好的崩解、分散、溶出性能以及吸收是发挥疗效的重要保证；②避免胃肠道的刺激作用；③克服首过效应；④具有良好的外部特征，如芳香气味、可口的味觉、适宜的大小及给药方法；⑤适于特殊用药人群，如老人与儿童常有吞咽困难，应采用液体剂型或易于吞咽的小体积剂型。故本题选D。

18. E。本题考查的是药物剂型的分类。药物剂型可以按给药途径、分散系统、制备方法及形态分类，与使用方法无关。故本题选E。

19. C。本题考查的是药剂中使用辅料的目的。药剂中加入辅料的目的为：①有利于制剂形态的形成；②使制备过程顺利进行；③提高药物的稳定性；④调节有效成分的作用或改善生理要求。故本题选C。

20. D　21. C

22. E。本题考查的是药物的剂型与药物吸收。药物的吸收取决于药物在胃肠道中的解离状态和油/水分配系数的学说称之为 pH-分配假说。脂溶性较大的未解离型药物更容易通过生物膜吸收，A正确；药物的溶出速率影响药物的起效时间、药效强度和作用持续时间，B正确；同一种药物的不同固体剂型，其溶出与吸收也有很大的差异，C

正确；药物的被动吸收速率与药物的扩散系数有关，分子量大的药物，其扩散阻力大，扩散速率慢，D正确；胃肠运动属于影响药物吸收的生理因素，非剂型因素，E错误。故本题选E。

23. D

24. A。本题考查的是主动转运的特点。主动转运是指药物借助载体或酶促系统，从生物膜低浓度侧向高浓度侧转运的过程，其特点包括：①逆浓度梯度转运；②需要消耗机体能量，能量来源主要由细胞代谢产生的 ATP提供；③需要载体参与，载体物质通常对药物有高度的选择性；④主动转运的速率及转运量与载体的量及其活性有关；⑤受代谢抑制剂的影响；⑥有吸收部位特异性。故本题选A。

25. A　26. D　27. B　28. B

29. B。本题考查的是药物透过生物膜的转运机制分类。药物通过生物膜转运的机制主要分为被动转运、载体媒介转运和膜动转运等3种方式，其中，被动扩散属于被动转运，A正确；主动转运和促进扩散属于载体媒介转运，C、D正确；胞饮作用和药物透过生物膜的转运机制属于膜动转运，E正确；溶蚀作用不属于药物透过生物膜的转运机制，B错误。故本题选B。

30. D。本题考查的是药物制剂设计的基本原则。药物制剂设计的基本原则主要包括安全性、有效性、可控性、稳定性和顺应性等，不包括高效性。故本题选D。

31. C　32. C　33. E

34. A；35. B；36. D；37. C。本题考查的是药物通过生物膜转运机制的特点。不需能量和载体，顺浓度梯度转运的是被动扩散，故34题选A。需要能量和载体，逆浓度梯度转运的是主动转运，故35题选B。细胞膜主动变形而将药物摄入细胞的方式是胞饮作用，故36题选D；不需能量，需要载体，顺浓度梯度转运的是促进扩散。故37题选C。

第二节 液体制剂

1. E。本题考查的是糖浆剂的制备。糖浆剂的制备方法有溶解法（包括热溶法、冷溶法）和混合法。故本题选 E。

2. B。本题考查的是聚乙二醇（PEG）的概念。药剂中常用 PEG 的平均分子量在 300～6000，A 正确；PEG 700 以下均是液体，PEG 1000、1500 及 1540 是半固体、PEG 2000～6000 是固体，C、E 正确；低相对分子量的聚乙二醇为无色液体，化学性质稳定、安全、低毒，可作为注射用溶剂，B 错误；固体 PEG 与液体 PEG 适当比例混合可得半固体的软膏基质，且较常用，可随时调节稠度，D 正确。故本题选 B。

3. E

4. E。本题考查的是增溶剂。聚山梨酯 80 是增溶剂，用聚山梨酯 80 增加难溶性药物的溶解度属于用增溶原理来增加溶解度。故本题选 E。

5. D

6. A。本题考查的是增加药物溶解度的方法。难溶性药物分子中引入亲水基团可增加在水中的溶解度，A 错误；混合溶剂是指能与水以任意比例混合，与水能以氢键结合，能增加难溶性药物溶解度的那些溶剂，B 正确；在混合溶剂中各溶剂在某一比例时，药物的溶解度比在各单纯溶剂中溶解度出现极大值，这种现象称为潜溶，C 正确；潜溶剂能提高药物溶解度的原因，一般认为是两种溶剂间发生氢键缔合或潜溶剂改变了原来溶剂的介电常数，一个好的潜溶剂的介电常数一般是 25～80，D、E 正确。故本题选 A。

7. C

8. B。本题考查的是潜溶剂的种类。常与水组成潜溶剂的有乙醇、丙二醇、甘油、聚乙二醇等，不包括明胶，B 错误。故本题选 B。

9. B。本题考查的是影响药物溶解度及溶出速度的因素。无定型为无结晶结构的药物，无晶格束缚，自由能较大，所以溶解度和溶解速度较结晶型大，A 错误；对于可溶性药物，粒径大小对溶解度影响不大，B 正确；一般向难溶性盐类的饱和溶液中加入含有相同离子的化合物时，其溶解度降低，这是由于同离子效应的影响，C 错误；温度对溶解度的影响取决于溶解过程是吸热还是放热，吸热时溶解度随温度升高而升高，放热时溶解度随温度升高而降低，D 错误；同一化学结构的药物由于结晶条件不同，因而形成不同的结晶，产生多晶型，E 错误。故本题选 B。

10. B 11. E

12. C。本题考查的是助溶剂的种类。常用的助溶剂可分为两大类：一类是某些有机酸及其钠盐，如苯甲酸钠、水杨酸钠、对氨基苯甲酸钠等；另一类为酰胺类化合物如乌拉坦、尿素、烟酰胺、乙酰胺等。A、B、D、E 正确，C 错误。故本题选 C。

13. C 14. E

15. D。本题考查的是影响药物溶解度的因素。影响药物溶解度的因素包括分子结构、多晶型的影响、粒子大小的影响以及温度的影响等，与药物的黏度无关。故本题选 D。

16. C。本题考查的是阳离子型表面活性剂的作用。阳离子型表面活性剂具有良好的表面活性作用和杀菌作用，常用品种有苯扎氯铵和苯扎溴铵等。故本题选 C。

17. C 18. A

19. A。本题考查的是药物溶出速度的影响因素。溶出介质的体积小，溶液中药物浓度高，溶出速度慢，A 错误；药物在溶出介质中的扩散系数越大，溶出速度越快，B 正确；扩散层的厚度越大，溶出速度越慢，C 正确；温度升高，药物溶解度增大、扩散增强、黏度降低，溶出速度加快，D 正确；增加溶出界面，有利于提高溶出速度，E 正确。故本题选 A。

20. D 21. B

22. C。本题考查的是阴离子表面活性剂的分类。十二烷基硫酸钠、阿洛索 - OT、鲸蜡醇硫酸钠以及钠皂均属于阴离子表面活性剂，A、B、D、E 正确；苯扎氯铵属于阳离子型表面活性剂，C 错误。故本题选 C。

23. E

24. C。本题考查的是助溶剂的溶解机制。碘化钾作为助溶剂时，增加碘溶解度的机制是 KI 与碘形成分子间的络合物 KI_3。故本题选 C。

25. B 26. C

27. B。本题考查的是表面活性剂的概念。表面活性剂分子一般由非极性烃链和 1 个以上的极性基团组成，A 正确；极性基团可以是解离的离子，也可以是不解离的亲水基团，B 错误；根据离子型表面活性剂所带电荷，离子表面活性剂又分为阳离子、阴离子和两性离子表面活性剂，C 正确；表面活性剂分子存在临界胶束浓度，其在溶液中超过一定浓度会形成胶束，浓度变化，胶束的体积形状也发生变化，D 正确；如果表面活性剂的浓度越低，而降低表面张力越显著，则其表面活性越强，E 正确。故本题选 B。

28. A

29. E。本题考查的是影响增溶的因素。影响增溶的因素有：增溶剂的种类、药物的性质、加入顺序以及增溶剂的用量，A、B、C、D 正确；溶剂的释放度不属于影响增溶的因素，E 错误。故本题选 E。

30. B 31. D 32. A

33. E。本题考查的是离子表面活性剂的种类。司盘、吐温、苄泽和泊洛沙姆均属于非离子表面活性剂，A、B、C、D 正确；卵磷脂属于两性离子表面活性剂，E 错误。故本题选 E。

34. D。本题考查的是两性离子型表面活性剂的种类。卵磷脂是天然的两性离子表面活性剂，D 正确。故本题选 D。

35. C。本题考查常用表面活性剂的种类。吐温类和司盘类表面活性剂是非离型表面活性剂中重要的两类，司盘类表面活性剂

是脱水山梨醇脂肪酸酯，司盘 60 为单硬脂酸酯，司盘 85 是三油酸酯，而吐温类表面活性剂则是聚氧乙烯脱水山梨醇脂肪酸酯，吐温 20 为单月桂酸酯，吐温 40 为单棕榈酸酯，而吐温 80 则为单油酸酯。聚氧乙烯脱水山梨醇单油酸酯应为"吐温 80"。故本题选 C。

36. D。本题考查的是表面活性剂的应用。表面活性剂具有增溶、乳化、润湿、去污、杀菌、消泡和起泡等作用，A、B、C、E 正确，D 错误。故本题选 D。

37. D。本题考查抗氧剂的种类。抗氧剂可分为水溶性抗氧剂与油溶性抗氧剂两大类。水溶性抗氧剂有焦亚硫酸钠、亚硫酸氢钠、亚硫酸钠和硫代硫酸钠等，焦亚硫酸钠和亚硫酸氢钠常用于偏酸性药液，亚硫酸钠和硫代硫酸钠常用于偏碱性溶液。故本题选 D。

38. E。本题考查芳香水剂的概念、特点及制法。芳香水剂系指芳香挥发性药物的饱和或近饱和的澄明水溶液；芳香挥发性药物多数为挥发油；如果以挥发油和化学药物作原料多采用溶解法和稀释法制备，以药材作原料时多采用蒸馏法制备；但芳香水剂多数易分解、变质甚至霉变，不宜大量配制和久贮。故本题选 E。

39. E。本题考查的是影响增溶的因素。影响增溶的因素有：增溶剂的种类、药物的性质、加入顺序以及增溶剂的用量，A、B、C、D 正确；溶剂化作用和水合作用属于影响药物溶解度的因素，E 错误。故本题选 E。

40. A

41. B。本题考查的是阳离子型表面活性剂的种类。阳离子型表面活性剂常用品种有苯扎氯铵和苯扎溴铵等，B 正确。故本题选 B。

42. E。本题考查液体药剂常用的防腐剂的种类。常用的防腐剂有对羟基苯甲酸酯类（又称尼泊金类），苯甲酸和苯甲酸钠，山梨酸，苯扎溴铵（新洁尔灭），醋酸氯己定（醋酸洗必泰）等。故本题选 E。

43. C。本题考查的是油溶性抗氧剂的种

类。油溶性抗氧剂包括叔丁基对羟基茴香醚（BHA）、二丁基甲苯酚（BHT）、生育酚等。故本题选 C。

44. D

45. E。本题考查的是等渗与等张溶液的相关知识。等渗溶液系指与血浆渗透压相等的溶液，属于物理化学概念，A 正确；等张溶液系指渗透压与红细胞膜张力相等的溶液，属于生物学概念，B 正确；由于等渗和等张溶液定义不同，等渗溶液不一定等张，等张溶液亦不一定等渗，C 正确；常用渗透压调节的方法有冰点降低数据法和氯化钠等渗当量法，D 正确；注入机体内的液体一般要求等渗，否则易产生刺激性或溶血等，E 错误。故本题选 E。

46. D 47. C

48. C。本题考查的是吐温 20 的主要作用。聚山梨酯 20（吐温 20）是常用的增溶剂、乳化剂、分散剂和润湿剂。故本题选 C。

49. B。本题考查的是 HLB 值的计算。非离子型表面活性剂的 HLB 具有加和性。可根据公式 $HLB = (HLB_a \times W_a + HLB_b \times W_b) / (W_a + W_b)$ 进行计算。故本题选 B。

50. B。本题考查的是乳剂的稳定性。乳剂属热力学不稳定的非均相分散体系，乳剂常发生下列变化：分层、絮凝、转相、合并与破裂以及酸败，A、C、D、E 正确，B 错误。故本题选 B。

51. B

52. A。本题考查的是乳剂的叙述。乳剂属热力学不稳定的非均相分散体系，A 错误；静脉注射乳剂后分布较快、药效高、具有靶向性，B 正确；根据乳滴的大小，将乳剂分类为普通乳、亚微乳、纳米乳，C 正确；乳剂由水相（W）、油相（O）和乳化剂组成，三者缺一不可，D 正确；乳剂中的液滴具有很大的分散度，其总表面积大，表面自由能很高，属热力学不稳定体系，E 正确。故本题选 A。

53. E

54. C。本题考查的是防腐剂的种类。常用防腐剂有：对羟基苯甲酸酯类、苯甲酸及其盐、山梨酸及其盐、苯扎溴铵等。故本题选 C。

55. E。本题考查的是药用溶剂的种类。常用溶剂按介电常数的大小分为极性溶剂、半极性溶剂、非极性溶剂；极性溶剂常用的有水、甘油、二甲基亚砜，半极性溶剂有乙醇、丙二醇、聚乙二醇，非极性溶剂有脂肪油、液体石蜡。故本题选 E。

56. B；57. E；58. C。本题要点是乳剂的稳定性。分层的主要原因是由于分散相和分散介质之间的密度差造成的，故 56 题选 B。转相主要是由于乳化剂的性质改变而引起的，故 57 题选 E。乳剂受外界因素及微生物的影响，使油相或乳化剂等发生变化而引起变质的现象称为酸败，故 58 题选 C。

59. E 60. A

61. C；62. E；63. D；64. B。本题要点是乳剂的稳定性。合剂，系指以水为溶剂含有 1 种或 1 种以上药物成分的内服液体制剂，故 61 题选 C。滴耳剂，系指供滴入外耳道内的外用液体制剂，故 62 题选 E。滴牙剂，系指用于局部牙孔的液体制剂，故 63 题选 D。含漱剂，系指用于咽喉、口腔清洗的液体制剂，故 64 题选 B。

第三节 灭菌制剂与无菌制剂

1. A。本题考查的是滤过灭菌法的相关知识。物理灭菌法之过滤灭菌法，常用的除菌滤器有微孔薄膜滤器（0.22 或 0.3 μm）和 G6 号垂熔玻璃滤器。故本题选 A。

2. A。本题考查的是灭菌参数。F_0 值指在一定灭菌温度（T）、Z 值为 10℃所产生的灭菌效果与 121℃、Z 值为 10℃所产生的灭菌效果相同时所相当的时间（分钟），F_0 值目前仅限于热压灭菌。故本题选 A。

3. A。本题考查热原的去除方法。凡能经受高温加热处理的容器与用具，如注射用的针筒或其他玻璃器皿，在洗净后，于

250 ℃加热30分钟以上，可以破坏热原。故本题选A。

4. B。本题考查的是维生素C注射液的制备工艺。在配制容器中，加处方量80%的注射用水，通二氧化碳至饱和，加维生素C溶解后，分次缓慢加入碳酸氢钠，搅拌使完全溶解，加入预先配制好的依地酸二钠和亚硫酸氢钠溶液，搅拌均匀，调节药液pH 6.0~6.2添加二氧化碳饱和的注射用水至足量，用垂熔玻璃漏斗与膜滤器过滤，溶液中通二氧化碳，并在二氧化碳气流下灌封，最后于100 ℃流通蒸汽15分钟灭菌，A、C、D、E正确，B错误。故本题选B。

5. B。本题考查的是热压灭菌法使用蒸汽。湿热灭菌法所用蒸汽有饱和蒸汽、湿饱和蒸汽和过热蒸汽。饱和蒸汽热含量较高，热穿透力较大，灭菌效率高；湿饱和蒸汽因含有水分，热含量较低，热穿透力较差，灭菌效率较低；过热蒸汽温度高于饱和蒸汽，但穿透力差，灭菌效率低，且易引起药品的不稳定性。因此，热压灭菌应采用饱和蒸汽。故本题选B。

6. D。本题考查的是注射剂的制备流程。注射剂一般生产过程包括原、辅料和容器的前处理、称量、配制、过滤、灌封、灭菌、质量检查、包装等步骤。故本题选D。

7. A   8. A

9. A。本题考查的是热原的去除方法。吸附法，注射液常用优质针剂用活性炭处理。故本题选A。

10. E。本题考查的是维生素C注射液的灭菌方法。维生素C注射液常用于100 ℃流通蒸汽15分钟灭菌。故本题选E。

11. B   12. A   13. C

14. C。本题考查的是洁净室的要求。人员是洁净室粉尘和细菌的主要污染源，A正确；洁净室的内表面（墙壁、地面、天棚）应平整光滑，无裂缝、接口严密，无颗粒物脱落并能耐受清洗和消毒，E正确；配制人员工作前洗干净手，服装必须覆盖头发、耳

朵、胡须，穿大褂，戴鞋套或换鞋，B、D正确，C错误。故本题选C。

15. E。本题考查的是射线灭菌法的种类。射线灭菌法系指采用辐射、微波和紫外线杀灭微生物和芽孢的方法，包括辐射灭菌法（γ射线杀灭微生物和芽孢的方法）、微波灭菌法和紫外线灭菌法，A、B、C、D正确，E错误。故本题选E。

16. E   17. D

18. B。本题考查的是药液灭菌法。药液灭菌法系采用杀菌剂溶液进行灭菌的方法，A正确；该法常作为其他灭菌法的辅助措施，适用于皮肤、无菌器具和设备的消毒，C正确，B错误；75%乙醇、1%聚维酮碘溶液都是药液灭菌制剂，E正确。故本题选B。

19. D。本题考查的是葡萄糖氯化钠注射液的灭菌法。葡萄糖氯化钠注射液制备常用115 ℃ 30 min 热压灭菌。故本题选D。

20. E   21. A

22. C。本题考查的是注射用水。蒸馏法是制备注射用水最经典的方法，A正确；注射用水为纯化水经蒸馏所得的蒸馏水，故又称重蒸馏水，B、D正确，C错误；多效蒸馏水器是最近发展起来制备注射用水的主要设备，E正确。故本题选C。

23. D。本题考查的是输液的质量检查。输液的质量检查包括：①澄明度与微粒检查；②热原与无菌检查；③含量与pH及渗透压检查。A、B、C、E正确，D错误。故本题选D。

24. D   25. B   26. D   27. C

28. B。本题考查的是注射剂的分类。注射剂分为溶液型、混悬型、乳剂型以及注射用无菌粉末，A、C、D、E正确，B错误。故本题选B。

29. E

30. C。本题考查的是注射剂的注射途径对其质量的要求。注射剂的注射途径包括：①静脉注射：多为水溶液，油溶液和混悬液或乳浊液易引起毛细血管栓塞，一般不宜静

脉注射，A 正确；②脊椎腔注射：注入脊椎四周蛛网膜下隙内，一次剂量一般不得超过 10 ml，B 正确；③皮内注射：注射于表皮与真皮之间，一次剂量在 0.2ml 以下，常用于过敏性试验或疾病诊断，C 错误；④肌内注射：注射于肌肉组织中，一次剂量为 1 ～ 5 ml。注射油溶液、混悬液及乳浊液具有一定的延效作用，且乳浊液有一定的淋巴靶向性，D 正确；⑤皮下注射：注射于真皮与肌肉之间的松软组织内，一般用量为 1 ～ 2 ml，E 正确。故本题选 C。

31. D

32. E。本题考查的是注射剂的质量要求。注射剂要求为无菌，A 正确；无热原，B 正确；不得有肉眼可见的浑浊或异物，C 正确；pH 要求与血液相等或接近（血液 pH 约 7.4），一般控制在 4 ～ 9 的范围内，D 正确；E 错误。故本题选 E。

33. D。本题考查的是注射用溶剂及附加剂。常用注射用油有植物油、油酸乙酯和苯甲酸苄酯，其他注射用非水溶剂有丙二醇、聚乙二醇等，A、B 正确；注射剂常用附加剂主要有 pH 和等渗调节剂、增溶剂、局部麻醉剂、抑菌剂、抗氧化剂等，D 错误；注射用非水溶剂应尽量选择刺激性、毒性和过敏性较小的品种，E 正确。故本题选 D。

34. B 35. E

36. B。本题考查的是热原的去除方法。热原的去除方法包括高温法、酸碱法、吸附法、离子交换法、凝胶过滤法、反渗透法、超滤法等，A、C、D、E 正确；B 错误。故本题选 B。

37. D

38. B。本题考查的是注射剂用的等渗调节剂。常用的等渗调节剂有氯化钠、葡萄糖、甘油。故本题应 B。

39. B。本题考查的是热原的性质。热原是微生物的代谢产物，具有耐热性，可被高温破坏，热原能溶于水，本身不挥发，但在蒸馏时，往往可随水蒸气雾滴带入蒸馏水，热原能被强酸、强碱破坏，也能被强氧化剂破坏。故本题选 B。

40. C。本题考查的是注射剂的主要附加剂。常用的抗氧剂有亚硫酸钠、亚硫酸氢钠、焦亚硫酸钠、硫代硫酸钠。故本题选 C。

41. B。本题考查的是注射剂的给药途径。皮下注射注射于真皮和肌内之间；皮内注射系注射于表皮和真皮之间，一次注射量在 0.2 ml 以下，常用于过敏性试验或疾病诊断。故本题选 B。

42. C 43. A 44. C 45. B 46. A

47. D

48. E。本题考查的是注射剂的附加剂。注射剂常用附加剂主要有 pH 和等渗调节剂、增溶剂、局部麻醉剂、抑菌剂、抗氧化剂等，A、B、C、D 正确，E 错误。故本题选 E。

49. D 50. C 51. E

52. A；53. C。本题考查的是热原的概念和组成。热原是微生物的代谢产物，是一种内毒素，它存在于细菌的细胞膜和固体膜之间，故 52 题选 A。内毒素是由磷脂、脂多糖和蛋白质所组成的复合物，其中脂多糖是内毒素的主要成分，具有特别强的热原活性。故 53 题选 C。

54. D；55. E；56. C；57. B。本题要点是注射剂中常用的附加剂。亚硫酸钠属于抗氧剂，故 54 题选 D。肌酐属于稳定剂，故 55 题选 E。乳糖属于填充剂，故 56 题选 C。苯甲醇属于抑菌剂，故 57 题选 B。

58. B 59. C 60. E 61. D 62. A

63. E 64. B 65. C

第四节 固体制剂

1. B。本题考查的是软胶囊填充药物的种类。软胶囊是软质囊材包裹液态物料，由于软质囊材以明胶为主，因此对蛋白质性质无影响的药物和附加剂均可填充，如各种油类和液体药物。维生素 E 油液、牡荆油、复合维生素油混悬液、维生素 A 油液均为油类可制成软胶囊；液体药物若含 5% 水或为水溶性、挥发性、小分子有机能使囊材软化或溶解，维生素 AD 乳状液含水，不宜制成软胶囊。故本题选 B。

2. D

3. D。本题考查的是片重差异超限的原因。产生片重差异超限的主要原因是颗粒流动性不好；颗粒内的细粉太多或颗粒的大小相差悬殊；加料斗内的颗粒时多时少；冲头与模孔吻合性不好等，A、B、C、E 正确，D 错误。故本题选 D。

4. A。本题考查的是粉碎的叙述。粉碎的目的在于减小粒径、增加比表面积，A 正确；流能磨粉碎的原理为用高压气流（空气、蒸气或惰性气体）使药物颗粒之间及颗粒与室壁之间碰撞而产生强烈的粉碎作用，适用于低熔点药物和对热敏感药物的粉碎，B、D 错误；球磨机适用于贵重物料的粉碎、无菌粉碎、干法粉碎、湿法粉碎、间歇粉碎等，适用范围广泛，C 错误；冲击式粉碎机适用于脆性、韧性物料以及中碎、细碎、超细碎等，应用广泛，E 错误。故本题选 A。

5. B。本题考查的是溶出速率。崩解剂的加入方法有外加法、内加法和内外加法；片剂溶出速率的顺序为内外加法 > 内加法 > 外加法。故本题选 B。

6. D 7. D 8. B

9. E。本题考查的是滴丸剂特点。滴丸剂的主要特点有：设备简单、操作方便、利于劳动保护，C 正确；工艺条件易于控制、质量稳定、剂量准确、受热时间短、易氧化及具挥发性的药物溶于基质后，可增加其稳定性，B 正确；用固体分散技术制备的滴丸吸收迅速、生物利用度高，A 正确；发展了耳、眼科用药的新剂型，五官科制剂多为液态或半固态剂型，作用时间不持久，制成滴丸剂可起到延效作用，D 正确；滴丸剂主要供口服使用，E 错误。故本题选 E。

10. C。本题考查的是滴丸剂。滴丸剂主要供口服使用，A 正确；具挥发性的药物溶于基质后，可增加其稳定性，B 正确；常用

基质有 PEG 类，D 正确；固体分散体是将难溶性药物高度分散在固体载体材料中，形成固体分散体的新技术，C 错误；常用的冷凝液有液体石蜡、植物油、二甲硅油和水等，E 正确。故本题选 C。

11. A 12. C

13. B。本题考查的是筛号。我国有《中国药典》标准和工业标准。《中国药典》标准筛规格规定了一～九号筛，号数愈大，其孔径愈粗，A、C、D、E 错误；工业用标准筛常用"目"数表示筛号，即以每英寸（25.4 mm）长度上的筛孔数目表示，孔径大小常用皿表示。故本题选 B。

14. D

15. D。本题考查的是片剂赋形剂。淀粉可作黏合剂、稀释剂，A 正确；稀释剂的主要作用是用来增加片剂的重量或体积，亦称为填充剂，B、C 正确；微晶纤维素可作为稀释剂，D 错误；崩解剂的加入方法有外加法、内加法和内外加法，E 正确。故本题选 D。

16. B

17. A。本题考查的是裂片的原因。产生裂片的原因有：①细粉太多，压缩时空气不能排出，解除压力后，空气体积膨胀而导致裂片，B 正确；②易脆碎的物料和易弹性变形的物料塑性差，结合力弱，C、E 正确；③快速压片比慢速压片易裂片，D 正确。跟温度无关，A 错误。故本题选 A。

18. A。本题考查的是片剂湿法制粒的工艺流程。先将药物粉末与处方中的辅料混合均匀后加入黏合剂制软材，然后将软材用强制挤压的方式通过具有一定大小的筛孔而制粒的方法。故本题选 A。

19. B 20. A 21. B 22. B 23. C 24. B

25. A。本题考查的是片剂制备方法。湿法制粒是在医药工业中应用最为广泛的方法，但对于热敏性、湿敏性、极易溶性等物料可采用其他方法制粒，A 错误；干法制粒压片法常用于热敏性物料、遇水易分解的药物，方法简单、省工省时，B 正确；粉末直接压

片法避开了制粒过程，因而具有省时节能、工艺简便、工序少、适用于湿热不稳定的药物等突出优点，C 正确；半干式颗粒压片法适合于对湿热敏感不宜制粒，而且压缩成形性差的药物，D 正确；微晶纤维素、可压性淀粉可用于直接粉末压片法，E 正确。故本题选 A。

26. C

27. E。本题考查的是胶囊剂的特点。胶囊剂具有如下一些特点：①能掩盖药物的不良臭味，提高药物稳定性，A 正确；②在胃肠道中迅速分散、溶出和吸收，一般情况下其起效快于丸剂、片剂等剂型，E 错误；③液态药物固体剂型化，B 正确；④可延缓药物的释放和定位释药，C、D 正确。故本题选 E。

28. A。本题考查的是空胶囊的制备流程。空胶囊系由囊体和囊帽组成，其主要制备流程如下：溶胶→蘸胶（制坯）→干燥→拔壳→切割→整理。故本题选 A。

29. B　30. D

31. A。本题考查的是片剂辅料。稀释剂的主要作用是用来增加片剂的重量或体积，A 错误；常用的填充剂有淀粉、糊精、可压性淀粉（亦称为预胶化淀粉）、乳糖、微晶纤维素等，B 正确；甲基纤维素可用于缓、控释制剂的黏合剂，C 正确；常用润滑剂有硬脂酸镁、微粉硅胶、滑石粉、氢化植物油、聚乙二醇类（PEG 4000，PEG 6000 等），D 正确；常用的崩解剂有干淀粉、羧甲基淀粉钠、低取代羟丙基纤维素、交联羧甲基纤维素钠、交联聚维酮、泡腾崩解剂等，E 正确。故本题选 A。

32. C　33. D　34. D

35. A。本题考查的是片剂辅料。稀释剂的主要作用是用来增加片剂的重量或体积，A 错误；如处方中有液体主药组分，还应加入吸收液体的吸收剂，C 正确；常加入润湿剂与黏合剂都是为了使物料具有黏性以利于制粒与压片的进行，D 正确；蒸馏水、乙醇

和水醇的混合物都是常用的润湿剂，E 正确。故本题选 A。

36. A

37. D。本题考查的是软胶囊。囊壁具有可塑性与弹性是软胶囊剂的特点，也是软胶囊剂成形的基础，它由明胶、增塑剂、水三者所构成，A 正确、D 错误；填充物多为液体，pH 以 2.5～7.5 为宜，B 正确；为求得适宜的软胶囊大小，可用"基质吸附率来计算"即 1 g 固体药物制成的混悬液时所需液体基质的克数，C 正确、E 正确。故本题选 D。

38. C

39. B。本题考查的是筛与筛分设备。筛分是借助筛网孔径大小将物料进行分离的方法。故本题选 B。

40. B。本题考查的是影响溶出速度的因素。影响溶出速度的因素可根据 Noyes - Whiney 方程分析。包括固体的表面积、温度、溶出介质的体积、扩散系数和扩散层厚度。故本题选 B。

41. B。本题考查的是滴丸剂组成及制法。滴丸剂的主要特点有：①设备简单、操作方便、利于劳动保护；工艺周期短、生产率高，A 正确；②工艺条件易于控制、质量稳定、剂量准确，B 错误；③基质容纳液态药物的量大，故可使液态药物固形化，C 正确；④用固体分散技术制备的滴丸吸收迅速、生物利用度高，D 正确；⑤发展了耳、眼科用药的新剂型，五官科制剂多为液态或半固态剂型，作用时间不持久，制成滴丸剂可起到延效作用，E 正确。故本题选 B。

42. C；43. D；44. E。本题考查的是片剂的分类。多层片一般由两次或多次加压而制成，每层含有不同的药物或辅料，这样可以避免复方制剂中不同药物之间的配伍变化，或者达到缓释、控释的效果，故 42 题选 C。肠溶片包衣材料为肠溶性高分子材料，此种片剂在胃液中不溶，肠液中溶解，故 43 题选 D。咀嚼片常加入蔗糖、薄荷、食用香料等以调整口味，适合于小儿服用，故 44 题

选 E。

45. D　46. C　47. A　48. B　49. E

50. D；51. C；52. A；43. B；54. E。本题考查的是片剂的分类。溶液片是临用前加水溶解成溶液的片剂，故 50 题选 D。口腔粘贴片是贴在口腔颊膜，药物直接由黏膜吸收发挥全身治疗作用的片剂，故 51 题选 C。多层片是由两层或多层构成的片剂，故 52 题选 A。舌下片是将片剂置于舌下，药物直接由黏膜吸收发挥全身治疗作用的片剂，故 53 题选 B。皮下注射用片是经无菌操作制作的片剂，故 54 题选 E。

55. A；56. B；57. D。本题考查的是空胶囊的组成。除主要成囊材料明胶外，根据具体情况，可加入增塑剂（甘油、山梨醇、CMC－Na、HPC 等）、增稠剂（琼脂）、遮光剂（二氧化钛）、着色剂（食用色素）、防腐剂（尼泊金）等。故 55 题选 A，56 题选 B，57 题选 D。

第五节　半固体制剂

1. C。本题考查的是软膏剂的附加剂。在软膏剂的贮藏过程中接触微量的氧某些活性成分就会氧化而变质。因此，常加入一些抗氧化剂来保护软膏剂的化学稳定性。故本题选 C。

2. D　3. E　4. C

5. D。本题考查的是油脂性软膏剂基质。油脂性基质中以烃类基质凡士林为常用，固体石蜡与液体石蜡用以调节稠度，类脂包括羊毛脂、蜂蜡和二甲硅油（也称硅酮），A、B、C、E 正确；PEG 是水溶性基质，D 错误。故本题选 D。

6. C。本题考查的是眼膏剂的制备。眼膏剂的制备与一般软膏剂制法基本相同，但必须在净化条件下进行，一般可在净化操作室或净化操作台中配制，A、E 正确；配制用具经 70% 乙醇擦洗，或用水洗净后再用干热灭菌法灭菌，B 正确；眼膏剂应检查的项目有装量、金属性异物、颗粒细度、微生物限度等，C 错误；包装用软膏管，洗净后用 70% 乙醇或 12% 苯酚溶液浸泡，应用时用蒸馏水冲洗干净、烘干即可，D 正确。故本题选 C。

7. A　8. B

9. C。本题考查的是软膏剂中油脂性基质。凡士林有黄、白两种，后者漂白而成，A 正确；化学性质稳定，无刺激性，特别适用于遇水不稳定的药物，C 错误；凡士林仅能吸收约 5% 的水，故不适用于有多量渗出液的患处，B 正确；液体石蜡为液体饱和烃，最宜用于调节凡士林基质的稠度，D 正确；二甲硅油最大的特点是在应用温度范围内（40℃～150℃）黏度变化极小，E 正确。故本题选 C。

10. D。本题考查的是软膏剂。软膏剂系指药物与适宜基质均匀混合制成具有适当稠度的半固体外用制剂，A 正确；软膏基质要求：①易洗除，不污染衣服，B 正确；②具有吸水性，能吸收伤口分泌物，C 正确；③软膏剂主要用于局部疾病的治疗，如抗感染、消毒、止痒、止痛和麻醉等，D 错误，E 正确。故本题选 D。

11. C　12. D

13. C。本题考查的是卡波姆的特点。卡波姆系丙烯酸与丙烯基蔗糖交联的高分子聚合物，商品名为卡波姆，按黏度不同常分为 934、940、941 等规格，E 正确；可以在水中迅速溶胀，但不溶解，A 正确；在 PH 6～11 之间有最大的黏度和稠度，B 正确；本品制成的基质无油腻感，涂用润滑舒适，特别适宜于治疗脂溢性皮肤病，C 错误，D 正确。故本题选 C。

14. D

15. C。本题考查的是栓剂。若制得的栓剂在贮藏或使用时过软，可加入适量的硬化剂，A 正确；目前，常用的栓剂有直肠栓和阴道栓，B 正确；根据栓剂直肠吸收的特点，可以避免或减少肝脏首过效应，C 错误；产生局部或全身作用，D 正确；甘油明胶基质常作为局部杀虫、抗菌的阴道栓基质，E 正确。故本题选 C。

16. D。本题考查的是软膏剂制备时对抑菌剂的要求。对抑菌剂的要求是：①和处方中组成物没有配伍禁忌，A 正确；②抑菌剂要有热稳定性，B 正确；③在较长的藏时间及使用环境中稳定，C 正确；④对皮肤组织无刺激性、无毒性、无过敏性，E 正确；⑤对使用浓度有要求，D 错误。故本题选 D。

17. E 18. E

19. C。本题考查的是置换价的概念。为保持栓剂原有体积，需引入置换价的概念，药物的重量与同体积基质重量的比值称为该药物对基质的置换价。故本题选 C。

20. C

21. D。本题考查的是软膏剂的制备方法。按照形成的软膏类型、制备量及设备条件不同，采用的方法也不同。溶液型或混悬型软膏常采用研磨法或熔融法；乳剂型软膏常在形成乳剂型基质过程中或在形成乳剂型基质后加入药物，称为乳化法。故本题选 D。

22. B。本题考查的是栓剂的质量要求。栓剂的一般质量要求：①药物与基质应混合均匀，栓剂外形应完整光滑，A 正确；②塞入腔道后应无刺激性，应能融化、软化或溶解，并与分泌液混合，逐步释放出药物产生局部或全身作用，B 错误，E 正确；③应有适宜的硬度，以免在包装、贮藏或使用时变形，C、D 正确。故本题选 B。

23. D 24. A

25. E。本题考查的是栓剂基质的要求。制备栓剂的基质应具备下列要求：①具有润湿或乳化能力，水值较高，A 正确；②不因晶形的软化而影响栓剂的成型，B 正确；③基质的熔点与凝固点的间距不宜过大，油脂性基质的酸价在 0.2 以下，皂化值应在 200～245 之间，碘价低于 7，C、D 正确，E 错误。故本题选 E。

26. E。本题考查的是栓剂的概念、种类和特点。栓剂系指药物与适宜基质制成供人

体腔道给药的制剂。栓剂在常温下为固体，塞入人体腔道后，在体温下能迅速软化、熔融或溶解于分泌液，逐渐释放药物而产生局部或全身作用。栓剂因使用腔道不同而有不同的名称，如直肠栓、阴道栓、尿道栓、喉道栓、耳用栓和鼻用栓等。目前，常用的栓剂有直肠栓和阴道栓。故本题选 E。

27. D。本题考查的是油脂性软膏剂基质。油脂性基质中以烃类基质凡士林为常用，固体石蜡与液体石蜡用以调节稠度，类脂包括羊毛脂、蜂蜡和二甲硅油（也称硅酮）。故本题选 D。

28. A。本题考查的是软膏剂基质的种类。软膏剂的基质是药物的赋形剂和载体，在软膏剂中用量大。软膏剂常用的基质有油脂性基质、水溶性基质和乳剂型基质三大类。油脂性基质包括烃类、类脂类、油脂类和硅酮类等多种类别的物质。常用的烃类基质有凡士林和石蜡，羊毛脂为类脂类基质，硅酮属硅酮类油脂性基质，聚乙二醇属于水溶性基质。故本题选 A。

29. D。本题考查的是羊毛脂的功能。羊毛脂具体良好的吸水性，常与凡士林合用，以改善凡士林的吸水性与渗透性。故本题选 D。

30. D。本题考查的是栓剂制备中模型栓孔内涂润滑剂的种类。模孔内涂润滑剂有两类：脂肪性基质的栓剂，常用软肥皂、甘油各一份与 95% 乙醇五份混合所得；水溶性或亲水性基质的栓剂，则用油性润滑剂，如液体石蜡、植物油等。故本题选 D。

31. C。本题考查的是栓剂的基质。可可豆脂有 α、β、β′、γ 四种晶型，A 正确；它主要是含硬脂酸、棕榈酸、油酸、亚油酸和月桂酸的甘油酯，B 正确；半合成脂肪酸酯化学性质稳定，成形性能良好，具有保湿性和适宜的熔点，不易酸败，C 错误；目前取代天然油脂的较理想的栓剂基质，D 正确；国内已生产的有半合成椰油酯、半合成山苍子油酯、半合成棕榈油酯、硬脂酸丙二醇酯

等，E 正确。故本题选 C。

32. B。本题考查的是栓剂基质的种类。栓剂常用基质分为两类：油脂性基质、水溶性基质。油脂性基质包括可可豆脂和半合成或全合成脂肪酸甘油酯，后者目前有半合成椰油酯、半合成山苍子油酯、半合成棕榈油酯、硬脂酸丙二醇酯等。水溶性基质有甘油明胶、聚乙二醇、聚氧乙烯（40）单硬脂酸酯类、泊洛沙姆。故本题选 B。

33. B　34. D　35. E

36. B。本题考查的是栓剂的处方组成。栓剂中药物加入后可溶于基质中，供制栓剂用的固体药物，除另有规定外应预先用适宜方法制成细粉，并全部通过六号筛。故本题选 B。

37. E。本题考查的是栓剂质量要求。栓剂应作重量差异、融变时限、药物溶出速度和吸收试验、稳定性和刺激性试验等多项检查，A、B、C、D 正确，E 错误。故本题选 E。

38. A。本题考查的是缓、控释制剂的骨架载体材料。骨架材料分为不溶性骨架材料、溶蚀性骨架材料和亲水凝胶骨架材料。亲水凝胶骨架材料主要是一些亲水性聚合物，包括天然胶、纤维素衍生物、非纤维素糖类和高分子聚合物。乙基纤维素为不溶性物，属于不溶性骨架物。故本题选 A。

39. D。本题考查的是凝胶基质。水性凝胶的基质一般由西黄蓍胶、明胶、淀粉、纤维素衍生物、聚羧乙烯和海藻酸钠等加水、甘油或丙二醇等制成，A、B、E 正确；卡波姆也是水性凝胶剂，C 正确，D 错误。故本题选 D。

40. A

41. A；42. D；43. C。本题要点是栓剂基质。可可豆脂有 α、β、β′、γ 四种晶型，具有同质多晶的性质，故 41 题选 A。半合成脂肪酸甘油酯为目前取代天然油脂的较理想的栓剂基质，故 42 题选 D。甘油明胶基质常作为局部杀虫、抗菌的阴道栓基质，故 43 题

选 C。

44. C　45. D　46. E　47. A　48. B

第六节　气雾剂、喷雾剂与粉雾剂

1. E。本题考查的是气雾剂的优缺点。气雾剂具有速效和定位作用，A 正确；使用方便，药物可避免胃肠道的破坏和肝脏首过作用，B 正确；药物密闭于容器内能保持药物清洁无菌，C 正确；且由于容器不透明，避光且不与空气中的氧或水分直接接触，增加了药物的稳定性，E 错误；因气雾剂需要耐压容器、阀门系统和特殊的生产设备，所以生产成本高，D 正确。故本题选 E。

2. D。本题考查的是气雾剂的优缺点。气雾剂可在呼吸道、皮肤或其他腔道起局部或全身作用，A 正确；因气雾剂需要耐压容器、阀门系统和特殊的生产设备，所以生产成本高，B 正确。抛射剂有高度挥发性因而具有制冷效应，多次用于受伤皮肤可引起不适与刺激，C 正确；氟氯烷烃类抛射剂在动物或人体内达一定浓度都可致敏心脏，造成心律失常，故治疗用的气雾剂对心脏病患者不适宜，D 错误；可以用定量阀门准确控制剂量，E 正确。故本题选 D。

3. D　4. C

5. C。本题考查的是气雾剂的组成。气雾剂是由抛射剂、药物与附加剂、耐压容器和阀门系统所组成，A、B、D、E 正确，C 错误。故本题选 C。

6. B

7. E。本题考查的是抛射剂的分类。抛射剂一般可分为氟氯烷烃，又称氟利昂、碳氢化合物（包括丙烷、正丁烷和异丁烷）及压缩气体（有二氧化碳、氮气和一氧化氮）三类，A、B、C、D 正确，E 错误。故本题选 E。

8. C

9. B。本题考查的是溶液型气雾剂的潜溶剂。药物可溶于抛射剂及潜溶剂者，常配制成溶液型气雾剂。一般可加入适量乙醇或

丙二醇作潜溶剂，使药物和抛射剂混溶成均相溶液。故本题选B。

10. C。本题考查的是气雾剂中的抛射剂。抛射剂一般可分为氟氯烷烃，又称氟利昂、碳氢化合物（包括丙烷、正丁烷和异丁烷）及压缩气体（有二氧化碳、氮气和一氧化氮）三类。故本题选C。

11. B　12. B　13. B

14. C。本题考查的是气雾剂的质量评价。气雾剂的质量检查主要包括以下检查项目：①安全、漏气检查，A正确；②装量与异物检查，B正确；③喷射速度和喷出总量检查，D正确；④有效部位药物沉积量检查，E正确。C错误。故本题选C。

15. A；16. C。17. E。本题要点是气雾剂的种类。二相气雾剂一般指溶液型气雾剂，由气－液两相组成，故15题选A。喷雾剂系指含药溶液、乳状液或混悬液填充于特制的装置中，使用时借助手动泵的压力、高压气体、超声振动或其他方法将内容物呈雾状物释出的制剂，故16题选C。吸入粉雾剂系指微粉化药物或与载体以胶囊、泡囊或多剂量贮库形式，采用特制的干粉吸入装置，由患者主动吸入雾化药物至肺部的制剂，故17题选E。

第七节　浸出制剂与中药制剂

1. B。本题考查的是浸出过程。浸出过程指溶剂进入细胞组织溶解其有效成分后变成浸出液的全部过程，实质上就是溶质由药材固相转移到液相中的传质过程，系以扩散原理为基础。一般药材浸出过程包括浸润、渗透过程；解吸、溶解过程；扩散过程和置换过程这几步。故本题选B。

2. B

3. D。本题考查的是溶剂提取常用的提取方法。浸出的基本方法有煎煮法、浸渍法、渗滴法，有时为了达到有效成分的有效分离，常采用大孔树脂吸附分离技术及超临界萃取技术进行有效成分的精制操作。A、B、C、E

正确，D错误。故本题选D。

4. C。本题考查的是酊剂制备所采用的方法。酊剂的制备方法有稀释法、溶解法、浸渍法和渗滤法，A、B、D、E正确，C错误。故本题选C。

5. A。本题考查的是流浸膏剂的概念和特点。流浸膏剂系指药材用适宜的溶剂提取，蒸去部分溶剂，调整浓度至规定标准而制成的液体制剂。除另有规定外，流浸膏剂每1 ml相当于原有药材1 g。故本题选A。

6. B。本题考查的是药材的粉碎。含脂肪油较多的药物，如杏仁、桃仁、苏子、大风子等需先捣成稠糊状，再与已粉碎的其他药物掺研粉碎（俗称串油法）。故本题选B。

7. A。本题考查的是浸出技术的定义。浸出技术系指用适当的溶剂和方法，从药材（动、植物）中浸出有效成分的工艺技术。故本题选A。

8. E。本题考查的是影响药材的浸出因素。影响药材的浸出因素包括浸出溶剂、药材的粉碎粒度、浸出温度、浓度梯度、浸出压力、药材与溶剂的相对运动速度以及新技术的应用，A、B、C、D正确，E错误。故本题选E。

9. B。本题考查的是浸出制剂的种类。常用的浸出溶剂包括汤剂、酒剂、酊剂、浸膏剂、流浸膏剂与煎膏剂，A、C、D、E正确，B错误。故本题选B。

10. A。本题考查的是煎煮法。煎煮法是将药材加水煎煮，去渣取汁的操作过程。适用于有效成分溶于水且遇湿热稳定的药材及有效成分不明确的药材。故本题选A。

11. B。本题考查的是浸渍法。浸渍法适用于黏性药材、无组织结构药材及新鲜易膨胀药材。故本题选B。

12. A。本题考查的是药材的浸出过程。一般药材浸出过程包括下列相互联系的几个阶段：①浸润、渗透过程，B正确；②解吸、溶解过程，C正确；③扩散过程，D正确；④置换过程，E正确。粉碎属于药材的预处理，A 错误。故本题选 A。

13. A。本题考查的是浸出溶剂乙醇的作用。乙醇含量在 20% 以上时，浸出液具有防腐作用。故本题选 A。

14. D。本题考查的是影响浸出的因素。溶剂的用量、溶解性能等理化性质对浸出的影响较大，A 正确；恰当地升高温度，B 正确；浓度梯度越大浸出速度越快，C 正确；粉碎需有适当的限度，细粉虽有较大的面积，但过细的粉末并不适于浸出，D 错误；应用适宜的表面活性剂常能提高浸出溶剂的浸出效能，E 正确。故本题选 D。

15. C。本题考查的是影响浸出的关键因素。浸出的关键在于保持最大浓度梯度。故本题选 C。

第八节 制剂新技术

1. C。本题考查的是固体分散体常用载体材料。有机酸类属于水溶性固体分散体的载体材料，常用的有：枸橼酸、酒石酸、琥珀酸、胆酸、脱氧胆酸。故本题选 C。

2. E。本题考查的是固体分散体的载体材料。固体分散体的载体材可分为水溶性、水不溶性和肠溶性三大类。其中肠溶性载体材料包括纤维素类，常用的有邻苯二甲酸醋酸纤维素（CAP）、邻苯二甲酸羟丙甲纤维素（HPMCP）、羧甲乙纤维素（CMEC）等，聚丙烯酸树脂类，常用 eudragit L100 和 eudragit S100 等。故本题选 E。

3. B。本题考查的是水不溶性载体材料。常用的难溶性载体材料有乙基纤维素（EC）。故本题选 B。

4. D　5. A

6. D。本题考查的是包合物的优点。药物作为客分子经包合后，溶解度增大，稳定性提高，液体药物可粉末化，可防止挥发性成分挥发，掩盖药物的不良气味或味道，调节释放速率，提高药物的生物利用度，降低药物的刺激性与毒副作用等。故本题选 D。

7. D　8. C　9. B

10. E。本题考查的是靶向制剂。靶向制剂可提高药物的安全性、有效性、可靠性和患者的顺应性，A 正确；不同粒径的微粒经静脉注射后可以被动靶向于不同组织器官，B 正确；主动靶向制剂是用修饰的药物载体作为"导弹"，将药物定向地运送到靶区浓集发挥药效，C 正确；物理化学靶向制剂系指应用某些物理化学方法可使靶向制剂在特定部位发挥药效。包括磁性靶向制剂、栓塞靶向制剂、热敏靶向制剂和 pH 敏感的靶向制剂，D 正确；免疫脂质体是主动靶向制剂，E 错误。故本题选 E。

11. C　12. A　13. A　14. B　15. E

16. E。本题考查的是缓、控释制剂的影响因素。设计缓、控释制剂应考虑与药理学有关的因素是药物剂量和治疗指数。故本题选 E。

17. A　18. D

19. E。本题考查的是释放数据处理方法。为便于定量和定性地研究和比较各制剂的体外释放曲线，常用的数学模型有：①零级动力学方程，A 正确；②一级动力学方程，B 正确；③Higuchi 方程，C 正确；④Weibull 方程，D 正确；⑤Peppas 方程；⑥药物平均释放时间（MDT）；⑦拟合因子 f_1 和 f_2。E 错误。故本题选 E。

20. D。本题考查的是缓、控释制剂的特点。缓、控释制剂与普通制剂相比可减少给药次数，方便使用，提高病人的服药顺应性；血药浓度平稳，避免或减小峰 – 谷现象，有利于降低药物的毒副作用；减少用药的总剂量，可用最小剂量达到最大药效；不适用于剂量很大、半衰期很长或很短的药物。故本题选 D。

21. E。本题考查的是制备缓、控释制剂的方法。利用扩散原理达到缓、控释作用的方法有包衣、制成微囊、制成不溶性骨架片、增加黏度以减小扩散速度、制成乳剂和植入剂等，A、B、C、D 正确，E 错误。故本题选 E。

22. A。本题考查的是缓、控释制剂释药的原理。利用溶出原理达到缓释作用的方法有制成溶解度小的盐或酯，与高分子化合物生成难溶性盐、控制颗粒的大小等。故本题选 A。

23. C。本题考查的是缓、控释制剂设计的理化因素。缓、控释制剂设计的理化因素包括药物的溶解度、药物的稳定性、油水分配系数以及其他性质（如相对分子质量、药物的晶型、粒度、溶解速率等），A、B、D、E 正确，生物半衰期是药物动力学因素，C 错误。故本题选 C。

24. A。本题主要考查缓、控释制剂体外释放度试验方法。缓、控释制剂体外释放度试验通常水溶性药物制剂选用转篮法，难溶性药物制剂选用浆法，小剂量药物选用小杯法，小丸剂选用转瓶法，微丸剂可选用流室法。故本题选 A。

25. B。本题考查的是经皮吸收制剂的类型。经皮吸收制剂包括膜控释型、黏胶分散型、骨架扩散型和微贮库型，A、C、D、E 正确，B 错误。故本题选 B。

26. C。本题考查的是缓、控释制剂体外释放度试验取样点的设计。缓释、控释制剂的释放度至少选出 3 个取样时间点，第一点为开始 0.5～2 小时的取样时间点，用于考查药物是否有突释；第二点为中间的取样时间点，用于确定释药特性；最后的取样时间点，用于考查释药量是否基本完全。故本题选 C。

27. A。本题考查的是缓、控释制剂设计的理化因素。缓、控释制剂设计的药物动力学有关的因素包括药物吸收、生物半衰期、药物代谢。故本题选 A。

28. A。本题考查的是缓、控释材料制备的载体材料和附加剂。缓释、控释制剂的载体材料有阻滞剂、骨架材料、包衣材料和增稠剂，B、C、D、E 正确，压敏胶是黏胶分散型经皮吸收制剂的成分，A 错误。故本题选 A。

29. C　30. B

31. C。本题考查的是 TTS 的常用材料。压敏胶是指那些在轻微压力下即可实现粘贴同时又容易剥离的一类胶黏材料，起着保证释药面与皮肤紧密接触以及药库、控释等作用。常用的有聚异丁烯（PIB）类压敏胶、丙烯酸类压敏胶、硅橡胶压敏胶等。故本题选 C。

32. A。本题考查的是药物经皮吸收的途径。透过角质层和表皮进入真皮，扩散进入毛细血管，转移至体循环。这是药物经皮吸收的主要途径。故本题选 A。

33. B。本题考查的是骨架材料。常用的膜聚合物和骨架聚合物有乙烯 - 醋酸乙烯共聚物（EVA）、聚氯乙烯（PVC）、聚丙烯（PP）、聚乙烯（PE）、聚对苯二甲酸乙二醇酯（PET）等。故本题选 B。

34. D。本题考查的是固体分散体的概念产生时间。固体分散体的概念是由 Sekiguchi 等于 1961 年最早提出的，并以尿素为载体材料，用熔融法制备了磺胺噻唑固体分散体，口服后吸收及排泄均比磺胺噻唑明显加快。故本题选 D。

35. D。本题考查的是背衬材料。背衬材料，常用多层复合铝箔，即由铝箔、聚乙烯或聚丙烯等膜材复合而成的双层或三层复合膜。故本题选 D。

36. E。本题考查的是共沉淀物的常用载体材料。共沉淀物也称共蒸发物，是由药物与载体材料以恰当比例混合形成共沉淀无定形物。因其有如玻璃的质脆、透明、无确定的熔点，有时又称玻璃态固熔体。常用载体材料为多羟基化合物，如枸橼酸、蔗糖、PVP 等，A、B、C、D 正确，E 错误。故本题选 E。

37. C

38. D。本题考查的是固体分散体的速释原理。药物在固体分散体中所处的状态是影响药物溶出速率的重要因素。药物以分子状态、胶体状态（胶体、无定形和微晶等状态分散）、亚稳定态、微晶态以及无定形态在载体材料中存在，载体材料可阻止已分散的药物再聚集粗化，有利于药物溶出。药物在固体分散物中的分散状态不同，溶出速率也不同，一般溶出速率的快慢为：分子状态＞无定形＞微晶。药物的高度分散状态有利于药物的溶出。故本题选 D。

39. A。本题考查的是环糊精。多数环糊精与药物可以达到摩尔比 1∶1 包合，若环糊精用量少，药物包合不完全。故本题选 A。

40. E　41. A

42. B。本题考查的是溶蚀性骨架材料。溶蚀性骨架材料是指疏水性强的脂肪类或蜡类物质，如动物脂肪、蜂蜡、巴西棕榈蜡、氢化植物油、硬脂醇、单硬脂酸甘油酯、硬脂酸丁酯等。故本题选 B。

43. A。本题考查的是天然高分子囊材。天然高分子材料是最常用的囊材，因其稳定、无毒、成膜性好。常用的有明胶、阿拉伯胶、海藻酸盐、壳聚糖等。故本题选 A。

44. C。本题考查的是生物可降解性合成高分子囊材。生物可降解性合成高分子囊材常有聚碳酯、聚氨基酸、聚乳酸（PLA）、聚丙交酯－乙交酯共聚物（PLGA）、聚乳酸－聚乙二醇嵌段共聚物（PLA－PEG）、ε－己内酯与丙交酯嵌段共聚物等。故本题选 C。

45. A；46. B；47. D。本题考查的是制剂新技术。包合物的制备方法有饱和水溶液法、研磨法、冷冻干燥法、喷雾干燥法和超声法等，故 45 题选 A。药物固体分散体的常用制备方法有 6 种，即熔融法、溶剂法、溶剂－熔融法、溶剂－喷雾（冷冻）干燥法、研磨法和双螺旋挤压法，故 46 题选 B。相分离法可以制备微囊，包括单凝聚法、复凝聚法、溶剂－非溶剂法、改变温度法和液中干燥法，故 47 题选 D。

第九节　生物技术药物制剂

1. D

2. E。本题考查的是蛋白质多肽类药物的理化性质。蛋白质在水中形成亲水胶体，

颗粒大小在 1～100 nm 之间，B 正确。蛋白质分子具有旋光性，总体旋光性由构成氨基酸各个旋光度的总和决定，通常是右旋，它由螺旋结构引起，C 正确。大部分蛋白质均含有带苯环的苯丙氨酸、酪氨酸与色氨酸，苯环在紫外 280 nm 有最大吸收，D 正确。蛋白质是两性电解质，在不同 pH 条件下蛋白质会成为阳离子、阴离子或两性离子，A 正确。故本题选 E。

3. A。本题考查的是蛋白质冷冻干燥。在蛋白质类药物冻干的过程中常加入某些冻干保护剂来改善产品的外观和稳定性，如甘露醇、山梨醇、蔗糖、葡萄糖、右旋糖酐等。故本题选 A。

4. A。本题考查的是控释微球制剂。为了达到蛋白质类药物控制释放，可将其制成生物可降解的微球制剂，目前已经实际应用的生物可降解材料有聚乳酸（PLA）或聚丙交酯－乙交酯（PLGA）。故本题选 A。

5. E；6. D；7. C。本题考查的是蛋白质的结构特点。一级结构为初级结构，指蛋白质多肽链中的氨基酸排列顺序，包括肽链数目和二硫键位置。二级结构指蛋白质分子中多肽链骨架的折叠方式，即肽链主链有规律的空间排布，一般有 α－螺旋结构与 β－折叠形式。三级结构是指一条螺旋肽链，即已折叠的肽链在分子中的空间构型，即分子中的三维空间排列或组合方式系一条多肽链中所有原子的空间排布。四级结构是指具有三级结构的蛋白质各亚基聚合而成的大分子蛋白质，四级结构可以由两个以上的小亚基聚合而成。故 5 题选 E，6 题选 D，7 题选 C。

8. B　9. E　10. C　11. A

第十节　药物制剂稳定性

1. C　2. B　3. B

4. C。本题考查的是药物制剂的物理和化学稳定性。药物晶型分为稳定型和亚稳定型，亚稳定型可转变为稳定型，属热力学不稳定晶型。由于其溶解度大于稳定型药物，

故常用亚稳定型药物制成多种固体制剂。制剂中不应避免使用。乳剂中由于分散相和分散介质比重不同，乳剂放量过程中分散相上浮，出现分层，分层不是破坏，经振摇后仍能分散为均匀乳剂。絮凝剂作为电解质，可降低 ζ – 电位，当其 ζ – 电位降低 $20 \sim 25 mV$ 时，混悬微粒可形成絮状沉淀，这种现象称为絮凝，加入的电解质称为絮凝剂。乳剂常因乳化剂的破坏而使乳剂油水两相分离，造成乳剂的破坏。乳剂破裂后不能再重新分散恢复原来的状态。给出质子或接受质子的催化称为一般酸碱催化，而不是特殊酸碱催化。故本题选 C。

5. A

6. B。本题考查的是药物制剂稳定性。大气中的氧是引起药物制剂氧化的主要因素，A、D 正确；协同剂（酒石酸、枸橼酸等）能显著增强抗氧化剂的效果，C 正确；一般来说，温度升高，药物的降解速度加快，B 错误；添加抗氧剂也可阻止氧化，E 正确。故本题选 B。

7. E。本题考查的是影响药物制剂稳定的因素。影响药物制剂稳定性的因素包括处方因素和环境因素。处方因素是指 pH、广义的酸碱催化、溶剂、离子强度、表面活性剂、赋形剂与附加剂等；环境因素是指温度、光线、空气（氧）、金属离子、湿度和水分、包装材料。故本题选 E。

8. A。

9. D。本题考查的是提高注射剂稳定性的方法。药物的水解速度主要由 pH 决定，A

正确；在溶液中和容器空间通入惰性气体如二氧化碳或氮气，置换其中的空气，B 正确；包装上采用避光技术如采用棕色玻璃瓶或在容器内衬垫黑纸等来提高制剂对光的稳定性，C 正确；金属离子对自动氧化反应有显著催化作用，D 错误。故本题选 D。

10. C。本题考查的是药物降解易氧化的种类。药物的氧化过程与化学结构有关，药物氧化后，不仅效价损失，而且可能产生颜色或沉淀，主要包括酚类和烯醇类。故本题选 C。

11. E。本题考查的是药品稳定性。零级反应的反应速度与反应物浓度无关，而受其他因素的影响，如反应物的溶解度或某些光化反应中光的照度等的影响。故本题选 E。

12. D。本题考查的是化学稳定性的定义。化学稳定性是指药物由于水解、氧化等化学降解反应，使药物含量（或效价）、色泽产生变化。故本题选 D。

13. D；14. E；15. A。加速试验的常规试验法：此项试验是在温度 $40 ℃ \pm 2 ℃$、相对湿度 $75\% \pm 5\%$ 的条件下放置 6 个月，供试品要求 3 批，按市售包装，故 13 题选 D。长期试验的实验方法：长期试验是接近药品的实际贮存条件（$25 ℃ \pm 2 ℃$，相对湿度 $75\% \pm 5\%$）下进行，其目的是为了制订药物的有效期提供依据，故 14 题选 E。高温试验：供试品开口置适宜的洁净容器中，$60 ℃$ 温度下放置 10 天，于第 5 天和第 10 天取样，按稳定性重点考察项目进行检测，故 15 题选 A。

第二章　医院药事管理

第一节　医院药事与医院药事管理

1. E。本题考查的是医院药事管理的内容。医院药事管理包括：医院药事组织管理；医院药事法规制度管理；业务技术管理；医

院药学的质量管理；医院药品经济管理；医院药物信息管理。不包括医院药品宣传管理。故本题选 E。

2. A。本题考查的是医疗机构药事管理工作模式。医院药事管理是指医疗机构以病

人为中心，以临床药学为基础，对临床用药全过程进行有效的组织实施与管理，促进临床科学、合理用药的药学技术服务和相关的药品管理工作。故本题选A。

3. E　4. E

第二节　医院药事的组织管理

1. C。本题考查的是药师的职业道德准则。药师的职业道德准则包括三部分：①药师自身的要求：爱岗敬业、精益求精；认真负责、保证质量；诚实信用、团结协作；不为名利、廉洁正直。②对患者、对社会的责任：保证药品的质量，提供合格药品；关爱患者，热忱服务；一视同仁，平等对待；尊重人格，保护隐私。③对药学职业的责任：药师的行为要能给药学职业带来信任和荣誉，促进药学事业的发展和提高，绝不从事任何可能败坏职业荣誉的活动。A、B、D、E均正确。没有"促进医药行业的发展"这一项，故本题选C。

2. D。本题考查的是三级医院药学部门负责人要求。据《医疗机构药事管理规定》第十四条，二级以上医院药学部门负责人应当具有高等学校药学专业或者临床药学专业本科以上学历，及本专业高级技术职务任职资格。故本题选D。

3. D。本题考查的是医务人员的任职资格。《静脉用药集中配制质量管理规范》规定，负责静脉用药医嘱或处方适宜性审核的人员，应当具有药学专业本科以上学历、5年以上临床用药或调剂工作经验、药师以上专业技术职务任职资格。故本题选D。

4. C

5. A。本题考查的是日本的医院药学部门称谓。日本的医院药学部门叫做药局、药剂部，我国医院药学部门的名称有药房、药局、药材科、药械科、药剂科、药务处、药学部等多种称谓。故本题选A。

6. B

7. A。本题考查的是药事管理委员会组成。成立医疗机构药事管理与药物治疗学组的医疗机构由药学、医务、护理、医院感染、临床科室等部门负责人和具有药师、医师以上专业技术职务任职资格人员组成。医疗机构负责人任药事管理与药物治疗学委员会（组）主任委员，药学和医务部门负责人任药事管理与药物治疗学委员会（组）副主任委员。故本题选A。

8. C。本题考查的是二级医院临床药师配备问题。医疗机构应当根据本机构性质、任务、规模配备适当数量临床药师，三级医院临床药师不少于5名，二级医院临床药师不少于3名。临床药师应当具有高等学校临床药学专业或者药学专业本科毕业以上学历，并应当经过规范化培训。故本题选C。

9. B。本题考查的是医院药学部门的分布。药品分析室、动物实验室、卫生学检查室属于药品检验部门。制剂部门包括门诊调剂室、住院部调剂室、中药调剂室和急诊调剂室。临床药学部门包括治疗药物监测室、药物信息资料室、合理用药咨询室和不良反应监测室。药品保管部门包括西药库、中药库、自配制剂库、特殊管理药品库和冷藏库。药学教学科研部门包括药物研究室、医院药学教研室和计算机室。故本题选B。

10. E。本题考查的是药师的职责。①在科主任领导和主任药师、主管药师指导下进行工作；②调配复杂配方，承担普通制剂、灭菌制剂和中药加工炮制，研究解决技术上的疑难问题，担任麻醉药品、医疗用毒性药品和精神药品的管理、供应工作；③负责药品质量的监督检验，保证临床用药安全、有效；④开展药品咨询业务，收集、整理文献资料，编写药品简讯，负责向医护人员介绍药品，指导合理用药；⑤结合临床开展中、西药品新制剂、药品配伍变化等方面的研究，配合临床做好新药实验工作；⑥承担教学和进修任务，实习生的培训，对药剂上的工作进行技术指导。其职责不包括药剂科的管理工作。故本题选E。

11. A。本题考查的是医疗机构药事管理委员会人员要求。医疗机构负责人任药事管理与药物治疗学委员会（组）主任委员，A正确。药学和医务部门负责人任药事管理与药物治疗学委员会（组）副主任委员，B错误。故本题选 A。

12. A。本题考查的是成立药事管理委员会条件。二级以上医院应当设立药事管理与药物治疗学委员会；其他医疗机构应当成立药事管理与药物治疗学组。故本题选 A。

13. E。本题考查的是药学部门的任务。医院药学中心具体负责药品管理、药学专业技术服务和药事管理工作，开展以患者为中心、以合理用药为核心的临床药学工作，组织药师参与临床药物治疗，提供药学专业技术服务。故本题选 E。

14. A。本题考查的是药事管理组织和药学部门的设置条件。二级以上医院应当设立药事管理与药物治疗学委员会；其他医疗机构应当成立药事管理与药物治疗学组，B、C、D、E 均不选。诊所、卫生所、医务室、卫生保健所和卫生站可不设药事管理组织机构和药学部门，由机构负责人指定医务人员负责药事工作。故本题选 A。

15. C；16. D。本题考查的是医院药事管理委员会的成员任职资格。二级医院药事管理委员会可以根据情况由具有中级以上技术职务任职资格的药学、临床医学、护理和医院感染管理、医疗行政管理等人员组成，故15 题选 C。二级以上医院药事管理与药物治疗学委员会委员由具有高级技术职务任职资格的药学、临床医学、护理和医院感染管理、医疗行政管理等人员组成，故16 题选 D。

17. A；18. A；19. E。本题考查的是人员配备。《药品管理法实施条例》规定，经营处方药、甲类非处方药的药品零售企业应当依法配备执业药师或者其他依法经资格认定的药学技术人员，故17、18 题均选 A；医疗机构审核和调配处方的药剂人员必须是依法经资格认定的药学技术人员，故 19 题选 E。

20. A　21. C　22. B

第三节　调剂管理

1. D。本题考查的是处方药的相关知识。非处方药是指由国务院药品监督管理部门公布的，不需要凭执业医师和执业助理医师处方，消费者可以自行判断、购买和使用的药品。而处方药是凭执业医师和执业助理医师处方方可购买的，故 D 错误，选 D。

2. D。本题考查的是处方的调剂。药师发现严重不合理用药或者用药错误，应当拒绝调剂，及时告知处方医师，并应当记录，按照有关规定报告。而非医生签字确认后方可调剂。故本题选 D。

3. D。本题考查的是处方权的获得。执业医师经考核合格后取得麻醉药品和第一类精神药品的处方权，药师经考核合格后取得麻醉药品和第一类精神药品调剂资格。故本题选 D。

4. B。本题考查的是处方保存期限。《麻醉药品和精神药品管理条例》规定，医疗机构应当对麻醉药品和精神药品处方进行专册登记，加强管理。麻醉药品处方至少保存 3 年，精神药品处方至少保存 2 年。故本题选 B。

5. B。本题考查的是调剂管理的规定。医疗机构的药物专业技术人员必须严格执行操作规程和医嘱、处方管理制度，认真审查和核对，确保发出药品的准确、无误。为保证患者用药安全，除药品质量原因外，药品一经售出，不得退换。故本题选 B。

6. C。本题考查的是医疗机构对口服制剂的配发。医疗机构门急诊药品调剂室应当实行大窗口或者柜台式发药。住院（病房）药品调剂室对注射剂按日剂量配发，对口服制剂药品实行单剂量调剂配发。肠外营养液、危害药品静脉用药应当实行集中调配供应。故本题选 C。

7. D。本题考查的是"四查十对"内容。药学专业技术人员调剂处方时必须做到"四查十对"。查处方,对科别、性别、年龄;查药品,对药名、规格、数量、标签;查配伍禁忌,对药品性状、用法用量;查用药合理性,对临床诊断。故本题选D。

8. E。本题考查的是中药饮片的书写规范。中药饮片处方的书写,一般应当按照"君、臣、佐、使"的顺序排列;调剂、煎煮的特殊要求注明在药品右上方,并加括号,如布包、先煎、后下等;对饮片的产地、炮制有特殊要求的,应当在药品名称之前写明。故本题选E。

9. C。本题考查的是中药饮片的书写规范。开具西药、中成药处方,每一种药品应当另起一行,每张处方不得超过5种药品。故本题选C。

10. C。本题考查的是处方的有效时间。处方开具当日有效,特殊情况下需延长有效期的,由开具处方的医师注明有效期限,但有效期最长不得超过3天。故本题选C。

11. C。本题考查的是中药饮片的书写规范。处方书写应遵循以下规则:①处方用字的字迹应当清楚,不得涂改,如有修改,必须在修改处签名及注明修改日期;②医疗、预防、保健机构或医师、药师不得自行编制药品缩写名或用代号;③年龄必须写实足年龄,婴幼儿写日、月龄。必要时,婴幼儿要注明体重;④西药、中成药处方,每一种药品须另起一行。每张处方不得超过五种药品。中药饮片处方的书写,可按君、臣、佐、使的顺序排列。故本题选C。

12. D。本题考查的是处方组成。处方由三部分组成。①前记,包括医疗、预防、保健机构名称,处方编号,费别,患者姓名、性别、年龄,门诊或住院病历号,科别或病室和床位号,临床诊断,开具日期等;②正文,以Rp或R标示,分列写药品名称、剂型、规格、数量、用法、用量;③后记,医师签名和(或)加盖专用签章,药品金额以及审核、调配、核对、发药的药学专业技术人员签名。故本题选D。

13. B。本题考查的是调剂过程的步骤。为确保调剂工作质量,调剂人员必须严格执行调配工作流程。调剂过程大致分为6个步骤:收方→检查处方→调配处方→包装贴标签→复查处方→发药。故本题选B。

14. E。本题考查的是处方的内容。正文包括:药品名称、剂型、规格、数量、用法、用量。不包括药品金额。处方前记包括医院名称、就诊科室、门诊病例号、住院病例号、就诊日期、患者姓名、性别、年龄、临床诊断、处方编号等。处方后记包括医师、配方人、核对人、发药人的签名和发药日期等。故本题选E。

15. C。本题考查的是处方的用量。根据《处方管理办法》第二十四条规定为门(急)诊癌症疼痛患者和中、重度慢性疼痛患者开具的麻醉药品、第一类精神药品注射剂,每张处方不得超过3日常用量,故本题选C。

16. A。本题考查的是处方的书写规则。处方书写应当符合的规则有:每张处方限于一名患者的用药。字迹清楚,不得涂改;如需修改,应当在修改处签名并注明修改日期。故本题选A。

17. D。本题考查的是处方的管理。根据《处方管理办法》,处方包括前记、正文、后记三部分,A错误;药品名称应当使用规范的中文名称书写,没有中文名称的可以使用规范的英文名称书写,B错误;处方具有经济上、法律上、技术上的意义,C错误;医师开具处方和药师调剂处方,E错误。处方可以作为追查医疗事故责任的证据,具有法律上的意义,D正确。故本题选D。

18. A。本题考查的是急诊药房的药剂调配特点。急诊调剂工作经常需要应急作业,关键在于平时充分做好应付突发事件的准备,做到急救药品随时需要,随时供应。故本题选A。

19. E。本题考查的是处方的意义。根据医院管理的制度,不能根据医生处方量给予相应奖励的,处方也不是根据医生处方量给予相应奖励的依据，故本题选 E。

20. E。本题考查的是处方的问题处理。根据《药品管理法》，对有配伍禁忌或者超剂量的处方，应当拒绝调配；必要时，经处方医师更正或者重新签字，方可调配。故本题选 E。

21. C。本题考查的是《医疗机构药事管理规定》的内容。药品调剂工作是药学技术服务的重要组成部分。门诊药房实行大窗口或柜台式发药，住院药房实行单剂量配发药品。故本题选 C。

22. C；23. A。本题考查的是处方的组成。处方正文：以 Rp 或 R（拉丁文 Recipe "请取" 的缩写）标示，故 22 题选 C。处方前记包括医院名称、就诊科室、门诊病例号、住院病例号、就诊日期、患者姓名、性别、年龄、临床诊断、处方编号等，故 23 题选 A。

24. C；25. B。本题考查的是处方的限量。处方一般不得超过 7 日用量，故 24 题选 C。急诊处方一般不得超过 3 日用量，故 25 题选 B。对于某些慢性病、老年病或特殊情况，处方用量可适当延长，但医师必须注明理由。

第四节　制剂管理

1. D。本题考查的是《医疗机构制剂许可证》的事项变更。《医疗机构制剂许可证》变更分为许可事项变更和登记事项变更。许可事项变更是指制剂室负责人、配制地址、配制范围的变更。登记事项变更是指医疗机构名称、医疗机构类别、法定代表人、注册地址等事项的变更。故本题选 D。

2. D。本题考查的是医院制剂的分类。工艺类型可分为普通制剂：软膏剂、片剂、口服液体制剂、外用液体制剂等；灭菌制剂：注射剂、眼用制剂、滴鼻剂、滴耳剂等。故本题选 D。

3. C。省、自治区、直辖市（食品）药品监督管理部门应当在收到全部资料后 40 日内组织完成技术审评，符合规定的医疗机构制剂，发给《医疗机构制剂临床研究批件》。故本题选 C。

4. C。本题考查的是医院制剂的审批。医疗机构配制制剂须经所在地省级卫生行政部门审核同意，由省级药品监督管理部门批准，发给《医疗机构制剂许可证》。无《医疗机构制剂许可证》的，不得配制制剂。故本题选 C。

5. B。本题考查的是医院制剂的特点。医院制剂以自配、自用、市场无供应为原则。其特点是配制量少、剂型全、品种规格多、季节性强、使用周期短；疗效确切、不良反应低等；满足临床科研需要；费用较低，更易为患者所接受。故本题选 B。

第五节　药品供应管理

1. B。本题考查是药品出库必须遵循的原则。我国规定，药品的出库必须遵循先产先出、近期先出、先进先出、易变先出、按批号发药的原则。故本题选 B。

2. C。根据《麻醉药品和精神药品管理条例》第六十八条的规定，定点批发企业违反规定销售麻醉药品由药品监督管理部门责令限期改正，给予警告，并没收违法所得和违法销售的药品；逾期不改正的，责令停业，并处违法销售药品货值金额两倍以上五倍以下的罚款。故本题选 C。

3. B。本题考查的是麻醉药品调剂的备案时间。《麻醉药品和精神药品管理条例》规定，区域性批发企业之间因医疗急需、运输困难等特殊情况需要调剂麻醉药品和一类精神药品的，应当在调剂后 2 日内将调剂情况报省级药品监督管理部门备案。故本题选 B。

4. D。本题考查的是周转库的使用。医疗机构可以根据管理需要在门诊、急诊、住院等药房设置麻醉药品、第一类精神药品周转库（柜），库存不得超过本机构规定的数量。周转库（柜）应当每天结算，D 错误。故本题选 D。

5. E

6. B。本题考查的是药品标签的相关知识。根据《药品说明书和标签管理规定》第三条，药品说明书和标签由国家级食品药品监督管理部门予以核准，A 正确、B 错误。药品的标签应当以说明书为依据，其内容不得超出说明书的范围，不得印有暗示疗效、误导使用和不适当宣传产品的文字和标识，C、D、E 正确。故本题选 B。

7. E

8. B。本题考查的是不得零售的药品。《麻醉药品和精神药品管理条例》规定，麻醉药品和第一类精神药品不得零售。故本题选 B。

9. A。本题考查的是麻醉药品的管制。《麻醉药品、精神药品处方管理规定》指出，对于需要特别管制的麻醉药品，如盐酸哌替啶，其处方限量为一次用量，且药品仅限于医疗机构内使用。故本题选 A。

10. C。本题考查的是麻醉药品销售注意事项。《麻醉药品和精神药品管理条例》规定，全国性批发企业和区域性批发企业向医疗机构销售麻醉药品和第一类精神药品时应当将药品送至医疗机构，医疗机构不得自行提货。故本题选 C。

11. B。本题考查的是《麻醉药品和精神药品管理条例》。医师出现下列情形之一的，处方权由其所在医疗机构予以取消：不按照规定开具处方，造成严重后果的；超剂量开具麻醉药品属于这一类型，故本题选 B。

12. D 13. E 14. A

15. C。本题考查的是药品集中招标采购的原则。医疗机构药品采购实行集中管理，按不同特点，分为药品集中招标采购和集中议价采购。医疗机构集中招标采购应当坚持质量优先、价格合理，遵循公开、公平、公正和诚实信用原则。故本题选 C。

16. D；17. C；18. D。本题考查的是处方的相关知识。根据《处方管理法》，医疗机构供应和调配毒性药品，每次处方剂量不得

超过 2 日极量，故 16 题选 D。第二类精神药品一般每张处方不得超过 7 日常用量，故 17 题选 C。生产毒性药品及其制剂，必须严格执行生产工艺操作规程，建立完整的生产记录，保存五年备查，故 18 题选 D。

19. D 20. D

第六节 医院药品质量管理

1. E。本题考查的是完整的药品质量。完整的药品质量的概念除了包括以上五个方面以外（即药品的核心质量），还应该包括药品的包装标签说明书的质量、药品广告的质量、直接接触药品的包装材料和容器的质量。药品的质量特性包括有效性、安全性、稳定性和均一性五方面。故本题选 E。

2. B；3. A。本题考查的是 GMP、GLP、GCP 的概念。GMP 是 Good Manufacturing Practice 的缩写，即药品生产质量管理规范；GLP 是 Good Laboratory Practice 的缩写，即药品非临床研究质量管理规范；GCP 是 Good Clinical Practice 的缩写，即药物临床试验管理规范。故 2 题选 B，3 题选 A。

4. C；5. D；6. B。本题考查的是违反的法律责任。药品的生产企业、经营企业或者医疗机构从无《药品生产许可证》《药品经营许可证》的企业购进药品的，责令改正，没收违法购进的药品，并处违法购进药品货值金额二倍以上五倍以下的罚款；有违法所得的，没收违法所得；情节严重的，吊销《药品生产许可证》《药品经营许可证》或者医疗机构执业许可证书。故 4 题选 C。药品的生产企业、经营企业、药物非临床安全性评价研究机构、药物临床试验机构未按照规定实施《药品生产质量管理规范》《药品经营质量管理规范》《药物非临床研究质量管理规范》《药物临床试验质量管理规范》的，给予警告，责令限期改正；逾期不改正的，责令停产、停业整顿，并处五千元以上二万元以下的罚款；情节严重的，吊销《药品生产许可证》《药品经营许可证》和药物临床

试验机构的资格。故 5 题选 D。医疗机构将其配制的制剂在市场销售的，责令改正，没收违法销售的制剂，并处违法销售制剂货值金额一倍以上三倍以下的罚款；有违法所得的，没收违法所得。故 6 题选 B。

第七节　临床用药管理

1. B。本题考查的是重点药物监测的内容。重点药物监测主要是对一部分新药进行上市后监察，以便及时发现一些未知或非预期的不良反应，并作为这类药品的早期预警系统。哪些新药需要重要监测由药物不良反应专家咨询委员会决定。专家委员会根据该药品是否为新型药物；其相关药品是否有严重的不良反应；并估计该药是否会被广泛应用而决定取舍。故本题选 B。

2. D。本题考查的是处方点评结果分类。处方点评结果分为合理处方和不合理处方，合理处方包括不规范处方、用药不适宜处方及超常处方。故本题选 D。

3. D。本题考查的是不良反应的定义。药品不良反应是指合格药品在正常用法用量下出现的与用药目的无关的或意外的有害反应。包括副作用、毒性作用、后遗作用、药物依赖性、特异质反应、变态反应、继发反应以及致突变、致癌、致畸作用等。故本题选 D。

4. D。本题考查的是不良反应监测报告时间。省级药品不良反应监测机构应当对收到的定期安全性更新报告进行汇总、分析和评价，于每年 4 月 1 日前将上一年度定期安全性更新报告统计情况和分析评价结果报省级药品监督管理部门和国家药品不良反应监测中心。故本题选 D。

5. C。本题考查的是药品不良反应报告。《药品不良反应报告和监测管理办法》规定，进口药品自首次获准进口之日起 5 年内，报告该进口药品的所有不良反应；满 5 年的，报告新的和严重的不良反应。故本题选 C。

6. E。本题考查的是引起严重不良反应的情形。严重药品不良反应是指因使用药品引起以下损害情形之一的反应：①导致死亡；②危及生命；③致癌、致畸、致出生缺陷；④导致显著的或者永久的人体伤残或者器官功能的损伤；⑤导致住院或者住院时间延长；⑥导致其他重要医学事件，如不进行治疗可能出现上述所列情况的。不包括上市前未发现的损害。故本题选 E。

7. C　8. A

9. E。本题考查的是药品不良反应报告作用。根据《药品不良反应报告和监测管理办法》第五十七条，药品不良反应报告的内容和统计资料是加强药品监督管理、指导合理用药的依据。故本题选 E。

10. D

11. D。本题考查的是药物临床应用管理问题。发现可能与用药有关的严重不良反应，必须及时向当地省、自治区、直辖市人民政府药品监督管理部门和卫生行政部门报告。故本题选 D。

12. A。本题考查的是合理用药的核心。合理用药的基本原则为药品的安全性、有效性、经济性、适当性。合理用药的核心内容是安全性，故本题选 A。

第八节　医院药学科研管理

1. C。本题考查的是药物的临床试验研究。《药品管理法》规定，药物的非临床安全性评价研究机构和临床试验机构必须分别执行药物非临床研究质量管理规范、药物临床试验质量管理规范。故本题选 C。

2. D。本题考查的是新药研究的内容。新药研制包括：临床前研究和临床研究两个部分。按照国家规定，通过临床前和临床研究，获得申请上市所需要的试验数据和资料，经国家药品监督管理部门审评和批准，最终实现新药的问世。故本题选 D。

3. A。本题考查的是临床试验对受试者的保护措施。进行药物临床试验前，研究者或其指定的代表必须向受试者说明有关临床试验的详细情况，经充分和详细解释试验的情况后，须获得由受试者或其法定代理人签订的知情同意书。故本题选 A。

第九节 附 录

1. C。本题考查的是医疗机构配制的制剂使用管理。根据《药品管理法》第二十五条，医疗机构配制的制剂在特殊情况下，经国务院或者省、自治区、直辖市人民政府的药品监督管理部门批准，医疗机构配制的制剂可以在指定的医疗机构之间调剂使用，特殊情况包括发生灾情、疫情时。故本题选 C。

2. D。本题考查的是《中华人民共和国药品管理法》的相关规定。《中华人民共和国药品管理法》第五十八条规定：医疗机构应当向患者提供所用药品的价格清单。故本题选 D。

3. A。本题考查的是《处方管理办法》。麻醉药品和第一类精神药品处方印刷用纸为淡红色，右上角标注"精一"。普通处方用纸为白色。急诊处方用纸为淡黄色。故本题选 A。

4. A。本题考查的是不合理处方范围。根据《医院处方点评管理规范（试行）》，不合理处方包括三类，分别是不规范处方、用药不适宜处方及超常处方。故本题选 A。

5. C。本题考查的是《处方管理办法》的适用范围。根据《处方管理办法》第二条，《处方管理办法》适用于与处方开具、调剂、保管相关的医疗机构及其人员。故本题选 C。

6. C。本题考查的是处方书写要求。药品名称应当使用规范的中文名称书写，没有中文名称的可以使用规范的英文名称书写，但不一定要有英文名，C 错误。故本题选 C。

7. C。本题考查的是严重不良反应的定义。因使用药品引起的以下损害情形之一的反应。①引起死亡；②致癌、致畸、致出生缺陷；③对生命有危险并能够导致人体永久性或显著的伤残；④对器官功能产生永久性损伤；⑤导致患者住院或住院时间延长。故本题选 C。

8. D。本题考查的是医疗机构的制剂管理。根据《中华人民共和国药品管理法实施条例》第二十四条，医疗机构配制的制剂不得在市场上销售或者变相销售，故本题选 D。

9. E；10. C；11. D；12. A。本题考查的是麻醉药品与精神药品的法律责任。取得《麻醉药品、第一类精神药品购用印鉴卡》的医疗机构未依照规定购买、储存麻醉药品和第一类精神药品的，由设区的市级人民政府卫生主管部门责令限期改正，给予警告；逾期不改正的，处5000 元以上 1 万元以下的罚款；情节严重的，吊销其印鉴卡，故 9 题选 E。根据《麻醉药品和精神药品管理条例》第 73 条第 2 款的规定，未取得麻醉药品和第一类精神药品处方资格的执业医师擅自开具麻醉药品和第一类精神品处方的，由县级以上卫生主管部门给予警告，暂停执业活动；造成严重后果的，吊销其执业证书；构成犯罪的，依法追究刑事责任。故 10 题选 C。根据《麻醉药品和精神药品管理条例》第 73 条第 1 款的规定，具有麻醉药品和第一类精神药品处方资格的执业医师违反规定开具相关处方，或未按临床应用指导原则使用麻醉药品和第一类精神药品的，由其所在医疗机构取消其麻醉药品和第一类精神药品处方资格，造成严重后果的，由原发证机关吊销其执业证书。故 11 题选 D。执业医师未按照临床应用指导原则的要求使用第二类精神药品或者未使用专用处方开具第二类精神药品，造成严重后果的，由原发证部门吊销其执业证书。故 12 题选 A。

13. B；14. D。根据《医疗机构制剂配制质量管理规范（试行）》规定，制剂室和药检室的负责人应具有大专以上药学或相关专业学历，故 13 题选 B。从事制剂配制操作及药检人员，应经专业技术培训，具有基础理论知识和实际操作技能，故 14 题选 D。

专业知识

第一章 药 理 学

第一节 绪 言

1. E。本题考查的是临床药理研究的内容。临床药理学是研究药物与人体之间相互作用规律的学科。临床药理学研究分为 I、II、III、IV 期临床试验。故本题选 E。

第二节 药 效 学

1. D　2. C

3. E。本题考查的是阿托品的副作用。阿托品为 M 胆碱能受体阻断剂，对心脏、血管、平滑肌、腺体、眼及中枢神经系统都有影响，当用其缓解胃肠道痉挛时，同时阻断腺体 M 受体，引起口干等副作用。故本题选 E。

4. C。本题考查的是药物毒性反应的定义及特征。毒性反应是指用药剂量过大或时间过长而产生的对机体有害反应，A 正确；因服药剂量过大而立即发生的毒性，称急性毒性；因长期用药后逐渐发生的毒性，称慢性毒性，B 正确；肝肾功能不全患者会使药物代谢和排泄减慢，易引起蓄积中毒，D 正确。高敏性患者服用等量药物后，会产生和一般病人相似但强度更高的药理效应或毒性反应，E 正确。故本题选 C。

5. A

6. A。本题考查的是药物治疗指数的定义。治疗指数（TI）：用 LD_{50}/ED_{50} 表示。TI 值越大表示药物越安全。故本题选 A。

7. C

8. A。本题考查的是药物副作用的定义。副作用是指药物治疗量时出现的与治疗目的无关的不适反应。副作用一般都可预料且较轻微，是可逆性的功能变化。产生的原因是药物的选择性低。故本题选 A。

9. A；10. B。本题考查的是药物的不良反应。变态反应是指机体受药物刺激，发生异常的免疫反应，而引起生理功能的障碍或组织损伤。这种反应与用药剂量无关，反应性质也各不相同。故 9 题选 A。长期使用四环素类药物，使得敏感细菌被消灭，不敏感的细菌乘机大量繁殖，导致鹅口疮，肠炎等，属于继发反应（二重感染）。故 10 题选 B。

11. B　12. C　13. A

14. B；15. D；16. A；17. E。本题考查的是药物药效学关系中的几个概念。治疗指数（TI）：用 LD_{50}/ED_{50} 表示。TI 值越大表示药物越安全。故 14 题选 B。安全范围是指药物的最小有效量和最小中毒量之间的距离，其距离越大越安全。故 15 题选 D。安全指数用 LD_5/ED_{95} 表示。故 16 题选 A。安全界限用 $(LD_1 - ED_{99})/ED_{99}$ 表示。故 17 题选 E。

第三节 药 动 学

1. D。本题考查的是药物的分布和影响因素。大多数药物与血浆蛋白的结合具有可逆性和饱和性，仅游离型药物才能转运到作用部位产生药理效应，A、B 正确；结合型药物不能跨膜转运，不能被代谢或排泄，仅暂时储存在血液中，当血中游离型药物浓度降低时，结合型药物可随时释出游离型药物，从而达到新的动态平衡，C 正确；药物与血浆蛋白结合率越高，游离浓度越小，D 错误；药物与血浆蛋白结合率越高，在体内消除越慢，作用维持时间越长。药物与血浆蛋白的结合受药物浓度，血浆蛋白的质和量及解离常数等因素的影响，E 正确。故本题选 D。

2. B。本题考查的是肾小管分泌过程的特点。肾小管分泌是指药物由血管侧通过上皮细胞侧底膜摄入细胞，再从细胞内通过刷状缘膜向管腔侧流出的过程。该过程是一个主动转运的过程。属于载体介入系统，需要能量供应；载体可以被饱和，类似结构的药物可竞争同一载体。故本题选 B。

3. B。本题考查的是药物生物半衰期的计算。消除半衰期（t）指血药浓度降低一半所需要的时间。题干中反应速度为一级反应速度，因此 $t = 0.693/k$，$t = 20$ h。故本题选 B。

4. C。本题考查的是药动学的概念。药动学主要研究机体对药物处置的过程。包括药物在机体内的吸收、分布、生物转化（或称代谢）、排泄及血药浓度随时间而变化的规律。故本题选 C。

5. A。本题考查的是安替比林在体内的分布特点。安替比林在组织内的药物浓度和血液中的药物浓度几乎相等，在体内的分布容积近似于总体液量。故本题选 A。

6. A。本题考查的是清除率的定义。清除率是指单位时间内从体内清除的药物表观分布容积数，反映药物从体内的清除情况。故本题选 A。

7. E。本题考查的是药物淋巴系统转运过程。血液循环与淋巴循环构成体循环，A 正确；由于血流速度比淋巴液流速快 200 ~ 500 倍，故药物主要通过血液循环转运，B 正确；药物淋巴系统转运是十分重要的。某些特定物质如脂肪、蛋白质等大分子物质转运必须依赖淋巴系统，C 正确；当传染病、炎症、癌转移等使淋巴系统成为病灶时，必须使药物向淋巴系统转运，D 正确；淋巴循环可使药物不通过肝从而避免首过效应，E 错误。故本题选 E。

8. D。本题考查的是药物排泄的定义。药物在体内经吸收、分布、代谢后，最终以原形或代谢物经不同途径排出体外的过程称为药物排泄。故本题选 D。

9. E。本题考查的是生理情况下细胞外液的 pH。在生理情况下细胞内液 pH 约为 7.0，细胞外液 pH 约为 7.4。故本题选 E。

10. D　11. A

12. D。本题考查的是药物分布的影响因素。药物吸收后，通过各种生理屏障经血液转运到组织器官的过程称为分布。影响因素包括：血浆蛋白结合，局部器官血流量，组织亲和力，体液的 pH 和药物的理化性质，体内屏障。故本题选 D。

13. B

14. D。本题考查的是药物蓄积的定义。长期连续用药时，机体某些组织中的药物浓度有逐渐升高的趋势，这种现象称为蓄积。产生蓄积的主要原因是药物对该组织有特殊的亲和性，药物从组织返回血液循环的速度比其进入组织的速度慢，该组织成为药物的贮库，可能导致蓄积中毒。故本题选 D。

15. A。本题考查的是表观分布容积的定义及特点。表观分布容积（V）是指假设在药物充分分布的前提下，体内全部药物按血中同样浓度分布时所需的体液总容积，其单位为 L 或 L/kg。通常用下式表示：$V = D/C$，D 表示体内药量，C 表示相应的血药浓度，表观分布容积越大，血药浓度越小。表观分布容积不是指体内药物分布的真实容积，也没有生理学意义，既可近似于总体液量，也可大于或小于体液总量。故本题选 A。

16. B　17. E　18. A

19. B。本题考查的是生物利用度的基本概念。生物利用度是指药物被机体吸收的速率和程度的一种量度，生物利用度可分为绝对生物利用度和相对生物利用度。故本题选 B。

20. D。本题考查的是促进扩散的定义及特点。促进扩散又称为易化扩散，是指某些物质在细胞膜载体的帮助下，由膜高浓度侧向低浓度侧扩散的过程。促进扩散特点包括需要载体参与、结构特异性、饱和现象、顺浓度梯度扩散，不消耗能量。故本题选 D。

21. A　22. A

第四节　传出神经系统药理概论

1. E。本题考查的是胆碱能受体的分布。

胆碱受体分为两大类 M 型和 N 型胆碱能受体。M 受体主要分布于胆碱能神经节后纤维所支配的效应器；N 受体又分为 N_1 和 N_2 受体。N_1 受体主要分布于神经节，N_2 受体主要分布于神经肌肉接头，该接头呈板状，又名运动终板，是运动神经元轴突末梢在骨骼肌肌纤维上的接触点。故本题选 E。

第五节　胆碱受体激动药和作用于胆碱酯酶药

1. D。本题考查的是乙酰唑啶的临床应用。乙酰唑胺对眼中碳酸酐酶也有抑制作用，使 HCO_3^- 减少，房水生成减少，降低眼压，临床上主要用于治疗青光眼。故选 D。

2. C。本题考查的是乙酰胆碱在体内的代谢过程。乙酰胆碱是胆碱能神经末梢释放的递质，在组织内迅速被胆碱酯酶水解而失活。故本题选 C。

3. E。本题考查的是治疗青光眼的药物。青光眼是以眼压增高为特征的眼病。兴奋瞳孔括约肌上的 M 受体，引起瞳孔缩小，使虹膜向中心方向收缩，虹膜根部变薄，前房角间隙扩大，房水回流通畅，使眼压降低。毒扁豆碱为胆碱酯酶抑制剂，发挥类似胆碱受体激动作用，局部用于治疗青光眼。山莨菪碱、阿托品、东莨菪碱为 M 受体阻断剂，禁用于青光眼。筒箭毒碱为 N_2 受体阻断剂，非除极化型肌松药。故本题选 E。

4. D

5. A。本题考查的是新斯的明的临床应用。新斯的明主治重症肌无力，能迅速改善重症肌无力症状，E 正确；能明显增加肠蠕动和膀胱逼尿肌张力，促使排气和排尿，疗效显著，适用于术后腹气胀和尿潴留，B、D 正确；通过新斯的明对心脏的 M 样作用而治疗阵发性室上性心动过速，C 正确；用于非除极化型骨骼肌松弛药如筒箭毒碱过量中毒的解救，但不用于除极化型骨骼肌松弛药（如琥珀胆碱）的中毒，A 错误。故本题选 A。

6. B。本题考查的是新斯的明的药理作用。新斯的明是易逆性胆碱酯酶抑制药，能抑制胆碱酯酶，导致内源性乙酰胆碱大量堆积而间接兴奋骨骼肌；除该药抑制胆碱酯酶外，还能直接激动骨骼肌运动终板上的 N 受体，加强了骨骼肌的收缩作用。对骨骼肌的兴奋作用最强，对胃肠道和膀胱平滑肌的兴奋作用较强，对心血管、腺体、眼和支气管平滑肌的作用较弱。故本题选 B。

7. D。本题考查的是新斯的明的临床应用。新斯的明主治重症肌无力，能迅速改善重症肌无力症状；能明显增加肠蠕动和膀胱逼尿肌张力，促使排气和排尿，疗效显著，适用于术后腹气胀和尿潴留；通过新斯的明对心脏的 M 样作用而治疗阵发性室上性心动过速；用于非除极化型骨骼肌松弛药如筒箭毒碱过量中毒的解救。禁用于机械性肠梗阻、尿路梗阻和支气管哮喘患者。故本题选 D。

8. A。本题考查的是新斯的明的药理作用机制。新斯的明能可逆性地抑制胆碱酯酶活性，减少乙酰胆碱的灭活而表现出乙酰胆碱的 M、N 样作用。故本题选 A。

9. C　10. A　11. B

12. C。本题考查的是治疗闭角型青光眼的药物。毛果芸香碱对闭角型青光眼疗效较好，故本题选 C。

13. A。本题考查的是闭角型青光眼患者禁用的药物。闭角型青光眼是周边部虹膜机械性堵塞前房角，房水外流受阻而引起眼压升高的一类青光眼。阿托品对眼的作用与毛果芸香碱相反，维持时间长，能产生散瞳、升高眼压、调节麻痹的药理作用。青光眼患者禁用阿托品。故本题选 A。

14. E。本题考查的是手术后尿潴留应选用的药物。新斯的明能明显增加肠蠕动和膀胱逼尿肌张力，促使排气和排尿，疗效显著，适用于术后腹气胀和尿潴留。故本题选 E。

15. B。本题考查的是新斯的明的药理作用。新斯的明为易逆性胆碱酯酶抑制剂，减少乙酰胆碱的灭活而表现出乙酰胆碱的 M、N 样作用。故本题选 B。

16. C；17. E；18. A。本题考查的是作用于胆碱受体药物的药理作用。东莨菪碱能通过血-脑屏障，小剂量镇静，大剂量催眠，剂量更大甚至引起意识消失，进入浅麻醉状态。临床主要用于麻醉前给药、晕动症、妊娠呕吐等，故16题选C。毛果芸香碱兴奋瞳孔括约肌上的M受体，引起瞳孔缩小，使虹膜向中心方向收缩，虹膜根部变薄，前房角间隙扩大，房水回流通畅，使眼压降低，故17题选E。新斯的明主治重症肌无力，能迅速改善重症肌无力症状，故18题选A。

19. B　20. A　21. E

第六节　胆碱受体阻断药

1. D。本题考查的是阿托品的临床应用。治疗量（0.4～0.6 mg）阿托品可能通过减弱突触中乙酰胆碱对递质释放的负反馈抑制作用，使乙酰胆碱的释放增加，减慢心率。但此作用程度轻，且短暂，因此一般不用于快速性心律失常；大剂量（1～2 mg）则可阻断窦房结M受体，拮抗迷走神经对心脏的抑制作用，使心率加快，故常用于迷走神经亢进所致的房室传导阻滞、窦性心动过缓等缓慢型心律失常。故本题选D。

2. A。本题考查的是阿托品对眼的作用。阿托品阻断瞳孔括约肌的M胆碱能受体，引起瞳孔扩大；由于瞳孔散大，虹膜退向边缘，虹膜根部变厚，使前房角间隙变窄，阻碍房水回流入巩膜静脉窦，房水积聚引起眼压升高；由于阿托品阻断睫状肌的M胆碱能受体，使睫状肌松弛而退向外缘，致使悬韧带拉紧，晶状体变扁平，屈光度变小，近距离的物体聚焦成像于视网膜后，故视近物模糊、视远物清楚。故本题选A。

3. B

4. B。本题考查的是后马托品、托吡卡胺的临床应用。后马托品、托吡卡胺均为短效M受体阻断剂，是临床常用的合成扩瞳药。故本题选B。

5. C。本题考查东莨菪碱作用特点。东莨菪碱外周作用与阿托品相似，因其结构中有氧桥，中枢作用最强，对大脑皮质具有明显抑制作用，临床作为镇静药。故本题选C。

6. B。本题考查的是去氧肾上腺素的药理作用。去氧肾上腺素主要激动α_1受体，药理作用较弱但维持时间长，可用于防治麻醉引起的低血压，以及作为快速短效扩瞳药用于眼底检查。故本题选B。

7. B。本题考查的是阿托品对平滑肌的药理作用。阿托品为M受体阻断剂，可松弛多种平滑肌，尤其是处于过度活动或痉挛状态时，松弛作用更为明显，A正确；对胆管、子宫平滑肌和支气管影响较小，B错误，C正确；对膀胱逼尿肌与痉挛的输尿管有一定的松弛作用，D正确；对胃肠道平滑肌的解痉作用最为明显，降低肠蠕动的幅度和频率，能迅速解除胃肠道平滑肌痉挛性绞痛，E正确。故本题选B。

8. B　9. A

10. C。本题考查的是山莨菪碱的特点。山莨菪碱药理作用与阿托品相似，胃肠道平滑肌解痉作用的选择性相对较高，不易透过血-脑屏障，极少引起中枢兴奋。不良反应较阿托品少，用于胃肠绞痛和感染中毒性休克。故本题选C。

11. B。本题考查的是阿托品抗休克的作用机制。在补充血容量的基础上，大剂量阿托品有助于休克的好转。阿托品能解除血管痉挛，舒张外周血管，改善微循环。故本题选B。

12. C　13. A

14. A。本题考查的是筒箭毒碱引起肌肉松弛的药理作用。筒箭毒碱通过阻断神经肌肉接头处的N_2受体，引起骨骼肌和肌肉松弛。故本题选A。

15. D

16. A。本题考查的是筒箭毒碱的特点。筒箭毒碱口服难吸收，A错误；筒箭毒碱能阻断神经肌肉接头处的N_2受体，产生骨骼肌和肌肉松弛，B、C正确；中毒可用人工呼吸及注射新斯的明进行抢救，D 正确；可作为全身麻醉的辅助用药，适用于胸腹部手术及气管插管等，以获得满意的肌肉松弛效果，便于手术，E 正确。故本题选 A。

17. B。本题考查的是阿托品的临床应用。阿托品在眼科可于虹膜睫状体炎，也可用于验光和检查眼底。阿托品的调节麻痹作用可使晶状体固定，能准确测定晶状体的屈光度，可用于验光。故本题选 B。

18. D。本题考查的是胆绞痛的治疗药物。阿托品能迅速缓解胃肠道绞痛，治疗肾绞痛和胆绞痛效果较差，常需同镇痛药合用。故本题选 D。

19. C　20. E

第七节　肾上腺素受体激动药

1. A。本题考查的是作用于肾上腺素受体药物的禁忌证。去甲肾上腺素激动 α 受体，引起血管收缩，仅用于早期神经源性休克引起的低血压，以维持心、脑等重要器官的血流供应。用药剂量过大或时间过久，可因肾血管强烈收缩，肾血管流量严重减少，导致急性肾衰竭，出现少尿、无尿和肾实质损伤。因此用药期间应使尿量保持在每小时 25 ml 以上。禁用于少尿、无尿、严重微循环障碍的患者。故本题选 A。

2. A

3. B。本题考查的是麻黄碱的药理作用。麻黄碱的药理作用是激动 α 和 β 受体促递质 NA 释放。激动支气管平滑肌 β$_2$ 受体，使支气管平滑肌松弛，作用较肾上腺素弱，A 正确；具有明显的中枢兴奋作用，剂量过大可兴奋大脑皮质和皮质下中枢而引起兴奋不安、焦虑、震颤、失眠和呼吸兴奋，C 正确；心血管系统：激动心脏的 β$_1$ 受体，使心肌收缩力加强，心率加快，心输出量增加；激动 α 受体，使腹腔内脏、皮肤黏膜和血管收缩，D、E 正确。故本题选 B。

4. E。本题考查的是去甲肾上腺素的作用特点。去甲肾上腺素主要激动 α$_1$、α$_2$ 受

体，对心脏的 β$_1$ 受体有较弱激动作用，对 β$_2$ 受体几乎无作用。激动心脏 β$_1$ 受体，使心率加快，收缩力加强，心输出量增加；β$_2$ 受体主要分布于平滑肌、骨骼肌和肝脏，故对上述组织几乎无作用；激动血管的 α$_1$ 受体，几乎使所有的小动脉和小静脉均呈收缩反应。以皮肤黏膜血管收缩最为明显，肾血管次之。故本题选 E。

5. E

6. B。本题考查的是去甲肾上腺素的代谢过程。进入体内的外源性去甲肾上腺素大部分被去甲肾上腺素能神经末梢主动摄取，当血中去甲肾上腺素浓度较高时，也可被非神经组织如心肌和平滑肌所摄取。未被摄取部分主要在肝内经儿茶酚氧位甲基转移酶和单胺氧化酶催化代谢失活，从尿中排出。故本题选 B。

7. D。本题考查的是肾上腺素的药理作用。肾上腺素激动 α、β 受体，主要作用部位为心脏、血管及平滑肌。激动支气管平滑肌上的 β$_2$ 受体，使支气管平滑肌松弛，A、B 正确；抑制肥大细胞释放过敏物质组胺等，有助于缓解支气管哮喘，C 正确；激动 α 受体而收缩支气管黏膜血管，可减轻或消除黏膜水肿，E 正确。故本题选 D。

8. C　9. B

10. D。本题考查的是去甲肾上腺素的药动学特点。口服后因收缩胃黏膜血管而极少被吸收，在肠内又易被碱性肠液破坏，故口服无效。皮下注射或肌内注射时，因血管剧烈收缩而吸收很少，且易造成局部组织坏死，因此不能采用上述两种注射给药途径给药。静脉注射时，药物作用持续时间短暂，为维持有效血药浓度，临床常用静脉滴注法给药。故本题选 D。

11. D

12. D；13. A；14. D；15. A。本题考查的是作用于肾上腺素受体的药物。吗啡兴奋平滑肌，治疗量吗啡可诱发哮喘，支气管哮喘患者禁用。故 12 题选 D。多巴胺激动肾血管

上 D_1 受体，使肾血管扩张，增加肾血流量和肾小球滤过率，也能抑制肾小管对 Na^+ 的再吸收，引起排钠利尿。故 13 题选 A。吗啡可用于心源性哮喘的治疗，可抑制呼吸中枢，降低其对二氧化碳的敏感性，使呼吸变慢；此外吗啡扩张外周血管，降低外周阻力，减轻心脏的负荷；吗啡的镇静作用可消除患者的焦虑紧张情绪。故 14 题选 D。多巴胺激动心脏 β_1 受体和促进神经末梢释放去甲肾上腺素，使心肌收缩力加强，心输出量增加，用于治疗心源性休克。故 15 题选 A。

第八节　肾上腺素受体阻断药

1. A。本题考查的是酚妥拉明的作用机制。酚妥拉明选择性阻断 α 受体，与 α_1 受体和 α_2 受体的亲和力相似，作用较弱。通过阻断 α 受体和直接松弛血管平滑肌，使血管扩张，血压下降。故本题选 A。

2. C。本题考查的是酚妥拉明的临床应用。嗜铬细胞瘤分泌大量肾上腺素，激动 α 受体引起血管收缩，导致高血压及高血压危象。酚妥拉明为 α 受体阻断剂，能帮助诊断由嗜铬细胞瘤引起的高血压。故本题选 C。

3. C。本题考查的是可翻转肾上腺素升压作用的药物。肾上腺素激动 α 受体，使腹腔内脏、皮肤黏膜的血管收缩；激动 β_2 受体，使骨骼肌血管和冠状血管扩张。给予 α 受体阻断剂，肾上腺素主要发挥 β 受体激动作用，舒张血管，翻转肾上腺素的升压作用。氯丙嗪、酚妥拉明、妥拉唑林、哌唑林均为 α 受体阻断剂。故本题选 C。

4. B　5. B

6. E。本题考查的是药物的相互作用。普萘洛尔具有较强的 β 受体阻断作用，异丙肾上腺素对 β 受体有强大的激动作用，二者共同竞争 β 受体，发生竞争性阻断作用。故本题选 E。

7. E

8. B。本题考查的是普萘洛尔的药动学特点。普萘洛尔口服吸收快且完全，A 正确；因存在首过效应而生物利用度低，B 错误；血浆蛋白结合率约为 90%，C 正确；脂溶性大，易通过血 - 脑屏障，D 正确；主要在肝内代谢，大部分代谢产物从尿中排出，E 正确。故本题选 B。

9. C

10. B。本题考查的是普萘洛尔的药理作用。具有较强的 β 受体阻断作用，对 β_1 和 β_2 受体的选择性低，没有内在拟交感活性，有膜稳定作用。降低游离脂肪酸含量，降低血糖，可拮抗肾小球旁 β_1 受体，抑制肾素释放。阻断血管 β_2 受体，反射性的兴奋交感神经，引起血管收缩。故本题选 B。

11. D。本题考查的是普萘洛尔与硝酸甘油的协同作用。普萘洛尔与硝酸甘油合用，普萘洛尔可取消硝酸甘油引起的反射性心率加快；硝酸甘油可缩小普萘洛尔所扩大的心室容积；两药协同降低心肌耗氧量，增加侧支血流量；两者均使心内外膜血流比例增加。故本题选 D。

12. D。本题考查的是抗心律失常药中的钠通道阻滞剂药物。奎尼丁、普鲁卡因胺、利多卡因、普罗帕酮为常用抗心律失常药分类中的Ⅰ类药物——钠通道阻滞剂。普萘洛尔为Ⅱ类药物，通过阻断 β 受体发挥抗心律失常作用。胺碘酮为Ⅲ类药，对多种离子通道（钠、钙及钾通道）有阻断作用。故本题选 D。

13. C

14. C。本题考查的是普萘洛尔的药理作用。普萘洛尔能够降低窦房结、心房传导纤维及浦肯野纤维的自律性，A 正确；较高浓度时能明显减慢房室结及浦肯野纤维的传导速度，B 正确；治疗浓度能缩短浦肯野纤维的 APD 和 ERP，高浓度则延长之，C 错误；阻断心脏的 β 受体，降低心率和心肌收缩力，明显减少心肌耗氧量，D 正确；对交感神经兴奋性增高、甲状腺功能亢进及嗜铬细胞瘤等引起的窦性心律过速效果好，E 正确。故本题选 C。

15. C。本题考查的是心绞痛伴有胸骨后阵发性闷痛不宜使用的药物。硝酸酯类药物在平滑肌细胞能与硝酸酯受体结合，并被硝酸酯受体的疏基还原成 NO 或 –SNO，释出的 NO 舒张血管，还能抑制血小板聚积和黏附，发挥抗心绞痛作用，A、B 正确；普萘洛尔通过阻断 β 受体，降低心肌耗氧量，改善心肌缺血，改善心肌代谢发挥抗心绞痛作用，但同时普萘洛尔阻断支气管平滑肌上的 β 受体，可致支气管收缩，因此伴有胸闷的心绞痛患者不宜选用，C 错误；硝苯地平、维拉帕米为钙通道阻滞药，通过阻断电压依赖性钙通道，降低钙离子内流而产生作用，降低心肌耗氧量，舒张冠状血管，保护缺血心肌细胞发挥抗心绞痛作用，D、E 正确。故本题选 C。

16. D。本题考查的是变异型心绞痛的首选药。患者 ECG 显示 ST 段抬高，可能为变异型心绞痛。患者出现胸闷，普萘洛尔阻断血管及支气管平滑肌上的 β 受体，可致冠状动脉和气管收缩，因此对冠状动脉痉挛诱发的变异型心绞痛及伴有支气管哮喘的心绞痛患者不宜选用。钙通道阻滞药抗心绞痛作用是扩张冠状动脉，解除冠脉痉挛，增加心肌供血，扩张外周血管，减轻心脏负荷，抑制心肌收缩，减少心肌耗氧。硝苯地平（心痛定）对变异型心绞痛最有效，解除冠脉痉挛效果好。维拉帕米对外周血管的扩张作用较硝苯地平弱。故本题选 D。

第九节　局部麻醉药

1. A。本题考查的是局麻药的作用机制。局麻药主要作用于神经细胞膜。可直接与电压门控的 Na^+ 通道相互作用而抑制 Na^+ 内流，阻止动作电位的产生和神经冲动的传导，产生局麻作用。故本题选 A。

2. C。本题考查的是丁卡因的出现不良反应的机制。丁卡因化学结构与普鲁卡因相似，局麻作用比普鲁卡因强约 10 倍，吸收后毒性也相应增加。丁卡因在血中达到一定浓

度时，可对全身神经、肌肉等产生影响，出现眩晕、焦虑、神志错乱，抑制心脏，降低血压等反应。丁卡因最常用于黏膜表面麻醉。故本题选 C。

第十节　全身麻醉药

1. D

2. B。本题考查的是静脉麻醉药的种类。硫喷妥钠、氯胺酮、依托咪酯、丙泊酚、羟丁酸钠均为静脉麻醉药。地氟烷为吸入性麻醉药。故本题选 B。

3. C

4. A。本题考查的是吸入麻醉药的吸收速度与血气分配系数的关系。血气分配系数是指血中药物浓度与吸入气中药物浓度达到平衡时的比值，系数越大，在血中的溶解度越大，血中药物分压升高较慢，即达到血气分压平衡状态越慢，麻醉作用出现较慢，故诱导期越长。因此血气分配系数越小的药物，麻醉作用出现最快。故本题选 A。

5. B。本题考查的是可产生分离麻醉的药物。给药后，可引起意识模糊，短时记忆缺失，痛觉完全消失，梦幻和肌张力增加等，这种意识和感觉的分离状态称之为分离麻醉。氯胺酮主要抑制丘脑和新皮质系统，选择性阻断痛觉冲动的传导，同时又能兴奋脑干及边缘系统，产生分离麻醉。故本题选 B。

6. A　7. D

第十一节　镇静催眠药

1. D

2. E。本题考查的是苯二氮䓬类的镇静催眠药。苯二氮䓬类多为 1，4 - 苯并二氮䓬衍生物，种类很多，临床常用如氯氮䓬、地西泮、硝西泮、氯硝西泮、氟西泮、奥沙西泮及三唑仑等。佐匹克隆不属于苯二氮䓬类及巴比妥类镇静催眠药。故本题选 E。

3. E。本题考查的是苯二氮䓬类中毒的解救。氟马西尼为苯二氮䓬类药物的特异性拮抗剂，竞争性与受体结合而拮抗苯二氮䓬类

药物的作用。故本题选 E。

4. A。本题考查的镇静催眠药的药动学特点。三唑仑为短效的苯二氮䓬类镇静催眠药，口服吸收最快，约 1 h 血药浓度达峰值。其他药物为长效或中效镇静催眠药。故本题选 A。

5. A。本题考查的是地西泮的药理作用。地西泮的药理作用包括：①抗焦虑：小剂量时就显著改善焦虑症状；②镇静和催眠：小剂量表现镇静作用，较大剂量产生催眠作用，明显缩短入睡时间，显著延长睡眠持续时间，减少觉醒次数，对快波睡眠影响小，C、E 正确；③抗惊厥和抗癫痫：通过抑制病灶的放电向周围皮质及皮质下扩散，终止或减轻发作，B 正确；④有较强的肌松作用和降低肌张力作用，D 正确。故本题选 A。

6. E。本题考查的是焦虑症的治疗药物。苯二氮䓬类药物在小于镇静剂量时就显著改善焦虑症状。主要用于焦虑症，常选用地西泮、阿普唑仑及三唑仑。苯巴比妥、苯妥英钠主要用于抗癫痫治疗。氯氮平用于治疗精神分裂症。水合氯醛用于失眠及子痫、破伤风、小儿高热等惊厥。故本题选 E。

7. B。本题考查的是苯巴比妥中毒的解救措施。患者服用药物时间较长，催吐、洗胃等方法不适宜，应加速药物排泄。苯巴比妥为弱酸性药物，可应用呼吸兴奋药以及碳酸氢钠或乳酸钠碱化血液和尿液，促进药物自血液和尿液的排泄。故本题选 B。

8. A。本题考查的是抗焦虑的首选用药。地西泮小于镇静剂量时即具有良好的抗焦虑作用，作用快，能显著改善患者的恐惧、紧张、忧虑、不安、激动和烦躁等焦虑症状。对各种原因引起的焦虑均有显著疗效，临床作为治疗焦虑症及各种原因引起的焦虑状态的首选药。故本题选 A。

9. D；10. B；11. D。本题考查的是镇静催眠药的作用特点。硫喷妥钠为超短效镇静催眠药，给药后立即起效，维持时间 0.25 h。故 9 题选 D。地西泮与巴比妥类药物相比，对快动眼睡眠影响小，治疗指数高，成瘾性较轻，对肝药酶几乎无诱导作用。故 10 题选 B。硫喷妥钠用于静脉和诱导麻醉。故 11 题选 D。

第十二节 抗癫痫药和抗惊厥药

1. B。本题考查的是癫痫大发作的首选用药。苯妥英钠对癫痫强直 - 阵挛性发作疗效好，为首选药。故本题选 B。

2. D

3. D。本题考查的是抗癫痫药物的特点。苯妥英钠为肝药酶诱导剂，能加速多种药物的代谢，其本身可被肝药酶代谢，A 正确；癫痫强直 - 阵挛性发作可选卡马西平、苯妥英钠、苯巴比妥、丙戊酸钠等，B 正确；丙戊酸钠对失神性发作疗效最好，对强直 - 阵挛性发作和难治性癫痫也有一定疗效，C 正确；复杂性部分发作首选卡马西平，也可选用苯妥英钠、苯巴比妥，D 错误；肌阵挛性发作可选氯硝西泮或硝西泮，失神性发作首选丙戊酸钠或乙琥胺，也可用硝西泮或氯硝西泮，E 正确。故本题选 D。

4. B。本题考查的是卡马西平的药理作用。卡马西平对癫痫复杂性发作有良效，为首选，还可治疗外周神经痛，防治躁 - 狂抑郁症。故本题选 B。

5. B

6. E。本题考查的是常见的抗惊厥药物。常见的抗惊厥药物有硫酸镁、巴比妥类、水合氯醛和地西泮等。氯丙嗪为抗精神病药。故本题选 E。

7. B。本题考查的是药物的相互作用。苯妥英钠可被肝药酶代谢，氯霉素为肝药酶抑制剂，二者合用时，血药浓度增高，疗效增强，甚至出现毒性。故本题选 B。

8. B 9. C

10. C。本题考查的是癫痫复杂部分性发作的首选药物。复杂部分性发作首选卡马西平，也可选用苯妥英钠或苯巴比妥。故本题选 C。

11. D。本题考查的是苯巴比妥中毒的解救。苯巴比妥严重中毒主要表现为深度昏迷、瞳孔散大、呼吸抑制、血压下降、肾脏衰竭。一旦中毒应根据服药时间的长短不同，采用催吐、洗胃和导泻等不同的方法排出毒物。应用呼吸兴奋药以及碳酸氢钠或乳酸钠碱化尿液和血液，促进药物自血液和尿液排出。氯化铵为弱酸性药物，静脉滴注抑制苯巴比妥排泄。故本题选 D。

12. D。本题考查的是苯巴比妥中毒时不选用氯化铵的原因。氯化铵和苯巴比妥均为弱酸性药物，使苯巴比妥在细胞外液解离减少，减少苯巴比妥的排泄。故本题选 D。

13. E；14. D；15. B。本题考查的是药物的药理作用。少数患者服用氯丙嗪后出现局部或全身抽搐，故有癫痫或惊厥史者禁用。故 13 题选 E。乙琥胺为防治癫痫小发作的首选药，对其他类型的癫痫无效。故 14 题选 D。苯妥英钠为癫痫大发作的首选药，也可治疗外周神经痛，使三叉神经痛、舌咽神经痛等疼痛减轻。故 15 题选 B。

第十三节 抗精神失常药

1. A。本题考查的是氯丙嗪的临床应用。氯丙嗪临床主要用于控制精神分裂症，对精神运动兴奋和幻觉、妄想尤为突出。故本题选 A。

2. A。本题考查的是抗精神病药的分类及代表药物。氟奋乃静为吩噻嗪类抗精神病药；利培酮为苯并异噁唑类抗精神病药；氟哌噻吨为硫杂蒽类抗精神病药；氟哌利多为丁酰苯类抗精神病药；舒必利为苯酰胺类抗精神病药。故本题选 A。

3. B 4. C 5. E

6. A。本题考查的是碳酸锂的临床应用。碳酸锂临床主要用于治疗躁狂症：①躁狂 - 抑制性精神病，躁狂症状；②躁狂 - 抑郁性精神病与躁狂 - 抑郁交替发作；③精神分裂症的兴奋躁动。故本题选 A。

7. C。本题考查的是氯丙嗪的临床应用。

氯丙嗪用于精神分裂症、呕吐和顽固性呃逆、低温麻醉与人工冬眠，但对药物和疾病引起的呕吐有效，对晕动症引起的呕吐无效。故本题选 C。

8. D。本题考查的是氯丙嗪的不良反应。氯丙嗪具有抗精神病作用，主要治疗精神分裂症，少数患者用氯丙嗪过程中出现局部或全身抽搐，诱发癫痫。故本题选 D。

9. C。本题考查的是氯丙嗪的临床应用。氯丙嗪临床主要用于控制精神分裂症，对躁狂症和其他精神病伴有的兴奋、紧张、妄想等也有治疗作用；镇吐作用，用于药物和疾病所致的呕吐，对顽固性呃逆也有显著疗效；低温麻醉与人工冬眠，配合物理降温可用于低温麻醉，减少组织耗氧量，有利于某些手术。与哌替啶、异丙嗪合用，可使患者深睡、降低体温、基础代谢率及组织耗氧量，增强组织耐氧能力，并使自主神经传导阻滞及中枢神经系统反应降低，此种状态称为"人工冬眠"。服用氯丙嗪可能会发生药源性帕金森综合征。故本题选 C。

10. C 11. E

12. E。本题考查的是氯丙嗪的药理作用。氯丙嗪的抗精神病作用与阻断中脑 - 边缘系统通路和中脑 - 皮层通路的 D_2 受体有关，A 正确；氯丙嗪阻断了黑质 - 纹状体通路的 D_2 受体，引起锥体外系反应，B 正确；氯丙嗪有较弱的 M 受体阻断作用，可引起口干，C 正确；氯丙嗪可阻断外周血管上的 α 受体，使肾上腺素的升压作用翻转，还能抑制血管运动中枢、直接舒张血管平滑肌，引起体位性低血压，D 正确。故本题选 E。

13. A

14. C。本题考查的是氯丙嗪引起锥体外系反应的防治。氯丙嗪出现锥体外系反应，是由于氯丙嗪阻断了黑质 - 纹状体通路的 D_2 受体，使纹状体中的多巴胺能神经功能减弱、胆碱能神经功能相对增强所致，可用中枢抗胆碱药缓解。以上药物中苯海索属于中枢抗胆碱药。故本题选 C。

15. A

16. B。本题考查的是氯丙嗪的降压作用机制。氯丙嗪可阻断外周血管上的 α 受体，使肾上腺素的升压作用翻转，还能抑制血管运动中枢、直接舒张血管平滑肌，从而使血管舒张、血压下降。故本题选 B。

17. D。本题考查的是氯丙嗪引发直立性低血压的解救。氯丙嗪会出现 α 受体阻断症状（直立性低血压）的不良反应，为防止直立性低血压，注射给药后宜卧床休息 1~2 h 后再缓慢起立，一旦出现直立性低血压应用去甲肾上腺素解救，禁用肾上腺素。故本题选 D。

18. B；19. A；20. C；21. E。本题考查的是氯丙嗪的作用机制。长期大量应用氯丙嗪会出现锥体外系反应，是由于氯丙嗪阻断了黑质 – 纹状体通路的 D_2 受体，使纹状体中的多巴胺能神经功能减弱、胆碱能神经功能相对增强所致。故 18 题选 B。氯丙嗪可阻断结节 – 漏斗通路的 D_2 受体，从而抑制下丘脑催乳素释放抑制因子的释放，使催乳素分泌增加，引起乳房肿大、泌乳。故 19 题选 A。小剂量氯丙嗪能阻断延髓催吐化学感受区 CTZ 的 D_2 受体，从而达到镇吐作用。故 20 题选 C。中枢神经系统多巴胺通路主要有四条，分别为：①中脑 – 边缘系统通路；②中脑 – 皮层通路，这两条通路与精神、情绪及行为活动有关；③黑质 – 纹状体通路，与锥体外系的运动功能有关；④结节 – 漏斗通路，与神经内分泌活动有关。氯丙嗪能竞争性地阻断 D_2 受体，且对上述四条通路中 D_2 受体没有选择性，其抗精神病作用与阻断中脑 – 边缘系统通路和中脑 – 皮层通路的 D_2 受体有关。故 21 题选 E。

第十四节　抗帕金森病和老年痴呆药

1. D。本题考查的是金刚烷胺的作用机制。金刚烷胺为抗帕金森药中的拟多巴胺类药，有促使纹状体中残存的多巴胺能神经元释放多巴胺；抑制多巴胺再摄取；直接激动多巴胺受体和较弱的抗胆碱能作用。故本题选 D。

2. C

3. E。本题考查的是左旋多巴的药理作用。左旋多巴在脑内转变生成多巴胺，补充纹状体中多巴胺不足，从而起到抗帕金森病的作用，约 75% 的帕金森病患者用药后可获较好疗效。故本题选 E。

4. E。本题考查的是治疗老年性痴呆的药物的分类。由于老年性痴呆的原因之一与胆碱能功能不足有关，增强中枢胆碱能神经功能的药物可以改善痴呆的症状。他克林、加兰他敏是 AChE 抑制剂，可以抑制 ACh 的水解，增强胆碱功能；占诺美林是 M_1 受体激动剂，也可增强中枢胆碱功能；吡硫醇可扩张脑血管、促进脑代谢、改善脑微循环，可用；维拉帕米主要作用于心血管的钙通道阻滞剂，不用于老年性痴呆。故本题选 E。

5. A。本题考查的是治疗震颤麻痹的药物。左旋多巴为拟多巴胺类药，通过在脑内转变成多巴胺起效。卡比多巴是 L – 芳香氨基酸脱羧酶抑制剂，可抑制外周左旋多巴的脱羧作用，降低外周多巴胺生成，减轻左旋多巴的不良反应，增强疗效。故本题选 A。

6. B

7. C。本题考查的是左旋多巴的药理作用及临床应用。左旋多巴进入脑内可合成去甲肾上腺素，恢复中枢神经功能，使肝性昏迷患者清醒。故本题选 C。

8. C

9. C。本题考查的是氯丙嗪的药理作用及不良反应。氯丙嗪能阻断黑质 – 纹状体通路的 D_2 样受体，使纹状体多巴胺功能减弱而乙酰胆碱功能增强，从而使患者出现药源性帕金森综合征。故本题选 C。

10. D。本题考查的是氯丙嗪的药理作用及不良反应。针对以上氯丙嗪导致的不良反应，可减量或停药使其减轻或消除，也可用中枢性抗胆碱药苯海索治疗。故本题选 D。

第十五节 中枢兴奋药

1. E。本题考查的是咖啡因的药理作用。咖啡因兴奋中枢的范围与剂量有关,小剂量兴奋大脑皮层,加大剂量可兴奋延髓呼吸中枢,更大剂量兴奋脊髓,引起惊厥。可直接兴奋心脏。可松弛血管平滑肌引起血管扩张。可舒张支气管、胆道平滑肌。故本题选 E。

2. E。本题考查的是咖啡的药理作用及机制。小剂量咖啡因对大脑皮质有选择性兴奋作用;较大剂量时,直接兴奋延髓呼吸中枢和血管运动中枢,使呼吸加深加快,血压升高;中毒剂量则兴奋脊髓,引起惊厥。其治疗剂量主要作用于大脑皮层和延髓,故本题选 E。

3. B

4. E。本题考查的是咖啡因的药理作用及临床应用。咖啡因可收缩脑血管,临床用于缓解偏头痛。故本题选 E。

5. C;6. E;7. B;8. A。本题考查的是作用于中枢系统的代表药物。苯海索可阻断中枢 M 受体,减弱纹状体中乙酰胆碱的作用,故 5 题选 C;尼可刹米直接兴奋延髓呼吸中枢,提高呼吸中枢对 CO_2 的敏感性,故 6 题选 E;咖啡因为兴奋大脑皮层的药物,故 7 题选 B;吡拉西坦为促大脑功能恢复药,具有激活、保护和修复脑细胞的作用,故 8 题选 A。

第十六节 镇 痛 药

1. E

2. E。本题考查的是吗啡的临床应用。吗啡可用于急性锐痛、急性心肌梗死引起的疼痛,可用于治疗心源性哮喘、急慢性消耗性腹泻,但由于抑制呼吸,禁用于肺源性心脏病。故本题选 E。

3. B。本题考查的是心源性哮喘的药物治疗。哌替啶可用于治疗心源性哮喘,其作用与机制同吗啡。故本题选 B。

4. A。本题考查的是吗啡的药理作用。吗啡的中枢作用包括镇痛、镇静、致欣快、抑制呼吸、镇咳、缩瞳、催吐等;对消化系统的作用为兴奋平滑肌止泻、致便秘等;对心血管系统的作用为扩张血管、降低血压;降低子宫平滑肌张力,影响产程等。故本题选 A。

5. D。本题考查的是镇痛药物的成瘾性。神经和组织中有 3 种阿片受体,μ 受体、δ 受体、κ 受体。镇痛、欣快感、呼吸抑制及身体依赖等吗啡类药物的典型作用主要是由于其对 μ 受体的激动。喷他佐辛有轻度 μ 受体拮抗作用,因而成瘾性很小,在药政管理上已列入非麻醉药品。由于本品仍有产生依赖性的倾向,仍不能作为理想的吗啡替代品。故本题选 D。

6. D。本题考查的是哌替啶的药理作用。哌替啶治疗剂量具有镇静和呼吸抑制作用;对 CTZ 有兴奋作用,可引起恶心、呕吐;可产生依赖性和欣快感。故本题选 D。

7. B

8. D。本题考查的是可待因的作用特点。可待因的特点:有镇痛、镇咳作用,镇痛作用比吗啡弱,临床上用于中等疼痛的止痛;无明显镇静作用;有轻度成瘾性。故本题选 D。

9. C。本题考查的是吗啡中毒的症状。吗啡急性中毒时出现昏迷、呼吸抑制、针尖样瞳孔缩小、血压下降甚至休克。针尖样瞳孔常作为诊断吗啡过量中毒的重要依据之一。故本题选 C。

10. A 11. A

12. A。本题考查的是吗啡的镇痛作用机制。吗啡可激动中枢阿片受体而产生镇痛作用,故本题选 A。

13. E。本题考查的是吗啡的药理作用。吗啡兴奋胃肠道平滑肌和括约肌,引起痉挛,使胃排空和推进性肠蠕动减弱;同时抑制消化液分泌;还具有抑制中枢的作用,使患者便意迟钝。最终导致肠内容物推进受阻,引起便秘。其他项均为吗啡的药理作用。故本题选 E。

14. C　15. B

16. C。本题考查的是吗啡的临床应用。吗啡对各种疼痛均有效，因反复应用易成瘾，除癌症诱发的剧痛可以长期应用外，通常短期应用于其他镇痛药无效的急性锐痛，如严重创伤、骨折和烧伤等。故本题选 C。

17. C。本题考查的是吗啡的临床应用。吗啡对各种疼痛均有效，因反复应用易成瘾，除癌症诱发的剧痛可以长期应用外，通常短期应用于其他镇痛药无效的急性锐痛，如严重创伤、骨折和烧伤等。对急性心肌梗死引起的剧烈疼痛，不仅止痛，还可减轻患者的焦虑情绪和心脏负担。对内脏绞痛应与解痉药阿托品合用。故本题选 C。

18. E

19. D。本题考查的是疼痛的药物治疗。慢性疼痛的治疗可遵循癌痛三阶梯止痛治疗。轻度疼痛可选用非甾体类抗炎药，以阿司匹林为代表。故本题选 D。

20. B。本题考查的是疼痛的药物治疗。当单用非甾体抗炎药不能有效控制疼痛时，可选用弱阿片类药物，以可待因为代表。故本题选 B。

21. A。本题考查的是疼痛的药物治疗。哌替啶镇痛作用虽较吗啡弱，但成瘾性较吗啡轻，现已取代吗啡用于创伤、手术后及晚期癌症等各种原因引起的剧痛，用于内脏绞痛须加用阿托品。故本题选 A。

22. D　23. D

第十七节　解热镇痛抗炎药与抗痛风药

1. D。本题考查的是阿司匹林的临床应用。阿司匹林不同的剂量有不同的临床应用。小剂量抗血栓形成，预防血栓形成性疾病；中剂量用于解热、缓解疼痛；大剂量用于风湿及类风湿关节炎。故本题选 D。

2. A。本题考查的是对乙酰氨基酚的药理作用和临床应用。对乙酰氨基酚解热作用和镇痛作用与阿司匹林相似，几乎不具有抗炎、抗风湿作用。对血小板和凝血时间无明显影响。临床用于感冒发热、关节痛、头痛、神经痛和肌肉痛等。故本题选 A。

3. B

4. B。本题考查的是非甾体抗炎药的不良反应及处理。NSAIDs 相关性溃疡发生后应尽可能停用 NSAIDs，或减量、换用其他制剂。H_2 受体拮抗剂是治疗消化性溃疡的较好药物，但对 NSAIDs 相关性溃疡治疗效果效差。有人认为奥美拉唑（40 mg/d）有良好效果，不管是否停用 NSAIDs，均可使溃疡愈合。米索前列醇单用或与 H_2 受体拮抗剂合用已被证明有助于溃疡愈合。故本题选 B。

5. D　6. E

7. E。本题考查的是阿司匹林的不良反应。由于阿司匹林抑制了 COX，使 PGs 合成受阻，导致脂氧合酶途径生成的白三烯增加，引起支气管痉挛，诱发哮喘。故本题选 E。

8. A。本题考查的是阿司匹林的临床应用。阿司匹林抗炎、抗风湿作用较强，急性风湿热患者服用后 24~48 小时内退热，缓解关节红肿及剧痛，血沉减慢。故本题选 A。

9. D。本题考查的是解热镇痛药物的药理作用和临床应用。吡罗昔康用于风湿性和类风湿关节炎。阿司匹林抗风湿作用较强，治疗类风湿关节炎可使关节炎症状消退，疼痛减轻。吲哚美辛主要用于急性风湿性和类风湿关节炎，对骨性关节炎、强直性脊柱炎、癌性发热也有效。对乙酰氨基酚不能单独用于抗炎或抗风湿治疗。保泰松具有很强的抗炎抗风湿作用。故本题选 D。

10. A。本题考查的是对乙酰氨基酚的药理作用。对乙酰氨基酚解热作用和镇痛作用与阿司匹林相似。阿司匹林过敏、消化性溃疡病、阿司匹林诱发哮喘的患者可选用对乙酰氨基酚代替阿司匹林。故本题选 A。

11. A　12. E

13. C；14. B。本题考查的是解热镇痛抗炎药的药理作用及临床应用。美洛昔康对 COX-2 选择性高，可用于风湿性关节炎、骨关节炎，故 13 题选 C；儿童因病毒感染引起发热、头痛需使用 NSAIDs 时，应首选对乙酰氨基酚，因其不诱发溃疡和瑞氏综合征，故 14 题选 B。

15.B　16.A　17.A　18.C　19.E

第十八节　抗心律失常药

1.E。本题考查的是利多卡因的药理作用和临床应用。利多卡因特点：①为ⅠB类抗心律失常药物（轻度阻滞钠通道）；②体内分布广，几乎全部在肝中代谢；③降低自律性；④缩短动作电位时程，缩短浦肯野纤维及心室肌的 APD 和 ERP，且缩短 APD 更为显著。⑤主要用于室性心律失常。故本题选 E。

2.C。本题考查的是奎尼丁的药理作用及临床应用。奎尼丁为ⅠA类钠通道阻滞药，可适度阻滞钠通道，抑制 Na^+ 内流和 K^+ 外流，同时具有阻断 α 受体和抗胆碱作用。奎尼丁是广谱抗心律失常药，适用于治疗室性及室上性心律失常，主要用于房扑、房颤的复律治疗和复律后的维持及室上性心动过速的治疗。奎尼丁应用过程中约有 1/3 病员出现各种不良反应，常见的有胃肠道反应及心脏毒性。而强心苷中毒的患者应禁用奎尼丁。故本题选 C。

3.E。本题考查的是心律失常的药物治疗。胺碘酮可用于各种室上性和室性心律失常，常用于顽固性心律失常，静脉注射用于控制室性心动过速和心室颤动。故本题选 E。

4.A。本题考查的是胺碘酮的不良反应。胺碘酮常见的心血管反应有心动过缓、房室传导阻滞和 Q－T 间期延长等。可引起甲状腺功能亢进或低下。长期用药在角膜可见黄色微粒沉着，一般不影响视力，停药后可逐渐消失。少数患者可引起间质性肺炎，形成肺纤维化。奎尼丁可引起金鸡纳反应。故本题选 A。

5.C

6.E。本题考查的是胺碘酮的药理作用。

胺碘酮抗心律失常的作用复杂，对多种离子通道（钠、钙及钾通道）和受体（α 和 β 受体）有阻断作用。能较明显地抑制复极过程，延长 APD 和 ERP。故本题选 E。

7.D。本题考查的是奎尼丁的临床应用。奎尼丁为广谱抗心律失常药，对于房性、室性及房室结性心律失常有效，临床上常用于室上性心律失常。故本题选 D。

8.D　9.E

10.A。本题考查的是抗心律失常药物的分类。抗心律失常药可分为：①Ⅰ类药——钠离通道阻滞剂；②Ⅱ类药——β 肾上腺素能受体阻断药；③Ⅲ类药——延长动作电位时程药；④Ⅳ类药——钙离子通道阻滞剂。故本题选 A。

11.D。本题考查的是普鲁卡因胺的药理作用。普鲁卡因胺对心肌的作用与奎尼丁相似而较弱，能降低浦肯野纤维自律性，减慢传导速度，延长 APD、ERP。无明显的抗胆碱作用，不阻断 α 受体。常用于室性期前收缩、阵发性室性心动过速。故本题选 D。

12.D　13.D

14.E。本题考查的是奎尼丁的药理作用。奎尼丁的基本作用是与钠通道蛋白质相结合而阻滞通道，适度抑制 Na^+ 内流，发挥抗心律失常作用；轻度阻断 Ca^{2+} 内流，具有负性肌力作用。此外，奎尼丁还有抗胆碱作用和 α 受体阻断作用。故本题选 E。

15.B

16.D。本题考查的是奎尼丁的不良反应。用药早期常见有胃肠道反应，长期用药出现"金鸡纳反应"，还可出现药物热、血小板减少等不良反应。心脏毒性较为严重，包括心动过缓、房室传导阻滞、室内传导阻滞等。部分患者可出现 Q－T 间期延长。奎尼丁阻断 α 受体，扩张血管可引起低血压，不会出现血压升高。故本题选 D。

17.A

18.C。本题考查的是不同类型心律失常治疗的药物选择。窦性心动过速首选 β 受体阻滞剂。普萘洛尔对交感神经兴奋性增高、甲状腺功能亢进及嗜铬细胞瘤等引起的窦性心动过速效果好。故本题选 C。

19. A。本题考查的是治疗不同类型心律失常药物的选择。胺碘酮可用于各种室上性和室性心律失常。常用于顽固性心律失常，静脉注射用于控制室性心动过速和心室颤动。对频发性室性早搏疗效佳，且有预防复发的疗效。故本题选 A。

20. D 21. D

22. A。本题考查的是不同类型心律失常治疗的药物选择。胺碘酮主要在肝脏代谢，可用于各种室上性和室性心律失常。奎尼丁临床上常用于室上性心律失常；维拉帕米用于治疗房室结折返导致的阵发性室上性心动过速效果较佳；对中毒时的心动过缓或房室传导阻滞等缓慢型心律失常可用阿托品解救；强心苷用于心房纤颤、心房扑动及阵发性室上性心动过速。故本题选 A。

23. B；24. C；25. D。本题考查的是不同类型心律失常治疗的药物选择。苯妥英钠属于 I 类抗心律失常药，且有抗癫痫的作用，故 23 题选 B。利多卡因主要用于室性心律失常。治疗急性心肌梗死及强心苷所致的室性期前收缩、室性心动过速及心室纤颤有效。故 24 题选 C。维拉帕米治疗房室结折返导致的阵发性室上性心动过速效果较佳。故 25 题选 D。

26. E 27. C

第十九节 抗慢性心功能不全药

1. C。本题考查的是血管扩张药的作用机理。药物舒张静脉（容量血管）就可减少静脉回心血量、降低前负荷，进而降低左室舒张末压、肺楔压，缓解肺充血症状。药物舒张小动脉（阻力血管）就可降低外周阻力，降低后负荷，进而改善心功能，增加心输出量，增加动脉供血，从而弥补或抵消因小动脉舒张而可能发生的血压下降与冠状动脉供血不足的不利影响。故本题选 C。

2. D。本题考查的是地高辛的作用机制。地高辛是中效的强心苷制剂，能抑制心肌细胞膜上 Na^+，$K^+ - ATP$ 酶，使 $Na^+ - K^+$ 交换减弱、$Na^+ - Ca^{2+}$ 交换增加，促进细胞 Ca^{2+} 内流以致胞浆内 Ca^{2+} 增多、收缩力增强。故本题选 D。

3. D。本题考查的是强心苷中毒的解救。阿托品能解除迷走神经对心脏的抑制作用，对中毒时的心动过缓或房室传导阻滞等缓慢型心律失常可用阿托品解救。故本题选 D。

4. D。本题考查的是强心苷类药物的药理作用。治疗量强心苷最早引起 T 波幅度减小、压低甚至倒置，ST 段降低呈鱼钩状。还可见 $P - R$ 间期延长，反映房室传导减慢，$Q - T$ 间期缩短。中毒量强心苷会引起各种类型的心律失常，心电图检查也会发现相应变化。故本题选 D。

5. A。本题考查的是强心苷类药物的药理作用。强心苷主要通过其正性肌力作用，增强心肌收缩力而起到抗慢性心功能不全的作用。故本题选 A。

6. B 7. B

8. D。本题考查的是强心苷的药理作用及临床应用。强心苷的临床应用：慢性心功能不全、心律失常（心房纤颤、心房扑动及阵发性室上性心动过速）。强心苷易引起心脏毒性反应，心律失常是最严重的中毒反应，常见且发生较早的室性期前收缩。故本题选 D。

9. A

10. E。本题考查的是强心苷正性肌力作用机制。强心苷兴奋时增加心肌细胞内的 Ca^{2+} 量，是其正性肌力作用的基本机制。强心苷抑制细胞膜上 Na^+，$K^+ - ATP$ 酶活性，细胞内 Na^+ 增多，通过 $Na^+ - Ca^{2+}$ 双向交换机制，使 Na^+ 内流减少，Ca^{2+} 外流减少，或使 Na^+ 外流增加的同时 Ca^{2+} 内流增加，其结果是细胞内 Ca^{2+} 量增加，肌浆网摄取 Ca^{2+} 也增加，储存增多。心肌细胞内可利用的 Ca^{2+} 量增加，使收缩力加强。故本题选 E。

11. C

12. A 本题考查的是强心苷类药物的药动学比较。洋地黄毒苷口服吸收稳定完全，生物利用度90%～100%。地高辛生物利用度为60%～80%，个体差异显著。故本题选A。

13. D

14. E。本题考查的是强心苷的药理作用。强心苷对正常人有收缩血管而增加外周阻力的作用，故不增加正常心脏的排出量。而在CHF状态下，强心苷通过反射作用使交感神经活性降低，其影响超过收缩血管的效应，因此血管阻力下降，心输出量及组织灌流增加。在CHF时强心苷通过加强心肌收缩力增加心输出量，使肾血流增加，产生利尿作用。对正常人或非心源性水肿患者也有轻度利尿作用，是抑制了肾小管细胞 Na^+，K^+－ATP酶，减少肾小管对 Na^+ 重吸收的结果。故本题选E。

15. D

16. E。本题考查的是强心苷的不良反应。警惕中毒的先兆症状，注意避免诱发因素如低血钾、高血钙、低血镁、心肌缺氧等。故本题选E。

17. D 18. B

19. C。本题考查的是强心苷类药物的药动学比较。洋地黄毒苷为长效强心苷，脂溶性高，口服吸收好，半衰期长达5～7天，作用维持时间较长。故本题选C。

20. E。本题考查的是强心苷的药理作用。强心苷有正性肌力、负性频率作用，可降低心肌耗氧量，可降低窦房结自律性，增高浦肯野纤维的自律性。减慢房室结传导速度，缩短心房和浦肯野纤维不应期。E错误，故本题选E。

21. E。本题考查的是强心苷类药物的药动学比较。地高辛属于中效类强心苷，口服吸收分布广泛。洋地黄毒苷属于长效类强心苷，作用时间长，存在肠肝循环。毒毛花苷K口服不吸收，需静脉注射，起效迅速，属于速效类强心药，常用于危急患者。故本题

选E。

22. D。本题考查的是强心苷的不良反应。使用强心苷可出现各种不同程度的心律失常，是最严重的中毒反应。常见且发生较早的是室性期前收缩，其他依次为房室传导阻滞、房室结性心动过速、房室结节律、房性心动过速兼房室传导阻滞、室性心动过速、窦性停搏。故本题选D。

23. E 24. C

第二十节 抗心绞痛及调血脂药

1. E。本题考查的是硝苯地平的临床应用。硝苯地平为钙离子通道阻滞剂，可用于降压及心绞痛的治疗，但不可用于高胆固醇血症。故本题选E。

2. E。本题考查的是硝酸甘油的不良反应。多数不良反应是其血管舒张作用所继发，如短时的面颊部皮肤潮红、搏动性头痛，大剂量可出现直立性低血压及晕厥，B、C正确；眼内血管扩张则可升高眼压，D正确。剂量过大可使血压过度下降，冠状动脉灌注压过低，并可反射性兴奋交感神经，增加心率，使耗氧量增加而加重心绞痛发作，A正确。故本题选E。

3. D

4. D。本题考查的是血脂异常治疗药物的选择。他汀类是当前防治高胆固醇血症和动脉粥样硬化性疾病非常重要的药物。单纯的高胆固醇血症一般选用他汀类治疗。他汀类能通过增加动脉粥样硬化斑块的稳定性或使斑块缩小而减少脑卒中或心肌梗死的发生。故本题选D。

5. B

6. D。本题考查的是调脂药的代表药物。调脂药分为他汀类（C）、贝特类（E）、烟酸类（A）、胆汁酸结合树脂（B）、胆固醇吸收抑制剂和多烯脂肪酸类等。普罗帕酮为ⅠA类抗心律失常药。故本题选D。

7. B

8. B。本题考查的是考来烯胺的药理作

用。考来烯胺为胆酸螯合剂，在肠道内能与胆酸呈不可逆结合，因而阻碍胆酸的肠肝循环，促进胆酸随大便排出体外，阻断胆汁酸中胆固醇的重吸收。故本题选 B。

9. D。本题考查的是抗动脉粥样硬化药。抗动脉粥样硬化药目前临床上使用的仍以调血脂药为主。包括：影响胆固醇吸收药，如考来烯胺（消胆胺）等；影响胆固醇和三酰甘油代谢药，如氯贝丁酯、吉非贝齐、烟酸等；HMG – CoA 还原酶抑制剂，如洛伐他汀等；其他，如不饱和脂肪酸、硫酸黏多糖等。故本题选 D。

10. E。本题考查的是他汀类药物的临床应用。他汀类药物临床上主要用于：①调血脂；②肾病综合征；③血管成形术后再狭窄；④预防心脑血管急性事件；⑤还可用于缓解器官移植后的排斥反应和治疗骨质疏松症。故本题选 E。

11. C

12. D。本题考查的是调血脂药的药理作用。他汀类药物是细胞内胆固醇合成限速酶即羟甲基戊二酰辅酶 A（HMG – CoA）还原酶抑制剂，是目前临床上应用广泛的一类调血脂药。故本题选 D。

13. C。本题考查的是考来烯胺的药理作用。考来烯胺不溶于水，不易被消化酶破坏，能明显降低血浆 TC 和 LDL – C 浓度，其强度与剂量有关，HDL 几乎无改变。对 TG 和 VLDL 的影响轻微而不恒定。在肠道通过离子交换与胆汁酸结合移至胆汁酸重吸收。故本题选 C。

14. A　15. E

16. A。本题考查的是血脂异常治疗药物的选择。他汀类主要用于降胆固醇，贝特类主要用于降低三酰甘油，治疗原发性高 TG 血症，对Ⅲ型高脂血症和混合型高脂血症也有较好的疗效，也可用于 2 型糖尿病的高脂血症。非诺贝特除调血脂外，尚可降低血尿酸水平，可用于伴有高尿酸血症的患者。苯扎贝特能改善糖代谢，可用于糖尿病伴有 TG

血症患者。故本题选 A。

17. C。本题考查的是血脂异常治疗药物的选择。他汀类药物有明显的调血脂作用，治疗剂量下，降低密度脂蛋白（LDL – C）作用最强，总胆固醇（TC）次之，降 TG 作用很弱，而高密度脂蛋白胆固醇（HDL – C）略有升高。他汀类适合于杂合子家族性和非家族性Ⅱa 型高脂蛋白血症，Ⅱb 型和Ⅲ型高脂蛋白血症也可应用，该患者宜首选他汀类药物。故本题选 C。

18. D。本题考查的是变异型心绞痛的药物治疗。钙拮抗剂通过改善冠状动脉血流和减少心肌耗氧起缓解心绞痛作用，对变异型心绞痛或以冠状动脉痉挛为主的心绞痛，钙拮抗剂是一线用药。硝苯地平扩血管作用强，抑制心肌作用弱，不易诱发心力衰竭。主要用于变异型心绞痛。故本题选 D。

19. C。本题考查的是硝苯地平的药理作用。钙通道阻滞剂通过改善冠状动脉血流和减少心肌耗氧起缓解心绞痛作用。硝苯地平扩血管作用强，抑制心肌作用弱。故本题选 C。

20. C　21. B　22. C

23. B。本题考查的是他汀类药物的不良反应。他汀类不良反应轻，严重不良反应发生率低。大剂量应用时偶见胃肠反应、皮肤潮红、头痛、肌痛等暂时性反应；少数患者有无症状性氨基转移酶升高，或肌酸磷酸激酶（CPK）升高，停药后即恢复正常，偶有骨酪肌坏死，最严重的副作用为肌病。故本题选 B。

24. A。本题考查的是血脂异常治疗药物的选择。如血中 LDL – C 或 TC 水平甚高，估计单用一种他汀类药物的标准剂量不足以达到治疗要求，可以选择与其他降脂药合并治疗。故本题选 A。

24. B；25. B。本题考查的是心绞痛的药物治疗。硝酸甘油扩血管的作用强，可反射性兴奋交感神经，使心率加快，心肌收缩力增强而增加心肌耗氧量，加重心绞痛。故 24

题选 B。硝酸甘油可用于冠心病心绞痛的治疗及预防，由于其降低心肌耗氧量、增加心内膜供血、保护缺血心肌细胞，也可用于降低血压或治疗充血性心力衰竭。故 25 题选 B。

第二十一节 抗高血压药

1. C

2. D。本题考查的是硝苯地平的不良反应。硝苯地平不良反应主要有头痛、脸部潮红、眩晕、心悸、恶心、便秘、踝部水肿等；硝苯地平抑制细胞外 Ca^{2+} 内流，使毛细血管前血管扩张，引起足部水肿。故本题选 D。

3. C。本题考查的是普萘洛尔降压的作用机制。普萘洛尔可通过多种机制降血压：①减少心输出量；②抑制肾素分泌；③降低外周交感神经活性；④中枢降压作用；⑤改变压力感受器的敏感性，促进前列环素（PGI）的合成。故本题选 C。

4. C。本题考查的是卡托普利的药理作用。卡托普利的降压特点：①降压作用快而强；②可口服，短期或较长期应用均有较强降压作用；③降压谱较广，除低肾素型高血压及原发性醛固酮增多症外，对其他类型或病因的高血压都有效；④能逆转心室肥厚；⑤副作用小；⑥能改善心脏功能及肾血流量，能改善充血性心力衰竭患者的心脏功能。卡托普利不能促进尿酸排泄。故本题选 C。

5. D

6. A。本题考查的是可乐定的降压机制。可乐定的降压作用与激动中枢的 α_2 受体有关。故本题选 A。

7. D。本题考查的是高血压治疗药物的选用。肼屈嗪较严重的不良反应为心肌缺血和心力衰竭，高剂量使用时可引起全身性红斑狼疮样综合征。高血压伴有冠心病不宜应用肼屈嗪。故本题选 D。

8. A。本题考查的是卡托普利的降压机制。卡托普利主要通过抑制血管紧张素转化酶，使血管紧张素Ⅱ生成减少，产生降压作

用，同时转化酶被抑制后则抑制缓激肽的水解，使 NO、PGI_2 增加而产生降压作用。B、C、D、E 是 A 的继发作用。故本题选 A。

9. E。本题考查的是血管紧张素转化酶抑制剂的药理作用及机制。ACEI 扩张血管，降低血压；也作为伴有糖尿病、左心室肥厚、左心功能障碍及急性心肌梗死的高血压患者的首选药物。因阻断醛固酮，可以增强利尿药的作用。不具有止咳作用，相反，有导致干咳的副作用。故本题选 E。

10. A

11. C。本题考查的是钙通道阻滞药的药理作用及机制。钙通道阻滞药通过阻断电压依赖性钙通道，降低 Ca^{2+} 内流而产生作用。故本题选 C。

12. A

13. E。本题考查的是常见高血压药物的特点。二氮嗪能抑制胰岛 B 细胞分泌胰岛素，从而升高血糖，导致高血糖。肼屈嗪可有头痛、鼻充血等不良反应。拉贝洛尔可引起直立性低血压。哌唑嗪有"首剂现象"。故本题选 E。

14. B。本题考查的是哌唑嗪的不良反应。主要有"首剂现象"（首剂眩晕或首剂综合征）；第一次用药后某些患者出现体位性低血压、眩晕、心悸，严重时可突然虚脱以至意识丧失。故首剂宜小剂量并于临睡前服。故本题选 B。

15. B。本题考查的是可乐定的药理作用。可乐定为作用于中枢的降压药，可激动中枢 α_2 受体。故本题选 B。

16. E　17. C

18. C。本题考查的是普萘洛尔的降压作用机制。普萘洛尔能阻断中枢的 β 受体，起中枢降压作用；阻断心脏的 β_1 受体，起减少心输出量的作用；阻断肾的 β_1 受体，抑制肾素分泌；阻断支配血管的去甲肾上腺素能神经突触前膜的 β_2 受体，降低外周交感神经活性。故本题选 C。

19. E

20.C。本题考查的是普萘洛尔的降压作用机制。普萘洛尔为非选择性β受体阻断药，对β₁和β₂受体具有相同的亲和力，缺乏内在拟交感活性。故本题选C。

21.D。本题考查的是卡托普利的药理作用及机制。卡托普利可减少醛固酮分泌，以利于排钠。故本题选D。

22.D 23.C

24.C。本题考查的是利尿降压药的不良反应。长期应用利尿药降压可降低血钾、钠、镁，增加血中总胆固醇、三酰甘油及低密度脂蛋白胆固醇含量，增加尿酸及血浆肾素活性。大剂量可加剧高脂血症，降低糖耐量等。故本题选C。

25.A

26.E。本题考查的是利尿药的降压作用机制。利尿药初期降压是排钠利尿，造成体内Na⁺和水的负平衡，使细胞外液和血容量减少而降压。长期用药的作用机制在于排Na⁺使细胞内Na⁺减少。故本题选E。

27.C

28.C。本题考查的是降压药物的选择。对于高血压和合并糖尿病，首选血管紧张素转换酶抑制剂，不宜用噻嗪类利尿药。故本题选C。

29.D。本题考查的是变异型心绞痛的药物治疗。根据患者的表现及心电图检查可诊断为变异型心绞痛，对于变异型心绞痛，首选钙拮抗剂。故本题选D。

30.A

31.D。本题考查的是高血压的药物治疗。卡托普利为血管紧张素转换酶抑制剂，对多种类型高血压均有明显降压作用，并能改善充血性心力衰竭患者的心脏功能。故本题选D。

32.C。本题考查的是高血压合并哮喘的药物治疗。硝苯地平为钙拮抗剂，适用于各种类型高血压，沙丁胺醇为β₂受体激动药，可舒张支气管。故本题选C。

33.A。本题考查的是硝苯地平和沙丁胺醇的药理作用。硝苯地平为钙拮抗剂，沙丁胺醇为β₂受体激动药。故本题选A。

34.B 35.C

36.A；37.E；38.D；39.B。本题考查的是肾上腺素受体拮抗剂的代表药物。拉贝洛尔可拮抗α₁受体和β受体；普萘洛尔为无内在拟交感活性的β₁、β₂受体拮抗剂；阿替洛尔为无内在活性的β₁受体拮抗剂；酚妥拉明为α₁和α₂受体拮抗剂；哌唑嗪为α₁受体拮抗剂。故36题选A，37题选E，38题选D，39题选B。

40.B；41.C；42.E。本题考查的是药物的不良反应及禁忌证。卡托普利可能使缓激肽、P物质和（或）前列腺素在肺内聚集，而引起顽固性干咳。故40题选B。少数病人首次应用哌唑嗪可出现直立性低血压、眩晕、出汗、心悸等反应，称为"首剂现象"。故41题选C。美托洛尔为β肾上腺素受体阻断药，阻断心肌及支气管平滑肌上的β受体，因此严重心动过缓、支气管哮喘者禁用。故42题选E。

43.C 44.B 45.D

第二十二节 利尿药和脱水药

1.A

2.B。本题考查的是高效利尿药的代表药物。常见的高效能利尿药为呋塞米、布美他尼等。中效能利尿药常见噻嗪类（氢氯噻嗪）等；弱效能利尿药常见螺内酯、氨苯蝶啶等。故本题选B。

3.B

4.D。本题考查的是脱水药的代表药物。常见的脱水药为甘露醇，有脱水、利尿、增加肾血流量的作用。呋塞米、氢氯噻嗪、螺内酯为常见利尿药，高渗葡萄糖为脱水药，但不如甘露醇常用。故本题选D。

5.B。本题考查的是氢氯噻嗪的作用。氢氯噻嗪为排钾利尿药，加用保钾利尿药螺内酯可预防低血钾。故本题选B。

6.E。本题考查的是呋塞米的不良反应。

呋塞米常见的不良反应有：水与电解质紊乱、高尿酸血症、耳毒性及其他如胃肠道反应等。过度利尿可引起低血容量、低血钾、低血钠、低氯性碱血症。故本题选 E。

7. C 8. D

9. D。本题考查的是常见利尿药的药理作用及临床应用。螺内酯可竞争性地与胞浆中的醛固酮受体结合而拮抗醛固酮的保钠排钾作用。主要用于伴有醛固酮升高的顽固性水肿。故本题选 D。

10. B

11. C。本题考查的是利尿药的临床应用。呋塞米通过扩血管作用而降低外周血管阻力，减轻心脏负荷。并通过其强效利尿作用降低血容量，减少回心血量，降低左室舒张末期压力而消除左心衰竭引起的急性肺水肿。故本题选 C。

12. D；13. A；14. B；15. C。本题考查的是常见利尿药的作用机制。螺内酯的利尿作用机制是拮抗醛固酮受体，故 12 题选 D；呋塞米的利尿作用机制为抑制髓袢升支粗段的稀释和浓缩功能，故 13 题选 A；氢氯噻嗪的利尿作用机制为抑制远曲小管近端稀释功能，故 14 题选 B；氨苯蝶啶的利尿作用机制是抑制远曲小管、集合管 Na^+ 重吸收，故 15 题选 C。

第二十三节　血液及造血系统药

1. D。本题考查的是铁剂的临床应用。铁剂主要用于因月经过多、消化道溃疡、痔疮等慢性失血性贫血，以及营养不良、妊娠、儿童生长期等引起的缺铁性贫血。故本题选 D。

2. C。本题考查的是抗凝药肝素的理化性质和药动学特点。肝素带大量负电荷，不易透过生物膜，体内体外均有迅速而强大的抗凝作用，口服无效，常静脉注射给药。抗凝活性半衰期因给药剂量而异，静脉注射 100 U/kg、400 U/kg、800 U/kg，抗凝活性半衰期分别为 1、2.5 和 5 小时。故本题选 C。

3. A

4. A。本题考查的是抗凝血药的药物相互作用。保泰松可与双香豆素类抗凝血药竞争血浆蛋白，使其游离药物浓度升高，抗凝作用增加。故本题选 A。

5. C。本题考查的是常见抗凝药物的分类。链激酶、尿激酶及阿替普酶为促进纤维蛋白溶解的药物；香豆素类为阻止纤维蛋白形成的药物；枸橼酸钠妨碍钙离子的促凝作用而产生抗凝血作用。故本题选 C。

6. D。本题考查的是恶性贫血的药物治疗。恶性贫血指缺乏维生素 B_{12} 导致的巨幼细胞性贫血。治疗往往是补充维生素 B_{12}。叶酸作为补充疗法用于各种原因所致的具有红细胞贫血。故本题选 D。

7. A

8. D。本题考查的是铁剂吸收的影响。鞣酸、磷酸盐、抗酸药等可使铁盐沉淀，妨碍吸收。故选 D。

9. D。本题考查的是阿司匹林的药理作用。阿司匹林能不可逆的抑制血小板环氧酶（COX）活性，减少血小板内 TXA_2 的合成，抑制血小板聚集和释放功能，有抗血栓形成作用。故本题选 D。

10. A

11. C。本题考查的是肝素的药理作用。肝素体内、体外均有迅速而强大的抗凝血作用，口服不被吸收，常静脉注射给药，大部分经肝素酶分解代谢，其降解产物或原形经肾排出。不良反应主要有出血、血小板减少症、其他（过敏反应等）。除抗凝作用外，还有调血脂、抗炎、抑制血小板聚集等作用，故本题选 C。

12. C。本题考查的是肝素过量的拮抗剂。肝素过量易致出血，应严格控制剂量，严密监测凝血时间，一旦出血立即停药，用硫酸鱼精蛋白对抗。故本题选 C。

13. A。本题考查的是华法林的药理作用。华法林能竞争性抑制维生素 K 环氧化物还原酶，阻止其还原成氢醌型维生素 K，妨碍维生素 K 的循环再利用而产生抗凝作用。起效慢,作用时间持久。口服有效。故本题选 A。

14. C

15. D。本题考查的是阿司匹林的不良反应。阿司匹林常见的药物不良反应为:胃肠道出血、过敏反应、水杨酸反应、凝血障碍等。阿司匹林的不良反应无水钠潴留。故本题选 D。

16. E。本题考查的是华法林过量的解救。硫酸鱼精蛋白用于肝素过量所致出血。华法林用量过大引起出血时,应立即停药并缓慢静脉注射大量维生素 K 或输新鲜血,必要时可给予冷冻血浆沉淀物、全血、血浆或凝血酶原复合物。故本题选 E。

17. B。本题考查的是阿司匹林的药理作用。阿司匹林能不可逆的抑制血小板环氧酶(COX)活性,减少血小板内 TXA_2 的合成,抑制血小板聚集和释放功能,有抗血栓形成作用。大剂量抑制血管内皮细胞环氧酶,使 PGI_2 的合成减少,降低其抗血栓作用。故本题选 B。

18. B

19. A。本题考查的是缺铁性贫血的药物治疗。铁剂常用于月经过多等导致的慢性失血性贫血。故本题选 A。

20. C。本题考查的是香豆素类的药理作用及临床应用。香豆素能竞争性抑制维生素 K 环氧化物还原酶,阻止其还原成氢醌型维生素 K,妨碍维生素 K 的循环再利用而产生抗凝作用。故本题选 C。

21. A。本题考查的是肝素的不良反应。肝素过量易致出血,应严格控制剂量,严密监测凝血时间,一旦出血立即停药,用硫酸鱼精蛋白对抗。故本题选 A。

第二十四节　消化系统药

1. D。本题考查的是甲氧氯普胺的药理作用。阻断 CTZ 的 D_2 受体,产生强大的中枢性止吐作用。对胃肠多巴胺受体也有阻断作用,使幽门舒张,食物通过胃及十二指肠的时间缩短,加速胃排空和肠内容物从十二指肠向回盲部推进。主要用于胃肠功能失调所致的呕吐,对放疗、手术后及药物引起的呕吐也有效,但对前庭功能紊乱所致的呕吐无效。故本题选 D。

2. D

3. B。本题考查的是胃溃疡的药物治疗。雷尼替丁可抑制 H_2 受体,起到抑制胃酸分泌的作用,可用于胃溃疡的治疗。胃蛋白酶为助消化药。地芬诺酯为止泻药,用于急性功能性腹泻。昂丹司琼主要用于化疗、放疗引起的恶心、呕吐。克拉霉素为大环内酯类抗生素,主要用于呼吸道感染、皮肤软组织感染、泌尿生殖系统感染的治疗。故本题选 B。

4. C。本题考查的是反酸的治疗。胃酸分泌过多为反酸的重要原因。奥美拉唑为质子泵抑制剂,可有效抑制胃壁 H^+,K^+-ATP 酶,从而使 H^+ 泵失活,减少胃酸分泌。主要用于胃及十二指肠溃疡、反流性食管炎和卓 - 艾综合征。故本题选 C。

5. B。本题考查的是胃溃疡的药物治疗。雷尼替丁为 H_2 受体拮抗剂,可缓解溃疡病症状,促进溃疡愈合。故本题选 B。

6. C。本题考查的是雷尼替丁的药理作用。雷尼替丁为 H_2 受体拮抗剂,能抑制胃酸分泌作用、保护胃黏膜。故本题选 C。

第二十五节　呼吸系统药

1. D。本题考查的是常见镇咳药。可待因、右美沙芬、喷托维林为中枢性镇咳药;苯佐那酯为外周性镇咳药;溴己新为祛痰药。故本题选 D。

2. D。本题考查的是苯佐那酯的作用。苯佐那酯为外周性镇咳药,有较强的局部麻醉作用,对肺脏牵张感受器有选择性的抑制作用,阻断迷走神经反射,抑制咳嗽的冲动传入而镇咳。故选 D。

3. C。本题考查的是沙丁胺醇的药理作用。沙丁胺醇选择性地兴奋 β_2 受体,引起支气管扩张。A正确，C错误。偶有恶心、头晕、手指震颤等，过量致心律失常。E正确。沙丁胺醇为β受体激动剂，本类药物通过激动β受体而激活支气管平滑肌的腺苷酸环化酶和抑制肥大细胞及中性粒细胞释放炎性介质发挥作用。B、D正确。故本题选C。

4. C

5. E。本题考查的是异丙肾上腺素的作用机制。异丙肾上腺素为β受体激动药，对$β_1$、$β_2$受体均有强大的激动作用，扩张支气管，用于支气管哮喘的急性发作。故本题选E。

6. E。本题考查的是哮喘的药物治疗。心率过快的支气管哮喘可使用沙丁胺醇。沙丁胺醇能选择性地兴奋$β_2$受体、扩张支气管，其对心脏的$β_1$受体的激动作用较弱，其增加心率作用仅为异丙肾上腺素的1/10。故本题选E。

7. C

8. A。本题考查的是糖皮质激素平喘的作用机制。糖皮质激素平喘作用与抑制T细胞、减少炎性介质释放、抑制变态反应等有关。故本题选A。

9. D。本题考查的是哮喘持续状态的治疗。糖皮质激素具有极强的抗哮喘作用，对顽固性哮喘或哮喘持续状态的危重患者应用，可迅速控制症状等。故选D。

10. A。本题考查的是色甘酸钠的作用机制。色甘酸钠稳定肥大细胞膜、抑制肥大细胞裂解、脱颗粒，阻止过敏介质释放，预防哮喘的发作，对正在发作的哮喘无效。故本题选A。

11. A。本题考查的是氨茶碱的适应证。氨茶碱主要用于各种哮喘及急性心功能不全。故本题选A。

12. A。本题考查的是心源性哮喘的药物治疗。异丙肾上腺素是非选择性β受体激动剂，激动$β_1$受体，会导致心率加快。心源性哮喘一般是由左心衰竭引起的，心率加快会缩短心动的不应期，加重左心衰竭。故本题选A。

13. E。本题考查的是哮喘急性发作期的药物治疗。根据该患者的表现考虑为咳嗽变异型哮喘。哮喘急性发作期应迅速缓解气道痉挛。首选雾化吸入$β_2$受体激动剂。其次，使用糖皮质激素抑制炎症反应，倍氯米松为目前常用的吸入用糖皮质激素，抗炎作用强，几乎无全身性不良反应。故本题选E。

14. A。本题考查的是哮喘急性发作期的药物治疗。该患者有哮喘病史并出现加重症状应迅速缓解气道痉挛，首选雾化吸入$β_2$受体激动剂和糖皮质激素。故本题选A。

15. A。本题考查的是倍氯米松和沙丁胺醇的分类。倍氯米松为糖皮质激素，沙丁胺醇为选择性$β_2$受体激动药。故本题选A。

16. A。本题考查的是氨茶碱治疗支气管哮喘的机制。①抑制磷酸二酯酶，使cAMP的含量增加，引起支气管舒张；②抑制过敏性介质释放，降低细胞内钙，减轻炎性反应；③阻断腺苷受体，对腺苷或腺苷受体激动剂引起的哮喘有明显作用。故本题选A。

17. B。本题考查的是氨茶碱治疗心源性哮喘的机制。由于急性左心衰竭而突然发生急性肺水肿，引起呼吸浅而快，类似哮喘。氨茶碱通过强心、利尿、血管扩张治疗心源性哮喘。故本题选B。

18. A；19. E；20. B；21. C。本题考查的是平喘药物的作用机制。色甘酸钠可稳定肥大细胞膜，抑制其裂解、脱颗粒，故18题选A；氨茶碱为磷酸二酯酶抑制剂，可抑制磷酸二酯酶，使cAMP的含量增加，引起支气管舒张，故19题选E；异丙托溴铵为M受体阻断药，能阻断M受体，舒张支气管平滑肌，故20题选B；丙酸倍氯米松为糖皮质激素，能抗炎，抑制过敏反应，故21题选C。

22. D 23. B 24. A

25. C；26. E；27. A。本题考查的是常见止咳平喘药的作用机制。氨茶碱主要用于各种哮喘及急性心功能不全，可用于治疗支气管哮喘和心源性哮喘，故25题选C。倍氯米松为糖皮质激素，通过抗炎、抗免疫作用平喘，故 26 题选 E。喷托维林能抑制咳嗽中枢，兼有局部麻醉作用；苯佐那酯为外周性镇咳药，局麻药卡可因的衍生物，有较强的局部麻醉作用，故 27 题选 A。

第二十六节 抗组胺药

1. A。本题考查的是具有中枢抑制作用的抗组胺药。多数第一代 H_1 受体拮抗剂易透过血脑屏障，阻断中枢的 H_1 受体，拮抗组胺的觉醒反应，产生镇静催眠作用。异丙嗪、苯海拉明作用最强，曲吡那敏次之，氯苯那敏较弱。阿司咪唑为第二代 H_1 受体拮抗剂，几乎不具有中枢抑制作用。故本题选 A。

2. D

第二十七节 作用于子宫平滑肌的药物

1. A 2. C

3. E。本题考查的是缩宫素的药理作用。缩宫素能够兴奋子宫平滑肌，使子宫收缩加强，频率变快，作用强度取决于子宫生理状态、激素水平和用药剂量。大剂量缩宫素能直接扩张血管，引起血压下降，反射性地引起心率加快，心输出量增加。故本题选 E。

4. A

5. B。本题考查的是麦角新碱治疗子宫出血的作用机制。麦角新碱选择性兴奋子宫平滑肌，使子宫平滑肌产生长时间地强直性收缩，能机械性压迫子宫肌纤维间的血管而止血，主要用于产后、刮宫后，或其他原因引起的子宫出血。故本题选 B。

6. C。本题考查的是缩宫素的临床应用。小剂量缩宫素能加强子宫的节律性收缩，对子宫底部产生节律性收缩，对子宫颈则产生松弛作用，可促使胎儿顺利娩出，用于催产和引产。故本题选 C。

7. B。本题考查的是产后出血的治疗药物。大剂量缩宫素使子宫产生持续性强直性收缩，可用于产后止血；麦角碱类兴奋子宫的作用与缩宫素不同，它们的作用比较强而持久，剂量稍大即可引起子宫强直性收缩，对子宫体和子宫颈的兴奋作用无明显差别，不宜用于催产和引产，但可用于产后或其他原因引起的子宫出血；硫酸镁具有子宫平滑肌抑制作用，主要用于痛经和防止早产。故本题选 B。

第二十八节 肾上腺皮质激素类药

1. A。本题考查的是糖皮质激素的作用。糖皮质激素能刺激骨髓造血功能，使红细胞和血红蛋白含量增加；大剂量可使血小板增多；刺激骨髓中的中性粒细胞释放入血而使中性粒细胞数增多；可使血液中淋巴细胞减少，故本题选 A。

2. D。本题考查的是糖皮质激素的不良反应。长期大量应用糖皮质激素类药物引起糖、蛋白质、脂肪和水盐代谢紊乱，表现满月脸、水牛背、向心性肥胖、皮肤变薄、痤疮、多毛、浮肿、低血钾、高血压、糖尿等。故本题选 D。

3. E。本题考查的是糖皮质激素的不良反应。糖皮质激素一般对水盐代谢影响较少，但长期应用也能产生盐皮质激素样作用，使肾小管对 Na^+ 重吸收增多，K^+、H^+ 分泌增多，造成 Na^+ 滞留、碱中毒、细胞外液增加，进而导致高血压与水肿。故本题选 E。

4. A

5. C。本题考查的是糖皮质激素的代谢。可的松和泼尼松需在肝内转化为氢化可的松和泼尼松龙才有生物活性，因此不经肝脏转化的药物使用不受肝功能影响，在肝功能不全时可用氢化可的松或泼尼松龙，B、E 错误，C 正确；氟氢可的松、氟轻松均为外用药，A、D 错误。故本题选 C。

6. A。本题考查的是糖皮质激素的用法与用量。小剂量替代疗法适用于急、慢性肾上腺皮质功能不全症、脑垂体前叶功能减退及肾上腺次全切除术后的补充。故本题选 A。

7. B

8. C。本题考查的是促肾上腺皮质激素

的英文缩写。促肾上腺皮质激素的英文缩写为 ACTH。故本题选 C。

9. E。本题考查的是糖皮质激素的不良反应及防治。持续超生理剂量应用时，可引起医源性肾上腺皮质功能亢进症，表现为肌无力与肌萎缩、向心性肥胖、满月脸、水牛背、痤疮、浮肿、高血压、高血脂、低血钾、糖尿、骨质疏松等。停药后一般可自行恢复正常。必要时对症治疗，如应用降压药、降糖药、氯化钾，采用低盐、低糖、高蛋白饮食等。故本题选 E。

10. C　11. C　12. C

13. A。本题考查的是糖皮质激素反跳现象出现的原因。长期大剂量应用糖皮质激素对脑垂体前叶产生较强的反馈性抑制，使促肾上腺皮质激素释放减少，从而引起肾上腺皮质萎缩，肾上腺皮质激素分泌减少。故本题选 A。

第二十九节　性激素和避孕药

1. D。本题考查的是女用避孕药的不良反应。女用避孕药多为复合型甾体类雌激素和孕激素。可引起类早孕反应、突破性出血、经量减少、凝血功能加强，吸烟者可能增加血栓栓塞性疾病发生率。少数人可产生面部黄褐斑等。故本题选 D。

2. A。本题考查的是孕激素的药理作用。孕激素药理作用包括：生殖系统，主要为助孕、安胎作用。妊娠期能够降低子宫肌对神经垂体缩宫素的敏感性，抑制子宫活动，使胎儿安全生长，B 正确；月经周期的后期，在雌激素使子宫内膜增生的基础上，孕激素则进一步使子宫内膜腺体生长与分支，由增殖期转变为分泌期，为受精卵着床和胚胎发育做好准备，A 错误；乳腺，促进腺泡生长，为哺乳做准备。大剂量的孕激素使 LH 分泌减少，起到抑制排卵的作用，C 正确。影响下丘脑体温调节中枢，产生轻度升温作用，黄体期体温较平时高，E 正确；对抗醛固酮，促进钠氯排泄，D 正确。故本题选 A。

3. B。本题考查的是雌激素的药理作用。雌激素主要作用有促进女性第二性征的发育和性器官的成熟，参与月经周期形成，提高子宫平滑肌对缩宫素的敏感性，A、C 正确；大剂量雌激素则有抑制促性腺激素作用、抑制催乳素作用、抑制排卵以及对抗雄激素的作用，E 正确，雌激素抑制乳汁分泌作用与在乳腺水平干扰催乳素的作用有关，B 错误；代谢方面，促进水钠潴留、骨钙沉积、弱的同化代谢、提高血清三酰甘油等作用，D 正确；增加血凝度，应用较高剂量雌激素避孕药丸时有增加血栓发生的可能性。故本题选 B。

4. B。本题考查的是黄体酮的特点。黄体酮为天然孕激素，体内含量极少，临床多用其人工合成品。主要有甲羟孕酮、甲地孕酮、氯地孕酮和己酸羟孕酮等，以及炔诺酮、炔诺孕酮、醋炔诺酮、双醋炔诺醇等。故本题选 B。

5. D　6. B

第三十节　甲状腺激素与抗甲状腺药

1. D。本题考查的是抗甲状腺药的临床应用。硫脲类药物临床上用于甲状腺功能亢进的内科治疗，适用于轻症和不宜手术或放射性碘治疗者。小剂量碘剂可预防单纯性甲状腺肿；大剂量碘剂应用于甲亢的手术前准备和甲状腺危象的治疗；甲状腺素主要用于甲状腺功能低下的替代疗法；[131]I 用于不适合手术的甲状腺功能亢进者，或手术后复发及硫脲类无效或过敏的甲亢者。故本题选 D。

2. E。本题考查的是碘剂的作用。小剂量碘剂是合成甲状腺激素的原料，可预防单纯性甲状腺肿；大剂量有抗甲状腺作用，主要是抑制甲状腺激素的释放，故本题选 E。

3. D。本题考查的是[131]I 的作用机制。[131]I 被甲状腺摄取后，放出 β 粒子，射程约 2 mm，对甲状腺细胞有细胞毒性作用，而对周围组织损伤很少。故本题选 D。

4. D

5. E。本题考查的是甲状腺素的药理作用及临床应用。甲状腺素能促进代谢，促进糖原分解和氧化，加速脂肪分解，产热与氧耗增加，基础代谢率上升等，B正确；促进生长发育，促进生长激素产生及增加其作用，促进中枢神经系统和长骨发育，A正确；促进神经系统正常功能，提高神经兴奋性；甲状腺素与血浆蛋白的结合率均可达99%，C正确；临床用于治疗单纯性甲状腺肿，D正确。故本题选E。

6. C

7. C。本题考查的是甲状腺药物的临床应用。甲状腺功能不足时，躯体和智力发育均受影响，可致呆小症，表现为躯体矮小，肢体短粗，智力迟钝。补充甲状腺素能够促进生长发育，尽早诊治，发育仍可正常。否则即使躯体能发育正常，智力仍然低下。故本题选C。

8. A。本题考查的是甲状腺功能亢进适宜选用的药物。抗甲状腺药包括：①硫脲类：主要有甲硫氧嘧啶、丙硫氧嘧啶、甲巯咪唑和卡比马唑；②碘及碘化物，有复方碘溶液、碘化钾、碘化钠，放射性碘；③β肾上腺素受体阻断剂，普萘洛尔等。甲状腺素主要用于治疗呆小症、黏液性水肿、单纯性甲状腺肿。格列本脲为降糖药。氢化可的松为糖皮质激素。故本题选A。

9. B。本题考查的是丙硫氧嘧啶的作用机制。丙硫氧嘧啶能抑制甲状腺过氧化物酶催化的氧化反应，从而使 I^- 不能被氧化成活性碘，酪氨酸不能被碘化成一碘酪氨酸（MIT）和二碘酪氨酸（DIT），且使 MIT 和 DIT 不能缩合成 T_3 和 T_4。该药物只影响合成，不影响释放。除此之外还可抑制 T_4 在外周组织中脱碘生成 T_3，有利于甲状腺危象的治疗。故本题选B。

10. C；11. E；12. B。本题考查的是甲状腺激素与抗甲状腺素药的不良反应。碘化物可发生过敏，引起血管神经性水肿，如上呼吸道黏膜充血，甚至喉头严重水肿、药物热、

皮疹、流泪。较长时间应用可引起慢性碘中毒，故 10 题选 C。甲状腺素过量可引起甲状腺功能亢进症状。老年和心脏病者可发生心绞痛和心力衰竭，故 11 题选 E。硫脲类药物可引起皮疹、头痛、眩晕、淋巴结肿大等反应。粒细胞下降为最重要的不良反应，及时停药可以逆转。尚有黄疸和中毒性肝炎，故 12 题选 B。

第三十一节　胰岛素及口服降血糖药

1. D。本题考查的是胰岛素的相关知识。向胰岛素制剂中加入碱性蛋白或锌，可使其等电点接近体液 pH，溶解度降低，稳定性增加，注射后逐渐释出胰岛素，作用时间延长。故本题选D。

2. B。本题考查的是瑞格列奈的药理作用和临床应用。瑞格列奈的化学结构不属于磺酰脲类，但作用与磺酰脲类相似，主要通过阻断胰岛 B 细胞上的 ATP 依赖性钾通道，促进胰岛素分泌而起作用。临床用于 2 型糖尿病患者。口服吸收迅速，特点是允许多次餐前用药。故本题选B。

3. C。本题考查的是磺酰脲类药物的临床应用条件。磺酰脲类为胰岛素促泌剂，只有当胰岛中正常 B 细胞不小于 30% 时能发挥功效。故本题选C。

4. B　5. A

6. E。本题考查的是降血糖药的不良反应。胰岛素、磺酰脲类的常见不良反应是低血糖反应；双胍类药物常见不良反应有腹泻、恶心、呕吐、乏力、腹部不适及头痛，低血糖反应少见，罕见乳酸性酸中毒。故本题选E。

7. A。本题考查的是成年人轻型肥胖型糖尿病适宜选用的药物。双胍类临床应用的主要有苯乙双胍和二甲双胍，主要用于轻、中度 2 型糖尿病，尤其是单用饮食不能控制的伴有肥胖的患者。氯磺丙脲和甲苯磺丁脲为磺酰脲类降糖药，主要用于单用饮食治疗不能控制的 2 型糖尿病，氯磺丙脲可用于尿

崩症。胰岛素可用于治疗各型糖尿病，特别对 1 型糖尿病是唯一有效的药物。故本题选 A。

8. E。本题考查的是降空腹血糖药物。胰岛素主要适应于：1 型糖尿病；2 型糖尿病，经饮食控制或用口服降血糖药物疗效不满意者；糖尿病急性并发症，如糖尿病酮症酸中毒、高渗性非酮症糖尿病昏迷及乳酸性酸中毒诱发的高血糖症状；糖尿病伴有并发症，合并严重感染、消耗性疾病、高热、创伤及手术、妊娠等情况。故本题选 E。

9. E。本题考查的是精蛋白锌胰岛素的作用特点。精蛋白锌胰岛素是一种长效胰岛素制剂。作用与胰岛素相同，但较胰岛素吸收缓慢而作用均匀，维持时间较低精蛋白胰岛素长。因作用缓慢，不能作酮症酸中毒的急救，不能用于静脉注射。精蛋白锌胰岛素的副作用主要有低血糖反应，包括头痛、头晕等类似交感神经兴奋的症状，进一步可发展为视力模糊、言语不清、精神错乱、运动障碍等神经系统症状，严重者还可发生惊厥和昏迷。故本题选 E。

10. C。本题考查的是胰岛素的不良反应。胰岛素皮下注射局部可出现红肿、硬结和皮下脂肪萎缩等。故本题选 C。

11. B。本题考查的是胰岛素皮下注射引起脂肪萎缩应采取的措施。注射部位应有计划的转移顺序，防止注射部位的脂肪萎缩。故本题选 B。

12. D　13. B

14. C；15. D；16. B。本题考查的是胰岛素及口服降血糖药的应用及作用机制。胰岛素是对胰岛素依赖性重症糖尿病的唯一有效药，常采用皮下注射的方式给药，故 14 题选 C；磺酰脲类主要用于单用饮食治疗不能控制的 2 型糖尿病，故 15 题选 D；氯磺丙脲属于磺酰脲类，作用机制是磺酰脲类与胰岛 B 细胞表面磺酰脲受体结合，使 ATP 敏感的 K^+ 通道受阻滞，使电压敏感性的 Ca^{2+} 通道开放，Ca^{2+} 流入，引起胰岛素释放，故 16 题选 B。

17. B　18. A　19. E　20. D

第三十二节　影响其它代谢的药物

1. C。本题考查的是减肥药的分类。减肥药主要分为食欲抑制剂、代谢增强剂、5 - HT 和去甲肾上腺素再摄取抑制剂、脂肪酶抑制剂。故本题选 C。

2. C

3. E。本题考查的是治疗骨质疏松症的药物种类。防治骨质疏松的药物可分为抑制骨吸收和刺激骨形成两类。前者包括雌激素、降钙素、双膦酸盐等；后者有氟制剂、同化类固醇、甲状旁腺素和生长激素等。钙剂、维生素 D 及其活性代谢物可促进骨的矿化，对抑制骨的吸收、促进骨形成也起作用。丙硫氧嘧啶为抗甲状腺药。故本题选 E。

4. D

第三十三节　抗微生物药物概论

1. E。本题考查的是抗菌药物的作用机制。抗菌药物的作用机制包括抑制细菌细胞壁的合成，C 正确；影响细胞膜的通透性，A 正确；抑制蛋白质合成，B 正确；抑制核酸代谢，D 正确；影响叶酸代谢。故本题选 E。

2. E。本题考查的是 MBC 的中文含义。MBC 为最低杀菌浓度，是指能够杀灭培养基内细菌的最低浓度。最低抑菌浓度为 MIC，抗生素后效应为 PAE。抗菌活性是指药物抑制或杀灭病原微生物的能力。故本题选 E。

3. A

4. C。本题考查的是抗菌药物的抗菌谱。庆大霉素抗菌谱较链霉素广而作用强，阿米卡星抗菌谱与庆大霉素相似，但对耐庆大霉素的细菌包括铜绿假单胞菌和沙雷杆菌仍有效。多黏菌素类为窄谱慢效杀菌药。故本题选 C。

5. D

6. C。本题考查的是联合应用抗菌药物的指征。抗菌药物联合应用要有明确的指征。仅下列情况时才能联合应用：病原菌尚未查明的严重感染，包括免疫缺陷者的严重感染，A 正确；单一抗菌药物不能控制的需氧菌及厌氧菌混合感染，B 正确；单一抗菌药物不能有效控制的感染性心内膜炎或败血症等严重感染，而非病毒感染，C 错误；需长程治疗，但病原菌易对某些抗菌药物产生耐药性的感染，联合用药可以增强药效，避免严重的不良反应和延缓耐药性的产生，D 正确；由于药物协同抗菌作用，联合用药时可将毒性大的抗菌药物剂量减少，E 正确。故本题选 C。

7. E。本题考查的是多药耐药性的英文缩写。多药耐药性（MDR）是指对一种药物具有耐药性的同时，对其他结构不同、作用靶点不同的抗菌药物也具有耐药性。故本题选 E。

8. E

9. E。本题考查的是抗菌药物临床应用的基本原则。诊断为细菌性感染者，方能应用抗菌药物，A 正确；尽早查明感染源，根据病原菌种类及细菌药物敏感试验结果选用抗菌药物；按照药物的抗菌作用特点及其体内过程特点选择用药，B 正确；抗菌药物治疗方案应综合患者病情、病原菌种类及抗菌药物特点制订，C 正确；预防性应用时，应有一定的适应证，D 正确。故本题选 E。

10. E。本题考查的是效价的定义。效价强度是指产生一定效应所需要的药物剂量大小，剂量愈小表示效价强度愈大。故本题选 E。

第三十四节 喹诺酮类、磺胺类及其它合成抗菌药物

1. B。本题考查的是喹诺酮类药物的抗菌作用机制。喹诺酮类药物通过抑制细菌 DNA 回旋酶而发挥抗菌作用，诺氟沙星属于喹诺酮类抗菌药。甲氧苄啶的抗菌作用机制是通过抑制细菌二氢叶酸还原酶而发挥作用。利福平为抗结核药，作用机制为特异性地抑制细菌 DNA 依赖性的 RNA 多聚酶，阻碍

mRNA 合成。红霉素为大环内酯类抗生素，抗菌机制是作用于细菌 50S 核糖体亚单位，阻断转肽作用和 mRNA 位移，从而抑制细菌蛋白质合成。对氨基水杨酸的抗菌机制可能与抑制结核分枝杆菌的叶酸代谢和分枝杆菌素合成有关。故本题选 B。

2. A。本题考查的是药物的协同作用。甲氧苄啶抑制细菌二氢叶酸还原酶，磺胺抑制细菌二氢叶酸合成酶，二者半衰期相近，故二者常合用，可双重阻断细菌的叶酸代谢，增强磺胺药的抗菌作用数倍至数十倍，甚至出现杀菌作用。可以减少耐药菌的产生。用于治疗泌尿道、呼吸道感染等。故本题选 A。

3. C。本题考查的是磺胺类药物的不良反应。磺胺类药物不良反应较多，且随个体差异而不同。常见的是泌尿道损害，如结晶尿等，A 正确；急性溶血性贫血，可因过敏或先天性葡萄糖－6－磷酸脱氢酶缺乏而引起，B 正确；造血系统毒性，如粒细胞缺乏症等，D 正确；变态反应，药物热、红斑、光敏性皮炎等，E 正确。故本题选 C。

4. D。本题考查的是磺胺类药物的特点。磺胺类药物主要在肝内经乙酰化代谢，A 正确；抗菌谱广，对 G^+、G^- 菌均有效，B 正确；可用于沙眼衣原体感染，C 正确；对立克次体不仅不能抑制，反而刺激其生长，D 错误；磺胺类药物与 PABA 结构相似，与 PABA 竞争二氢叶酸合成酶，阻止细菌二氢叶酸的合成，从而抑制细菌生长繁殖，E 正确。故本题选 D。

5. D 6. C

7. A。本题考查的是常用喹诺酮类药物的相关知识。环丙沙星体外抗菌活性为目前在临床应用喹诺酮类药物最强者。故本题选 A。

8. D

9. E。本题考查的是喹诺酮类药物的临床应用。氟喹诺酮类药物首选用于治疗志贺菌引起的急、慢性菌痢和中毒型菌痢，以及鼠伤寒沙门菌、猪霍乱沙门菌、肠炎沙门菌

引起的胃肠炎（食物中毒）。对沙门菌引起的伤寒或副伤寒，应首选氟喹诺酮类或头孢曲松。故本题选 E。

10. E

第三十五节 β-内酰胺类抗生素

1. D。本题考查的是头孢菌素的相关知识。头孢吡肟属于第四代头孢菌素。第三代头孢对革兰阳性细菌抗菌活性不及第一、二代头孢菌素；抗铜绿假单胞菌活性优于第一、二代头孢菌素，其中头孢他啶为目前抗铜绿假单胞菌最强者；细菌对与第三代头孢菌素青霉素类之间有部分交叉耐药现象。第三代头孢菌素对 β-内酰胺酶有较高稳定性，对肾脏基本无毒。故本题选 D。

2. A。本题考查的是青霉素过敏反应的抢救措施。青霉素发生变态反应，尤其是过敏性休克，重在预防，一旦发生过敏性休克，要积极抢救，肌内或静注肾上腺素，同时采取其他措施，如吸氧、输液、人工呼吸等。故本题选 A。

3. E。本题考查的是耐酶青霉素的种类。金黄色葡萄球菌为革兰阳性球菌，产生青霉素酶使青霉素分解而失效。头孢氨苄对革兰阳性球菌作用强，临床用于肺炎链球菌、化脓性链球菌、产青霉素酶金黄色葡萄球菌引起感染的治疗。苯唑西林主要用于对耐青霉素的金黄色葡萄球菌感染。羧苄西林为抗铜绿假单胞菌青霉素，主要用于铜绿假单胞菌、变形杆菌和某些吲哚阳性杆菌等对氨基青霉素耐药的细菌引起的感染，排除 A。多黏菌素主要局部用于敏感菌的眼、耳、皮肤、黏膜感染，烧伤后铜绿假单胞菌感染，排除 C。氨苄西林为广谱青霉素类，因不耐酶而对耐药金黄色葡萄球菌感染无效，排除 B、D。故本题选 E。

4. A

5. A。本题考查的是青霉素的替代药物。红霉素为大环内酯类抗生素，对大部分革兰阳性菌感染有效，因此对青霉素过敏的革兰

阳性菌感染可选用红霉素。故本题选 A。

6. D 7. B

8. E。本题考查的是青霉素 G 的不良反应。主要是局部刺激症状和变态反应，变态反应为最常见最严重的不良反应。故本题选 E。

9. B

10. C。本题考查的是青霉素 G 的抗菌作用。青霉素 G 对革兰阳性球菌、革兰阳性杆菌、革兰阴性球菌及各种螺旋体均有很强的杀菌作用。但对革兰阴性杆菌的抗菌作用较弱。故本题选 C。

11. B。本题考查的是青霉素的不良反应。青霉素肌注可引起局部刺激疼痛、形成硬结等，最主要的为过敏反应，包括速发型过敏反应（表现为过敏性休克、荨麻疹、血管神经性水肿等）和迟发型过敏反应（表现为接触性皮炎、血清病样反应等），其中过敏性休克死亡率高，一旦发生，应立即使用肾上腺素、糖皮质激素和抗组胺药等抢救。青霉素对人体毒性极低，无明显肾毒性和耳毒性。故本题选 B。

12. E。本题考查的是青霉素 G 的特点。青霉素 G 口服易被酸破坏，吸收极少；肌内注射吸收快而完全，分布于细胞外液；由肾小管主动分泌而排泄，可被丙磺舒竞争性抑制，延缓青霉素 G 的排泄；不耐酸、不耐青霉素酶、抗菌谱窄、易引起变态反应。故本题选 E。

13. E。本题考查的是头孢菌素的分类。第四代头孢菌素包括头孢匹罗、头孢吡肟。A、B 为第一代，C 为第二代，D 为第三代。故本题选 E。

14. C。本题考查的是青霉素的药动学。青霉素 V 为耐酸青霉素，口服吸收好，但易被青霉素酶水解；氨苄西林和阿莫西林都属于广谱青霉素，耐酸，但不耐酶；羧苄西林为羧基青霉素类，该类青霉素均不耐酶；氯唑西林、苯唑西林和双氯西林耐酸，可口服，同时耐青霉素酶。故本题选 C。

15. A。本题考查的是青霉素类药物的临床应用。球菌性肺炎是由革兰阳性球菌引起的肺炎。青霉素主要用于敏感的各种球菌、革兰阳性杆菌及螺旋体所致的各种感染，且毒性小，是球菌性肺炎的首选用药。故本题选 A。

16. C

17. D；18. C；19. A；20. B。本题考查的是头孢菌素类药物的分类。头孢吡肟为第四代头孢菌素，故 17 题选 D。头孢克肟属于第三代头孢菌素，故 18 题选 C。头孢氨苄属于第一代头孢菌素，故 19 题选 A。头孢克洛属于第二代头孢菌素，故 20 题选 B。

21. B；22. E；23. D；24. C。本题考查的是抗生素抗菌作用机制。多黏菌素 B 通过增加细菌细胞膜通透性，使细胞内成分外漏而导致细菌死亡，故 21 题选 B。磺胺类与 PABA 结构相似，与 PABA 竞争二氢叶酸合成酶，抑制二氢叶酸合成，从而使细菌不能合成四氢叶酸及 DNA，抑制细菌繁殖，故 22 题选 E。氧氟沙星属氟喹诺酮类，作用原理是抑制 DNA 回旋酶，阻碍细菌 DNA 合成而导致细菌死亡，故 23 题选 D。罗红霉素属大环内酯类，与细菌核蛋白体 50S 亚基结合，可逆性抑制蛋白质合成，故 24 题选 C。

第三十六节　大环内酯类、林可霉素及其它抗生素

1. D。本题考查的是克林霉素的适应证。克林霉素在体内分布广泛，骨组织可达更高浓度，是治疗金黄色葡萄球菌所致骨髓炎的首选药。故本题选 D。

2. D

3. C。本题考查的是红霉素的临床应用。红霉素主要用于耐青霉素的金黄色葡萄球菌引起的严重感染和对青霉素过敏患者；肺炎军团菌引起的肺炎；白喉带菌者、百日咳带菌者的预防及急慢性感染的治疗；肺炎支原体肺炎、衣原体感染。故本题选 C。

4. E。本题考查的是万古霉素的作用机制。青霉素、头孢唑啉和头孢吡肟都属于 β-内酰胺类抗生素，其作用机制相似，与青霉素结合蛋白（PBPs）结合后，抑制 PBPs 中转肽酶的交叉联结反应，阻碍细胞壁黏肽生成，使细胞壁缺损，从而细菌体破裂死亡；红霉素主要作用于细菌 50S 核糖体亚单位，阻断转肽作用和 mRNA 位移，从而抑制细菌蛋白质合成；万古霉素的作用机制为与细菌细胞壁黏肽侧链形成复合物，阻碍细菌细胞壁合成。故本题选 E。

5. D

6. D。本题考查的是红霉素的临床应用。红霉素主要用于耐青霉素的金黄色葡萄球菌引起的严重感染和对青霉素过敏患者；肺炎军团菌引起的肺炎；白喉带菌者、百日咳带菌者的预防及急慢性感染的治疗；肺炎支原体肺炎、衣原体感染，如婴儿衣原体肺炎、新生儿衣原体眼炎等，作为多西环素的替换药。故本题选 D。

7. E。本题考查的是青霉素过敏患者适宜选用的抗菌药物。青霉素试敏（+）说明患者出现过敏反应不可使用青霉素。红霉素对革兰阳性菌有强大的抗菌作用，如金黄色葡萄球菌、肺炎球菌等，主要用于耐青霉素的金黄色葡萄球菌引起的严重感染和对青霉素过敏患者。故本题选 E。

8. E

9. D。本题考查的是林可霉素类抗生素。克林霉素主要用于厌氧菌，包括脆弱拟杆菌、产气荚膜梭菌、放线杆菌等引起的口腔、腹腔和妇科感染，治疗需氧 G⁺球菌引起的呼吸道、骨及软组织、胆道感染及败血症、心内膜炎等，治疗金黄色葡萄球菌引起的骨髓炎为首选药。故本题选 D。

10. D。本题考查的是克林霉素的不良反应。口服或肌内注射均可引起胃肠道反应，口服较常见，主要表现是胃纳差、恶心、呕吐、胃部不适和腹泻。也可发生严重的假膜性肠炎，与难辨梭状芽孢杆菌大量繁殖和产生外毒素有关，主要表现为发热、腹痛、腹

胀、腹泻。还可引起轻度皮疹、药物热、中性粒细胞减少、血小板减少和嗜酸性粒细胞增多、氨基转移酶升高。故本题选 D。

11. D。本题考查的是克林霉素引起的不良反应的防治。克林霉素可致假膜性肠炎，口服甲硝唑或万古霉素通常可有效地控制此反应。故本题选 D。

第三十七节　氨基糖苷类与多黏菌素类抗生素

1. C　2. B

3. E。本题考查的是氨基糖苷类药物的不良反应。链霉素为氨基糖苷类抗生素，具有耳毒性、肾毒性、神经肌肉阻断作用、变态反应等不良反应。与高效利尿药合用加重耳毒性。故本题选 E。

4. B。本题考查的是氨基糖苷类药物的不良反应。氨基糖苷类抗生素的不良反应包括耳毒性、肾毒性、神经肌肉阻断作用、变态反应等。故本题选 B。

5. D

6. B。本题考查的是多黏菌素 B 的特点。多黏菌素 B 对大多数革兰阴性杆菌有强大杀菌作用，A 正确、B 错误；对生长繁殖期和静止期的细菌都有作用，C 正确。主要局部用于敏感菌所致眼、耳、皮肤等感染，烧伤后铜绿假单胞菌感染，D 正确。本品毒性较大，主要是对肾脏的损害，E 正确。故本题选 B。

7. E

8. A。本题考查的是用于治疗草绿色链球菌的抗菌药物。青霉素 G 与链霉素合用可治疗溶血性链球菌、草绿色链球菌及肠球菌引起的感染。故本题选 A。

9. A

第三十八节　四环素类及氯霉素

1. C。本题考查的是多西环素的临床应用。治疗立克次体感染首选四环素类。多西环素（强力霉素）具有强效、速效、长效的特点，抗菌谱与四环素相近，但作用比四环

素强，代替四环素、土霉素而作为首选用。故本题选 C。

2. D。本题考查的是四环素类药物的作用特点。四环素类药物能快速抑制细菌生长，高浓度时有杀菌作用，B 正确；抗菌谱广，对 G⁺菌、G⁻菌、立克次体、衣原体、支原体螺旋体都有效，A 正确；与细菌和蛋白体 30S 亚基结合，阻止蛋白质合成，C 正确；还可引起细菌细胞膜通透性的改变，使胞内的核苷酸及其他重要成分外漏，抑制 DNA 复制，D 错误；主要用于立克次体感染、斑疹伤寒、支原体肺炎、衣原体引起的鹦鹉热、霍乱等疾病的治疗，E 正确。故本题选 D。

3. E

4. E。本题考查的是四环素类药物的临床应用。四环素类抗生素主要用于立克次体感染、斑疹伤寒、肺炎支原体肺炎、衣原体引起的鹦鹉热、霍乱等疾病的治疗，作为首选药疗效较好。多西环素为半合成四环素。故本题选 E。

5. C

第三十九节　抗真菌药与抗病毒药

1. C

2. C。本题考查的是咪唑类抗真菌的作用机制。咪唑类抗真菌药可抑制真菌细胞膜中麦角固醇合成，细胞膜屏障被破坏，抑制真菌生长。故本题选 C。

3. A。本题考查的是咪康唑的使用。酮康唑、氟康唑、伊曲康唑、氟胞嘧啶均为全身性抗真菌药，治疗深部或表浅部真菌感染；咪康唑具有广谱抗真菌活性，口服吸收差，静脉给药不良反应多，主要制成 2% 霜剂和 2% 洗剂而作为外用抗真菌药，治疗皮肤癣菌或假丝酵母菌引起的皮肤黏膜感染。故本题选 A。

4. D。本题考查的是特比萘芬的作用机制。特比萘芬可选择性抑制角鲨烯环氧化酶，抑制细胞膜麦角固醇的合成，影响真菌细胞膜的形成。口服或外用可治疗由皮肤癣菌引

起的甲癣、体癣、股癣、手癣、足癣。故本题选D。

5. C

6. E。本题考查的是抗真菌药的分类。酮康唑、两性霉素B、灰黄霉素、制霉菌素均属于抗真菌药。多黏菌素为多黏菌素类抗生素。故本题选E。

7. E

8. E。本题考查的是酮康唑的作用特点。酮康唑、伊曲康唑、氟康唑等，用于新型隐球菌、白色念珠菌等深部和浅部真菌感染。两性霉素B是目前治疗深部真菌感染的首选药。制霉菌素适用于皮肤黏膜念珠菌病。氟胞嘧啶适用于敏感新型隐球菌、念珠菌属所致严重感染的治疗。故本题选E。

9. E

10. A。本题考查的是抗真菌药物的作用特点。氟胞嘧啶与两性霉素B合用可产生协同作用，故临床上常将两药合用治疗深部真菌感染。故本题选A。

11. E。本题考查的是干扰素的药理作用。干扰素具有抗病毒、抗肿瘤和免疫调节作用。IFN-γ具有免疫调节作用，能活化巨噬细胞，表达组织相容性抗原，介导局部炎症反应。故本题选E。

12. A。本题考查的是药物对肝药酶的作用。酮康唑为肝药酶抑制剂，苯巴比妥、苯妥英钠、利福平和地塞米松均为肝药酶诱导剂。故本题选A。

13. B。本题考查的是白色念珠菌感染宜选用的药物。灰黄霉素适用于治疗皮肤癣菌引起的各种浅部真菌病。制霉菌素适用于皮肤黏膜念珠菌病。两性霉素B是目前治疗深部真菌感染的首选药。阿昔洛韦为抗病毒药，主要用于HSV感染、疱疹性角膜炎、单纯疱疹和带状疱疹。利巴韦林气雾吸入用于治疗幼儿呼吸道合胞病毒感染性肺炎和支气管炎，还可治疗甲型或乙型流感病毒引起的感染性疾病。故本题选B。

14. E。本题考查的是酮康唑的作用机

制。酮康唑为广谱抗真菌药，可抑制真菌细胞膜中麦角固醇合成，抑制真菌生长。故本题选E。

第四十节　抗结核病药和抗麻风病药

1. C。本题考查的是抗结核药物的联合用药原则。乙胺丁醇与利福平合用有协同作用，可增强疗效、降低毒性，防止或延缓细菌耐药性的产生。故本题选C。

2. C　3. C

4. B。本题考查的是治疗麻风病的药物。氨苯砜是目前治疗麻风病的首选药。故本题选B。

5. B。本题考查的是治疗结核病的药物。异烟肼、乙胺丁醇、链霉素、利福平均为常用抗结核药。乙胺嘧啶为抗疟药，不用于抗结核治疗。故本题选B。

6. E。本题考查的是常用的抗结核药。该患者诊断为结核性胸膜炎，应选用抗结核药，异烟肼为目前治疗各种结核病的第一线药物。故本题选E。

7. C　8. A

9. C。本题考查的是异烟肼引起的不良反应。异烟肼可引起外周神经炎、中枢神经系统毒性、肝损伤，还可出现皮疹，发热，嗜酸性粒细胞增加。故本题选C。

10. B。本题考查的是异烟肼引起外周神经炎的防治药物。外周神经炎多发于维生素B_6缺乏及慢乙酰化型患者，发生机制与异烟肼促进维生素B_6从肾脏排泄，导致机体维生素B_6缺乏有关。同服维生素B_6可预防和治疗此反应。故本题选B。

11. E　12. D

第四十一节　抗　疟　药

1. B。本题考查的是伯氨喹的不良反应。先天性红细胞葡萄糖-6-磷酸脱氢酶缺乏的特异质患者可发生急性溶血性贫血及高铁血红蛋白血症，出现发绀、胸闷、缺氧等严重的毒性反应。原因是伯氨喹在体内代谢成氧化性较强的喹啉醌衍生物，能与红细胞膜或某些巯基酶发生氧化作用而出现溶血。另一方面伯氨喹使高铁血红蛋白不能还原为血红蛋白，从而引起高铁血红蛋白血症。故本题选 B。

2. D。本题考查的是耐氯喹恶性疟的治疗。奎宁可杀灭各种疟原虫红内期裂殖体，抗疟活性弱于氯喹，用于耐氯喹恶性疟的治疗。乙胺嘧啶对恶性疟及良性疟的原发性红外期疟原虫有抑制作用，用于病因性预防是首选药。伯氨喹用于控制良性疟的复发。磺胺多辛与乙胺嘧啶等抗疟药联合可用于氯喹耐药虫株所致疟疾的治疗和预防。吡嗪酰胺为抗结核药。故本题选 D。

3. B

4. D。本题考查的是乙胺嘧啶的特点。乙胺嘧啶对恶性疟及良性疟的原发性红外期疟原虫有抑制作用，是用于病因性预防的首选药。乙胺嘧啶能抑制疟原虫二氢叶酸还原酶，使二氢叶酸不能还原为四氢叶酸。疟原虫对乙胺嘧啶易产生耐药性；与磺胺类或砜类合用可对叶酸代谢起到双重阻断作用，增强疗效，又可减少抗药性的产生。故本题选 D。

5. A

6. E。本题考查的是抗疟药作用特点。青蒿素主要用于治疗间日疟、恶性疟，特别用于抗氯喹疟原虫引起的疟疾；因其易于通过血–脑屏障，对脑型恶性疟的治疗有良效。故本题选 E。

7. C。本题考查的是抗疟药的应用。氯喹对间日疟和三日疟原虫，以及敏感的恶性疟原虫的红细胞内期的裂殖体有杀灭作用。能迅速治愈恶性疟，有效地控制间日疟的症状发作，也可用于症状抑制性预防。故本题选 C。

8. D。本题考查的是抗疟药的应用。伯氨喹对良性疟继发性红外期的疟原虫有杀灭作用，用于控制良性疟的复发。乙胺嘧啶为主要用于预防的抗疟药。氯喹为主要用于控制疟疾症状的抗疟药物。依米丁临床上用于治疗肝、肺、脑阿米巴脓肿。吡喹酮为抗血

吸虫药。故本题选 D。

第四十二节　抗阿米巴病药及抗滴虫病药

1. A。本题考查的是替硝唑的药物特点。替硝唑对阿米巴痢疾和肠外阿米巴病的疗效与甲硝唑相当，毒性偏低。替硝唑为甲硝唑的衍生物，结构相似。故本题选 A。

2. E

3. A。本题考查的是抗滴虫病药物。甲硝唑对阴道滴虫有直接杀灭作用，对女性和男性泌尿生殖道滴虫感染都有良好疗效。替硝唑和依米丁为抗阿米巴药，氯喹为抗疟药和抗阿米巴药，青霉素为抗菌药，几种药均不用于治疗滴虫病。故本题选 A。

4. A；5. E；6. B；7. C。本题考查的是抗寄生虫药分类。吡喹酮属于抗血吸虫病的药物，故 4 题选 A；乙胺嗪属于抗丝虫病的药物，故 6 题选 B；甲硝唑属于抗阿米巴病的药物，故 7 题选 C；氯喹属于抗疟疾的药物；阿苯哒唑属于抗蛔虫病的药物，故 5 题选 E。

第四十三节　抗血吸虫和抗丝虫病药

1. C。本题考查的是抗血吸虫病药。吡喹酮对血吸虫有杀灭作用，目前为治疗日本、埃及和曼氏血吸虫病的首选药。故本题选 C。

第四十四节　抗肠道蠕虫病药

1. C。本题考查的是抗肠道蠕虫病药的作用机制。哌嗪的作用机制是能阻断神经肌肉接头处的胆碱受体，妨碍了乙酰胆碱对蛔虫肌肉的兴奋作用，引起肌肉松弛性麻痹，随肠蠕动而排出体外。故本题选 C。

2. C。本题考查的是甲苯达唑的临床应用。哌嗪对蛔虫、蛲虫有驱除作用；吡喹酮为抗血吸虫病药；氯喹为抗疟和抗阿米巴药；氯硝柳胺对血吸虫尾蚴和毛蚴有杀灭作用，对绦虫疗效最佳；甲苯达唑为高效、广谱驱肠虫药，对蛔虫、蛲虫、鞭虫、钩虫、绦虫、感染均有效。故本题选 C。

3. C

第四十五节　抗恶性肿瘤药

1. D。本题考查的是抗肿瘤药的不良反应。甲氨蝶呤的不良反应主要是骨髓抑制和胃肠道上皮毒性。氟尿嘧啶的不良反应主要为对骨髓和胃肠道的毒性。巯嘌呤的不良反应主要为骨髓抑制。长春新碱的不良反应有骨髓抑制、外周神经炎等。左旋门冬酰胺酶的不良反应为可出现荨麻疹、过敏性休克、低蛋白血症等。故本题选 D。

2. E。本题考查的是抗肿瘤药的作用机制。氟尿嘧啶在体内经活化途径生成 5 - 氟尿嘧啶脱氧核苷酸，与胸苷酸合成酶的活性中心共价结合，抑制此酶的活性，使脱氧胸苷酸缺乏，造成 DNA 合成障碍；环磷酰胺进入体内后代谢成有活性的磷酰胺氮芥后发挥烷化作用，抑制 DNA 合成；巯嘌呤在体内受肌苷焦磷酸酶催化变成 6 - 巯嘌呤苷酸（TMP）后才有活性，TMP 可抑制肌苷酸转变腺苷酸和鸟苷酸，干扰嘌呤代谢，阻碍 DNA 的合成；甲氨蝶呤与二氢叶酸还原酶有高亲和力，可竞争性地与二氢叶酸还原酶结合，阻止二氢叶酸还原成四氢叶酸，而影响 DNA 的合成，抑制肿瘤细胞的增殖；紫杉醇是一种新型的抗微管药物，与细胞中微管蛋白结合，促使细胞中微管双聚体装配成微管，抑制微管去多聚化而使之稳定，而抑制细胞中诸如运动和分泌等依赖微管蛋白的过程，阻断细胞的有丝分裂，使之停止于 G_2 晚期和 M 期。故本题选 E。

3. D　4. E

5. C。本题考查的是雌激素的适应证。雌激素用于前列腺癌，晚期乳腺癌有内脏或软组织转移、绝经期后 7 年以上的妇女。但绝经期前的患者禁用。适量补充雌激素可反馈抑制促性腺激素释放激素（GnRH）、卵泡刺激激素（FSH）和促黄体生成素（LH）分泌，减轻绝经期综合征的症状。雌激素与孕激素合用也用于治疗闭经。故本题选 C。

6. A。本题考查的是雌激素的适应证。雌激素的临床应用有卵巢功能不全和闭经、绝经期综合征、功能失调性子宫出血、晚期乳腺癌、前列腺癌、乳房胀痛及回乳、避孕、青春期痤疮等。故本题选 A。

7. B

8. A。本题考查的是抗恶性肿瘤药的毒性反应。抗肿瘤药物作用主要针对细胞分裂，使用过程中会影响到正常组织细胞，在杀伤恶性肿瘤细胞的同时，对某些正常的组织也有一定程度的损害。主要表现在骨髓毒性、影响伤口愈合、脱发、胃肠道受损、儿童生长抑制、不育、肝肾损害、致畸或致癌。其中共有的近期毒性反应有：骨髓抑制、消化道反应和脱发。故本题选 A。

9. A

10. D。本题考查的是环磷酰胺的不良反应。环磷酰胺的主要副作用为骨髓抑制及中毒性肝损害，并可出现性腺抑制（尤其男性）、脱发、胃肠道反应及出血性膀胱炎。故本题选 D。

第四十六节　影响免疫功能的药物

1. E。本题考查的是影响免疫功能的药物分类。环孢素属于免疫抑制剂，左旋咪唑、白细胞介素 -2、卡介苗和干扰素为免疫增强剂。故本题选 E。

2. D；3. C；4. A。本题考查的是影响免疫功能药物作用特点。糖皮质激素对于免疫反应的多个环节均有抑制作用，治疗量能抑制细胞免疫反应，大剂量可抑制体液免疫反应，故 2 题选 D；环孢素为异体器官或骨髓移植时抗排异反应的首选药，故 3 题选 C；胸腺素用于治疗细胞免疫缺损性疾病，如胸腺发育不全等，故 4 题选 A。

第二章　生物药剂学与药动学

第一节　生物药剂学概述

1. D。本题考查的是生物药剂学基本概念中剂型因素的相关内容。生物药剂学中所指的剂型因素是药物及其制剂所表现出的内在与外在的所有性质，既包括针剂、片剂、胶囊剂等狭义的剂型概念，也包括药物的理化性质、制剂处方组成、制备工艺、贮存条件和给药方法等。故本题选 D。

2. A

第二节　口服药物的吸收

1. E。本题考查的是影响药物胃肠道吸收的生理因素。影响药物吸收的生理因素包括：胃肠液的成分与性质，胃排空，胃肠运动，食物，循环系统，肝首过效应，病理因素的影响。药物在胃肠道中的稳定性属于影响药物吸收的理化及剂型因素，而不是生理因素。故本题选 E。

2. D。本题考查的是胃肠道的结构与功能。肠道由胃、小肠、大肠三部分组成，具有储存、混合、消化和吸收的功能，A 正确；大肠由盲肠、结肠和直肠组成，B 正确；直肠下端接近肛门部分，血管相当丰富，是直肠给药（如栓剂）的良好吸收部位，C 正确；口服的药物在胃内停留过程中大多已崩解、分散或溶解，D 错误；小肠是药物的主要吸收部位，药物的吸收以被动扩散为主，但也是某些药物主动转运吸收的特异性部位，E 正确。故本题选 D。

3. E。本题考查的是影响药物吸收的剂型因素。剂型因素有药物的溶解度、溶出速度、增溶剂、络合物的形成及药物的稳定性等。故本题选 E。

4. E。本题考查的是体液 pH 和药物的理化性质。弱酸性药物在碱性的细胞外液中解离增多，脂溶性小，难以通过生物膜扩散转

运。弱碱性药物则相反，解离程度小，易通过生物膜扩散转运。故本题选 E。

5. B。本题考查的是主动转运的特点。主动转运的特点：①逆浓度梯度转运；②需要消耗机体能量；③需要载体参与；④主动转运的速率及转运量与载体的量及其活性有关，有饱和现象；⑤受代谢抑制剂的影响；⑥有吸收部位特异性。故本题选 B。

6. B。本题考查的是生物膜转运方式被动扩散的特征。被动扩散是从高浓度区向低浓度区顺浓度梯度转运，转运速度与膜两侧的浓度成正比，扩散过程不需要载体，也不需要能量。被动扩散无部位特异性。故本题选 B。

7. A。本题考查的是生物药剂学的一些基本概念。生物药剂学是研究药物及其制剂在体内的吸收、分布、代谢与排泄过程，阐明药物的剂型因素、机体生物因素与药物效应间关系的学科。故本题选 A。

8. C　9. C

10. E。本题考查的是影响药物吸收的理化及剂型因素。影响药物吸收的剂型因素：向口服剂型生物利用度高低的顺序通常为溶液剂 > 混悬剂 > 颗粒剂 > 胶囊剂 > 片剂 > 包衣片。①溶液剂：溶液的黏度、渗透压、增溶剂、络合物的形成及药物的稳定性等；②混悬剂：药物的溶解度、溶出速度、粒子的大小、晶型、附加剂、分散溶媒的种类、黏度以及各组分之间的相互作用等；③散剂：药物的溶出速度、粒子大小、稀释剂、药物和其他成分之间发生的相互作用等；④胶囊剂：药物溶出速度、粒子大小、晶型、湿润性、分散状态、附加剂的选择、胶囊壳质量、药物与附加剂之间的相互作用等；⑤片剂：药物的颗粒大小、晶型、pK_a 值、脂溶性、片剂的崩解度、溶出度、处方组成、制备工艺和贮存条件等。胃排空速率为影响药物吸收的

生理因素。故本题选 E。

11. D

12. D。本题考查的是促进扩散的相关内容。促进扩散又称为易化扩散，是指某些物质在细胞膜载体的帮助下，由膜高浓度侧向低浓度侧扩散的过程。促进扩散特点包括需要载体参与、结构特异性、饱和现象、顺浓度梯度扩散，不消耗能量。故本题选 D。

13. A

14. D。本题考查的是小肠的功能。有机酸类药物在 pH 5～7 的小肠环境中解离性比例大，吸收良好主要因为小肠的有效面积大。故本题选 D。

15. E

16. D。本题考查的是胃排空及胃排空速率的相关知识。胃排空是指胃内容物从幽门向十二指肠排出的过程，A 正确。排空速率慢，药物在胃中停留时间延长，与胃黏膜接触的机会和面积增大，有利于弱酸性药物的胃内吸收，B 正确。固体食物的胃空速率慢于流体食物，C 正确。少数在特定部位吸收的药物，胃排空速率大，吸收反而较差，如维生素 B_2 在十二指肠主动吸收，胃排空速率快时，大量的药物同时到达吸收部位，吸收达到饱和，因而只有部分药物被吸收，D 错误。服用某些药物如抗胆碱药、抗组胺药、止痛药、麻醉药等可使胃排空速率下降，E 正确。故本题选 D。

第三节　非口服药物的吸收

1. C。本题考查的是药物的不同给药途径的吸收过程。除了血管内给药没有吸收过程外，其他途径如皮下注射、肌内注射、腹腔注射都有吸收过程。故本题选 C。

2. C。本题考查的是不同注射部位药物的吸收。静脉注射是将药物直接注入静脉血管进入血液循环，不存在吸收过程，作用迅速。皮下与皮内注射时，由于皮下组织血管少，血流速度低，药物吸收较肌内注射慢，甚至比口服慢。皮内注射吸收差，只适用于

诊断与过敏试验。鞘内注射是将药物直接注射到脊椎腔内，可以避免血－脑屏障，提高脑内药物浓度，有利于脑部疾病的治疗。腹腔注射后药物通过门静脉吸收进入肝脏，存在首过效应。故本题选 C。

3. C。本题考查的是鼻黏膜给药的相关知识。鼻黏膜上水性孔道分布丰富，药物渗透性能高，吸收快。有些药物如黄体酮经鼻黏膜给药的生物利用度与静脉给药相当。鼻黏膜给药被认为是较理想的取代注射给药的全身给药途径。其优点有：①为蛋白多肽类药物提供一条非注射的给药途径；②避免肝脏首过效应；③增加药物的脑内递送；④鼻腔免疫。故本题选 C。

4. E。本题考查的是胰岛素注射的注意事项。胰岛素易导致皮下结节、萎缩等不良反应，注射时应经常更换注射部位，以避免该不良反应。故本题选 E。

5. C。本题考查的是胰岛素使用的注意事项。为确保胰岛素稳定吸收，两次注射点需要间隔 2.0 cm。故本题选 C。

6. E；7. C。本题考查的是注射给药的相关知识。腹腔内注射后药物通过门静脉吸收进入肝脏，因此存在首过效应，故 6 题选 E；皮内注射吸收差，只适用于诊断与过敏试验，故 7 题选 C。

第四节　药物的分布

1. A。本题考查的是影响药物体内分布的因素。在生理情况下细胞内液 pH 为 7.0，细胞外液为 7.4。由于弱酸性药物在较碱性的细胞外中解离增多，因而细胞外液浓度高于细胞内液，升高血液 pH 可使弱酸性药物由细胞内向细胞外转运，降低血液 pH 则使弱碱性药物向细胞内转移。弱碱性药物则相反。口服碳酸氢钠可使血浆及尿液碱化，既可促进巴比妥类弱酸性药物由脑组织向血浆转运，也可使肾小管重吸收减少，加速药物自尿排出。故本题选 A。

2. A　3. C

4. E。本题考查的是影响药物体内分布的因素。影响药物体内分布的因素有：①血液循环与血管通透性；②药物与血浆蛋白结合的能力；③药物的理化性质；④药物与组织的亲和力；⑤药物相互作用。故本题选 E。

5. D

6. D。本题考查的是药物的脑内分布。药物向脑内转运以被动扩散为主，即膜扩散速度为限速因素，取决于该药物在 pH 7.4 时的分配系数和解离度。在体液 pH 7.4 环境下，解离度小的药从血液向脑内转运极快。在血浆 pH 7.4 时，弱酸性药物主要以解离型存在，而弱碱性药物主要以非解离型存在，一般来说，弱碱性药物容易向脑脊液转运。故本题选 D。

第五节　药物的代谢

1. B。本题考查的是药物代谢的部位。肝脏是药物代谢的最主要的器官。肝脏的代谢以氧化反应为主。药物代谢酶主要位于肝细胞的微粒体中，其次是线粒体和溶酶体。药物代谢的其他部位包括消化道、肺、皮肤、脑、肾脏、鼻黏膜等。故本题选 B。

2. D

3. B。本题考查的是影响药物代谢的因素。影响药物代谢的因素有：①给药途径；②给药剂量和剂型；③酶抑或酶促作用；④生理因素。故本题选 B。

第六节　药物的排泄

1. C　2. A

3. B。本题考查的是药物的肾排泄。肾脏是机体排泄药物及其代谢物的最重要的器官。肾脏疾病时，一般使药物排泄量减少，特别是主要从肾排泄的药物，在体内滞留时间长，使药物及毒性增强。故本题选 B。

4. D。本题考查的是药物排泄的定义。体内药物以原形或代谢物的形式通过排泄器官排出体外的过程，称为药物的排泄。故本题选 D。

5. E

6. A。本题考查的是药物排泄的相关知识。除肾排泄外，胆汁排泄也是药物排泄的重要途径。其他途径排泄有消化道排泄、肺排泄、乳汁排泄、汗排泄和唾液排泄。故本题选 A。

7. A。本题考查的是影响药物肾排泄的因素。尿液酸化，则水杨酸主要为未解离型，易被重吸收，影响其肾排泄。故本题选 A。

8. C　9. B

10. B。本题考查的是胆汁排泄与肠肝循环。随胆汁排入十二指肠的药物或其代谢物，如果在小肠被重吸收，会经门静脉返回到肝，重新进入全身循环，然后再分泌直至最终从尿中排出的现象称为肠肝循环，肠肝循环的意义视药物的胆汁排泄量而定。故肠肝循环发生在胆汁排泄中。故本题选 B。

11. E。本题主要考查的是药物的理化性质、pH 与排泄的关系。药物重吸收的程度与药物的脂溶性、pK_a、尿的 pH 和尿量有关。药物多为弱酸性或弱碱性；弱碱性药物在酸性溶液中解离度大，脂溶性减小，重吸收减少，排泄加快；而弱酸性药物，在酸性溶液中解离度小，脂溶性大，重吸收多，排泄减慢。故本题选 E。

12. A

13. A。本题考查的是药物肾排泄和胆汁排泄的相关知识。肾小球滤过以被动转运为主，不需要载体和能量，一般不存在竞争性抑制。胆汁排泄特点为存在饱和现象，能逆浓度梯度转运，有共同排泌机制的药物存在竞争效应，受相应抑制剂的抑制。肾小管主动分泌需要载体介入系统，该载体系统受到能量限制，可以被饱和，类似结构的药物可竞争同一载体。肾小管重吸收存在主动重吸收和被动重吸收两种形式，可存在竞争性抑制。药物从血液透析也存在竞争性抑制。故本题选 A。

14. A。本题考查的是汗排泄。氯化钠最有可能从汗腺排泄。故本题选 A。

15. B；16. E。本题考查的是生物药剂学的基本概念。随胆汁排入十二指肠的药物或其代谢物，如果在小肠被重吸收，会经门静脉返回到肝，重新进入全身循环，然后再分泌直至最终从尿中排出的现象称为肠肝循环。故15题选B。药物进入体循环前的降解或失活称为"肝首过代谢"或"肝首过效应"。故16题选E。

第七节 药动学概述

1. D。本题考查的是一级药动学的相关知识。一级速率表示药物在体内某一部位的变化速率与该部位的药量或血药浓度的一次方成正比，多数药物在常规给药剂量时的体内过程通常符合一级速率过程。一级药动学是体内药物按恒定比例消除，在单位时间内的消除量与血浆药物浓度成正比。消除半衰期也是药物的固有性质，符合线性动力学特征的药物的消除半衰期对于健康人来说也是个常数，而与剂量、剂型和给药途径无关。故本题选D。

2. E

3. D。本题考查的是表观分布容积的计算。表观分布容积表示给药剂量若按照所测得的血药浓度来分布，而求算得到的体积数是以血药浓度估算体内药量的一个比例常数，用 V 表示。对于一室模型药物的静脉注射，$V = X_0/C_0 = 0.06/0.015 = 4$ L，故本题选D。

4. E；5. B；6. D。本题考查的是药动学的主要参数。清除率 CL 是指单位时间内从体内清除的药物表观分布容积数，故6题选D。药物在体内变化的速率过程通常用于描述各种途径给药后，生物体内的药量或药物浓度随时间变化而变化的规律，故5题选B。消除速度常数的单位是时间的倒数，如 h^{-1}、min^{-1} 等。其表示单位时间内消除体内剩余药量的百分数。符合线性药动学特征的药物的消除速度常数在健康人体内是一个常数，它只依赖于药物本身的性质，而与剂型及给药方法无关，故4题选E。

第八节 药物应用的药动学基础

1. E。本题考查的是非线性动力学的相关知识。非线性动力学方程为：$-dC/dt = V_m C/(K_m + C)$ 式中：$-dC/dt$ 是物质在 t 时间的浓度下降速度，K_m 为米氏常数，V_m 为药物在体内消除过程中理论上的最大消除速率。其中 K_m 和 V_m 是非线性动力学参数中两个最重要的常数。故本题选E。

2. B；3. A；4. D。本题考查的是单室模型血管内给药的药动学。A 为一室模型药物静脉滴注后血药浓度与时间的关系。B 为一室模型药物静脉注射后血药浓度与时间的关系。C 为一室模型血管外给药的血药浓度 – 时间关系。D 为一室模型药物静脉滴注血药浓度达到稳态后的血药浓度与时间的关系。为了简便地反映多剂量给药达稳态时的血药浓度的平均特征，通常需要引入平均稳态血药浓度的概念，E 为平均稳态血药浓度公式。故2题选B，3题选A，4题选D。

第九节 新药的药动学研究

1. E。本题考查的是非临床药动学研究的内容。主要研究内容包括药物的吸收、分布、代谢和排泄的过程和特点等，并根据数学模型提供重要的药动学参数。故本题选E。

第十节 药物制剂的生物等效性与生物利用度

1. A。本题考查的是生物利用度参数。C_{max} 为血药峰浓度即药时数据中的最大浓度，是药物吸收能否产生疗效的指标，也是评判出现药物中毒的指标。AUC 为血药浓度 – 时间曲线下面积，是药物生物利用度高低的指标，反映活性药物进入体循环的总量。故本题选A。

2. B。本题考查的是生物利用度试验与生物等效性试验的基本要求。生物样本的采集服药前应先取空白血样。一般在吸收相部分取 2~3 个点，峰浓度附近至少需要 3 个点，消除相取 3~5 个点。故本题选B。

3. B

专业实践能力

第一章　岗位技能

第一节　药品调剂

1. A。本题考查的是处方调配的相关内容。调配处方必须做到"四查十对"：查处方，对科别、姓名、年龄；查药品，对药名、剂型、规格、数量；查配伍禁忌，对药品性状、用法用量；查用药合理性，对临床诊断。故本题选 A。

2. B

3. D。本题考查的是处方的意义。医师开具处方和药师调剂处方应当遵循安全、有效、经济的原则。处方是重要的医疗文件，具有法律、技术和经济上的意义。故本题选 D。

4. E

5. B。本题考查的是处方缩写词。Caps. 代表胶囊剂。糖浆剂的缩写是 Syr.；注射剂的缩写是 Inj.；溶液剂的缩写是 Sol.；片剂的缩写是 Tab.。故本题选 B。

6. C。本题考查的是处方规则。西药和中成药可以分别开具处方，也可以开具一张处方，中药饮片应当单独开具处方。故本题选 C。

7. A。本题考查的是药物的摆放及注意事项。对一些误用可引起严重反应的一般药品，如氯化钾注射液、氢化可的松注射液等宜单独放置。故本题选 A。

8. E。本题考查的是处方缩写词。b. i. d. 为每日二次；q. i. d. 为每日四次；q. d. 为每日一次；i. d. 为皮内注射；t. i. d. 为每日三次。故本题选 E。

9. A　10. D

11. E。本题考查的是处方缩写词。"Rp." 为 "取" 的意思。复方的缩写为 Co.。用法的缩写为 Sig. 或 S.。故本题选 E。

12. B。本题考查的是处方的概念。处方是指由注册的执业医师和执业助理医师在诊疗活动中为患者开具的、由取得药学专业技术职务任职资格的药学专业技术人员审核、调配、核对、并作为发药凭证的医疗文件。故本题选 B。

13. C　14. C

15. C。本题考查的是处方缩写词。stat! 为 "立即"；Cito! 为 "急！急速地！"；p. r. n. 为 "必要时（可重复数次；长期医嘱）"；s. o. s. 为需要时（限用一次；短期医嘱）；lent! 为 "慢慢地"。故本题选 C。

16. A

17. E。本题考查的是处方规则的相关内容。为门（急）诊癌症疼痛患者和中、重度慢性疼痛患者开具的麻醉药品、第一类精神药品注射剂，每张处方不得超过 3 日常用量；控缓释制剂，每张处方不得超过 15 日常用量；其他剂型，每张处方不得超过 7 日常用量。故本题选 E。

18. E。本题考查的是处方差错的防范措施。首先，正确摆放药品是重要的防范措施。其次，配方时：①配方前先读懂处方上所有药品的名称、规格和数量，有疑问时不要凭空猜测，可咨询上级药师或电话联系处方医师；②配齐一张处方的药品后再取下一张处方，以免发生混淆；③贴服药签时再次与处方逐一核对；④如果核对人发现调配错误，应将药品退回配方人，并提醒配方人注意。最后，发药时：①确认患者的身份，以确保药品发给相应的患者；②对照处方逐一向患者交代每种药的使用方法，可帮助发现并纠正配方及发药差错；③对理解服药标签有困难的患者或老年人，需耐心仔细地说明用法并辅以服药标签；④在咨询服务中确认患者/

家属已了解用药方法。故本题选 E。

19. A 20. B

21. A。本题考查的是处方缩写词。Sig. 为"标记（用法）"；Amp. 为安瓿剂；Syr. 为"糖浆剂"；Caps 为"胶囊剂"；Inj. 为"注射剂"。故本题选 A。

22. B

23. E。本题考查的是处方调配的一般程序。药学专业技术人员应按操作规程调剂处方药品，配方程序为收方→审方→计价→调配→包装标示→核对→发药。发药时应对患者进行用药说明与指导。故本题选 E。

24. D

25. E。本题考查的是处方用纸颜色。麻醉药品处方为淡红色；儿科处方为淡绿色；急诊处方为淡黄色；普通处方则是白色。故本题选 E。

26. E。本题考查的是处方管理办法的相关内容。药品名称应当使用规范的中文名称书写，没有中文名称的可以使用规范的英文名称书写；医疗机构或者医师、药师不得自行编制药品缩写名称或者使用代号；书写药品名称、剂量、规格、用法、用量要准确规范，药品用法可用规范的中文、英文、拉丁文或者缩写体书写，但不得使用"遵医嘱"、"自用"等含糊不清字句。故本题选 E。

27. E。本题考查的是处方管理办法的相关内容。处方医师的签名式样和专用签章应当与院内药学部门留样备查的式样相一致，不得任意改动，否则应当重新登记留样备案。故本题选 E。

28. A 29. C

30. C。本题考查的是处方规则的相关内容。为门（急）诊患者开具的麻醉药品注射剂，每张处方为一次常用量；缓、控释制剂，每张处方不得超过 7 日常用量；其他剂型，每张处方不得超过 3 日常用量。故本题选 C。

31. E 32. A

33. D。本题考查的是处方保存。普通处方、急诊处方、儿科处方保存期限为 1 年，

医疗用毒性药品、第二类精神药品及戒毒药品处方保存期限为 2 年，麻醉药品和第一类精神药品处方保存期限为 3 年。故本题选 D。

34. C。本题考查的是处方调配过程中发药的相关内容。发药：①核对患者姓名，逐一核对药品与处方的相符性，检查规格、剂量、数量并签名；②详细交代每种药品的用法、用量、不良反应和用药注意事项，耐心回答患者的询问。发现配方错误时，药已经发出，不属于发药的范畴。故本题选 C。

35. E 36. C

37. E。本题考查的是急救用药的调剂。调剂急救药品应迅速及时，以免延误治疗。同时要注意严防忙中出错，给病人带来危害。故本题选 E。

38. C 39. E

40. D。本题考查的是岗位责任制度的相关知识。调剂室工作人员岗位责任制的内容要求具体化、数据化，这样便于对岗位工作人员的考核审查。故本题选 D。

41. A。本题考查的是领发药制度。调剂室药品从药库领取应有领药制度，控制领药的品种、数量和有效期，发到治疗科室病房及其他部门的药品必须有发药制度。另外，领发药制度可以做到账目管理，保证药品的供应，账目无误。故本题选 A。

42. A。本题考查的是处方差错的处理原则。当患者或护士反映药品差错时，须立即核对相关的处方和药品；如果是发错了药品或错发了患者，药师应立即按照本单位的差错处理预案迅速处理并上报部门负责人。故本题选 A。

43. E。本题考查的是特殊药品管理制度。第一类精神药品注射剂处方为一次用量，其他剂型处方不得超过 3 日用量，缓、控释制剂处方不得超过 7 日用量。第二类精神药品的处方每次不超过 7 日用量。故本题选 E。

44. A 45. B 46. A 47. D 48. D

49. B；50. A；51. C。本题考查的是处方保存。普通处方、急诊处方、儿科处方保存

期限为1年，医疗用毒性药品、第二类精神药品处方保存期限为2年，麻醉药品和第一类精神药品处方保存期限为3年。故49题选B，50题选A，51题选C。

52. E　53. C　54. B　55. A

56. A；57. B；58. D；59. C。本题考查的是处方限量。为门（急）诊患者开具的麻醉药品注射剂，每张处方为一次常用量，故56题选A；为住院患者开具的麻醉药品和第一类精神药品处方应当逐日开具，每张处方为1日常用量，故57题选B；为门（急）诊患者开具的麻醉药品缓、控释制剂，每张处方不得超过7日常用量，故58题选D；为门（急）诊癌症疼痛患者和中、重度慢性疼痛患者开具的麻醉药品、第一类精神药品注射剂，每张处方不得超过3日常用量，故59题选C。

60. B；61. A；62. D；63. E。本题考查的是处方缩写词的含义。q. m. 指每晨，故60题选B。a. c. 指饭前，故61题选A。h. s. 指睡时，故62题选D。q. i. d. 指每日四次。故63题选E。饭后是p. c.。

64. B；65. A；66. C。本题考查的是处方缩写词的含义。Cito! 为急! 急速地!，故64题选B。p. r. n. 为必要时，故65题选A。Inhal. 为吸入剂，故66题选C。

第二节　临床用药的配制

1. A

2. D。本题考查的是电解质对营养液稳定性的影响。主要电解质的浓度影响脂肪乳剂的颗粒变化。混合物中只有一价金属离子，放置于4℃至少稳定9天，粒子几乎没有变化；在含有二价金属离子如Ca^{2+}、Mg^{2+}的混合物中，于4℃48小时后粒子增长到1.5～1.85μm，于4℃9天后增大为3.3～3.5μm；室温放置24小时后，再置4℃储存18小时，有些粒子超过5μm。故本题选D。

3. C。本题考查的是营养制剂的保存条件。肠外营养液或肠内营养制剂中对热不稳定成分多，不立即使用时需要在4℃保存，以确保营养质量。故本题选C。

4. C。本题考查的是电解质对营养液稳定性的影响。电解质主要通过离子的催化作用和浓度来影响肠外营养液的稳定性。故本题选C。

5. B。本题考查的是肠外营养液在使用过程中应注意的问题。使用过程中应注意的问题有：①采用同一条通路输注TPN和其他治疗液中间要用基液冲洗过渡；②输注速度：应在18～20小时内输完；③输注时不能在Y形管中加入其他药物，避免配伍禁忌；④使用PVC袋时应避光。电解质不应直接加入脂肪乳剂中。故本题选B。

6. C　7. C

8. C。本题考查的是肠外营养液配制过程中的注意事项。注意事项：①混合顺序非常重要，在终混前氨基酸可被加到脂肪乳剂中或葡萄糖中，以保证氨基酸对乳剂的保护作用；②钙剂和磷酸盐应分别加在不同的溶液中稀释，以免发生磷酸钙沉淀；③混合液中不要加入其他药物，除非已有资料报道或验证过；④加入液体总量应≥1500 ml，混合液中葡萄糖的最终浓度为0～23%，有利于混合液的稳定；⑤现配现用，24小时输完，最多不超过48小时，如不立即使用，应将混合物置于4℃冰箱保存；⑥电解质不应直接加入脂肪乳剂中；⑦配好的口袋上应注明配方组成、床号、姓名及配制时间。故本题选C。

9. E。本题考查的是肠外营养液的混合顺序。肠外营养液的混合顺序：①将微量元素和电解质加入到氨基酸溶液中；②将上述两液转入3L静脉营养输液袋中，如需要，可将另外数量的氨基酸和葡萄糖在此步骤中加入；③将水溶性维生素和脂溶性维生素混合后加入脂肪乳中；④将脂肪乳、维生素混合液转移入TNA袋中；⑤排气，轻轻摇动TNA袋中的混合物，备用。故本题选E。

10. A　11. B

12. A。本题考查的是注射剂配伍变化预测。水不溶性的酸性药物制成的盐，与 pH 较低的注射液配伍时易产生沉淀。如青霉素类、头孢菌素类、异戊巴比妥钠、苯妥英钠等。故本题选 A。

13. D。本题考查的是常见注射剂配伍变化发生原因。头孢菌素类与 Ca^{2+}、Mg^{2+} 等直接反应，形成难溶性螯合物析出沉淀。故本题选 D。

14. B。本题考查的是常用注射剂配伍变化。5% 硫喷妥钠 10 ml 加入 5% 葡萄糖注射液 500 ml 中产生沉淀，系由于 pH 下降所致；氯霉素注射液加入 5% 葡萄糖注射液或氯化钠注射液中析出沉淀是由于注射液溶媒组成改变所致；两性霉素 B 注射剂与氯化钠注射液配伍产生沉淀是由于电解质的盐析作用；普鲁卡因注射液与氯丙嗪注射液混合后析出沉淀是由于直接反应。故本题选 B。

15. D。本题考查的是常见注射剂配伍变化发生原因。酚类化合物水杨酸及其衍生物，以及含酚基的药物如肾上腺素与铁盐发生络合作用，或受空气氧化都能产生有色物质，异烟肼或维生素 C 与氨茶碱、多巴胺与苯妥英钠等合用均可导致颜色改变。故本题选 D。

16. D

17. B。本题考查的是注射剂配伍变化预测。有机溶媒或增溶剂制成不溶性注射液（如氢化可的松），与水溶性注射剂配伍时，常由于溶解度改变而析出沉淀。故本题选 B。

18. B。本题考查的是物料混合。配伍固体组分密度差较大时，混合时应该先加密度小物料，再加密度大的物料，避免质重者沉底，质轻者上浮。故本题选 B。

19. A。本题考查的是常见注射剂配伍变化发生原因。氯霉素注射液（含乙醇、甘油等）加入 5% 葡萄糖注射液或氯化钠注射液中，由于溶媒性质的改变可析出氯霉素沉淀。故本题选 A。

20. B

21. C。本题考查的是可见配伍变化。配伍变化可分为可见配伍变化和不可见配伍变化。可见配伍变化包括溶液混浊、沉淀、结晶及变色。可见配伍变化应在混合后仔细观察，大多是可以避免的。有些配伍变化不是立即反应，在使用过程中逐渐出现，更应引起足够的重视。不可见配伍变化包括水解反应、效价下降、聚合变化、肉眼不能直接观察到的直径 50 μm 以下的微粒等，潜在地影响药物对人体的安全性和有效性。故本题选 C。

22. E

23. C。本题考查的是肠外营养液的混合顺序。肠外营养液的混合顺序：①将微量元素和电解质加入到氨基酸溶液中；②将磷酸盐加入到葡萄糖液中；③将上述两液转入 3 L 静脉营养输液袋中，如需要，可将另外数量的氨基酸和葡萄糖在此步骤中加入；④将水溶性维生素和脂溶性维生素混合后加入脂肪乳中；⑤将脂肪乳、维生素混合液转移入 TNA 袋中；⑥排气，轻轻摇动 TNA 袋中的混合物，备用。故本题选 C。

24. A。本题考查的是常用注射剂配伍变化。氯霉素注射液加入 5% 葡萄糖注射液或氯化钠注射液中析出沉淀是由于注射液溶媒组成改变所致。故本题选 A。

25. B；26. A；27. C；28. D。本题考查的是注射剂配伍变化。异烟肼或维生素 C 与氨茶碱、多巴胺与苯妥英钠合用可导致颜色改变，故 25 题选 B。5% 硫喷妥钠 10 ml 加入 5% 葡萄糖注射液 500 ml 中产生沉淀，系由于 pH 下降所致，故 26 题选 A。乳酸根离子可加速氨苄西林的水解，氨苄西林在含乳酸根的复方氯化钠注射液中，效价下降，故 27 题选 C。氨苄西林，在一定的条件下，内酰胺环开裂并自身聚合，故 28 题选 D。

29. E；30. B。本题考查的是常用注射剂配伍变化的原因。两性霉素 B 为高分子药物，加入氯化钠注射液中析出沉淀是"电解质的盐析作用"。头孢菌素类与含 Ca^{2+}、Mg^{2+} 注射液配伍变色析出沉淀，是"直接反应"生成钙盐。故 29 题选 E，30 题选 B。

第三节　药品的仓储与保管

1. B。本题考查的是特殊管理药品的保管。医疗用毒性药品简称毒性药品。一般可根据检验报告书或产品合格证验收。外观检查验收可从塑料袋或瓶外查看，不能随意拆开内包装。毒性药品必须储存在设有必要安全设施的单独仓间内（铁门、铁栅窗）或专柜加锁并由专人保管。对不可供药用的毒性药品，经单位领导审核，报当地主管部门批准后方可销毁。故本题选 B。

2. B　3. B

4. D。本题考查的是药品的有效期。药品的有效期是指药品在规定的储藏条件下能保持其质量的期限。故本题选 D。

5. B

6. E。本题考查的是有效期药品的管理。在库药品均应实行色标管理。其统一标准是待验药品库（区）、退货药品库（区）为黄色；合格药品库（区）、待发药品库（区）为绿色；不合格药品库（区）为红色。故本题选 E。

7. E

8. A。本题考查的是外观质量检查的内容。药品的性状，包括形态、颜色、气味、味感、溶解度等是药品外观质量检查的重要内容，它们有的能直接反映出药品的内在质量，对鉴别药品有着极为重要的意义。故本题选 A。

9. E　10. B

11. B。本题考查的是胰岛素的贮存。许多生物制品、酶制剂和某些注射剂（如胰岛素、麦角新碱、垂体后叶素等）应低温储存（2℃~10℃）。故本题选 B。

12. E。本题考查的是药品的保管与养护。麻醉药品、第一类精神药品管理应严格按照国家食品药品监督管理总局颁发的《医疗机构麻醉药品、第一类精神药品供应管理办法》进行管理，设立麻醉药品和第一类精神药品库。盐酸哌替啶属于麻醉药品。故本题选 E。

13. E。本题考查的是药品的保管与养护。药品保管若按药品性质分类时，应注意内服和外用药分别存放。名称易混的药品分别存放。性能相互影响的药品分别存放。实行色标管理。故本题选 E。

14. B　15. D

16. C。本题考查的是《中华人民共和国药品管理法》的相关内容。《中华人民共和国药品管理法》第三十五条规定，国家对麻醉药品、精神药品、医疗毒性药品、放射性药品实行特殊管理。故本题选 C。

17. C。本题考查的是药物的摆放及注意事项。对一些误用可引起严重反应的一般药品，如氯化钾注射液、氢化可的松注射液等宜单独放置。故本题选 C。

18. E　19. D

20. D。本题考查的是胰岛素的贮存。使用中的胰岛素笔芯不宜冷藏，在室温下最长能保存 4 周。故本题选 D。

21. C

22. D。本题考查的是特殊药品管理制度的相关内容。特殊药品管理制度的核心内容是：根据医疗需要合理使用，严禁滥用。故本题选 D。

23. A

24. E。本题考查的是药品采购计划编制的相关知识。编制药品采购计划的影响因素主要包括人口、发病率、用药水平、医疗水平、城乡居民收入等。故本题选 E。

25. C。本题考查的是特殊管理药品的保管。毒性药品（医疗用毒性药品）的包装容器必须贴有规定的毒药标记：黑底白字的"毒"字。故本题选 C。

26. B。本题考查的是特殊管理药品的储存。医疗用毒性药品必须储存在设有必要安全设施的单独仓间内（铁门、铁栅窗）或专柜加锁并由专人保管。易爆品、剧毒品必需专库保管（危险品库）。储存药品仓库应设立麻醉药品和第一类精神药品库、医疗用毒性药品库、放射性药品库等专用仓库，B 正确。故本题选 B。

27. D　28. E　29. A　30. C

31. B；32. E；33. D；34. C。本题考查的是药品的储藏条件。冷处指 2 ℃ ~ 10 ℃，故 31 题选 B；室温是指 10 ℃ ~ 30 ℃，故 32 题选 E；凉暗处是指不超过 20 ℃，遮光，故 33 题选 D；阴凉处是指不超过 20 ℃，故 34 题选 C。

第四节　医院制剂

1. C

2. D。本题考察的是外用散剂的粒径规格。口服散剂应为细粉，儿科及外用散剂应为最细粉。一般散剂能通过六号筛（100 目，150 μm）的细粉含量不少于 95%；难溶性药物、收敛剂、吸附剂、儿科或外用散剂能通过七号筛（120 目，125 μm）的细粉含量不少于 95%；眼用散剂应全部通过九号筛（200 目，75 μm）等。故本题选 D。

3. D。本题考查的是环氧乙烷气体灭菌法的应用。环氧乙烷气体灭菌法可用于医疗器械、塑料制品等不能采用高温灭菌的物品灭菌。含氯的物品以及能吸附环氧乙烷的物品不宜使用。故本题选 D。

4. C。本题考查的是液体量器的分类。量筒、滴定管、移液管、吸量管属于量出式量器。容量瓶、烧杯属于量入式量器。故本题选 C。

5. E。本题考查的是洁净区的要求。A 级洁净区以 ≥5 μm 动态悬浮粒子为限度标准，最大允许数为 1 个/m³。故本题选 E。

6. C。本题考查的是微量天平的称量范围。微量天平的称量一般在 3 ~ 50 g。故本题选 C。

7. A。本题考查的是天平的称量限。一般情况下，扭力天平的称量限度为 100 g。故本题选 A。

8. E。本题考查的是混合方法的选择。混合是指将两种以上组分的物料相互掺和而达到均匀状态的操作。常用的混合方法有搅拌混合、研磨混合、过筛混合以及混合筒混合。搅拌混合适用于物料初步混合。故本题选 E。

9. D。本题考查的是辅料在制剂中的作用。在炉甘石洗剂中，西黄蓍胶或羧甲基纤维素钠遇水膨胀成有黏性胶状物，主要作用是增大分散媒的黏度，减缓炉甘石沉降。故本题选 D。

10. C。本题考查的是混合方法的选择。研磨混合是小量结晶性药物的粉碎－混合操作的最有效的方法。故本题选 C。

11. D。本题考查的是湿热灭菌法的灭菌标准。无论采用何种灭菌温度和时间参数，都必须证明所采用的灭菌工艺和监控措施在日常运行过程中，能确保物品灭菌后 SAL ≤ 6。故本题选 D。

12. B。本题考查的是标准液的稀释。由标准储备液配制成操作溶液时，一般稀释 1 次，最多只能稀释 2 次，以减小累积误差。故本题选 B。

13. D。本题考查的是量器的量取要求。根据量取药物容量的多少，选择适宜的量器（量杯、量筒），一般不少于量器总量五分之一为度。故本题选 D。

14. E。本题考查的是常用架盘天平的称量限度。检验室常用架盘天平的称量限度为 500 g。故本题选 E。

15. C。本题考查的是称重的注意事项。根据称取药物的轻重和称重的允许误差正确选用感量适宜的天平，既不能超过最大称量限度，又要考虑天平的分度值是否满足称量要求；使用托盘天平称量时，称量时按左物右码的原则放置药物和砝码。故本题选 C。

16. D。本题考查的是氯霉素滴耳剂的器具选择。氯霉素滴耳剂的分装容器应干燥，密封贮存，避免吸湿析出氯霉素。故本题选 D。

17. A。本题考查的是氯霉素的理化特性。氯霉素难溶于水，可溶于乙醇、热甘油中。氯霉素先溶于乙醇中，可无须加热，制品黏稠度适宜。故本题选 A。

18. A。本题考查的是氯霉素滴耳剂的类型。氯霉素滴耳剂属于溶液，只是溶媒是非水混合溶媒。故本题选 A。

19. E；20. C；21. A。本题考查的是不同天平的称重范围。超微量天平的最大称量是 $2 \sim 5$ g。故 19 题选 E。微量天平的称量一般在 $3 \sim 50$ g。故 20 题选 C。常量天平的最大称量一般是 $100 \sim 200$ g。故 21 题选 A。

22. D；23. D。本题考查的是 SAL。无菌保证值（SAL）为灭菌产品经灭菌后微生物残存概率的负对数值，表示物品被灭菌后的无菌状态。干热、湿热灭菌法的无菌保证值均不得低于 6。故 22、23 题均选 D。

24. C；25. A。本题考查的是药物的粉碎方法。流能磨可进行粒度要求为 $3 \sim 20$ μm 的超微粉碎、热敏性物料和低熔点物料的粉碎以及无菌粉末的粉碎。常用的有圆盘型流能磨和轮型流能磨，故 24 题选 C。球磨机的粉碎效率较低、粉碎时间较长，但由于密闭操作，故适合于贵重物料的粉碎、无菌粉碎，也可以进行干法粉碎、湿法粉碎，必要时还可充入惰性气体，防止氧化，故 25 题选 A。

第五节　医院药品的检验

1. C。本题考查的是自制薄层板的涂布厚度。除另有规定外，将一份固定相和三份水在研钵中向同一方向研磨混合，去除表面的气泡后，倒入涂布器中，在玻璃板上平稳地移动涂布器进行涂布（厚度为 $0.2 \sim 0.3$ mm），取下涂好薄层的玻璃板，置水平台上于室温下晾干后，再在 110 ℃ 活化 30 分钟，即置于有干燥剂的干燥器中备用。故本题选 C。

2. E。本题考查的是玻璃器皿洗涤要求。检验中使用的玻璃器皿应洁净透明、其内、外壁应能被水均匀地湿润且不挂水珠。故本题选 E。

3. D。本题考查的是自制薄层板的活化

温度。新涂好薄层的玻璃板，置水平台上于室温下晾干后，再在 110 ℃ 活化 30 分钟，即置于有干燥剂的干燥器中备用。故本题选 D。

4. C。本题考察的是量器的选择。称量瓶因有磨口塞，可以防止瓶中的试样吸收空气中的水分和 CO_2 等，适用于称量易吸潮、易挥发和具有腐蚀性的试样。故本题选 C。

5. B。本题考查的是化学试剂的存放条件。配置好的溶液不能长期贮存在量筒、烧杯、容量瓶等容器中。若为易侵蚀或腐蚀玻璃的溶液，如含氟的盐类及苛性碱等应保存在聚乙烯瓶中；易挥发、分解的溶液，如 $KMnO_4$、I_2、$Na_2S_2O_3$、$AgNO_3$ 等溶液应置棕色瓶中密闭，于阴凉暗处保存。氟化钠容易侵蚀玻璃而影响试剂纯度故应保存在聚乙烯塑料瓶中。故本题选 B。

6. B。本题考查的是容量瓶使用的注意事项。容量瓶用于配制准确体积的标准溶液或被测溶液，非标准的磨口塞要保持原配；漏水的不能用；不能在烘箱内烘烤，不能用直火加热，也不能盛放热溶液。故本题选 B。

7. C。本题考查的是制备薄层板的相关知识。研磨法制备薄层层析板，固定相和水的比例是 1∶3。故本题选 C。

8. D。本题考查的是应用薄层色谱法最适宜的展距。一般情况下，薄层板的样点在展开剂中展开至 $10 \sim 15$ cm，其中成分已经明晰分离。故本题选 D。

9. D　10. E

11. A。本题考查的是标定氢氧化钠滴定液的基准物质。氢氧化钠滴定液标定过程如下：用减重法精密称取在 105 ℃ ~110 ℃ 干燥至恒重的基准物邻苯二甲酸氢钾 3 份，每份约 0.5 g，分别置于 250 ml 锥形瓶中，各加纯化水 50 ml，使之完全溶解。加酚酞指示剂 2 滴，用待标定的氢氧化钠溶液滴定至溶液呈淡红色，且 30 秒不褪色即可。氢氧化钠滴定液标定的基准物质是邻苯二甲酸氢钾，故本题选 A。

12. D。本题考查的是标定法配制标准溶液的注意事项。标定法配置标准溶液时，须使用万分之一天平，称准至小数点后 4 位有效数字。天平按下归零键时读书为"0.0000"。故本题选 D。

13. B。本题考查的是常用滴定液的配制与标定。盐酸滴定液标定时，取 270 ℃～300 ℃干燥至恒重的基准物无水碳酸钠约 0.15 g，精密称定，置洗净的小烧杯中，加水 50 ml 使完全溶解，加甲基红－溴甲酚绿指示液 10 滴，用盐酸滴定液（0.1 mol/L）滴定至溶液由绿色转为紫红色时，煮沸 2 分钟，冷却至室温，继续滴定至溶液由绿色转为暗紫色。平行滴定三次计算平均值。盐酸滴定液的基准物质为无水碳酸钠，故本题选 B。

14. A

15. B。本题考查的是配制溶液时，仪器使用的注意事项。为确保量取试液体积的准确性，应该保持所用量器与试液温度一致。故本题选 B。

16. B

17. E。本题考查的是碘量法的原理。碘量法是以碘作为氧化剂，或以碘化物（碘化钾）作为还原剂进行氧化还原滴定的方法。故本题选 E。

18. A。本题考查的是定量分析中常用的称量方法。减量法称出试样的质量不要求固定的数值，只需在要求的称量范围内即可。该方法能连续称取若干份试样，节省时间，在定量分析中应用较多。故本题选 A。

19. D。本题考查的是配制标准缓冲液或溶解供试品的水的要求。药典规定，注射用水、灭菌注射用水以及各种注射液的酸碱杂质检查应使用酸度计测量溶液的 pH。配制标准缓冲液或溶解供试品的水的 pH 应为 5.5～7.0。故本题选 D。

20. A。本题考查的是取样件数的要求。对批量药品入库必须进行检验，对制剂成品取样规定为逐批取样。故本题选 A。

21. B。本题考查的是原料药检验取样件的要求。设总件数为 n，当 n≤3 时，逐件取样；当 3＜n≤300 时，按 $\sqrt{n}+1$ 来取样；当 n＞300 时，按 $\sqrt{n}/2+1$ 的件数来取样。故本题选 B。

22. E。本题考查的移液管的使用与存放的注意事项。移液管是一种中部膨大，两端细长的玻璃管，在使用和存放时，要注意其上端和尖端不被磕碰。移液管和容量瓶常配合使用，使用前应做校准。故本题选 E。

23. B。本题考查的是药物的含量测定。维生素 C 片剂和注射液的含量测定均采用碘量法。利用维生素 C 具有很强的还原性，在稀醋酸的酸性条件下，以淀粉为指示剂，用 0.05 mol/L 碘滴定液直接滴定，滴定至溶液显蓝色为终点。稀醋酸为弱酸，故本题选 B。

第六节　药物信息咨询服务

1. C

2. C。本题考查的是药学信息咨询服务方法的步骤及目的。步骤 4，查阅文献。除了简单的问题药师可以负责地当即回答外，多数问题往往需要查阅有关文献资料，以保证回答的准确性和完整性。故本题选 C。

3. D。本题考查的是信息资料的分类。三次文献是指综合利用一、二次文献的基础上，对一次文献的内容进行归纳、综合而写出的专著、综述、述评、进展报告、数据手册、年鉴、指南、百科全书和教科书等，D 正确。一次文献最常见的是发表在期刊上的论文、学术会议宣读的报告等。目录、索引、文摘、题录等形式的文献检索工具就是二次文献。故本题选 D。

4. B。本题考查的是用药咨询的内容。用药咨询包括：①为医师提供新药信息、合理用药信息、药物不良反应、药物相互作用、配伍禁忌、禁忌证；②参与药物治疗方案的设计；③为护士提供注射药物的剂量、用法，提示常用注射药物的适宜溶媒、溶解或稀释的容积、浓度和滴速、配伍变化；④提供关于药品使用、贮存、运输、携带、包装的方便性的信息。故本题选 B。

5. B。本题考查的是信息资料的分类。一次文献即原始文献，指直接记录研究工作者首创的理论、实验结果、观察到的新发现及创造性成果的文献。最常见的是发表在期刊上的论文、学术会议宣读的报告等。故本题选 B。

6. B。本题考查的是用药咨询窗口患者咨询主要内容。在用药咨询窗口，患者咨询最多的就是正确的用药方法、储存注意事项。故本题选 B。

7. A。本题考查的是药学信息咨询服务方法的步骤。步骤 1，明确提出问题；步骤 2，问题归类；步骤 3，获取附加的信息；步骤 4，查阅文献；步骤 5，回答提问；步骤 6，随访咨询者。故本题选 A。

8. D

9. C。本题考查的是信息资料的分类。一次文献最常见的是发表在期刊上的论文、学术会议宣读的报告等。A、B、D 属于三次文献，E 属于二次文献。故本题选 C。

10. C。本题考查的是药学信息服务的内容。临床医生、护士和其他医务人员不仅是药物使用的决策者和操作者，也是药物信息的主要使用者之一，A 错误。随着社会医药卫生知识的普及，人们的自我保健意识得到加强，患者和药品消费者不再盲目听从医嘱，而是积极主动地参与到药物治疗过程中，由此产生的一个重大转变就是药物信息由医药卫生人员的专用品，逐渐成为普通消费者的需求品，B 错误、C 正确。临床药品的选用和淘汰更新受多种因素制约，其中医生的要求和药品生产厂家的促销活动对医院药品采购决策有重要影响，但是，医生的意见尤其是厂家的推荐往往带有很大的片面性，D、E 错误。故本题选 C。

11. D。本题考查的是药学信息服务的最终目标。药学信息服务的最终目标是确保药物治疗获得预期的、令人满意的结果，药物治疗的目的提高到维护病人身体和心理健康、改善病人生活质量的高度。故本题选 D。

12. E。本题考查的是发药药师咨询服务的主要目的。发药药师的咨询服务的主要宗旨是确认患者或家属已了解用药方法。故本题选 E。

13. E。本题考查的是药学信息咨询服务方法的步骤及目的。随访咨询者不仅是保证药学信息咨询质量的需要，也有助于发现咨询工作中存在的问题，提高药学信息服务水平。故本题选 E。

14. D。本题考查的是促进合理用药的相关内容。合理用药首先强调对患者的保护，防止因药物不良反应、不良药物相互作用、药物滥用、药物过量中毒等引发的伤害和药源性疾病。近年来随着医疗体制改革力度的加大，合理配置和使用医药资源，减少医疗卫生资源的浪费，E 错误；又把经济性作为合理用药的重要内容，C 错误；显然，实现合理用药不是单纯的技术问题，A 错误；也不是通过行政手段硬性规定便可奏效，B 错误。合理用药需要多方面的通力协作，需要有利的内、外环境。在药物治疗过程中，药学信息服务发挥着各类人员相互沟通的桥梁作用，有利于营造一种促进合理用药的良好氛围，D 正确。故本题选 D。

15. A。本题考查的是信息资料的分类。三次文献是指综合利用一、二次文献的基础上，对一次文献的内容进行归纳、综合而写出的专著、综述、述评、进展报告、数据手册、年鉴、指南、百科全书和教科书等。故本题选 A。

16. D。

17. B。本题考查的是临床常用资料的分类。《新编药物学》属于药学核心典籍中的药品集类。药品集类还包括中文的《中药大辞典》及各种药品介绍，英文的《马丁代尔大药典》、《默克信息》。故本题选 B。

第七节　用药指导

1. E。本题考查的是出现不良反应的救治措施。用药后出现严重、危险的不良反应，应该及时就诊。例如：①一周内体重增加3公斤（水肿）；②无论什么情况下眼部出现病变；③头阵痛或手指、脚趾刺痛几日或一周后未消失；④血压升高、眩晕并出现头痛或视觉模糊、耳鸣、经常流鼻血；⑤引起持续的听觉或耳部病变；⑥引起便秘持续3日以上、腹泻持续3日以上或伴发烧。故本题选E。

2. A

3. D。本题考查的是药品的正确使用方法。某些药物被制成口服粉状形式（如考来烯胺），这些制剂需要用液体混合完全后再吞服而不是直接吞服干药粉。故本题选D。

4. C。本题考查的是腹泻的相关内容。腹泻可由许多药物引起，但多数情况下是暂时的，而且是自行停止的，通常会在3天之内停止。在此期间，不要服用任何止泻药，要多饮水以补充由腹泻引起的水分丧失。如果腹泻持续3天以上或者伴有发热，应立刻去看医生。有些情况下，腹泻预示着病症，如一些抗生素会引起严重腹泻。一旦出现严重腹泻，即腹泻持续数天或粪便中夹有血、脓或黏液，可能是溃疡形成并已开始出血，应立即与医生联系。故本题选C。

5. E。本题考查的是滴耳剂用药指导。滴耳剂一定要滴入外耳道，正确使用滴耳剂的方法是：将头侧向一边，患耳朝上，抓住耳垂轻轻拉向后上方使耳道变直。将滴管吸满药液，滴入规定滴数的药物。注意不要将滴管触及耳道的壁或边缘，否则很容易污染滴管。连续用药3日，患耳仍然疼痛，应停用，并及时去医院就诊。其中E选项内容指导意义更强，故本题选E。

6. D。本题考查的是用药监测。有些不良反应很难发现，需要定期检查或细心观察。如：①血液：红细胞与白细胞数量的改变；②肾脏：功能减弱以致出现肿胀、液体潴留、恶心头痛或体虚；③肝脏：受损后的相当长一段时间内不会出现明显症状。故本题选D。

7. B。本题考查的是用药指导的方法。

与患者交谈是用药指导的方法之一。离开药房之前，患者要了解如何贮存药物。如果药物的包装不能防止药物受热或受潮，药效将会丧失。所有的药品都应保存在原始包装中。对大多数药物而言，在室温中避免阳光直射的情况下可安全保存，即使药物装在有色瓶中或装在可反射阳光的容器中，也应该避免阳光直射。将药物放在浴室的药品柜中存放是不适宜的，浴室里的温度及湿度的变化可对药物产生不利影响。特别需要注意的是所有药品都必须放在儿童不易拿到的地方，过期药品应该丢弃。故本题选B。

8. A。本题考查的是应用抗组胺药的注意事项。精密仪器操作者、驾驶员在工作前禁止服用任何具有中枢抑制作用的抗组胺药物，A错误；吩噻嗪类抗组胺药主要经肝代谢，肝功能损害患者服用时应注意，B正确；新生儿和早产儿对本类药物抗胆碱作用的敏感性较高，不宜使用，C正确。老年人对抗组胺药不良反应较敏感，应用时易发生低血压、精神错乱、痴呆和头晕等不良反应，D正确。孕妇及哺乳期妇女慎用，E正确。故本题选A。

9. B

10. D。本题考查的是胰岛素应用的注意事项。胰岛素过量可使血糖过低。其症状视血糖降低的程度和速度而定，可出现饥饿感、精神不安、脉搏加快、瞳孔散大、焦虑、头晕、共济失调、震颤、昏迷，甚至惊厥，A正确。胰岛素注射部位可有皮肤发红、皮下结节和皮下脂肪萎缩等局部反应，故需经常更换注射部位，B正确。只有可溶性人胰岛素注射液可从静脉给药，而且必须由医务人员操作，C正确。极少数病人可产生胰岛素耐受性，D错误。低血糖、肝硬化、溶血性黄疸等患者忌用，E正确。故本题选D。

11. B。本题考查的是β-内酰胺类/β-内酰胺酶抑制剂使用的注意事项。哌拉西林/三唑巴坦除口服外，还可静脉注射。故本题选B。

12. B

13. E。本题考查的是不同剂型药物的正确使用方法。肠溶胶囊应整粒服用，拆开服用会失去肠溶作用；鼻饲给药尽可能使用液体制剂，若该药物没有液体制剂，可将固体片剂捣碎和水混合后，用注射器经喂养管推入胃肠道内，缓释制剂不可捣碎服用，否则会失去缓释作用；泡腾片剂一般宜用凉开水或温水浸泡，迅速崩解和释放药物，待完全溶解或气泡消失后饮用，严禁直接口服；渗透泵片应整粒服用，嚼服会破坏渗透膜失去渗透作用。故本题选 E。

14. B

15. E。本题考查的是液体药物的注意事项。液体药物有很多种用法。一些外用于皮肤，有些可用于眼睛、耳朵，另外还有些内服药液。在使用任何药液之前，一定仔细阅读标签，了解正确的使用方法。混悬液是在溶液中含有沉于瓶底颗粒状物质的液体，在用前一定要振摇均匀，这样每次使用时可保证成分一致。在打开装有液体的药瓶时，开口应远离自己。有些溶液在瓶中可能积聚一些压力，一旦瓶盖被打开，液体将会喷出。若药液是用于皮肤的，倒出少量液体在棉片或纱布上，不要将液体倒在手中，否则会流下来。如果需要治疗的区域很小，用手指或棉棒将药液散开，但不要把棉棒或棉花、纱布浸入药瓶中。故本题选 E。

16. D

17. B。本题考查的是适宜餐后服用的药物。雷尼替丁餐后服用比餐前服用效果好，因为餐后胃排空延迟，有更多的抗酸和缓冲作用时间。故本题选 B。

18. B。本题考查的是滴眼剂的使用方法。在滴眼药水或用眼药之前先洗干净手，然后坐下或躺下，头向后仰。用拇指和食指轻轻地将下眼睑向下拉，形成小囊，将滴眼瓶接近眼睑，但不要触及，挤规定量的药液，然后轻轻闭上眼睛，尽量不要眨眼，用一个

手指轻轻按压鼻侧眼角 1~2 分钟（这样可防止药液从眼睛表面通过鼻泪管流如鼻腔和口腔），然后用干净的纸巾将多余药液擦去。在重新将滴眼瓶放回前不要冲洗或擦拭，否则会污染药液。拧紧瓶盖保存。不要使用过期药物，任何眼用制剂颜色发生变化后一定不要继续使用，一旦所用的药物出现了在购买时没有的颗粒物质，应立即停止使用。故本题选 B。

19. E。本题考查的是药品使用的方法。考来烯胺干药粉需要用液体混合完全后再吞服，而不是直接吞服干药粉；使用喷鼻剂时，头不要后倾；局部涂抹软膏时，应尽可能在皮肤上涂薄的一层药物；混悬剂是在溶液中含有沉于瓶底颗粒状物质的液体，在用之前一定要摇匀，这样可以使每次使用时成分一致；含服硝酸甘油 5 分钟后，如果口中仍有苦味，表明药物仍未被完全吸收，所以用药后至少 5 分钟内不要饮水。故本题选 E。

20. D。本题考查的是滴耳剂的使用方法。滴耳剂一定要滴入外耳道，正确使用滴耳剂的方法为：将头侧向一边，患耳朝上，抓住耳垂轻轻拉向后上方使耳道变直。注意不要将滴管触及耳道的壁或边缘，否则很容易污染滴管。滴管用完后不要冲洗或擦拭，重新放进瓶中并拧紧瓶子以防受潮。在使用滴耳剂之前，可能需要将药瓶放在手掌之间前后滚动以使药液达到身体温度。不要将药瓶放入沸水中加热，否则药液会很烫，滴入耳中会引起疼痛，沸水还可能使药瓶标签松动或脱落，甚至会引起药液变质。故本题选 D。

21. B。本题考查的是不适宜睡前服用的药品。催眠药、平喘药、调节血脂药、抗过敏药、钙剂、缓泻药等适宜睡前服用。为避免夜间排尿次数，利尿药适宜清晨服用。故本题选 B。

22. A。本题考察的是饮食对药物作用的影响。"服药期间食物中不放盐"可减轻轻

度液体潴留。故本题选 A。

23. D。本题考查的是散剂和颗粒剂的正确服用方法。散剂一般溶于或分散于适量的水或其他液体中服用，也可直接用水送服。颗粒剂可直接吞服，也可冲入水中饮用。故本题选 D。

24. E。本题考查的是不宜用热水送服的药物。助消化药，含消化酶的药物，70 ℃以上即失效；维生素类性质不稳定，受热后易被破坏而失效；活疫苗、含有活性菌类药物均不宜用热水送服，易失效。故本题选 E。

25. C

26. C。本题考查的是合理用药与给药途径的相关知识。口服给药最常用，适合大多数患者，不适用于患昏迷、呕吐的患者及婴幼儿、精神患者等。局部表面给药，例如硝酸甘油舌下含服，在口腔黏膜被吸收入血，比胃肠道吸收更快，更彻底。静脉给药能够准确、迅速达到有效血药浓度。不同的给药途径会影响药物的疗效，例如硫酸镁口服导泻，静脉注射主要用于抗惊厥。故本题选 C。

27. B；28. C；29. E。本题考查的是服药方法。要正确使用舌下片剂，将药片放在舌头下面，闭上嘴。吞咽之前，尽可能在舌下长时间地保留一些唾液以帮助药片溶解。药物溶解过程中不要吸烟、进食或嚼口香糖。故 27 题选 B。泡腾片遇水时产生大量二氧化碳气体，从而使片剂迅速崩解，严禁直接服用或口含放于舌下。故 28 题选 C。控释片需整片吞服，不能嚼碎分开和碾碎，故 29 题选 E。滴丸剂宜以少量温开水送服，亦可含于舌下待其自行溶化。漱口剂不宜咽下或吞下。

第八节　治疗药物监测

1. A。本题考查的是抗抑郁药的血药浓度监测。丙米嗪为三环类抗抑郁药，血药浓度存在特殊的"治疗窗"现象，即低于"治疗窗"范围无效，而高出此范围不但毒副作用增强，并且治疗作用反下降，因此需要进行血药浓度监测。故本题选 A。

2. B。本题考查的是需要进行治疗药物监测的药物。锂盐治疗指数低、毒性大需进行治疗药物监测。地高辛、茶碱、氨基糖苷类抗生素及某些抗心律失常药等也需监测血药浓度。故本题选 B。

3. C。本题考查的是 TDM 的含义。TDM 是指治疗药物监测，是临床药学的重要内容之一。故本题选 C。

4. E。本题考查的是 TDM 的适用范围。在药物浓度－效应关系已经确立的前提下，下列情况测定血药浓度有意义：①治疗指数低、毒性大的药物；②中毒症状容易和疾病本身的症状混淆的药物；③临床效果不易很快被觉察的药物；④具有非线性药动学特征的药物；⑤同一剂量可能出现较大的个体间血液浓度差异、并可引起较大的药动学差异的药物；⑥肝、肾功能不全或衰竭患者使用主要经肝代谢或肾排泄的药物时，胃肠道功能不良的口服某些药物时；⑦新生儿、婴幼儿及老年患者用药；⑧患者依从性差；某些药物长期应用产生耐受性；诱导或抑制肝药酶因其药效降低或提高及原因不明的药效变化；⑨联合用药出现相互作用而影响药效或产生严重不良反应者。故本题选 E。

5. D。本题考查的是国务院药品监督管理部门对新药品设立的监测期。国务院药品监督管理部门根据保护公众健康的要求，可以对药品生产企业生产的新药品种设立不超过 5 年的监测期；在监测期内，不得批准其他企业生产和进口。故本题选 D。

6. B。本题考查的是环孢素进行治疗药物监测的目的。环孢素口服吸收不完全，吸收的程度依赖于患者的个体差异和给药方案。因此必须通过定期血药浓度监测，才能调整环孢素的用量，发挥药物最大的作用，把药物的毒副作用降到最低。故本题选 B。

第二章 临床药物治疗学

第一节 药物治疗的一般原则

1. D。本题考查的是药物治疗的经济性的内容。药物治疗的经济性是要以消耗最低的药物成本，实现最好的治疗效果。经济性要考虑治疗的总成本，而不是单一的药费。药物治疗的经济性主要是指：①控制药物需求的不合理增长和盲目追求新药、高价药；②控制有限药物资源的不合理配置、资源浪费与资源紧缺；③控制被经济利益驱动的不合理过度药物治疗。故本题选 D。

2. A。本题考查的是影响药物治疗的有效性的因素。①利大于弊；②药物方面因素：药物的生物学特性、药物的理化性质、剂型、给药途径、药物之间的相互作用等；③机体方面因素：患者的年龄、体重、性别、精神因素、病理状态、时间因素等。B、C、D、E 均属于药物方面因素，故本题选 A。

3. C 4. B

第二节 药物治疗的基本过程

1. E 2. E

3. A。本题考查的是根据半衰期制订给药方案的相关知识。半衰期小于 30 分钟，维持药物有效治疗浓度有较大困难。治疗指数低的药物一般要静脉滴注给药。故本题选 A。

4. A；5. B；6. C；7. D。本题考查的是根据半衰期制订给药方案的相关知识。半衰期小于 30 分钟：维持药物有效治疗浓度有较大困难。治疗指数低的药物一般要静脉滴注给药；治疗指数高的药物也可分次给药，但维持量要随给药间隔时间的延长而增大，这样才能保证血药浓度始终高于最低有效浓度。故 4 题选 A。半衰期在 30 分钟~8 小时：主要考虑治疗指数和用药的方便性。治疗指数低的药物，每个半衰期给药 1 次，也可静脉滴注给药；治疗指数高的药物可每 1~3 个半

衰期给药 1 次。故 5 题选 B。半衰期在 8~24 小时：每个半衰期给药 1 次，如果需要立即达到稳态，可首剂加倍。故 6 题选 C。半衰期大于 24 小时：每天给药 1 次较为方便，可提高患者对医嘱的依从性。如果需要立即达到治疗浓度，可首剂加倍。故 7 题选 D。

第三节 药物不良反应

1. B 2. C

3. C。本题考查的是药品不良反应的定义。药物不良反应（ADR）是指合格药品在正常用法用量下出现的与用药目的无关或意外的有害反应。故本题选 C。

4. D

5. D。本题考查的是药品不良反应记录应用的相关内容。记录应用即指在一定范围内通过记录使用研究药物的每个病人的全部有关资料，以提供没有偏性的抽样人群，从而了解药物不良反应在不同人群中的发生情况，以计算药物不良反应发生率，寻找药物不良反应的易发因素。根据研究内容不同，记录应用规模可大可小。故本题选 D。

6. B 7. A

8. A。本题考查的是属于功能性改变的不良反应。功能性改变一般是由支配器官的神经系统失调所引起，组织结构不发生改变，病情轻微，一般不会导致严重后果。利血平引起的心动过缓属于功能性改变。故本题选 A。

9. E。本题考查的是 C 型不良反应的特点。C 型不良反应一般在长期用药后出现，潜伏期较长，没有明确的时间关系，难以预测。其发病机制有些与致癌、致畸以及长期用药后心血管疾患、纤溶系统变化等有关，有些机制不清，尚在探讨之中。特点：①背景发生率高；②非特异性（指药物）；③没有明确的时间关系；④潜伏期较长；⑤不可重

现；⑥机制不清。例如妇女妊娠期服用己烯雌酚，子代女婴至青春期后患阴道腺癌。故本题选 E。

10. E　11. B

12. A。本题考查的是药品不良反应引起功能性改变的特点。功能性改变一般是由支配器官的神经系统失调所引起，组织结构不发生改变，病情轻微，一般不会导致严重后果。故本题选 A。

13. C。本题考查的是 A 型药品不良反应的特点。A 型（量变型异常）：是由药物的药理作用增强所致，其特点是可以预测，常与剂量有关，停药或减量后症状很快减轻或消失，发生率高，但死亡率低。副作用、毒性反应、继发反应、后遗效应、首剂效应和撤药反应等均属 A 型不良反应。特点：①常见；②剂量相关；③时间关系较明确；④可重复性；⑤在上市前常可发现。故本题选 C。

14. E　15. C　16. E

17. E。本题考查的是 B 型药品不良反应的特点。B 型（质变型异常）：是与正常药理作用完全无关的一种异常反应，一般很难预测，常规毒理学筛选不能发现，发生率低，但死亡率高。过敏反应、特异质反应属于此类。故本题选 E。

18. B

19. B。本题考查的是 A 型药品不良反应的特点。A 型（量变型异常）：是由药物的药理作用增强所致，其特点是可以预测，常与剂量有关，停药或减量后症状很快减轻或消失，发生率高，但死亡率低。副作用、毒性反应、继发反应、后遗效应、首剂效应和撤药反应等均属 A 型不良反应。故本题选 B。

20. D

21. E。本题考查的是 FDA 药品不良反应的监测的报告的时限。美国 FDA 要求制药企业在收到或获悉不良反应报告后 15 日之内将收集的病例上报，FDA 根据报告作进一步的调查研究。故本题选 E。

22. D。本题考查的是我国按照因果关评定方法评定不良反应的等级。Karch - Lasagna 评定方法将因果关系确定程度分为肯定、很可能、可能、可疑、不可能五级。国家药品不良反应监测中心所采用的因果关系评定方法将评价等级分为肯定、很可能、可能、可能无关、待评价和无法评价 6 个等级。故本题选 D。

23. C　24. E

25. E。本题考查的是药品不良反应的监测的报告范围。我国药品不良反应的监测范围包括：①上市 5 年以内的药品和列为国家重点监测的药品，报告该药品引起的所有可疑不良反应；②上市 5 年以上的药品，主要报告该药品引起的严重、罕见或新的不良反应。故本题选 E。

26. B。本题考查的是药品不良反应的程度分级标准。一般分为轻度、中度、重度三级。轻度：指轻微的反应或疾病，症状不发展，一般无需治疗。中度：指不良反应症状明显，重要器官或系统功能有中度损害。重度：指重要器官或系统功能有严重损害，缩短或危及生命。故本题选 B。

27. C

28. A。本题考查的是药品不良反应按因果关系评定方法的分级和内容。Karch - Lasagna 评定方法将因果关系确定程度分为肯定、很可能、可能、可疑、不可能五级。肯定是指用药时间顺序合理；停药后反应停止；重新用药反应再现；与已知药品不良反应相符合。故本题选 A。

29. D　30. A

31. B。本题考查的是药品不良反应因果关系评定依据遵循的原则。主要为用药与不良反应/事件出现有无合理的时间关系，A 正确；反应是否符合该药已知的不良反应类型，C 正确；停药或减量后，反应是否消失或减轻，D 正确；再次使用可疑药品是否再次出现同样反应/事件，E 正确；是否可用患者病情的进展、其他治疗等影响来解释。故本题选 B。

32. B。本题考查的是不良反应的报告。

氨基糖苷类药物引起听力损害，该药不良反应症状明显，属于中度不良反应，要求报告。故本题选 B。

33. D。本题考查的是改变服药时间可改变或减轻的不良反应。部分药物空腹服用对胃部有刺激，饭后服用由于食物的作用，使得药物对胃黏膜的刺激作用减轻或消失。故本题选 D。

34. A。本题考查的是过敏反应的定义。过敏反应是指药物作为半抗原或全抗原刺激机体而发生的非正常免疫反应。这种反应的发生与药物剂量无关或关系甚少，治疗量或极小量都可发生。故本题选 A。

35. D。本题考查的是药源性疾病的发生原因。药效学或药动学的相互作用可能导致不良反应加重或诱发药源性疾病。除药物相互作用外，药源性疾病的药物因素还包括与药理作用相关因素（副作用、毒性反应等）、药物制剂因素（药品赋形剂、溶剂等）、药品使用因素（用量过大、配伍不当等）。故本题选 D。

36. C。本题考查的是药源性疾病的基本原则。认真贯彻执行《药品管理法》；大力普及药源性疾病的知识，使广大医务工作者充分认识和掌握药源性疾病及其诊断和防治，以减少和预防药源性疾病的发生，保障患者的用药安全。严格掌握药物的适应证和禁忌证，选用药物要权衡利弊；注意病史、用药史和药物过敏史；注意药物不良反应；注意用法；注意用药剂量；加强对用药后病情变化的观察和血药浓度监测。药源性疾病的诊断与一般疾病的诊断原则基本相同，根据临床症状、询问病史、服药史、过敏史、临床检查和鉴别诊断等。其中鉴别诊断是一个非常重要又复杂的问题。判断药源性疾病时应注意：凡用某种药物后出现病情恶化或出现新的危重症状，停用该种药物后症状缓解或重复用药后症状又再现，应视为药源性疾病；药源性疾病一旦发现要及时停药，对药源性急危患者要及时抢救，对过敏性休克的抢救

要争分夺秒；加强对药物不良反应的监测报告，为保证用药安全有效和药物评价提供资料。故本题选 C。

37. D 38. D

39. B。本题考查的是药源性疾病的诊断。药源性疾病与病理性疾病的临床表现基本一致，各系统器官都可受累，异常病理体征与受累器官损害程度一致，检查和判定指标相同。故本题选 B。

40. E。本题考查的是引起药源性胃肠道损害的药物。布洛芬、吲哚美辛、吡罗昔康、阿司匹林等可引起胃出血、胃穿孔；呋塞米、依他尼酸、利血平、吡喹酮、维生素 D 等亦可诱发消化溃疡及出血。长期应用林可霉素、头孢菌素、氨苄西林等可导致由难辨梭状芽孢杆菌引起的肠道二重感染。故本题选 E。

41. A 42. D

43. D。本题考查的是引起药源性肝损害的药物。氟烷、甲氧氟烷可引起肝细胞膜损伤；咪唑类抗真菌药（酮康唑、氟康唑、伊曲康唑）有导致肝功能异常、中毒性肝炎、肝衰竭等症状的报道，灰黄霉素在动物身上能诱发肝癌；沙坦类抗高血压药的肝毒性也屡见报道；其他如水杨酸类、对乙酰氨基酚、乙醇、奎尼丁等，很多药物都有可能引起肝病。故本题选 D。

44. C。本题考查的是药源性血液系统疾病的症状。药源性血液病的主要症状：再生障碍性贫血、溶血性贫血、粒细胞减少症、血小板减少及凝血机制障碍等。故本题选 C。

45. C

46. B。本题考查的是药源性神经系统疾病的主要症状。药源性神经系统损害的症状包括：锥体外系反应、癫痫发作、听神经障碍（主要为耳聋）。故本题选 B。

47. C

48. B。本题考查的是药物不良反应的分类。药物不良反应按药理作用的关系分为三类。A 型（量变型异常）：是由药物的药理作用增强所致，其特点是可以预测，常与剂

量有关，停药或减量后症状很快减轻或消失，发生率高，但死亡率低。副作用、毒性反应、继发反应、后遗效应、首剂效应和撤药反应等均属 A 型不良反应；B 型（质变型异常）：是与正常药理作用完全无关的一种异常反应，一般很难预测，常规毒理学筛选不能发现，发生率低，但死亡率高。过敏反应、特异质反应属于此类；C 型：一般在长期用药后出现潜伏期较长，没有明确的时间关系，难以预测。其发病机制有些与致癌、致畸以及长期用药后心血管疾患、纤溶系统变化等有关，有些机制不清，尚在探讨之中。故本题选 B。

49. E。本题考查的是药物不良反应的分级。用药后 1 周内体重增加 3 kg 属于严重、危险的不良反应，应该及时就诊。故本题选 E。

50. C。本题考查的是药物不良反应的报告。需要使用强制报告系统的是药品或生物制品生产者、分销者和包装者。故本题选 C。

51. E。本题考查的是停药反应的概念。停药综合征也称撤药反应。由于药物较长期应用，致使机体对药物的作用已经适应，一旦停用该药，就会使机体处于不适应状态，主要表现是症状反跳。例如长期应用糖皮质激素类药，停药后引起原发疾病的复发，还可能导致病情恶化；停用抗高血压药出现血压反跳以及心悸、出汗等症状。故本题选 E。

52. A。本题考查的是普萘洛尔的反跳现象。长期使用普萘洛尔而突然停用，可产生高血压、快速型心律失常、心绞痛加剧，所以需逐渐减量直至停药，此现象称为反跳现象，故本题选 A。

53. B。本题考查的是环磷酰胺的作用机制。环磷酰胺为烷化剂，能够产生高活性的烷化基团，直接破坏 DNA 的结构和功能，发挥抗恶性肿瘤的作用。故本题选 B。

54. D。本题考查的是环磷酰胺的最严重的不良反应。环磷酰胺最严重的不良反应是该药能抑制骨髓，抑制程度与剂量有关。膀胱炎是其比较特殊的不良反应。故本题选 D。

55. B 56. D

57. E；58. A；59. D。本题考查的是药源性疾病。但近年发现选择性 COX－2 抑制剂（罗非昔布等）有心血管系统的不良反应，主要是增加心肌梗死和心脏猝死发病的危险，故 57 题选 E。保泰松、对乙酰氨基酚过量可致急性中毒性肝坏死，故 58 题选 A。阿司匹林、氨基比林、对氨基水杨酸均会引起粒细胞减少，故 59 题选 D。

60. C 61. A 62. E

第四节　药物相互作用

1. D

2. A。本题考查的是喹诺酮类药物与其他药物间的相互作用。碱性药物、抗胆碱药、H_2 受体拮抗剂可降低胃液酸度而使喹诺酮类药物的吸收减少，应避免同服。故本题选 A。

3. C。本题考查的是药物相互作用。水合氯醛、阿司匹林、保泰松、依他尼酸等与血浆蛋白结合率高于华法林，阻碍或竞争华法林结合血浆蛋白，致华法林游离型比率升高，显示出血强效应。故本题选 C。

4. C。本题考查的是典型的药物协同作用。氨基糖苷类和肌肉松弛药合用可能增加神经肌肉阻滞作用。氨基糖苷类和呋塞米合用可增加耳、肾毒性；氨基糖苷类和头孢噻吩合用可增加肾毒性；钾盐和氨苯蝶啶合用可致高钾血症；甲氨蝶呤和甲氧苄啶合用可增加骨髓抑制的风险。故本题选 C。

5. A 6. B

7. C。本题考查的是影响排泄过程的药物相互作用。丙磺舒和青霉素竞争肾小管上的酸性转运系统，可延缓青霉素的排泄，使其能够较长时间停留在体内发挥较持久的抗菌疗效。故本题选 C。

8. A。本题考查的是维生素 K 与华法林的药物相互作用。华法林等双香豆素类药物结构与维生素 K 相似，可竞争性抑制维生素 K 环氧化物还原酶，阻止其还原成氢醌型维生素 K，妨碍维生素 K 的循环再利用而产生抗凝作用。故本题选 A。

9. C。本题考查的是土霉素与金属离子的药物相互作用。土霉素可与 Fe^{2+} 形成难溶性络合物，使两药的疗效均降低。故本题选 C。

10. B。本题考查的是四环素与磺胺嘧啶的药物相互作用。盐酸四环素与磺胺嘧啶钠注射剂 pH 差别很大，配伍或加入输液中会生成沉淀。故本题选 B。

11. C。本题考查的是保泰松的药物相互作用。保泰松与华法林竞争血浆蛋白，影响代谢。故本题选 C。

12. E。本题考查的是药物相互作用的相关知识。钾盐可使血钾升高，氨苯蝶啶为保钾利尿药，两者均可使血钾升高。A 合用可增加肝毒性；B 合用可增加肾毒性；C 合用可增加神经肌肉阻滞作用；D 合用可增加骨髓抑制的风险。故本题选 E。

13. E。本题考查的是药效学的相互作用。钙剂、维生素 D 及其活性代谢物可促进骨的矿化，对抑制骨的吸收、促进骨的形成也起作用。维生素 D 能促进小肠对钙的吸收，其代谢活性物促进肾小管重吸收磷和钙，提高血钙、血磷浓度或维持及调节血浆钙、磷正常浓度。故本题选 E。

14. C。本题考查的是影响胃肠运动对吸收的影响。多潘立酮是胃动力药，可加速胃的排空。核黄素吸收的主要部位在小肠上部。多潘立酮可使核黄素加速通过十二指肠和小肠而减少吸收。A 由于肠道 pH 影响药物吸收，B 由于吸附作用影响药物吸收，D 由于络合作用影响药物吸收，E 由于食物影响药物吸收。故本题选 C。

15. E。本题考查的是磺酰脲类药物的药物相互作用。降低磺酰脲类药物作用的药物包括噻嗪类和强利尿药、皮质激素。地塞米松为糖皮质激素类药物。故本题选 E。

16. A。本题考查的是对氨基水杨酸与利福平的药物相互作用。利福平与对氨基水杨酸钠合用能干扰、延缓利福平的吸收，使利福平的血浆浓度下降。两药配伍用时应该分别给药（间隔 8~12 小时）。故本题选 A。

17. D。本题考查的是阿莫西林与舒巴坦药物相互作用的机制。舒巴坦为 β-内酰胺酶抑制剂，可以阻止 β-内酰胺酶将阿莫西林水解。故本题选 D。

18. A。本题考查的是多源性室性早搏的病因。氢氯噻嗪为排钾利尿药，可导致低血钾。低钾血症时，地高辛与 Na^+，$K^+ - ATP$ 酶的亲和力增高会明显增大，使地高辛的中毒剂量降低。该患者出现多源性室性早搏，首先考虑低血钾诱发地高辛中毒。故本题选 A。

19. B。本题考查的是药物的相互作用。抗心律失常药维拉帕米、胺碘酮和普罗帕酮等与地高辛合用时，使地高辛肾清除率下降，血药浓度增高，故合用以上药物时，应调整地高辛剂量。故本题选 B。

第五节 特殊人群用药

1. E 2. E

3. D。本题考查的是影响胎盘药物转运的因素。胎盘膜孔的直径约 1 nm，A 错误。水溶性的小分子（分子量 250~500）的药物易通过胎盘屏障，较大分子量（500~1000）的药物难通过胎盘，分子量大于 1000 的药物几乎不能通过胎盘，B 错误，D 正确。妊娠 4~5 周，胎盘循环逐步完善，C 错误。脂溶性高的药物易通过胎盘，E 错误。故本题选 D。

4. A。本题考查的是高铁血红蛋白血症的致病药物。新生儿红细胞内的葡萄糖-6-磷酸脱氢酶和谷胱甘肽还原酶不足，致使亚铁血红蛋白易被氧化成高铁血红蛋白；此外，新生儿红细胞内高铁血红蛋白还原酶和促酶活性低，不能使高铁血红蛋白还原逆转，因此，新生儿若服用具有氧化作用的药物，有诱发高铁血红蛋白症的可能，应慎重。如对氨基水杨酸、氯丙嗪、非那西丁、长效磺胺、亚甲蓝、苯佐卡因、硝基化合物、硝酸盐、次硝酸铋、苯胺或氯苯胺化合物（经皮吸收）等。故本题选 A。

5. A　6. A

7. D。本题考查的是药物的乳汁分泌。药物的乳汁分泌有如下特点：①脂溶性较高的药物易穿透生物膜进入乳汁，A 错误；②药物的分子量越小越容易转运，当分子量小于 200D 时，乳汁中的药物浓度接近乳母的血药浓度，B 错误；③乳母体内的游离型药物浓度越高，则药物分子向低浓度区域的被动扩散就越容易，C 错误；④乳母服药的剂量大小和疗程长短，D 正确；⑤分子量小、脂溶性高而又呈弱碱性的药物在乳汁中含量较高，E 错误。故本题选 D。

8. A　9. B

10. C。本题考查的是儿童用药的给药途径。儿童用药口服给药为首选，要注意牛奶、果汁等食物的影响，而且要防止呕吐，切不能硬灌；肌内注射给药要充分考虑注射部位的吸收状况，避免局部结块、坏死；静脉注射虽然吸收完全，但易给患儿带来痛苦和不安全因素；栓剂和灌肠剂对儿童不失为一种较安全的剂型，但目前品种较少；儿童皮肤吸收较好，然而敏感性较高，不宜使用含有刺激性较大的品种。故本题选 C。

11. B。本题考查的是药物妊娠毒性分级。青霉素类药物按药物妊娠毒性分级属于 B 级，经动物实验研究，未见对胎儿有危害，无临床对照试验。或动物研究实验中表现有副作用，但是这些副作用并未在临床研究中得到证实。故本题选 B。

12. B。本题考查的是新生儿药动学。新生儿药物的吸收速率取决于给药方式及药物的性质。应尽量避免给新生儿尤其是早产儿肌内或皮下注射，对危重新生儿较可靠的给药途径为静脉给药。故本题选 B。

13. D　14. E

15. C。本题考查的是药物妊娠毒性分级。呋喃妥因按药物妊娠毒性分级属于 B 级，磺胺类为 C 级（临近分娩用为 D 级），甲氧苄啶、利福平为 C 级，左氧氟沙星为 C 级

（禁用于妊娠早期）。故本题选 C。

16. E。本题考查的是药物妊娠毒性分级。可待因、吗啡、哌替啶、美沙酮属于 B 级（临近分娩或长期大量用：D 级）。喷他佐辛、芬太尼属于 C 级（临近分娩或长期大量用：D 级）。故本题选 E。

17. B

18. D。本题考查的是小儿用药中神经系统特点对药效的影响。小儿神经系统发育不完善，其胆碱能神经与肾上腺素能神经调节不平衡，血 - 脑屏障不成熟，对各类药物表现出不同反应。吗啡类对新生儿、婴幼儿呼吸中枢的抑制作用特别明显；氨基糖苷类抗生素能使婴幼儿听神经受损而成聋哑儿，20 世纪 80 年代发生率较 20 世纪 50 年代增加了 12 倍。故本题选 D。

19. D

20. E。本题考查的是药物妊娠毒性分级。X 级：各种实验证实会导致胎儿异常，禁用于妊娠或即将妊娠的妇女。故本题选 E。

21. C　22. C　23. C

24. A。本题考查的是药物妊娠毒性分级。苯巴比妥按照药物妊娠毒性分级，属于 B 级；水合氯醛属于 C 级；地西泮、咪达唑仑和劳拉西泮属于 D 级。故本题选 A。

25. E　26. E

27. A。本题考查的是药物妊娠毒性分级。A 级：经临床对照研究，未见药物在妊娠早期与中、晚期对胎儿有危害作用。包括维生素 A、维生素 B_2、维生素 C、维生素 D、维生素 E、左甲状腺素钠、叶酸、泛酸、KCl。故本题选 A。

28. A

29. E。本题考查的是药物对新生儿的不良反应。新生儿胆红素与血浆蛋白亲和力比成人低很多，与血浆蛋白结合率高的药物可将已与血浆蛋白结合的胆红素竞争性置换出来，造成新生儿的高胆红素血症。故本题选 E。

30. B

31. E。本题考查的是药物妊娠毒性分级。辛伐他汀按照药物妊娠毒性分级，属于X级。故本题选E。

32. D。本题考查的是药物妊娠毒性分级。维生素D属于A级，但剂量超过每日推荐量时属于D级。故本题选D。

33. E　34. A　35. D

36. A。本题考查的是新生儿禁用药物。新生儿禁用的抗生素有四环素类、磺胺类（复方磺胺甲噁唑例外）、硝基呋喃类、多黏菌素类、喹诺酮类、耳毒性较大的氨基糖苷类、新生霉素、杆菌肽、乙胺丁醇等。故本题选A。

37. D

38. D。本题考查的是儿童给药剂量的计算方法。儿童给药剂量一般可根据年龄、体重、体表面积及成人剂量换算。故本题选D。

39. E　40. A

41. C。本题考查的是药物在特殊人群的分布。卡那霉素在母乳血浆、乳汁与婴儿血浆药物浓度差异显著。故本题选C。

42. E

43. C。本题考查的是儿童给药剂量计算的相关知识。小儿剂量＝成人剂量×小儿体表面积（M）/1.73 m^2，小儿体表面积＝（体重×0.035）＋0.1，但此公式不适宜体重大于30 kg以上的小儿，对10岁以上儿童，每增加体重5 kg，增加体表面积0.1 m^2。故本题选C。

44. B

45. D。本题考查的是妊娠期药动学特点。妊娠期间白蛋白生成速度加快，但血浆容积增大，使血浆蛋白的浓度相对较低；同时，妊娠期很多蛋白结合部位被内泌素等物质占据，蛋白结合能力下降，使药物游离部分增多，孕妇用药效力增高，因而在考虑药物作用时，应兼顾血药浓度及游离型和结合型的比例。体外试验证明，妊娠期药物非结合部分增加的常用药有地西泮、苯巴比妥、苯妥英钠、利多卡因、哌替啶、地塞米松、普萘洛尔、水杨酸、磺胺异噁唑等。故本题选D。

选D。

46. D　47. A

48. C。本题考查的是药物妊娠毒性分级。抗结核药物按照药物妊娠毒性分级，乙胺丁醇为B级，其余均属于C级。故本题选C。

49. D。本题考查的是药物的乳汁分泌。大部分药物可以从乳汁中分泌出来，浓度也比较低，其乳汁排出的药量不超过日摄取量的1%。只有红霉素、磺胺甲噁唑、异烟肼、卡马西平、苯巴比妥、地西泮等分子量较小或脂溶性较高的药物从乳汁排出量较大，可使得新生儿体内血药浓度达到或接近母体血药浓度。故本题选D。

50. C。本题考查的是新生儿药物代谢的特点。新生儿葡萄糖醛酸转移酶的分泌量及活性不足，使药物与葡萄糖醛酸的结合量显著减少。新生儿药物与硫酸盐及甘氨酸的结合反应速率与成人相近。故本题选C。

51. B

52. D。本题考查的是妊娠期间用药原则。妊娠期用药需有明确指征，应采用疗效肯定、不良反应小且已清楚的老药，并且注意用药时间、疗程和剂量的个体化，必要时需测定血药浓度以及时调整剂量。对尚未搞清是否有致畸危险的新药尽量避免使用。用药时需清楚地了解妊娠周数，在妊娠头3个月是胚胎器官形成期，应尽量避免使用药物，如应用可能对胎儿有影响的药物时，要权衡利弊以后再决定是否用药。故本题选D。

53. B

54. B。本题考查的是药物妊娠毒性分级。阿昔洛韦按照药物妊娠毒性分级，属于B级；利巴韦林属于X级；金刚烷胺、膦甲酸钠、拉米夫定属于C级。故本题选B。

55. C。本题考查的是药物的乳汁分泌。一般来说，哺乳期妇女服用的药物是以被动扩散的方式从母血通过乳腺转运到乳汁中。大部分药物可以从乳汁中分泌出来，浓度也比较低，其乳汁排出的药量不超过日摄取量的1%。故本题选C。

56. B　57. A

58. D。本题考查的是药物学改变。药酶活性不足引起某些药物作用或毒性增加，有些需经药酶作用解毒的药物，可因药酶活性不足导致药物毒性增加，如氯霉素对新生儿的毒性（循环衰竭综合征，即"灰婴综合征"），A、B正确。新生儿、婴幼儿体内的葡萄糖醛酸酶的活性不足，C正确。新生儿、婴幼儿如应用一些与血浆蛋白结合力高的药物如吲哚美辛，可使血浆中游离胆红素浓度急剧增加引起高胆红素血症，D错误。对新生儿、婴幼儿应避免使用与胆红素竞争力强的药物，E正确。故本题选D。

59. D

60. D。本题考查的是药物对新生儿的不良反应。由于四环素可与牙本质和牙釉质中的钙结合形成黄色钙络合物，因此服用四环素可致牙齿黄染，牙釉质发育不良，并可导致骨发育不良。故本题选D。

61. C。本题考查的是新生儿药动学。刚出生的足月新生儿胃液接近中性，pH为6～8，但出生后24～48小时pH下降至1～3，然后又回升到6～8，直到生后2周左右其胃液仍接近中性。早产儿生后胃液pH没有下降的过程，出生后1周内几乎没有胃液分泌，2岁后达成人水平。故本题选C。

62. E　63. B

64. B。本题考查的是儿童药动学方面的改变。小儿胃酸度相对较低，胃排空时间较快。由于小儿臀部肌肉不发达，肌肉纤维软弱，故油脂类药物难以吸收，易造成局部非化脓性炎症。由于小儿皮下脂肪少，且易发生感染，吸收注射容量有限，故目前已很少采用注射量较大的液体或药物。小儿药物的蛋白结合率比成人低。小儿年龄越小，各种酶活性较低或缺乏，使代谢减慢，易致药物在体内蓄积。故本题选B。

65. A　66. D

67. E。本题考查的是药物通过胎盘的影响因素。药物通过胎盘的影响因素主要为胎盘因素、母体因素和药物因素。故本题选E。

68. C

69. D。本题考查的是老年人药效学方面的改变。老年人用药个体差异大的原因是：①遗传因素和老化进程有很大差别；②各组织器官老化改变不同；③过去所患疾病及其影响不同；④多种疾病多种药物联合使用的相互作用；⑤环境、心理素质等。故本题选D。

70. C。本题考查的是老年人药动学方面的改变。多数药物及其代谢物经由肾脏排泄，随年龄增长，肾血流量减少、肾小球滤过率降低、肾小管的主动分泌功能降低，使老年人药物排泄能力下降，即使无肾脏疾病，主要经肾脏排泄的药物其排泄量也随年龄增长而减少，这也是老年患者易致药物蓄积中毒的主要原因之一。老年人应用地高辛、头孢菌素、四环素类、阿司匹林、磺胺类、降血糖药、锂盐、甲氨蝶呤、ACEI、阿替洛尔等药物，半衰期均有相应延长，应相应减少剂量。老年人血清肌酐小于132.6 mol/L时，不能提示肾小球滤过率正常。故本题选C。

71. C。本题考查的是易引起老年人不良反应的药物。易引起不良反应的药物有：影响精神行为的药物、抗高血压药、口服降糖药、利尿药、地高辛、抗菌药和抗心律失常药。故本题选C。

72. E　73. A　74. B

75. C。本题考查的是药物妊娠毒性分级。骨化三醇按药物妊娠毒性分级属于C级，剂量超过每日推荐量时为D级；异维A酸为X级；左甲状腺素钠为A级；泛酸和维生素E为A级，剂量超过每日推荐量时为C级。故本题选C。

76. A。本题考查的是药物妊娠毒性分级。阿维A属于妊娠危险性X级、禁用于妊娠或将妊娠的患者。维生素B、C、E及泛酸的推荐量均属于A级。故本题选A。

77. C。本题考查的新生儿胃排空时间。随着胃黏膜的发育，胃酸分泌才逐渐增多，2

岁后达成人水平；加之新生儿胃排空时间延长达 6～8 小时（6～8 个月才接近成人水平）。故本题选 C。

78. C。本题考查的是新生儿药动学特点的相关知识。新生儿体液占体重的百分率高，约为 75%～80%。由于体液量大，使水溶性药物的分布容积增大，降低血药峰浓度而减弱药物最大效应，但代谢排泄减慢而延长药物作用时间。故本题选 C。

79. D。本题考查的是新生儿肾脏特点。新生儿肾小球滤过率和肾小管分泌功能发育不全，按体表面积计算分别为成人的 30%～40% 和 20%～30%，药物消除能力较差。故本题选 D。

80. E；81. D

82. A；83. C；84. E；85. B。本题考查的是药物对新生儿的不良反应。新生儿因葡萄糖醛酸结合酶不足，服用氯霉素可能出现畏食、呕吐、腹胀，进而发展为循环衰竭，全身呈灰色称为"灰婴综合征"，故 82 题选 A；新生儿消化道通透性高，吸收率高，糖皮质激素易引起婴幼儿肠黏膜坏死、回肠穿孔、胃溃疡等，故 83 题选 C；小儿的神经系统仍在发育阶段，其胆碱能神经与肾上腺素能神经调节不平衡，且血-脑屏障发育尚未成熟，药物易透过血-脑屏障并直接作用于较脆弱的中枢神经系统产生不良反应，如吗啡类对新生儿、婴幼儿呼吸中枢的抑制作用特别明显，故 84 题选 E；新生儿、婴幼儿如应用一些与血浆蛋白结合力高的药物如维生素 K_1、地西泮、新生霉素、吲哚美辛等，能将胆红素从结合部位置换出来，可使血浆中游离胆红素浓度急剧增加引起高胆红素血症，故 85 题选 B。

86. D　87. E　88. A　89. B　90. C

91. A　92. B　93. D

94. B；95. E；96. C；97. D。本题考查的是老年人药动学方面的改变。老年人胃肠道蠕动缓慢，固体制剂吸收缓慢，故 94 题选 B；老年人肾小球滤过率下降 50%，经肾脏排泄药物的半衰期明显延长，故 95 题选 E；老年人肝血流减少 40% 以上，肝代谢减慢，药物消除慢，应用 1/4 剂量洋地黄可达到治疗效果，故 96 题选 C；老年人血浆白蛋白减少 20%，与血浆白蛋白结合率高的药物游离型浓度增大，容易引起不良反应，故 97 题选 D。

第六节　疾病对药物作用的影响

1. B。本题考查的是肾功能对药物作用的影响。肾功能正常的肝病人可选用对肝毒性小，并且从肾脏排泄的药物；静脉或短期口服给予安全范围较大的药物可不调整剂量或下调 20%；但使用肾毒性明显的阿米卡星仍需减量，以防肝肾综合征的发生。氨基糖苷类肾毒性顺序为：新霉素＞庆大霉素＞妥布霉素＞奈替米星＞链霉素。故本题选 B。

2. C。本题考查的是肝脏疾病对药物作用的影响。红霉素酯化物必须在肝内代谢降解为红霉素碱基才有抗菌作用，肝病患者应该尽可能避免使用。故本题选 C。

3. D。本题考查的是肝脏疾病对药动学的影响。严重肝功能不全时，因肝脏蛋白合成减少或血浆中脂肪酸、尿素及胆红素等内源性抑制物的蓄积，使血浆白蛋白减少，药物血浆蛋白结合率降低，血浆中结合型药物减少，游离型药物增多。低蛋白血症患者使用药物，由于扩散到组织中的药量增加，组织分布容积增大。肝功能障碍时，机体的药物代谢减慢，清除率降低，半衰期增长。肝脏疾病、胆管阻塞或肺部疾患所致的肝缺氧将阻碍药物经胆汁排泄。故本题选 D。

4. E。本题考查的是肝脏疾病对药物作用的影响。洋地黄类药物经肝代谢后灭活，有肝病时其半衰期往往延长。由于洋地黄类药物治疗剂量与中毒剂量接近，最好进行血药浓度监测，根据血药浓度结果给药。故本题选 E。

5. D。本题考查的是肾病患者的给药方案调整。原形或活性代谢产物主要从肾脏排出的药物须减量或延长给药间隔，如巴比妥、氨基苷类、青霉素、头孢菌素、磺胺类、利福平、噻嗪类利尿药、呋塞米、螺内酯、依他尼酸、对氨基马尿酸、二羟丙茶碱、丙磺舒、别嘌醇、水杨酸盐、非甾体抗炎药、丙氧酚、哌替啶、甲氨蝶呤、磺酰脲类、地高辛、普鲁卡因胺、硝普钠。地西泮、氯霉素、红霉素、肝素主要通过肝脏代谢，肾衰竭时影响较小。故本题选 D。

6. B。本题考查的是肝病患者的药物应用。肝功能不全患者的肾功能往往减弱，不能只选用经肾脏排泄的药物。禁用或慎用肝毒性药物，避免肝功能的进一步损害。注意降低剂量、延长给药时间或从小剂量开始，小心逐渐加量。故本题选 B。

第七节 呼吸系统常见病的药物治疗

1. D 2. D

3. B。本题考查的是 β 肾上腺素能受体激动剂在平喘治疗中的给药途径。平喘时，首选雾化吸入 β 肾上腺素能受体激动剂，起效迅速，全身副作用小。故本题选 B。

4. B。本题考查的是平喘药物的作用机制和分类。麻黄碱对 α 和 β 受体均有激动作用，主要用于治疗慢性轻度支气管哮喘、预防哮喘发作、治疗鼻塞等。茶碱是甲基黄嘌呤类衍生物，能松弛支气管平滑肌，对痉挛状态平滑肌尤为明显。酮替芬为 H_1 受体拮抗剂，色甘酸钠为抗过敏平喘药，异丙托溴铵为 M 胆碱能受体拮抗剂。故本题选 B。

5. D

6. C。本题考查的是白三烯受体拮抗剂的典型药物。氮斯汀不仅有抗组胺 H_1 受体的作用，还有一定的抗炎作用。其余药物均为白三烯受体拮抗剂。故本题选 C。

7. B

8. E。本题考查的是二羟丙茶碱的药理作用。二羟丙茶碱平喘作用与茶碱相似。心脏兴奋作用仅为氨茶碱的 $1/20 \sim 1/10$。主要用于不能耐受氨茶碱尤其是伴有心动过速的

哮喘患者。故本题选 E。

9. B。本题考查的是异烟肼的药物不良反应。异烟肼可促进维生素 B_6 从肾脏排泄，导致机体维生素 B_6 缺乏而致外周神经炎。因此，服用异烟肼时可同时补充维生素 B_6。故本题选 B。

10. A。本题考查的是茶碱的药理作用及分类。茶碱扩张支气管的作用主要与抑制磷酸二酯酶有关。茶碱抑制磷酸二酯酶，使 cAMP 的含量增加，引起支气管舒张。故本题选 A。

11. A。本题考查的是肺结核的药物治疗原则。肺结核的药物治疗原则中"适量"意为掌握发挥药物最大疗效而产生最小的毒副作用，并根据不同病情及不同个体确定不同给药剂量。故本题选 A。

12. E。本题考查的是支气管哮喘防治的相关知识。哮喘的药物治疗应坚持对因治疗、对症治疗以及预防复发相结合，最终达到症状消失或减轻、发作次数明显减少、最大呼气流量（PEF）接近正常的目标。防治支气管哮喘的可量化目标是患者最大呼气流速峰值接近正常。故本题选 E。

13. E。本题考查的是慢性阻塞性肺病的治疗。支气管舒张剂为控制 COPD 症状的重要治疗药物，主要包括 $β_2$ 受体激动剂和抗胆碱能药。首选吸入治疗。故本题选 E。

14. E。本题考查的是抗结核病药物的分类。利福平、异烟肼、乙胺丁醇和链霉素为一线抗结核病药物。二线抗结核药是治疗耐多药肺结核治疗的主药，主要有：氨基糖苷类的阿米卡星、多肽类卷曲霉素、硫胺类的丙硫异烟胺和乙硫异烟胺、氟喹诺酮类药如氧氟沙星和左氧氟沙星等以及环丝氨酸、对氨基水杨酸钠、利福布汀、帕司烟肼等。故本题选 E。

15. C。本题考查的是利福平的药理作用。利福平为一线抗结核病药物，对结核分枝杆菌有高度选择性，抗菌力强，易穿透入细胞内，对静止期细菌表现为抑菌作用，对处于

繁殖态的细菌皆有杀菌作用。故本题选 C。

16. E。本题考查的是社区获得性肺炎的常见致病菌。青壮年无基础疾病者可能的致病菌有肺炎链球菌、流感杆菌、支原体、衣原体等；老年人或有基础疾病者可能的病原菌有肺炎链球菌、流感杆菌、需氧革兰阴性杆菌、金黄色葡萄球菌、卡他莫拉菌等。故本题选 E。

17. D。本题考查的是产 ESBLs 的肠杆菌科细菌的治疗。碳青霉烯类是 β - 内酰胺酶抑制剂，具有广谱抗菌活性，对革兰阳性菌、阴性菌、需氧菌和厌氧菌都有很强的抗菌活性。多重耐药但对本类药物敏感的需氧革兰阴性杆菌所致严重感染，包括肺炎克雷伯菌、大肠埃希菌、阴沟肠杆菌、不动杆菌属等细菌所致血流感染、下呼吸道感染、肾盂肾炎和复杂性尿路感染、腹腔感染、盆腔感染等。厄他培南尚被批准用于社区获得性肺炎的治疗。故本题选 D。

18. C。本题考查的是支气管哮喘的治疗。目前临床常用的治疗哮喘的药物有支气管舒张药物（包括 β2 受体激动剂、抗胆碱药、茶碱类）、糖皮质激素、白三烯受体拮抗剂和抗过敏药等。沙丁胺醇为 β2 受体激动药，可舒张支气管平滑肌，用于支气管哮喘的治疗。故本题选 C。

19. E。本题考查的是支气管哮喘的药物治疗。布他沙明为 β2 受体阻断药，可引起支气管平滑肌痉挛。故本题选 E。

20. C；21. B。本题考查的是支气管哮喘的治疗。氨茶碱主要用于各种哮喘及急性心功能不全，静脉使用有助于缓解气道痉挛，但要注意详细询问用药史和过敏史，避免因重复使用而引起茶碱中毒，故 20 题选 C；口服给药临床常用氨茶碱和茶碱，用于轻、中度哮喘的发作和维持治疗，缓、控释剂型尤适用于夜间哮喘的控制，故 21 题选 B。

22. D；23. E；24. C。本题考查的是社区获得性肺炎的药物治疗。青霉素对肺炎链球菌敏感，故 22 题选 D；苯唑西林对金黄色葡萄球菌活性强，故 23 题选 E；红霉素抗菌谱与青霉素类似，还能覆盖肺炎衣原体、支原体，常选用其治疗肺炎支原体感染，故 24 题选 C。

第八节　心血管系统常见病的药物治疗

1. B　2. A

3. B。本题考查的是心绞痛的药物治疗。减轻症状、改善缺血药物的治疗原则为：应使用短效硝酸甘油缓解和预防心绞痛急性发作。使用 β 受体阻断药并逐步增加至最大耐受剂量，选择的剂型及给药次数应能 24 小时抗心肌缺血。长效硝酸酯类或尼可地尔可作为减轻症状的治疗药物。硝酸酯类扩张冠状动脉、增加冠状循环的血流量；可静脉滴注或微泵输注、含化或喷雾吸入，起效迅速。故本题选 B。

4. B。本题考查的是抗凝治疗的药物。尿激酶（以及链激酶和重组组织型纤维蛋白溶酶原激活剂）是急性心肌梗死溶栓治疗的药物，不适用于心绞痛病人抗凝治疗。故本题选 B。

5. D。本题考查的是抗心绞痛药物的分类及代表药物。硝酸甘油为硝酸酯类；维拉帕米为钙离子通道阻滞剂；戊四硝酯为硝酸酯类；普萘洛尔为 β 受体阻断剂；普尼拉明为钙通道阻滞剂，同时有抑制磷酸二酯酶和抗交感神经作用。故本题选 D。

6. E

7. E。本题考查的是心肌梗死的发病因素。女性吸烟者同时使用雌激素类避孕药时，心肌梗死的发病率和病死率比同年龄不吸烟者高 10 倍。故本题选 E。

8. A。本题考查的是高胆固醇血症的治疗药物。高胆固醇血症患者首选他汀类（HMG - CoA 还原酶抑制剂），次选胆酸螯合剂。故本题选 A。

9. E。本题考查的是血脂异常治疗药物的分类。亚油酸为其他类调脂药；洛伐他汀为他汀类降脂药；地维烯胺为胆酸螯合剂；

非诺贝特为贝特类降脂药；阿昔莫司为烟酸类调节血脂药。故本题选 E。

10. D。本题考查的是血脂异常治疗药物的分类及药理作用。非诺贝特为贝特类调节血脂药，可抑制胆固醇和三酰甘油的合成。贝特类调脂药的适应证为高 TG 血症或以 TG 升高为主的混合型高脂血症和低 HDL - C 血症。A、B 为他汀类调脂药；C 为胆酸螯合剂。故本题选 D。

11. A 12. A

13. A。本题考查的是血脂异常治疗药物的分类及药理作用。主要降低三酰甘油和极低密度脂蛋白的药物有贝特类和烟酸类。烟酸具有促进脂蛋白脂酶的活性，加速脂蛋白中 TG 的水解，因而其降 TG 的作用明显。故本题选 A。

14. B

15. C。本题考查的是他汀类药物的相互作用。他汀类药物的不良反应之一为肌毒性，且与剂量有关。与 CYP3A4 抑制剂或底物联用、贝特类、烟酸、并存疾病和外科手术可增加某些他汀类药物的易感性。红霉素、环孢素 A 均为 CYP3A4 抑制剂。故本题选 C。

16. D。本题考查的是抗心律失常药物的作用机制。Ⅰ类抗心律失常药中，ⅠA 类对 0 相去极化与复极过程抑制均强，代表性药物是奎尼丁、普鲁卡因胺。ⅠB 类对 0 相去极化及复极的抑制作用均弱，如利多卡因；ⅠC 类明显抑制 0 相去极化，对复极的抑制作用较弱，如氟卡尼。故本题选 D。

17. C 18. C

19. E。本题考查的是抗心律失常药物的作用机制。普鲁卡因胺为 ⅠA 类、美西律为 ⅠB 类，ⅠA 类适度阻滞钠通道，降低动作电位 0 相上升速率，不同程度地抑制心肌细胞膜的 K^+、Ca^{2+} 通透性，延长复极过程且以延长有效不应期更为显著。胺碘酮为 Ⅲ 类、普萘洛尔为 Ⅱ 类、维拉帕米为 Ⅳ 抗心律失常药。故本题选 E。

20. D。本题考查的是抗心律失常药物的分类。Ⅳ类抗心律失常药物为钙离子通道阻滞剂，常用的有维拉帕米和地尔硫䓬。A 为 ⅠA 类、B 为 ⅠB 类、C 为 Ⅲ 类、E 为 Ⅱ 类抗心律失常药。故本题选 D。

21. A 22. B

23. A。本题考查的是抗心律失常药物的分类。Ⅰ类抗心律失常药物为钠通道阻滞剂，常见的有：①ⅠA 类：适度阻滞钠通道，此类药有奎尼丁等；②ⅠB 类：轻度阻滞钠通道，此类药有利多卡因等；③ⅠC 类：明显阻滞钠通道，此类药有氟卡尼等。B、E 为 β 肾上腺素受体阻断剂，C 为延长动作电位时程药，D 为钙离子通道阻滞剂。故本题选 A。

24. D。本题考查的是硝酸甘油和普萘洛尔的作用机制及临床应用。硝酸甘油扩张静脉血管降低心肌耗氧量；可用于各种类型的心绞痛；在预计可能发作前用药可预防心绞痛发作；一般用于舌下含服给药，可避免首过效应，迅速起效；超剂量时可引起高铁血红蛋白血症。普萘洛尔通过阻断心脏 β 受体降低心肌耗氧量；用于稳定型及不稳定型心绞痛，不宜用于变异型心绞痛，也不用于预防心绞痛，长期应用可使脂质代谢和糖代谢异常；口服吸收完全。故本题选 D。

25. B。本题考查的是高血压的药物治疗。高血压急症是指血压在短时间内（数小时或数天）明显升高，舒张压 ≥ 130 mmHg 和（或）收缩压 ≥ 200 mmHg，伴重要脏器损伤或严重功能障碍，硝苯地平起效快，适于解救高血压急症。故本题选 B。

26. D。本题考查的是抗高血压药物的作用机制。纳多洛尔、阿替洛尔和普萘洛尔均为 β 受体阻滞剂；拉贝洛尔可阻断 α 受体和 β 受体；酚妥拉明为 α 受体阻断剂。故本题选 D。

27. C。本题考查的是抗心律失常药的作用机制和分类。Ⅲ类为延长动作时程药，代表药物为胺碘酮。硝酸甘油为 ⅠA 类、硝酸异山梨酯为 ⅠC 类、吲哚洛尔为 ⅠB 类，Ⅰ 类为钠通道阻滞剂；硝苯地平为 Ⅳ 类钙离子通道阻滞剂。故本题选 C。

28. A。本题考查的是抗心绞痛药物的药动学特点。硝酸酯类易经黏膜或皮肤吸收，口服吸收较好，但经肝脏首过效应后大部分已被代谢，因此血药浓度极低。硝酸甘油首过效应明显，故不采取口服给药而用舌下给药。故本题选 A。

29. E。本题考查的是高血压的分类。血压正常高值为收缩压 120 ~ 139 mmHg 和（或）舒张压 80 ~ 89 mmHg。高血压为收缩压 ≥140 mmHg 和（或）舒张压 ≥90 mmHg。1 级高血压为收缩压 140 ~ 159 mmHg 和（或）舒张压 90 ~ 99 mmHg。2 级高血压为收缩压 160 ~ 179 mmHg 和（或）舒张压 100 ~ 109 mmHg。3 级高血压为收缩压 ≥180 mmHg 和（或）舒张压 ≥110 mmHg。故本题选 E。

30. C。本题考查的是降脂药的药物不良反应。他汀类药物的不良反应有横纹肌溶解，以西立伐他汀和辛伐他汀引起肌病的发病率高。考来烯胺为胆酸螯合剂，常致恶心、腹胀、便秘等。氯贝丁酯不良反应较多且严重，可致心律失常、胆囊炎和胆石症等，胃肠道肿瘤的发病率增加。烟酸有皮肤潮红、瘙痒等不良反应。吉非罗齐为贝特类药物，主要不良反应为消化道反应。故本题选 C。

31. E。本题考查的是降脂药的临床应用。非诺贝特除调血脂外，尚可降低血尿酸水平，可用于伴有高尿酸血症的患者。故本题选 E。

32. A。本题考查的是抗心绞痛药物的应用。治疗心绞痛药物的硝酸甘油通过舌下、透皮等多种形式给药时，起效快慢与作用强度有很大的区别。对心绞痛进行急救，宜选用舌下给药，使迅速吸收；对于预防性质的长期给药则使用透皮贴剂较为合适。故本题选 A。

33. B。本题考查的是有合并症的高血压病人的药物治疗选择。利血平属于肾上腺能神经阻断剂，用药后交感神经系统的功能受到遏制，副交感神经系统的功能相对占优势，结果出现利血平的副作用，如鼻黏膜血管扩张而鼻塞，消化功能亢进而致大便次数增多、腹痛、腹泻、胃酸分泌增加、溃疡病恶变，引发消化道出血，甚至导致新的溃疡。因此伴有胃及十二指肠溃疡的高血压患者禁用利血平。故本题选 B。

34. D。本题考查的是高血压的药物治疗选择。该患者有头痛，尼莫地平能扩张脑血管，增加脑血流量，缓解头痛。高血压兼有冠心病的患者，以选用硝苯地平为宜；伴有快速型心律失常者最好选用维拉帕米。故本题选 D。

35. C。本题考查的是高血压降压谷峰比值。高血压患者平稳降压的措施是初始剂量小、渐增剂量，或选用可持续 24 h 作用的缓、控释药品，使血压减少波动，防止从夜间较低血压到凌晨血压突然升高而致猝死、卒中或心脏病发作；标志是降压谷峰比值 >50%。故本题选 C。

36. D。本题考查的是降压目标值。合并慢性肾病者血压应降至 130/80 mmHg 以下。故选 D。

37. B。本题考查的慢性肾衰竭患者的降压目标。合并慢性肾衰竭尿蛋白 >1.0 g/d 者，血压控制 <125/75 mmHg。故选 B。

38. B；39. C；40. D；41. A。本题考查的是降压药的分类及代表药物。阿米洛利为保钾利尿药，故 38 题选 B；卡维地洛为 α、β 受体阻断剂，阻断受体的同时具有舒张血管作用，故 39 题选 C；替米沙坦为血管紧张素 Ⅱ 受体拮抗剂，故 40 题选 D；硝普钠为血管扩张药，故 41 题选 A。硝苯地平为钙离子通道阻滞剂。

42. D 43. B 44. C

45. A；46. B。本题考查的是心绞痛的治疗药物。普萘洛尔阻断血管及支气管平滑肌上的 β 受体，因此对伴有支气管哮喘的心绞痛患者及冠状动脉痉挛诱发的变异型心绞痛不宜选用。故 45 题选 A。硝酸甘油舌下给药能迅速缓解急性发作，主要用于治疗各种类型的心绞痛，是目前抗心绞痛药中最有效的药物。故46题选B。

第九节 神经系统常见病的药物治疗

1. E 2. E

3. A。本题考查的是抗癫痫药物的临床应用。苯妥英钠对强直－阵挛性发作疗效好，为首选药，对复杂部分性发作和单纯部分性发作有一定疗效，对失神发作无效。卡马西平对癫痫复杂部分性发作有良效，为首选药。典型失神发作乙琥胺和丙戊酸钠是首选药。肌阵挛发作首选药物是丙戊酸钠，氯硝西泮也可以使用。扑米酮主要用于癫痫强直－阵挛性发作。故本题选A。

4. C。本题考查的是丙戊酸钠的相关知识。丙戊酸钠蛋白结合作用强，可置换苯妥英钠，以致其低剂量出现毒性。故本题选C。

5. B。本题考查的是拉莫三嗪与卡马西平的相互作用。拉莫三嗪、卡马西平合用会增加环氧化代谢物的浓度导致毒性。丙戊酸钠与拉莫三嗪合用可能产生对疗效有益处的相互作用（丙戊酸钠延长拉莫三嗪的半衰期，使其血浆浓度升高，但须适当调整起始剂量，以避免特异体质的不良反应）。故本题选B。

6. E。本题考查的是抗癫痫药物。治疗部分发作型一线药物：卡马西平、苯妥英钠、拉莫三嗪、丙戊酸钠和奥卡西平。治疗全身发作一线药物：①失神型：丙戊酸钠、乙琥胺；②肌阵挛型：丙戊酸钠、氯硝西泮；③强直－阵挛型：苯妥英钠、卡马西平、丙戊酸钠。故本题选E。

7. E。本题考查的是癫痫治疗药物的选择。乙琥胺仅对失神发作有效，为首选药。常见不良反应为嗜睡、眩晕、呃逆、食欲缺乏和恶心、呕吐等。故本题选E。

8. C。本题考查的是双嘧达莫抗血小板凝聚的机制。双嘧达莫为环核苷酸磷酸二酯酶抑制剂，激活腺苷酸环化酶，抑制磷酸二酯酶。故本题选C。

9. A 10. A 11. E

12. E。本题考查的是缺血性脑血管疾病的治疗。该患者急性脑栓塞并发严重脑水肿及颅内压增高，可用甘露醇静脉滴注，必要时也可用甘油果糖或呋塞米等。肝素抗凝治疗适应证：短暂脑缺血发作、脑血栓形成和脑栓塞。故本题选E。

13. D。本题考查的是急性脑水肿的治疗。甘露醇注射液治疗脑水肿疗效快，效果肯定，但剂量大、用药时间长，可引起心、肾功能损害和电解质紊乱。复方甘油注射液或甘油果糖注射液是一种高渗性降低颅内压、治疗脑水肿的新药，可弥补甘露醇注射液以上的缺陷。故本题选D。

14. D。本题考查的是左旋多巴"开－关"现象的治疗。左旋多巴长期用药可出现"开－关"现象，大多数发生于持续服药1年以上，突然发生短暂少动（关状态），持续10分钟至数小时后又突然自然恢复良好状态（开状态），可数天发作1次，也可1日发作数次。一旦发生应减量或停用。故本题选D。

15. E；16. B；17. C；18. A。本题考查的是抗癫痫药物的临床合理选药。静脉注射地西泮为癫痫持续状态的首选，故15题选E；卡马西平对癫痫复杂部分性发作有良效，为首选药，故16题选B；丙戊酸钠对失神性发作疗效最好，强于乙琥胺，故17题选C；苯妥英钠对癫痫强直－阵挛性发作疗效好，为首选药，故18题选A。

第十节 消化系统常见病的药物治疗

1. B

2. D。本题考查的是消化性溃疡药物治疗的目的。消化性溃疡药物治疗的目的为：防止溃疡复发、缓解或消除症状、防止严重并发症、促进溃疡愈合，但不包括预防恶性肿瘤的生成。故本题选D。

3. A

4. B。本题考查的是抗酸药及抗消化性溃疡药的分类。硫糖铝为黏膜保护药；丙谷胺为促胃泌素受体拮抗剂；恩前列素为黏膜保护药；哌仑西平为 M_1 胆碱能受体拮抗剂；西咪替丁为 H_2 受体拮抗剂。故本题选 B。

5. C。本题考查的是抗酸药的性质、药理作用及用药时间。餐后服用抗酸药的效果比餐前服用好，又由于夜间有一个胃酸分泌高峰，故在临睡前加服 1 次效果更好。故本题选 C。

6. D　7. C　8. C

9. C。本题考查的是质子泵抑制剂的药理作用。胃酸分泌最后一步是壁细胞分泌膜内质子泵驱动细胞 H^+ 与小管内 K^+ 交换，质子泵即 H^+,K^+-ATP 酶。质子泵抑制剂可明显减少任何刺激激发的胃酸分泌。由于药物与酶的结合不可逆，因此其抑制胃酸分泌的作用强大而持久。使用质子泵抑制剂对溃疡的愈合率比使用 H_2 受体拮抗剂高。故本题选 C。

10. C　11. D

12. B。本题考查的是质子泵抑制剂对药动学的影响。质子泵抑制剂可抑制胃酸分泌，改变胃部强酸性 pH 环境，改变药物的解离性质从而影响药物的吸收。故本题选 B。

13. A。本题考查的是幽门螺杆菌（Hp）感染的药物治疗。在中性 pH 条件下，Hp 对青霉素最为敏感，对氨基糖苷类、四环素类、头孢菌素类、氧氟沙星、环西沙星、红霉素、利福平等高度敏感；对大环内酯类、呋喃类、氯霉素等中度敏感；对万古霉素有高度抗药性。但 Hp 对铋盐中度敏感。克拉霉素可用于幽门螺杆菌的药物治疗。故本题选 A。

14. A。本题考查的是胃食管反流病的治疗药物分类。奥丹西隆又名昂丹司琼，为5－HT 受体拮抗剂，有强止吐作用。西沙比利为促胃肠动力药，前列腺素为抑酸药，兰索拉唑为质子泵抑制剂，氢氧化铝为抗酸药。故本题选 A。

15. D。本题考查的是加强胃黏膜保护作用的药物。常见的加强胃黏膜保护作用的药物有：米索前列醇、恩前列醇、硫糖铝、枸橼酸铋钾、胶体果胶铋、表皮生长因子和生长抑素。西咪替丁为 H_1 受体拮抗剂，三硅酸镁为制酸药，奥美拉唑为质子泵抑制剂，谷丙胺为促胃液素受体拮抗剂。故本题选 D。

16. B。本题考查的是消化性溃疡的治疗。胃酸分泌过多是消化性溃疡发生的一大重要原因。西咪替丁为 H_2 受体拮抗剂，可抑制胃酸分泌。马来酸氯苯那敏为抗过敏药，主要用于治疗过敏性鼻炎等过敏性疾病；左旋咪唑临床主要用于蛔虫病、钩虫病以及蛔钩混合感染，还有免疫调节作用；苯海拉明为 H_1 受体拮抗剂，用于止吐、防晕。故本题选 B。

17. C

18. B；19. D。本题考查的是抑制胃酸分泌的药物。奥美拉唑为质子泵抑制剂，通过抑制 H^+,K^+-ATP 酶的活性发作作用。雷尼替丁为 H_2 受体拮抗剂，通过阻断胃壁细胞上的 H_2 受体，抑制胃酸分泌。氢氧化铝为抗酸药，能中和胃酸。哌仑西平为 M_1 胆碱能受体拮抗剂，选择性拮抗胃壁细胞的 M_1 胆碱能受体，抑制胃酸分泌。硫糖铝为胃黏膜保护剂。故 18 题选 B，19 题选 D。

第十一节　内分泌及代谢性疾病的药物治疗

1. C

2. B。本题考查的是有尿崩症治疗。氯磺丙脲可用于尿崩症的治疗。甲硫氧嘧啶为硫脲类抗甲状腺药。A、B、D 为磺酰脲类口服降血糖药，C 为双胍类口服降血糖药。故本题选 B。

3. C。本题考查的是老年糖尿病患者口服降糖药物的选择。瑞格列奈为非磺脲类胰岛素促泌剂。其降低餐后高血糖的作用较强，同时低血糖发生率较低，具有"按需促泌"的特点，对老年人更安全。故本题选 C。

4. D　5. A

6. D。本题考查的是磺酰脲类药物的药物相互作用。水杨酸类、磺胺类、双香豆素类、磺吡酮类抗痛风药、乙醇、单胺氧化酶抑制剂、氯霉素、氟康唑、咪康唑、甲氨蝶吟等，与磺酰脲类合用可产生严重的低血糖，可能是竞争代谢酶的原因。故本题选 D。

7. A。本题考查的是磺酰脲类药物的药物相互作用。降低磺酰脲类药物作用的药物包括噻嗪类和强利尿药、皮质激素。在联合使用时需要增加磺酰脲类药物剂量。故本题选 A。

8. E

9. E。本题考查的是糖尿病合并肾病患者口服降糖药物的选择。格列喹酮极少量经肾排泄，适宜 2 型糖尿病合并肾病患者，当肾功能轻度异常时尚可使用，但严重肾功能不全时则应改用胰岛素治疗。故本题选 E。

10. B 11. E

12. D。本题考查的是口服降糖药的分类及代表药物。苯乙双胍为双胍类降糖药；罗格列酮为胰岛素增敏剂；阿卡波糖和伏格列波糖为 α – 葡萄糖苷酶抑制剂；格列吡嗪为磺酰脲类胰岛素促泌剂。故本题选 D。

13. A

14. D。本题考查的是磺酰脲类药物不良反应的原因。出现继发性失效则起不到降糖作用，不会导致低血糖。故本题选 D。

15. E。本题考查抗甲状腺药物的应用。碘剂起效迅速，对于甲状腺危象患者是较好的选择。碘剂按常规于甲状腺手术前服药 10~14 天，可减少腺体血供并增加腺体硬度使其易于切除。故本题选 E。

16. B 17. D 18. C 19. B 20. E

21. A；22. C；23. E。本题考查的是降血糖药的作用及禁忌证。胰岛素的药理作用：糖代谢；脂肪代谢；蛋白质代谢；促进 K^+ 进入细胞，有降血钾作用，故 21 题选 A；罗格列酮为胰岛素增敏剂，本类药物是细胞核过氧化物酶体增殖活化受体 γ（PPARγ）的选择性激动药，与 PPARγ 结合后，激活胰岛素反应基因，而发挥作用，故 22 题选 C；格列本脲的禁忌证：①1 型糖尿病、糖尿病低血糖昏迷、酮症酸中毒者；②严重的肾或肝功能不全者；③妊娠及哺乳期妇女；④对本品

及其他磺酰脲类、磺胺类或赋形剂过敏者，故 23 题选 E。

第十二节　泌尿系统常见疾病的药物治疗

1. D 2. B 3. A

4. E。本题考查的是肾病病人用药方案的调整。内生肌酐清除率是评价肾功能的重要指标，对肾病病人给药方案调整也最具参考价值。故本题选 E。

5. E。本题考查的是肾病综合征的治疗药物。治疗肾病综合征分为：①利尿消肿（肾上腺皮质激素治疗 1 周后，尿量会迅速增加，可不用利尿药）；②免疫抑制治疗（糖皮质激素和细胞毒药物）；③给予白蛋白；④抗凝治疗；⑤联合疗法：对难治性原发性肾病综合征治疗，多采用肾上腺皮质激素、环磷酰胺、肝素、双嘧达莫四联疗法。故本题选 E。

6. B 7. D

8. B。本题考查的是呋塞米的别名。呋塞米俗称为速尿。故本题选 B。

9. D

10. D。本题考查的是慢性肾衰竭的治疗。患者血压高，降压药物宜选用那些既可有效地控制高血压，又有保护靶器官（心、肾、脑等）作用的药物。主张联合用药，如 ACEI（福辛普利）或 ARB（厄贝沙坦）加利尿剂（氢氯噻嗪），A 正确。血红蛋白 < 100~110 g/L 的患者即可开始使用重组人促红素治疗，B 正确。纠正代谢性酸中毒主要补充碳酸氢钠，C 正确。血钾 6.3 mmol/L，血钾升高，应限制钾的摄入，D 错误。药用炭可吸收毒素，E 正确。故本题选 D。

第十三节　血液系统疾病的药物治疗

1. D。本题考查的是缺铁性贫血的治疗。铁剂以二价铁（Fe^{2+}）形式主要从十二指肠吸收。正常人对铁剂的吸收率为 10%~20%，铁缺乏时可达 20%~60%。初始用小剂量，数日后增加；以铁剂吸收率为 30%

计，日服 180 mg 元素铁。故本题选 D。

2. B。本题考查的是血液系统疾病常用药物的剂型。华法林为口服抗凝药，可制成口服片剂。低分子肝素、链激酶、尿激酶、枸橼酸钠只能注射使用。故本题选 B。

3. D。本题考查的是促进铁吸收的微量元素。维生素 C 可防止铁的氧化，促进铁的吸收。故本题选 D。

4. C。本题考查的是抗凝药过量的解救。双香豆素类或水杨酸过量引起的出血可用维生素 K 解救。维生素 K 的应用还包括：①维生素 K 缺乏引起的出血性疾病；②胆管蛔虫所致的胆绞痛。故本题选 C。

5. C。本题考查的是恶性贫血的药物治疗。恶性贫血主要是由于缺乏维生素 B_{12} 和（或）叶酸，补充维生素 B_{12} 可治疗恶性贫血。对于恶性贫血或胃全部切除的维生素 B_{12} 缺乏性巨幼细胞贫血者需终身维生素 B_{12} 维持治疗。故本题选 C。

第十四节　常见恶性肿瘤的药物治疗

1. D

2. E。本题考查的是常见恶性肿瘤的治疗药物。甲氨蝶呤的适应证为：乳腺癌、妊娠性绒毛膜癌、恶性葡萄胎或葡萄胎、急性白血病、恶性淋巴瘤、非霍奇金淋巴瘤、覃样肉芽肿、多发性骨髓瘤、卵巢癌、宫颈癌、睾丸癌、头颈部癌、支气管肺癌、软组织肉瘤，高剂量用于骨肉瘤，鞘内注射用于预防和治疗脑膜白血病以及恶性淋巴瘤的神经侵犯，银屑病。故本题选 E。

3. C。本题考查的是高效抗肿瘤药物。阿霉素类归属高效抗肿瘤药物。用于急慢性白血病、恶性淋巴瘤等。故本题选 C。

4. C。本题考查的是化疗药物的选择。对结直肠癌较有效的药物有 5 - Fu 及其衍生物、亚硝脲类、丝裂霉素（MMC）等。近年研究认为顺铂（DDP）及卡铂（CBP）对结直肠癌亦有一定的疗效，新一代抗肿瘤药奥沙利铂、伊立替康（CPT - 11）及雷替曲特

均有较好的疗效。亚叶酸钙用于辅助化疗。紫杉醇多用于卵巢癌和乳腺癌的治疗。故本题选 C。

第十五节　常见自身免疫性疾病的药物治疗

1. E。本题考查的是抗风湿药物的分类及代表药物。改善病情的抗风湿药主要有甲氨蝶呤、来氟米特和柳氮磺吡啶等。A、B、C、D 均为非甾体抗炎药。故本题选 E。

第十六节　病毒性疾病的药物治疗

1. D　2. C

3. C。本题考查的是阿昔洛韦的副作用。阿昔洛韦主要经肾排泄，微溶于尿液，易形成结晶阻塞肾小管，导致急性肾衰竭。在给药期间应给予患者充足的水，防止阿昔洛韦在肾小管内沉淀，对肾功能造成损害。故本题选 C。

4. C。本题考查的是慢性乙肝的治疗药物。慢性乙肝的抗病毒治疗主要选用干扰素及核苷类似物，核苷类似物包括拉米夫定、阿德福韦、恩替长韦等。故本题选 C。

5. B。本题考查的是抗病毒的代表药物。咪康唑为抗真菌药；利巴韦林为抗病毒药；异烟肼为抗结核药；阿苯达唑为广谱驱虫药；奥硝唑为抗厌氧菌药。故本题选 B。

第十七节　精神病的药物治疗

1. E　2. E

3. B。本题考查的是抗抑郁药的分类及代表药物。丙米嗪、多塞平及阿米替林为三环类抗抑郁药；米安色林为四环类抗抑郁药；氟西汀为选择性 5 - HT 再摄取抑制剂类抗抑郁药。故本题选 B。

4. A

5. B。本题考查的是抗抑郁药的分类及代表药物。帕罗西汀为选择性 5 - HT 再摄取抑制剂类抗抑郁药。故本题选 B。

6. B　7. B

8. D。本题考查的是单胺氧化酶抑制剂

类抗抑郁药。丙米嗪为三环类抗抑郁药；马普替林、米安色林为四环类抗抑郁药；吗氯贝胺为单胺氧化酶抑制剂类的抗抑郁药；帕罗西汀为选择性5-HT再摄取抑制剂类抗抑郁药。故本题选D。

9. C

10. D。本题考查的是氯氮平的不良反应。氯氮平可引起粒细胞减少甚至粒细胞缺乏，是限制其临床应用的主要原因，因此用药前及用药期间应做白细胞计数检查。故本题选D。

11. B。本题考查的是舒必利与氯丙嗪的比较。舒必利镇吐作用比氯丙嗪强150倍；舒必利不具有镇静及α、M受体阻断作用，氯丙嗪可阻断α、M受体并有镇静作用；舒必利的锥体外系反应较氯丙嗪少，是选择性多巴胺受体阻断药，具有一定的抗抑郁作用；氯丙嗪阻断结节-漏斗多巴胺通路的D_2样受体，无抗抑郁作用。故本题选B。

12. B。本题考查的是氯丙嗪的作用机制。氯丙嗪抗精神分裂症机制与阻断中脑-边缘系统和中脑-皮质系统的D_2样受体有关。第一代抗精神病药以改善阳性症状和控制兴奋、躁动为主，不良反应较明显，尤其是锥体外系反应和催乳素水平升高等，代表药物有氯丙嗪、氟哌啶醇等。故本题选B。

13. A。本题考查的是抗焦虑药。阿普唑仑为苯二氮䓬类镇静催眠药，具有良好的抗焦虑作用。帕罗西汀、文拉法辛、度洛西汀、艾司西酞普兰均为抗抑郁药。故本题选A。

14. B。本题考查的是选择性NA再摄取抑制剂的代表药物。去甲丙米嗪又称地昔帕明，能抑制NA摄取，有强的抗抑郁作用。马普替林为选择性NA摄取抑制剂，对5-HT的摄取几乎没有影响。米安舍林不阻滞NA、5-HT和DA的摄取，而是抑制突触前膜$α_2$受体。氟西汀为强效选择性5-HT再摄取抑制剂，比抑制NA摄取作用强200倍。

舍曲林、帕罗西汀为选择性5-HT再摄取抑制剂。故本题选B。

15. B；16. C；17. D。本题考查的是抗抑郁药的分类及代表药物。丙米嗪为三环类抗抑郁药；米安舍林属于四环类抗抑郁药；吗氯贝胺属于选择性单胺氧化酶抑制药。选择性5-HT再摄取抑制剂主要有舍曲林、氟西汀等。故15题选B，16题选C，17题选D。

第十八节　中毒解救

1. E。本题考查的是抗癫痫药物中毒的解救。抗癫痫药物中毒的解救，主要是通过催吐、洗胃及利尿药促进排泄。催吐和洗胃只能针对清醒患者，且如丙戊酸钠吸收较为迅速。因此以利尿药促进排泄为主。故本题选E。

2. A。本题考查的是急性中毒的泌尿系统表现。急性中毒后肾实质及肾小管受损，出现少尿甚至无尿。包括：①肾中毒伴肾小管坏死；②肾小管堵塞；③肾缺血。故本题选A。

3. C。本题考查的是急性中毒血液系统的临床表现。急性中毒血液系统表现可见溶血性贫血、白细胞减少或者出血。溶血性贫血时，急性中毒后红细胞破坏加速，量多时发生贫血和黄疸。急性血管内溶血，如砷化氢中毒，严重者可发生血红蛋白尿和急性肾衰竭。中毒性溶血见于砷化氢、苯胺、硝基苯等中毒。故本题选C。

4. A。本题考查的是三环类抗抑郁药中毒的解救。三环类抗抑郁药中毒的药物治疗主要有下列措施：①口服吐根糖浆催吐，高锰酸钾洗胃，硫酸钠导泻；②毒扁豆碱是对抗三环类抗抑郁药物引起的抗胆碱能症状的有效药物，其能透过血-脑屏障，故对三环类抗抑郁药中毒后的中枢症状和周围反应均有作用；③发生心律失常时，可用普鲁卡因胺或利多卡因，发生心力衰竭应用毒毛花苷

K 或毛花苷丙；④对低血压或癫痫可对症处理。故本题选 A。

5. E 6. B

7. C。本题考查的是阿片类药物中毒的相关知识。阿片类药物急性中毒时，多于 12 小时内死于呼吸麻痹。故本题选 C。其解救措施包括：①洗胃、导泻；②静脉滴注葡萄糖生理盐水；③保持呼吸道通畅；④及早应用阿片碱类解毒药（首选纳洛酮和烯丙吗啡）；⑤救治期间禁用中枢兴奋剂催醒。

8. C

9. C。本题考查的是阿片类药物中毒的解救。纳洛酮和烯丙吗啡（纳洛芬）为阿片类药物中毒的首选拮抗剂，其化学结构与吗啡相似，但与阿片受体的亲和力大于阿片类药物，能阻止吗啡样物质与受体结合，从而消除吗啡等药物引起的呼吸和循环抑制等症状。故本题选 C。

10. D

11. D。本题考查的是苯二氮䓬类药物中毒的表现。苯二氮䓬类药物中毒的症状表现在肌肉和中枢神经系统。①肌肉：肌无力，肌张力低下，共济失调，发音困难；②中枢神经系统：嗜睡，个别患者发生兴奋躁动、脉搏快速、尿少、休克。严重中毒时可出现昏迷、血压降低、呼吸抑制、心动缓慢和晕厥。故本题选 D。

12. E。本题考查的是急性中毒的神经系统表现。急性中毒的神经系统表现有：昏迷、谵妄、惊厥、肌纤维颤动、瘫痪、精神失常等。休克为急性中毒心血管系统的表现。故本题选 E。

13. B 14. D 15. B

16. D。本题考查的是有机磷农药中毒的解救。有机磷农药中毒的解救原则主要是：①清洗皮肤，脱离毒源；②及早给予阿托品解除 M 样症状；③与胆碱酯酶复活剂合用解除 N_2 症状。故本题选 D。

17. E。本题考查的是氟马西尼解毒的作用机制。氟马西尼为苯二氮䓬类药物的特异性拮抗剂，竞争性与受体结合而拮抗苯二氮䓬类作用。该药小剂量就可快速逆转苯二氮䓬类的作用，起效快，但作用时间短，用于苯二氮䓬解救时应多次重复使用。故本题选 E。

18. B

19. C。本题考查的是吗啡中毒的典型临床表现。吗啡中毒的典型症状为针尖样瞳孔。故本题选 C。

20. E。本题考查的是阿片类药物中毒的临床表现。阿片类药物急性中毒的表现为：出现恶心、呕吐、头晕、无力、呼吸浅慢、瞳孔极度缩小、血压下降、各种反射减弱或消失，而后完全昏迷、潮式呼吸，最终呼吸衰竭而死亡。故本题选 E。

21. A 22. B 23. C 24. D 25. D

26. B。阿片类药物急性中毒表现为现恶心、呕吐、头晕、无力、呼吸浅慢、瞳孔极度缩小、血压下降、各种反射减弱或消失，而后完全昏迷、潮式呼吸，最终呼吸衰竭而死亡。根据患者服用可待因后出现的症状诊断为可待因药物中毒，应及早应用阿片碱类解毒药。纳洛酮和丙烯吗啡（纳洛芬）为阿片类药物中毒的首选拮抗剂，其化学结构与吗啡相似，但与阿片受体的亲和力大于阿片类药物，能阻止吗啡样物质与受体结合，从而消除吗啡等药物引起的呼吸和循环抑制等症状。故本题选 B。

27. E。本题考查的是巴比妥类药物中毒的抢救措施。巴比妥类药物中毒时，可采用催吐、洗胃、导泻等办法排除毒物；给氧、给呼吸兴奋剂等对症处理；碱化尿液以促进药物排泄。但不宜使用硫酸镁导泻，因镁离子在体内可增加对中枢神经抑制作用。故本题选 E。

28. D。本题考查的是药物中毒的诊断。有机磷中毒按照临床表现可分为三级：轻度中毒、中度中毒、重度中毒。①轻度中毒：

头痛、头晕、恶心、呕吐、乏力、多汗、胸闷、腹痛、视力障碍等；②中度中毒：上述症状更加明显，精神恍惚、言语不清、流涎、肌肉颤动、瞳孔缩小、肺部有湿啰音；③重度中毒：神志昏迷、惊厥、抽搐、呼吸困难、瞳孔极度缩小、口唇发绀、脉搏细速、血压下降，有肺水肿。结合该患者的症状及中毒前的行为，可诊断该患者为有机磷农药中毒。故本题选 D。

29. C。本题考查的是有机磷农药中毒的解救。碘解磷定用于有机磷农药中毒有确切疗效。①在中毒早期使用较好；②该药对有机磷农药中毒的解毒作用有一定的选择性；

③该药治疗慢性中毒无效；④对轻度中毒可单独用本品或以阿托品控制症状，中度、重度中毒则必须合用阿托品。故本题选 C。

30. E；31. D；32. C；33. A。本题考查的是药物（毒物中毒）和急救药物应用。苯巴比妥类中毒可使用碳酸氢钠或乳酸钠，以碱化尿液，加速其在尿液中的排泄，故 30 题选 E；苯二氮䓬类药物中毒可选用氟马西尼进行竞争性拮抗，故 31 题选 D；重金属中毒可选用二巯丁二钠等螯合剂，故 32 题选 C；毒扁豆碱是对抗三环类抗抑郁药物引起的抗胆碱能症状的有效药物，故 33 题选 A。

第三章 专业进展

第一节 治疗药物评价

1. D 2. E

3. E。本题考查的是治疗药物的安全性评价的相关内容。药物的安全性评价是一个从实验室到临床，又从临床回到实验室的多次往复过程。实验室安全性研究与临床研究互相支持，彼此印证，可对新药的毒性反应作出确切的评价。故本题选 E。

4. D。本题考查的是药物安全性评价的内容。药物安全性评价是通过动物实验和对人群的观察，阐明药物的毒性及潜在危害，以决定其能否进入市场或阐明安全使用条件，以最大限度地减小其危害作用，保护人类健康。动物实验结果到人类应用具有一定的局限性，不能完全通过动物实验进行。正常人服用的避孕药、滋补药及各种预防用药的安全性评价标准要求高且严格；药物安全性评价比疗效评价更复杂，主要通过上市后药品的不良反应监测来进行。故本题选 D。

第二节 时辰药理学及其临床应用

1. D。本题考查的是药物血浆蛋白结合和药物分布的时间差异。卡马西平、利多卡因等在动物体内血浆药物浓度呈昼夜变化；在人体内凌晨 2 时至早晨 6 时之间的血浆游离苯妥英钠或丙戊酸钠的含量最高；清晨游离地西泮和卡马西平的含量最低；顺铂与血浆蛋白结合最高值在下午，最低值在早晨；药物与血浆蛋白结合时间性变化只对高结合率药物（大于 80%）有显著临床意义。故本题选 D。

2. E。本题考查的是平喘药适宜的服用时间。哮喘患者的血浆肾上腺素、最大呼气量均有明显的昼夜节律，两者几乎平行，即下午 4 点为最高值，而凌晨 4 点为最低值，故有人建议用肾上腺素类药物防止哮喘发作最好在午夜以后给药以得到较好的治疗效果。故本题选 E。

3. B。本题考查的是药物排泄的时间差异。人和大鼠的肾小球滤过率、肾血流量、尿 pH 和肾小管重吸收等肾功能具有昼夜节律性。在相应活动期肾功能较高，人的活动期在白天，啮齿类动物活动在晚上。苯丙胺的人体肾排泄在清晨最大，亲水性药物（如阿替洛尔）的肾排泄活动期较快，酸性药物（如水杨酸）傍晚给药较早晨给药排泄快。故本题选 B。

4. B　5. A

6. E。本题考查的是药物排泄的时间差异。酸性药物傍晚给药较早晨给药排泄快。顺铂于早上 6 点给药，人肾排泄增加，但与其较高肾毒性有时间对应。故本题选 E。

7. C

8. A。本题考查的是机体节律性对药效学的影响。抗组胺药赛庚啶在早上 7 点口服较晚上 7 点服药的效应发生较慢、较弱，但反应时间较长，晚间过早服药其抗组胺作用在次晨是很低的，所以赛庚啶在早晨给药是最合理的。故本题选 A。

9. E。本题考查的是药物的服药时间选择。适宜清晨空腹服用的药物：①糖皮质激素（7~8 时生理性水平最高）；②甲苯咪唑驱虫药；③盐类泻药（硫酸镁）；④利尿药（避免夜间多次排尿）。故本题选 E。

10. B。本题考查的是时辰药理学。哮喘患者的血浆肾上腺素、最大呼气量均有明显的昼夜节律，两者几乎平行，即下午 4 点为最高值，而凌晨 4 点为最低值，故有人建议用肾上，腺素类药物防止哮喘发作最好在午夜以后给药以得到较好的治疗效果。阿司匹林、吲哚美辛宜早晨 7 点左右给药；氨茶碱于早上 7 点服药效果较好。故本题选 B。

11. D

第三节　药物基因组学

1. A。本题考查的是药物代谢酶的类型。药物代谢酶分为 4 种。推荐治疗剂量只适用于正常代谢型患者；慢代谢型患者需减量，否则易发生中毒；超速代谢型患者可能无效；

中间代谢型患者需密切注意临床表现或监测药物浓度，适时调整剂量。故本题选 A。

2. E。本题考查的是药物基因组学的概念。药物基因组学研究人类基因变异和药物反应的关系，利用基因组学信息解答不同个体对同一药物反应存在差异的原因。自然界绝大多数生物体的遗传信息贮存在 DNA 的核苷酸序列中。储有遗传信息的 DNA 片段称为基因。基因组是指生物体单倍细胞中一套完整的遗传物质，包括所有的基因和基因间区域（即编码区和非编码区）。故本题选 E。

第四节　群体药代动力学

1. A。本题考查的是群体药代动力学的概念。群体药物动力学（population pharmacokinetics，PPK）是研究给予标准剂量药物时，血药浓度在个体之间的变异性。故本题选 A。

2. E

第五节　循证医学与药物治疗

1. D。本题考查的是证据的分类与分级。USPDID 从 1996 年起对药物适应证或禁忌证的信息开始注明其证据等级，共分 5 类 3 级。类别包括：A 有良好证据支持所介绍的应用；B 有较好证据支持所介绍的应用；C 缺乏证据支持所介绍的应用；D 较充实的证据反对所介绍的应用；E 有充分证据反对所介绍的应用。故本题选 D。

2. A

3. D；4. C；5. A。本题考查的是证据的分类与分级。医学证据按其可靠程度可分为：①一级：按照特定病种的特定疗法收集所有质量可靠的随机对照试验后所做的系统评价或 Meta 分析；②二级：单个的样本量足够的随机对照试验结果；③三级：设有对照组但未用随机方法分组的研究；④四级：无对照的系统病例观察；⑤五级：专家意见。故 3 题选 D，4 题选 C，5 题选 A。